상심 傷心

우여곡절,
심장치료의 역사

데이비드 S. 존스 지음 | 이호준 옮김

Broken Hearts:
The Tangled History of
Cardiac Care

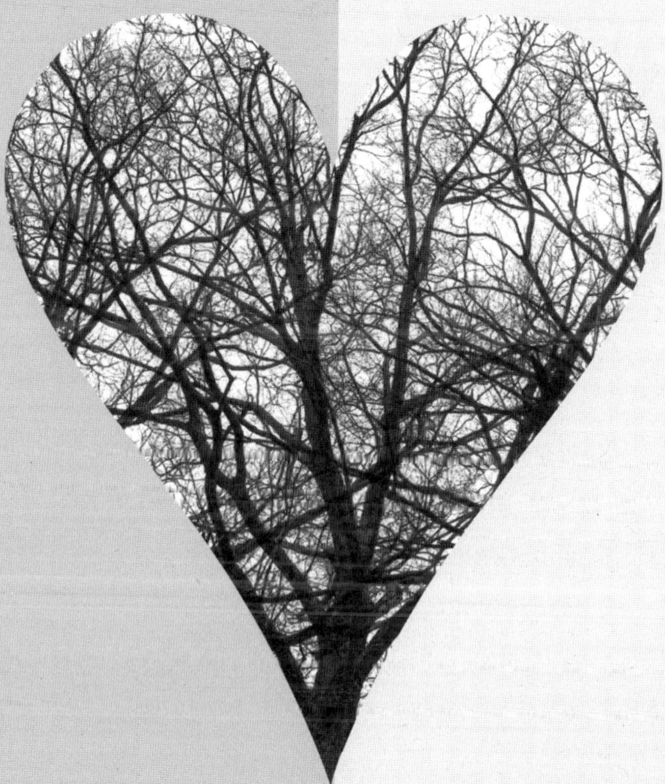

Broken hearts : the tangled history of cardiac care

상심(傷心)

우여곡절, 심장치료의 역사

Contents

목차

PART II. 합병증 137

결론: 퍼즐과 전망 243

Figures

그림 목록

Preface

머리말

몇 년 전 암에 걸렸을 때 나는 여러모로 운이 좋았다. 딱히 어려운 결정을 마주하지 않았다는 점에서 그렇다. 당시 나의 위 근처에서 주먹만 한 덩어리가 느껴졌다. 영상의학과 의사가 검사 결과 암이 맞다고 확인해 주었다. 그러고 나서 할 일은 명확했다. 암 덩어리를 제거하는 것이었다. 외과의사는 친절하게도 바로 수술 일정을 잡아주었고, 열흘 후에 나는 암이 없는 상태가 되었다. 유전자 분석 결과 나의 암세포는 어떤 종류의 화학적 치료에도 잘 듣지 않는 종류인 것으로 드러났다. 덕분에 힘든 결정을 할 필요가 없어졌다. 효과는 불확실하고 비용은 비싼 약물치료를 시도할 필요가 없었다. 대신 그저 지켜보고, 기다리고, 기도하는 수밖에 없었다. 외과의사는 만일 암이 재발하면 또다시 수술로 제거해 주겠다고 약속했다.

이 경험은 내 안의 역사학자 본능을 자극했다. 내가 받은 암 치료법은 1890년대부터 존재하던 오래된 방식이었다. 종양을 발견하고 잘라낸 다음 무사하기를 기도하기. 이러한 치료 방식에는 우아할 정도로 깔끔한 논리와 단순함이 있다. 오늘날 의학 분야에서 이렇게 명확한 목표와 행동 방식을 유지하는 분야는 거의 없다. 한때 암에 걸렸던 점을 빼고는 건강한 42세인 지금의 나는 과거 암 환자로서 마주했던 것보다 훨씬 더 복잡한 결정을 내려야 하는 상황에 놓여 있다. 심장질환에 대한 두려움 때문이다. 심장마비를 예방하기 위해 저용량 아스피린을 복용해야 할까?

지금 당장은 필요가 없을까? 필요하다면 몇 살부터 먹어야 할까? 플라크*가 터질 위험을 줄이기 위해서 스타틴을 복용하는 것이 어떨까? 사실 나는 혈관에 플라크가 있는지조차 확실히 알지 못한다. 그러나 확률적으로 볼 때, 보통의 미국 남성으로서 혈관에 플라크가 있을 것은 거의 확실하다. 가까운 심장내과를 찾아가서 관상동맥혈관조영 CT 검사를 받아보면 확실히 알 수 있을 것이다. 그러나 그것은 마치 판도라의 상자를 열 듯 두려운 일이기도 하다. 나는 과연 이런저런 예방약을 한 움큼씩 먹으며 심장병 걱정에 전전긍긍하는 삶에 접어들 마음의 준비가 되어 있나? 만일 진짜로 협심증 증상을 느낀다면? 그때는 고민이 진짜로 깊어질 것이다.

건강을 지키기 위해서 비타민이나 영양제, 특정 약물을 복용해야 할지 말지에서부터 수술이나 중환자실 치료와 같은 극적인 상황에 이르기까지, 모든 사람들이 마주해야 하는 결정은 지난 반세기 동안 이루어진 의료 지식과 관행의 근본적인 변화를 반영한다. 의학은 그 능력과 복잡성에 있어서 근본적 변화를 겪었다. 그러나 이것은 축복인 동시에 저주이기도 하다. 21세기 초에 환자와 의사는 극도로 어려운 치료 결정을 내려야 하는 상황에 직면해 있다. 치료법이 효과가 있을까? 있다면 어떤 방식으로? 얼마나 효과가 있을까? 치료법은 안전한가? 다른 선택지와 비교할 때 어떤 차이가 있을까? 비용이나 삶의 질 등 다른 어떤 요소들을 고려해야 할까? 이러한 질문들에 명확한 결정을 내리기에는 너무나 많은 불확실성이 도사리고 있다.

이 책을 통해 우리는 의학적 의사결정의 복잡한 문제를 역사적 관점에서 살펴볼 것이다. 나는 이 책에서 특히 관상동맥우회술과 관상동맥 비용술의 역사를 통해서 의료 산업의 근간에 존재하는, 피할 수 없는 애매모호함을 비추어 보고자 한다. 그 과정에서 치료의 효능과 안전성에 대한 확실한 지식을 생신해야 한다는 과제를 추구할 것이다. 이 책은 의학적 발견에 관한 이야기지만 이 두 가지 새로운 치료법의 등장으로 인해 발생한 의사결정의 딜레마에 초점을 맞추고 있다. 역사를 통해 그 복잡성을 이해하면 환자와 의사는 보다 신중한 결정을 내릴 수 있게 될 것이다. 앞

* 혈관 벽에 쌓이는 지방 침전물로, 혈관을 좁히고 동맥경화증을 유발할 수 있다. – 옮긴이

으로 새로운 발견으로 환자에게 더 쉽고 더 나은 선택권이 주어질 수도 있다. 하지만 단순히 의학적 지식과 의료 행위의 문제로만 의사결정이 이루어지지는 않을 것이다. 의학적 결정에는 항상 우선순위, 가치관, 선호도 역시 포함된다. 그렇기 때문에 이와 같은 역사에 대한 고찰은 역사학자, 의사, 환자, 정책 입안자들 모두에게 귀중한 교훈을 제공할 수 있을 것이다.

Acknowledgments

감사의 말

이 책은 훨씬 더 큰 연구 프로젝트의 일환으로, 그 프로젝트를 수행하는 과정에서 나는 셀 수 없이 많은 빚을 지게 되었다. 로버트 마텐슨은 1993년 내가 의대생이었을 때 처음으로 관상동맥 재개통술 문제에 관심을 갖게 해주었다. 10년이 지난 후, 앨버트 멀리는 다시 연락을 주었고, 내가 처음에는 답하지 못했던 질문들을 계속 추구해 보라고 격려해 주었다. 그의 통찰력과 지지는 그 이후로도 내게 소중한 자산이 되어주었다. 매사추세츠공과대학(MIT)과 하버드 의과대학에서의 강의 일정 속에서 이 연구를 이어갈 수 있었던 것은 모두 연구 조교 캐서린 셰라(Katherine Shera)의 헌신적인 노력 덕분이었다. MIT, 하버드 의과대학, 웰즐리 대학의 여러 학생들도 이 연구의 일부에 참여했다. 자크 프로리히(Xaq Frohlich), 소냐 마크니, 캐서린 만쿠소, 마이클 마테르지아, 벤저민 올드필드, 마이클 모, 니콜 스트랜드, 에밀리 완더러가 그들이다.

수많은 기록 보관 담당자들도 너그럽게 자료를 열람할 수 있도록 도와주셨다. 특히 다음 분들께 감사를 전하고 싶다. 맥거번 역사 기록 및 연구 센터의 팸 코넬(Pam Cornell)과 알리티아 드렉슬러, 카운트웨이 의학도서관의 잭 에커드, 텍사스 심장 연구소 도서관 및 학습 자료 센터의 마조리 잭슨, 클리블랜드 클리닉 새난 기록 보관소의 프레드 라우첸하이저와 캐롤 토머, 맥길대학교 의학사 오슬러 도서관의 파멜라 밀러와 릴리 스치기엘(Lily Szczygiel), 브리검 여성병원 기록 보관소의 캐시

페이트와 앤 플래저, 베일러 의과대학 기록 보관소의 조앤 포스피필께 깊이 감사드린다.

나는 보스턴에서 만난 다양한 관심사와 전문성을 지닌 동료들로부터도 큰 도움을 받았다. MIT 과학기술사회 프로그램(Program in Science, Technology, and Society)이 나의 주된 연구 기반이 되어주었다. 이곳에서 카스파 헤어, 슈테판 헬므라이히(Stefan Helmreich), 데이비드 카이저, 뱅상 레피네, 데이비드 민델, 헤더 팩슨, 나타샤 슐(Natasha Schull), 로절린드 윌리엄스와의 멘토십과 협업을 즐길 수 있었다. 하버드 의과대학 글로벌 보건 및 사회 의학부(Department of Global Health and Social Medicine)에서는 특히 앤 베커, 진 부크만, 레온 아이젠버그, 폴 파머, 제러미 그린, 살만 케샤브지(Salmaan Keshavjee), 짐 용 김(Jim Yong Kim), 에드 로웬스타인, 조이아 무케르지(Joia Mukherjee), 스콧 포돌스키, 조셉 라티건, 사다스 사이드(Sadath Sayeed) 등 많은 동료들에게서 의학과 사회 정의에 대해 배울 수 있었다. 하버드대학교 과학사학과(Department of the History of Science)의 앨런 브랜트와 찰스 로젠버그 역시 아낌없는 지식과 지혜를 나눠주셨다.

미국의학사학회(American Association for the History of Medicine) 산하 심혈관질환사 연구그룹에서도 유익한 피드백과 정보를 얻을 수 있었다. 특히 헨리 블랙번, 조엘 하웰, 칼라 키언스(Carla Keirns), 아론 모크(Aaron Mauck), 토드 올슈스키(Todd Olszewski), 제럴드 오펜하이머, 세잘 파텔, 카비타 시바라마크리슈난(Kavita Sivaramakrishnan), 세라 트레이시께 감사드린다. 로버트 우드 존슨 재단에서도 귀중한 동료들과 함께 일할 수 있었는데, 특히 캐롤 애쉬턴, 찰스 보스크, 데이비드 멜처, 키스 웨일루, 넬다 레이와 협력할 수 있었다.

내가 다룬 사건들을 실제로 겪었던 많은 의사들도 내 질문에 답해주고, 자신의 기억과 시각을 들려주었으며, 원고의 관련 부분을 검토해주었다. 앤서니 브루어, 데이비드 L. 브라운, 루이스 캐플란, 존 카로나, 앤서니 펄란, 시드 길먼, 플로이드 루프, H. 로이든 존스, 제임스 E. 뮐러, 주디스 로빈슨, 데이비드 샤이언, 테드 스턴, 톤 반 데르 스틴, 스튜어트 유도프스키께 깊이 감사드린다. 의학사가이자 임상의였던 로버트 아로노위츠는 이 책이 다룬 변화를 직접 목격했던 사람으로서 귀중한 통찰을 나눠주었다. 메리 노먼 존스는 일반 독자의 시각으로 꼼꼼한 교정을 도와주었다. 메레디스 버처와 로리 켈리는 도판 사용 허가를 얻는 데 있어 귀중한 도움을 주었다.

이 연구의 일부는 다양한 청중을 대상으로 발표되었고, 많은 피드백을 통해 발전할 수 있었다. 인포메드 메디컬 디시전스 재단(Informed Medical Decisions Foundation), 로버트 우드 존슨 재단(Robert Wood Johnson Foundation), 과학사회학회(Society for the Social Studies of Science), 과학사학회(History of Science Society), 미국 의학사학회(American Association for the History of Medicine), 국가 의료 품질 인증위원회(National Committee for Quality Assurance), 하버드대 국제문제 웨더헤드센터(Weatherhead Center for International Affairs), 맥길대학교 의학사회학부(Department of Social Studies of Medicine), 하버드 의과대학 글로벌 보건 및 사회 의학부, 하버드대학교 과학사학과, 하버드 케네디스쿨 STS 서클(STS Circle), MIT 나이트 과학저널리즘 프로그램(Knight Science Journalism Program), 뉴욕주립대 스토니브룩 의학인문학 프로그램(Program in Medical Humanities at SUNY Stony Brook) 등에 감사드린다.

이 연구는 프린스턴 뉴저지에 소재한 로버트 우드 존슨 재단에서 수여하는 보건정책 연구자 상(Investigator Award in Health Policy Research) 덕분에 가능했다. 또한 인포메드 메디컬 디시전스 재단, MIT, 하버드대학교에서도 추가 지원을 받았다. 인포메드 재단의 잭 파울, 앨버트 멀리(다시 한 번!), 나이애나 스틸웰, 존 잉, 로버트 우드 존슨 재단의 신시아 처치, 마이클 갈로, 데이비드 미캐닉, 린 로굿께 특히 감사드린다.

존스 홉킨스 대학교 출판부의 편집자와 직원들, 특히 사라 클리어리, 바네사 코츠, 재키 웨뮤엘러(Jackie Wehmueller)께는 이 원고를 출판 가능한 형태로 이끌어준 것에 대해 항상 감사를 드린다.

끝으로, 나의 의사들—제인 포그, 키스 스튜어트, 그리고 특히 로저 젠킨스—에게 감사를 전한다. 그들은 내가 이 작업을 끝마칠 수 있도록 건강을 지켜주었다. 그리고 수도 없이 "금방 갈게"라는 말을 남기고 다시 원고로 돌아갔던 나를 묵묵히 이해해주며 가족의 기쁨을 베풀어준 리즈, 샘, 내털리에게도 가장 깊은 사랑과 감사를 바친다.

Translator's Preface

역자 서문

심장치료, 과거, 현재, 미래 — '성찰'과 '통찰'

심장은 인간 생명 현상의 중심으로, 현대 의학 기술의 가장 치열한 전장이었습니다. 지난 반세기, 심장치료는 경이로운 발전을 이루었고, 관상동맥우회술(CABG)과 관상동맥중재술(PCI)은 수많은 생명을 구해낸 눈부신 혁신의 상징이었습니다. 그러나 이제 매우 핵심적 질문에 대답해야만 할 때가 돌아왔습니다.

"우리는 왜 그런 치료를 하도록 결정을 하게 되었을까?"

"그 치료는 환자에게 실질적인 이득이 되었던 것일까? 아니면 우리는 단지 그렇게 믿고 있었던 것이었을까?"

이 책, 데이비드 S. 존스 교수(하버드 대학교 의학문화학과)의 『Broken Hearts: The Tangled History of Cardiac Care』[상심(傷心): 우여곡절, 심장치료의 역사]는 바로 그러한 질문을 집요하게 추적하는 역사적 탐사이자 의학적 성찰입니다. 현역 정신과 전문의이자 의사학(醫史學) 전공자인 저자는 방대한 문헌과 임상 자료, 의료 현장의 경험과 인터뷰를 토대로 심장치료의 근거와 그 결정의 배경을 분석합니다. 환자의 생명을 살리겠다는 선한 의도는 어떻게 때로 과잉 치료와 윤리적 모순을 낳았는가? 우리는 '과학적 진리'라 믿어온 이론들에 대해 얼마나 충분한 회의와 토론을 거쳤는가?

저자는 임상의사의 시각을 넘어서 의학문화학과 의사학적 관점으로 질병과 치료에 대해 보다 넓은 사회적 시야를 제시하고 있습니다.

'보이는 병변'을 넘어서 — '병태생리'와 '이해'의 진화

이 책의 핵심 논의 중 하나는 심근경색의 병태생리를 둘러싼 '플라크 파열 가설'과 '점진적 폐색 가설'의 긴장입니다.

전통적으로 널리 받아들여졌던 점진적 폐색 가설은 혈관이 서서히 좁아지다가 막힌다는 설명이며 1980년대 이후 빠르게 확산된 '플라크 파열 가설'은 혈관 내 플라크가 갑자기 '터지거나', '갈라지거나' 심지어 '까지기만' 해도 그에 따라 혈전이 급하게 형성되어 혈관 내강을 막게 되고 결국 급성 심근경색 즉 심장마비를 유발한다는 개념입니다.

또한, 저자는 관상동맥우회술의 발전과 그 그림자에도 주목했습니다. 관상동맥우회술은 중증 관상동맥질환 환자에게 강력한 생존 이득을 제공했지만, 동시에 수술 후 인지장애, 우울, 뇌졸중 등 삶의 질에 영향을 주는 합병증이 적지 않게 발생했다는 것인데, 기술적 성공과 환자 중심 결과 사이의 간극은 오늘날, 반드시 해결해야 할 매우 중요한 과제입니다.

심장내과의 패러다임 전환 — '예방심장학'과 '심장대사의학'

최근 심장내과의 흐름은 폭포처럼 거침없이, 홍수처럼 거대하게 변화하고 있습니다.

과거의 협심증이나 심근경색과 같은 관상동맥질환 치료는 '증상 발현 이후'에 중재시술로서 문제 혈관을 '뚫거나 넓히는' 전략이었습니다. 그러나 시술만으로 질환의 본질적 원인 해결이 불가능하며 재발 방지와 장기 예후 개선에 한계가 있다는 사실이 반복적으로 입증된 바 있습니다. 무엇보다 심근경색은 예고 없이 발생할 수 있으며 갑작스럽게 치명적 결과로 이어지는 경우도 많기 때문에 무엇보다 예방이 중요합니다. 심근경색 환자 중 첫 증상이 곧 심근경색인 경우, 즉 이전에 증상이 전혀 없었거나 심혈관질환의 병력이 없는 경우가 약 50%, 절반으로 알려져 있습니다. 더욱이 심근경색 환자의 15-20%는 첫 증상이 돌연사로 발생하며, 병원에 도착하기도 전에 사망하는 수가 많으므로 획기적인 고위험군의 색출과 예방만이 해결책이라 할 것입니다.

이에 따라 최근에는 죽상동맥경화의 전신적·진행성 특성을 고려하여, 관상동맥질환을 단순히 혈관의 국소병변 질환이 아니라 전신적 대사질환과 염증반응의 표현형으로 이해하려는 흐름이 강해지고 있습니다. 그리고 그 핵심에는 '심장대사의학'과 '예방심장학'이 있습니다.

이 두 분야는 다음과 같은 전인적이고 다층적인 접근을 통해 심장혈관질환 자체의 경로를 바꾸는 선제적이고 실질적인 전략을 제시합니다.

- 심혈관 위험요인 전체를 통합적으로 조절하는 전략
- 위험요인의 누적 노출 감소 전략
- 죽상동맥경화의 진행을 늦추거나 안정화시키는 치료
- 발달된 영상기기를 이용한 정밀 위험도 평가와 맞춤형 치료 설계
- 고강도 지질 조절 및 심장대사약물 이용한 혈당 및 비만관리
- 심혈관계 잔존 위험요소 관리

이러한 접근은 단지 '수치의 조절'에 그치는 것이 아니라, 환자의 삶 전체를 관리하고, 예측 가능한 미래를 만들어가는 과정입니다.

'성찰에서 통찰' — 의료가 나아가는 길

『Broken Hearts: The Tangled History of Cardiac Care』 [상심(傷心): 우여곡절, 심장치료의 역사]는 그저 치료 테크닉의 역사가 아니라, 인간 판단의 궤적이며 과학과 문화가 교차한 의사결정의 기록입니다. 오늘의 치료 결정은 단지 개별

환자 한 명의 문제 해결에 그치는 것이 아니라 공공 보건, 의료 재정, 의료 정의, 나아가 사회적 신뢰와 연대에도 깊은 영향을 미칠 수 있습니다. 결국 저자의 성찰은 의학적 통찰을 넘어 우리 함께 고민해야 할 미래 사회 아젠다로 확장되어야 할 것입니다.

과학으로서의 의학은 태생적으로 복잡성과 불확실성을 내포하고 있지만 현대의학은 은폐하지 않고 직면하여 끊임없는 혁신과 발전을 이루어 내고 있습니다. 늘 진보해 왔지만, 그 진보가 진실로 인간의 삶을 개선시켰는지를 묻는 것은 반드시 풀어내야만 할 또 다른 우리의 시험 문제인 것입니다. 그 시험마저 통과함으로써 의학은 스스로의 건강한 회의주의(skepticism)의 역동성을 증명해 왔고 앞으로도 그러할 것입니다. 독자들께서 존스 교수님의 바람대로 '더 좋은 결정을 할 수 있는 안목과 능력'을 갖추게 되고 우리의 의료가 나아가는 길을 더욱 관심 있게 지켜보게 되는 계기가 되기를 기대합니다.

마지막으로, 훌륭한 책이 한국에 소개될 수 있도록 기꺼이 번역과 출간을 허락해 주신 저자 데이비드 S. 존스 교수님과 존스 홉킨스 대학교 출판부에 깊은 감사를 드리며, 이 번역서가 독자 여러분께도 의미 있는 울림으로 전달되기를 소망해 마지않습니다.

2025년 8월 안산 곶안 진료실

더베스트내과 심장클리닉 대표원장

이호준

Introduction

도입

An Embarrassment of Riches

풍유 속의 고민

Introduction 풍요 속의 고민

An Embarrassment of Riches

존 헌터에게 문제가 생겼다. 바쁜 외과의사이자 해부학자였던 그는 자신의 건강을 돌볼 시간이 거의 없었다. 50세가 되자 그는 협심증으로 큰 고통을 겪었다. 그의 주치의였던 윌리엄 헤버든이 남긴 헌터의 증상이 어찌나 생생하고 정확한지, 오늘날의 의사나 환자들도 읽어보면 그가 협심증을 앓고 있음을 금방 알아차릴 수 있을 정도이다. 헌터는 가슴을 쥐어짜는 듯한 통증을 느꼈다. 그리고 통증은 곧 왼쪽 팔까지 퍼져 나갔다. 이런 증상은 운동하면 심해지고 휴식을 취하면 완화되었다. 병이 심해짐에 따라서 뭘 먹거나 말만 해도, 심지어 '마음이 산란해져도' 증상이 나타나곤 했다. 헤버든은 이런 경우 예후가 좋지 않다고 경고했다. "특별한 조치가 없으면 병은 계속 진행되고, 환자들은 대부분 급작스럽게 쓰러져서 바로 사망하게 된다."[1] 헌터는 특히 힘든 시간을 보냈다. 쉽게 발끈하고 싸우기 좋아했던 그는 자주 화를 냈고, 그럴 때마다 협심증 증상이 나타나곤 했다. 그는 종종 "나의 명줄이 나를 괴롭히고 조롱하는 나쁜 놈들의 손아귀 안에 있다니!" 라고 한탄하곤 했다.[2]

1790년대 런던에 살던 헌터에게는 선택의 여지가 거의 없었다. 해부학자였던 그는 협심증을 앓고 있는 사람들을 부검할 때 관상동맥이 석회화되어 있는 것을 종종 발견했다. 따라서 그 자신도 심장에 문제가 발생했을 것이라고 추측했다. 그러나 헤버든이 헌터에게 해줄 수 있는 것이 별로 없었다. 그저 침착함과 따뜻함으로 용기를 주고, 협심증 발작이 나타날 때에는 증류주를 희석해서 마시도록 하고, 자기 전에는 발작을 예방하기 위해 아편을 처방해주었을 뿐이다. 18세기의 주된 의료 행위 수단이었던 사혈이나 구토, 설사를 유발하는 치료법은 그에게 '적절하지 않아' 보였다. 자신의 목숨이 그를 화나게 하는 자들의 손에 달려 있다는 헌터의 한탄은 틀리지 않았다. 1793년 세인트 조지 병원 이사회에서 논쟁을 벌이다가 '흥분의 소용돌이'에 휘말린 끝에 그는 쓰러져 사망했다.[3]

오늘날 환자들은 더 많은 선택권을 가지고 있다. 빌 클린턴 전 대통령의 경우를 생각해 보자. 《뉴욕타임즈》에 따르면 클린턴은 '흡연자에, 일 중독자에, 심장질환 가족력을 지닌 데다 정크푸드를 너무나 좋아해서 멀지 않은 미래에 심장마비를 겪을 가능성이 높은' 사람이었다. 2004년 9월에 가슴 통증과 함께 숨쉬기가 힘들어지자 클린턴은 노던 웨스트체스터 병원을 찾았다. 다행히도 초기 검사 결과에서는 큰 이상이 없었다. 그러나 다음 날 아침 웨스트체스터 카운티 메디컬 센터에 가서 추가 검사(관상동맥조영술)를 받았을 때 심장 전문의들은 그가 '생명이 위험할 정도로 동맥에 플라크가 심하게 축적되어 있는 상태'임을 발견했다. 4개의 동맥이 90% 이상 막힌 클린턴은 심장 건강 측면에서 볼 때, 사실상 벼랑 끝에 서 있는 것이나 마찬가지였다.[4] 3일 뒤 뉴욕 프레스비테리안 병원의 외과의사들은 클린턴을 인공심폐기에 연결한 채로 73분에 걸쳐서 관상동맥 4중 우회술을 시행했다.

클린턴의 치료는 수술로 끝나지 않았다. 그는 아스피린, 스타틴, 베타차단제, 안지오텐신 전환효소 억제제를 포함한 적극적인 약물요법을 시작했다. 또한 식단을 절제하고 운동도 더 많이 했다. 그러나 2010년 2월 아이티의 수도 포르토프랭스에서 일어난 지진의 복구 작업에 참여하던 중 증상이 재발했다. 혈관조영술 결과 관상동맥우회술을 시행하면서 연결했던 혈관 중 하나가 막힌 것이 확인되었다. 중재시술 심장전문의(interventional cardiologist)가 풍선혈관성형술*(balloon angioplasty)을 시행하고 관상동맥에 스텐트 두 개를 삽입했다. 클린턴은 수술 후 거의 일정도 변

* 좁아진 동맥이나 정맥을 풍선 카테터로 확장시켜 혈류를 개선하는 시술. 혈관성형술이라고도 한다. – 옮긴이

경하지 않고 업무를 이어 갔다.[5] 의사들은 그들의 노력이 클린턴의 심장마비를 예방하거나 적어도 지연시킬 수 있기를 희망했다.

클린턴의 치료는 특별한 주목을 받았지만 한편으로 오늘날 현대 의료의 일상이기도 하다. 외과의사 헌터가 살았던 시대의 영국에서는 매우 드물었던 관상동맥질환은 이제 미국은 물론 전 세계적으로도 사망 원인 1위다. 협심증이나 심근경색을 겪는 사람들은 수많은 치료 선택지 앞에 놓여 있다. 어쩌면, 선택지가 너무 많은지도 모른다.

헌터와 헤버든은 환자의 병력 정보와 부검에 의존했지만, 현대의 의사들은 환자들에게 줄줄이 이어지는 수많은 진단 검사를 제공한다. 기본적인 심전도(EKG)부터 시작해서 운동부하 검사, CT 스캔, 방사성 동위원소 관류 검사, 관상동맥조영술(여전히 가장 표준적인 검사법이다), 근적외선 분광법을 이용한 혈관 내 초음파, 그 외에도 다양한 검사들이 있다. 진단이 내려진 후에도 환자들은 수많은 치료법 중 무엇을 선택할지 고민해야 한다. 요가와 식이요법에서부터 아스피린, 스타틴, 혈관성형술, 관상동맥우회술까지 선택지는 넘쳐난다. 심지어 언젠가는 유전자 치료까지 등장할 것이다. 헌터는 단지 자신을 괴롭히는 나쁜 놈들을 피하는 것 외에 달리 할 수 있는 게 별로 없었지만, 현대의 환자들은 올바른 치료법을 선택하기 위해 끊임없이 고민해야 한다.

오늘날 의사와 환자 모두 과학 연구와 치료 혁신의 혜택을 누리고 있다. 그러나 이를 제대로 활용하는 법은 여전히 어렵기만 하다. 치료 결정을 내리는 일은 환자와 의사, 그리고 다른 의료진 모두를 좌절하게 만든다. 아이가 귀가 아프다고 하면 항생제를 써야 할까? 어떤 기준으로 유방촬영(mammogram)이 필요한 여성을 선별해야 할까? 관상동맥 미용술을 받아야 할 사람들은 누구일까? 이 책은 의료적 의사결정 상황에 역사학적 관점을 제공한다. 나는 특히 심장치료, 그중에서도 관상동맥우회술과 혈관성형술의 역사를 중점적으로 다룰 예정이다. 그러나 이 이야기들이 심장질환, 심장학, 심장수술에만 적용되는 것은 아니다. 이들은 단지 현대 의학이 가진 가능성과 그로 인한 고민을 잘 보여주는 사례일 뿐이다. 환자들은 의료 결정을 내릴 때 언제나 기본적인 질문을 한다. "이 치료는 효과가 있을까? 안전할까? 고려해야 할 다른 요소는 없을까?" 역사적 분석은 이런 질문에 대답하는 것이, 그리고 우리의 지식을 이용해서 적절한 의사결정을 내리는 일이 왜 그토록 어려운지를 보여준다.

《상심(傷心): 우여곡절, 심장치료의 역사》는 의료적 사고가 본질적으로 얼마나 복잡한지를 다루는 책이다. 논쟁을 이해하고 공정하게 다루기 위해서 나는 때때로 의학이라는 과학 깊숙이 독자들을 안내해야 한다. 그 전에 우선 기본적인 임상 증상과 그 치료법을 소개하고자 한다. 이는 뒤에 이어질 상세한 역사를 이해하는 기반이 될 것이다.

심장은 해부학적으로 가장 설명하기 쉬운 기관 중 하나다. 심장은 마치 펌프처럼 작동한다. 심장의 오른쪽에서 혈액을 폐로 내보낸다. 폐를 돌아서 다시 심장의 왼쪽으로 들어온 피를 온몸으로 내보낸다. 혈액은 온몸을 돌고서 다시 심장의 오른쪽으로 들어온다. 심장은 이 순환을 끊임없이 반복한다. 심장의 왼쪽과 오른쪽에는 각각 심방과 심실이라는 두 개의 방이 있다. 이 중 심실이 펌프 역할을 한다. 특히 좌심실은 머리부터 발끝까지 혈액을 보내야 하므로 가장 많은 일을 담당한다. 심장도 다른 장기와 마찬가지로 혈액을 통해 산소와 영양을 지속적으로 공급받아야 한다. 심장에는 심장에 혈액을 공급하는 일을 전담하는 관상동맥이 있다. 이 동맥들은 심장을 왕관처럼 둘러싸고 있어 '관상(coronary)'이라는 이름이 붙었다. 모든 관상동맥이 중요하지만, 그 중에서도 좌전하행동맥(left anterior descending artery, LAD)은 좌심실 대부분에 혈액을 공급하므로 특히 중요하다.

심장의 관상동맥을 따라 흐르는 혈류에 방해가 생기면 곧바로 문제가 발생한다. 심장이 필요로 하는 산소량이 공급량을 넘어서게 되면, 심장근육 세포는 위기에 처한다. 이를 허혈(ischemia, 혈류 결핍)이라 부르든 저산소증(hypoxia, 산소 결핍)이라 부르든, 세포는 몇 분 이상 이 상태를 견디지 못한다. 몇 분이 지나면 심근 세포가 죽기 시작한다. 산소의 수요와 공급의 균형이 깨지는 순간, 세포는 어떤 식으로든 고통의 신호 보낸다. 그 정확한 메커니즘은 아직 완전히 밝혀지지 않았다. 그러나 이때 환자는 1772년 헤버든이 생생하게 묘사한 바로 그 협심증 증상인 '조이는 듯한,

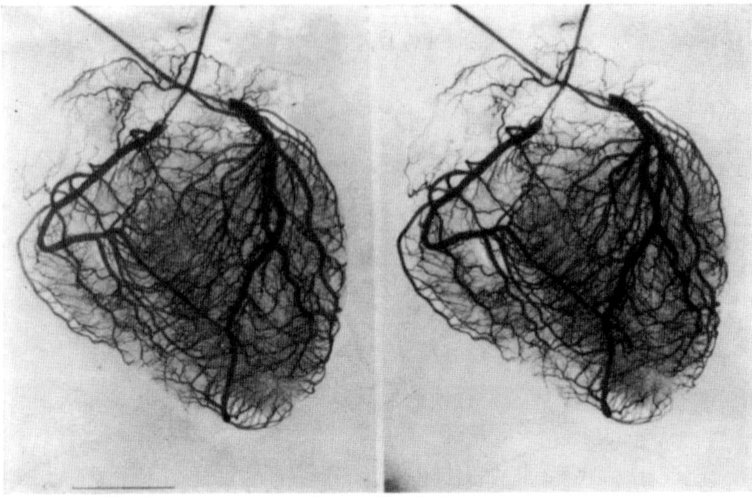

관상동맥계의 입체혈관조영술
눈동자를 가운데로 몰아 들여다보면 관상동맥계가 3차원 입체로 보인다.

숨 막히는 흉통'을 느끼게 된다. 약 200년 뒤, 클리블랜드의 외과의사 도널드 에플러는 협심증을 '스트레스를 받는 동안 충분한 혈액이 공급되지 않아 괴로워서 울부짖는 심장의 절규[6]'라고 표현했다. 만약 허혈 상태가 지속돼 세포가 죽게 되면, 통증은 훨씬 극심해지고, 해당 부위의 심장은 기능을 멈춘다. 이것이 바로 '심근경색(myocardial infarction)', 흔히 심장마비라 부르는 상태다. 어떤 경우에는 이 손상이 심장의 전기 신호 체계까지 침범한다. 최악의 경우 심각한 부정맥이 생기고 환자는 아무런 예고 없이 생명을 잃게 된다. 이른바 돌연사다.

관상동맥의 혈류를 방해하는 원인은 많지만, 오늘날 가장 주된 원인은 단연 죽상경화증(atherosclerosis)이다. 19세기 병리학자들이 처음으로 동맥경화증(arteriosclerosis)—말 그대로 '혈관이 굳는 병'을 묘사했다. 다양한 질병들이 동맥에 이런 종류의 흉터를 남길 수 있다. 그러나 20세기 초에 이르러 대부분의 동맥경화증은 죽상경화증에 의해 발생하는 것으로 밝혀져서, 동맥경화증은 사실상 죽상경화증을 지칭하는 것으로 보아도 큰 무리가 없다.

죽상경화증은 단순한 질환이 아니다. 음식, 흡연, 대기오염 같은 환경적 요인, 운동 부족이나 나쁜 습관, 유전적 소인, 그리고 만성적인 스트레스까지 다양한 요소가 복합적으로 얽힌 결과다. 이 병은 콜레스테롤이 동맥 벽 안에 침착하면서 시작되며, 동맥의 세포들은 이런 변화에 반응한다. 죽상경화반, 또는 동맥 벽에 쌓인 지방성 플라크가 점점 변화해 나감에 따라 동맥 벽의 세포들이 염증을 일으키고 세포사멸이 발생한다. 어떤 플라크는 혈관 벽에 경련을 일으키고 또 어떤 플라크는 갑자기 터져서 내용물을 혈류에 방출시킨다. 이 경우 혈액응고(사실상 혈전증)를 유발한다. 그리고 이 혈전이 관상동맥의 혈액 흐름을 막을 수 있다.

이 병을 '관상동맥질환'이라 부르든 '허혈성 심장질환'이라 하든—전자는 원인을 강조하고, 후자는 결과를 말하는 명칭이지만—이 병은 이제 전 세계적으로 가장 많은 사람의 생명을 앗아가는 질병이 되었다.

의학은 이 질병의 정체를 끊임없이 파헤쳐 왔지만, 여전히 풀지 못한 수수께끼가 많이 남아 있다. 환자마다, 심지어 한 사람의 동맥 안에서도 플라크 하나하나의 경과가 모두 다르다. 어떤 사람은 증상이 수년간 안정적으로 유지되는 '만성 안정형 협심증'을 겪지만, 또 어떤 이들은 점점 통증이 더 쉽게 촉발되고 더 자주 나타

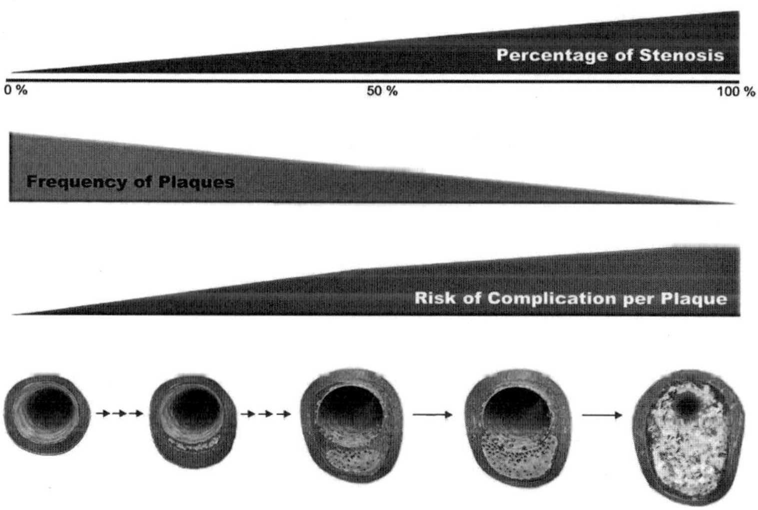

죽상동맥경화 플라크의 점진적 발달

나고 더 심해지는 '불안정 협심증'으로 악화된다. 심지어 어떤 사람은 관상동맥이 심각하게 좁아져도 협심증 한 번 느껴보지 않고 지내기도 한다. 심장병의 종착지도 다양하다. 어떤 환자들은 협심증을 견디며 살아간다. 어떤 환자들은 잘 치료를 받고 오래 살다가 다른 원인으로 생을 마감하기도 한다. 그러나 놀라울 정도로 많은 수의 사람들이 단 한 번의 심장마비로 목숨을 잃는다. 또 어떤 사람들은 심장마비를 여러 차례 겪고도 살아남지만, 결국 반복된 심장 발작 과정에서 심장 근육이 흉터 조직으로 대체되면서 심장이 점점 기능을 잃고 심부전으로 생을 마무리하는 경우도 있다.

심장병은 그토록 익숙한 병이라 더 이상 설명이 필요 없다고 생각하기 쉽다. 관상동맥질환은 매우 흔하고 사망률이 높기 때문에 누구나 주변에 심장마비나 심부전으로 사망한 사람에 관해 들어봤을 것이다. 그러나 이 익숙함 뒤에는 질병의 발생과 분포뿐만 아니라 사회에 미치는 영향, 의미, 사회적 반응 등 흥미진진한 역사와 사회적 의미가 숨어 있다. 다만 모든 의학사 연구자들은 하나의 난제를 마주한다. 병명과 진단 기준이 시대에 따라 변한다는 점이다. 1913년에 '관상동맥 혈전증(coronary thrombosis)' 진단을 받은 환자가 실제로는 심근경색을 겪었을까? 그 사건의 진짜 의미와 결과는 지금과는 매우 달랐을 것이다. 20세기 동안 심장질환의 양상을 재구성하려고 노력해온 역사적 역학자*(historical epidemiologists)들은 이 문제를 잘 알고 있다. 보건 당국은 사망 원인을 보고하는 데 사용되는 명칭을 반복적으로 재정의했다. 1910년대에는 '협심증', 1930년대에는 '관상동맥질환', 1950년대의 '동맥경화성 심장질환', 그리고 오늘날에는 '허혈성 심장질환'이라 부른다.[7] 적절한 주의를 기울여서 접근하면 과거 의사들의 글을 통해 심장질환의 출현에 대한 단서를 찾을 수 있다.

18세기 말 영국에서는 존 헌터처럼 협심증을 겪은 사례가 하나둘 등장하기 시

* 전염병이나 질병의 역사를 연구하고, 과거 발생한 질병의 원인과 전파 과정을 분석하는 전문가 – 옮긴이

작했다. 하지만 협심증은 20세기 이전까지 별다른 관심을 끌지 못했다. 그러다가 1910년 이후, 협심증, 류마티스성 심장병, 심내막염 등 여러 심장질환이 미국의 주요 사망 원인으로 떠오르면서부터 본격적으로 주목을 받기 시작했다. 1918-1920년의 인플루엔자 대유행을 제외하면, 심장병은 계속해서 사망률 1위를 지켜왔다. 1930년대에 들어서자 미국 보건당국은 관상동맥질환의 급증에 깊은 우려를 표하기 시작했다. 일부는 이 병을 "미국인의 병(American disease)"이라 불렀다. 한편 몇몇 회의론자들은 이 현상이 진짜 유행인지, 단순히 진단 기준이 바뀐 결과인지 의문을 제기했다. 그러나 대부분의 의사와 정책 입안자들은 이 질병의 심각성을 인정했다.[8]

1948년, 미국 의회는 처음으로 행동에 나서 국가심장법(National Heart Act)을 통과시키고 미국 국립심장연구소*(National Heart Institute)를 설립했다. 드와이트 아이젠하워 대통령이 1955년에 심장마비를 겪자, 심장병은 더 이상 외면할 수 없는 문제로 부상했다. 그런데 1960년대, 사람들이 눈치채지 못한 사이 심장병의 유행은 정점을 지나 하락세에 접어들었다. 1970년대에 이 하락세가 본격적으로 확인되었고, 이후 심장병 사망률은 무려 60% 넘게 감소했다. 그럼에도 심장병은 여전히 미국의 사망 원인 1위이며, 미국에서는 줄어드는 반면 전 세계에서는 빠르게 증가하고 있다.[9]

100년에 걸쳐서 폭증과 감소 양상을 보였던 심장병의 흥망성쇠는 역사학자와 역학자들을 매료시키는 흥미로운 질문을 떠오르게 한다. 시간에 따른 질병 패턴의 변화를 어떻게 설명할 것인가? 질병의 유병률은 여러 가지 이유로 변화할 수 있다. 어떤 질병은 새로운 병의 원인이 등장해서 유행하기도 한다. 20세기에 나타난 방사선 피폭이나 HIV가 그 예이다. 또 어떤 병은 생활습관의 변화로 점점 흔해진다. 담배와 폐암이 대표적이다. 의료 기술의 발달로 숨겨져 있던 질병을 새롭게 포착하

* 현재는 미국 국립심장폐혈액연구소(The National Heart, Lung, and Blood Institute)로 명칭과 기능이 확장됨 – 옮긴이

고 드러낼 수도 있다. 반대로 의료 기술의 발달이 어떤 질병을 획기적으로 줄이거나 없앨 수도 있다. 고혈압의 경우를 생각해보자. 고혈압은 그 자체의 증가도 있었지만(예를 들어 식습관과 신체 활동 패턴의 변화에 의해), 새로운 진단 기술(예를 들어 혈압계의 발명), 신약의 개발(예를 들어 이뇨제)이 병의 '의료화'를 촉진시킨 사례다.[10]

그렇다면 관상동맥질환은 왜 그토록 주목을 받게 되었을까? 담배, 식단, 운동, 스트레스, 대기 오염, 소득 격차 등 모든 사회적 변화가 병의 증가에 기여했다. 원인에 대한 이해는 예방의 필요성을 일깨웠고, 진단기술과 치료법은 그 병을 더 분명하게 만들었다. 심장병은 이제 '문명병(disease of civilization)'이라는 별칭으로 불릴 만큼 현대인의 삶의 조건과 밀접한 관련이 있다.[11]

관상동맥질환은 자연적으로 주어진 것이 아니다. 관상동맥질환은 우리가 사는 방식, 사회 구조에 따라 발생하고 악화되는 사회적 산물이다. 그렇다고 이것을 질병이 사회적 분류의 자의적 행사라는 상대주의적 주장으로 해석해서는 안 된다. 심장병, 암, 에이즈가 유발하는 고통은 실제적이고 깊다. 다만 이 주장에는 두 가지 측면이 있다. 첫째, 사회의 조건이 인구가 경험하는 질병에 강력한 영향을 미친다는 것이다. 둘째, 질병에서 진정 흥미롭고 유의미한 것은 질병이 축적하는 사회적 의미이다. 따라서, 질병에 대한 이해는 특정 사회적 맥락과 연관성을 신중하게 고려하는 데 기반을 두어야 한다.[12]

관상동맥질환이 쌓아 온 사회적 의미는 미국 사회가 이 질병에 어떻게 반응했는지에 결정적인 영향을 미쳤다. 심장은 단순한 펌프 그 이상의 존재였다. 심장은 생명력의 원천, 용기의 근원, 감정의 중심으로 오랫동안 여겨져 왔다. 17세기부터 19세기까지 유럽의 의학서적은 물론 문학과 시에서도 심장은 반복적으로 등장하는 상징이었다. 물론, 19세기 말과 20세기 초에 들어서며 신경과학과 정신분석학이 부상하면서, 문화적 초점은 점차 심장에서 뇌로 옮겨갔다.[13] 그러나 심장병의 유행은 이 조용한 전환을 뒤흔들었다. 대중은 다시금 심장에 주목했다.

1968년, 도널드 에플러는 《사이언티픽 아메리칸》에 이렇게 썼다. "심장마비는 전문직 종사자, 경영인, 공직자들 사이에서 너무도 흔해져서 이제는 일종의 '지위

상징'처럼 여겨진다. 이 집단의 모든 이들이 심장발작을 이유로 조기 은퇴해야 한다면—마치 항공기 조종사들이 그렇게 하듯—정부, 산업계, 전문직 고위직의 인력 공백은 국가 전체를 마비시킬 정도일 것이다. 결론적으로 관상동맥질환은 현대사회에서 너무나 널리 퍼졌고 짙은 그림자를 드리우고 있다. 관상동맥질환에 맞서는 '영웅적 대응'은 단지 적절한 수준을 넘어서 절대적으로 필요하다."[14] 관상동맥질환과 경제적, 정치적 권력을 가진 사람들 사이에 나타난 강력한 연관성은 진단과 치료를 개선하기 위한 전례 없는 노력을 불러 일으켰다.

20세기 동안, 의사들은 관상동맥질환을 감지하고 그 진행을 추적하기 위한 다양한 기술들을 개발해 왔다. 그 첫 번째 도구는 바로 심진도(EKG)였다. 이 기술은 1920년대에 본격적으로 의료 현장에 도입되었다.[15] 심전도는 심장의 전기적 활동을 기록해 허혈 상태를 겪고 있는 부위를 식별하는 데 도움을 준다. 이를 통해 흉통이 실제로 심장에서 비롯된 것인지 판단할 수 있다. 또한 심각한 허혈이 진행될 때 특유의 파형 변화를 통해 심근경색의 진단을 뒷받침할 수도 있다. 하지만 심전도만으로는 관상동맥이 얼마나 막혔는지, 병변이 어디에 위치해 있는지 확인할 수 없다. 이 한계를 뛰어넘게 한 것이 바로 '선택적 관상동맥조영술(selective coronary angiography)'의 발전이었다.

1929년, 독일 외과의사 베르너 포스만(Werner Forssmann)이 처음으로 말초 정맥을 통해 카테터(작고 유연한 플라스틱 튜브)를 자신의 심장까지 밀어 넣는데 성공했다. 그는 카테터가 우심방까지 도달한 것을 엑스레이로 확인했다. 처음에는 스스로를 위험에 처하게 하는 무모한 실험이었다고 비난을 받았지만 이 실험은 훗날 살아 있는 심장을 영상으로 관찰하는 기술의 초석이 되었다. 포스만은 1956년 이 공로로 노벨상을 수상했다.

그러나 관상동맥 자체를 촬영하는 일은 훨씬 더 까다로운 과제였다. 의사들은 조영제를 심장(심방)에는 들어가지 않으면서 관상동맥에만 정확히 수입해서 관상동맥을 촬영하고 싶었다. 독한 조영제가 심장의 섬세한 대사 작용을 해칠 수 있다는 우려 때문이었다. 1940년대에 이르러서야 일부 의사들이 목 부위의 동맥을 통해 대동맥 입구 부근에 조영제를 주입하는 실험을 시작했다. 이를 통해 희미하게나마 관상동맥의 윤곽을 잡아낼 수 있었지만, 환자에게 상당한 위험이 따르는 방법이었다.[16]

1958년 10월, 클리블랜드 클리닉의 심장 전문의 메이슨 손스(Mason Sones)는 조영제를 투입하던 중 우연히 카테터가 관상동맥 안으로 직접 들어간 것을 발견했다. 그는 이 실수가 환자에게 치명적인 결과를 가져올까 두려웠지만, 다행히 아무 이상 반응도 일어나지 않았다. 이 우연한 사건이 곧 획기적인 돌파구가 되었다. 손스가 이 기술이 안전하다는 사실을 확인한 후에도, 제대로 된 진단 도구로 완성시키기까지는 무려 5년이 걸렸다. 그는 북미 필립스 사와 협력해 맞춤형 엑스레이 발생기, 빔 분할기, 이미지 증폭기, 동기화된 카메라 등 일련의 복잡한 장비를 함께 개발했다. 그 결과, 살아 있는 사람의 관상동맥 내부 구조를 고해상도로 찍은 정지 이미지와 동영상을 얻는 데 성공했다.[17] 이 기술은 1960년대 중반까지는 느리게 확산되었지만, 1970년대 초반에는 주요 대학병원과 심장센터 대부분이 이 장비를 갖추게 되었다. 이로써 관상동맥질환의 진단과 치료는 완전히 새로운 시대를 맞이하게 된다.

20세기 초반까지 관상동맥질환의 치료는 헤버든이 18세기에 제시한 원칙에서 크게 벗어나지 않았다. 급성 발작이 왔을 때 고통을 완화시키고, 평소에는 신체적, 정신적 자극을 피하면서 발작을 예방하는 것이 전부였다. 1950년대에 들어서자 의사들이 활용할 수 있는 치료법이 조금씩 늘어났다. 동맥을 확장시키는 질산염(nitrates), 통증을 완화하는 아편(opiates), 그리고 손상된 심장에 가해지는 부담을 줄이기 위한 장기간—몇 주에서 몇 달에 이르는—의 절대 안정(bed rest)이 처방되곤 했다. 또한 이 무렵, 역학 연구를 통해 식습관, 운동, 흡연 등 주요 위험요인이 점차 드러나면서, 의사들은 환자들에게 생활습관 개선을 적극 권하기 시작했다. 그러나 이러한 조언을 실천에 옮기기는 쉽지 않았다. 많은 환자들이 삶의 방식을 바꾸는 데 어려움을 겪었고 의사들 또한 보다 직접적인 치료법을 간절히 원했다.

1930년대부터 외과의사들은 심장으로 가는 혈류를 늘리기 위한 수술적 방법을 시도해 왔다. 그러나 그 결과는 환자나 의사의 기대에 미치지 못하는 경우가 대부

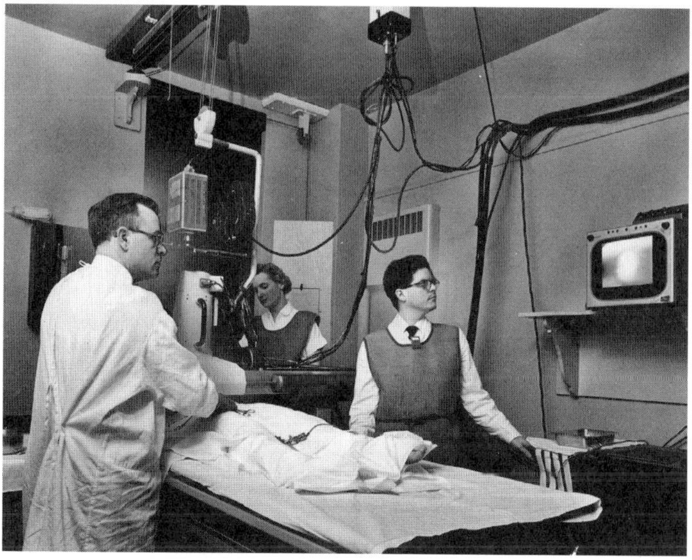

1958년 클리브랜드 클리닉 혈관조영실에서의 메이슨 손스(좌측)

분이었다.[18] 그러던 중 1960년대에 도입된 관상동맥조영술은 외과의사들에게 돌파구를 제공했다. 이 기술 덕분에 의사들은 동맥경화성 플라크가 국소적인지 혹은 광범위한지를 구분할 수 있게 되었고, 어느 부위의 병변이 특히 위험해 보이는지도 파악할 수 있었다.

손스의 기술이 널리 확산되자 클리블랜드 클리닉의 외과의사들은 관상동맥질환에 대한 외과적 치료법 개발에 다시 불을 지폈다. 그 결과 마침내 '관상동맥 우회 이식수술(coronary artery bypass grafting)'이라는 성과를 이루게 된다. 이 수술의 기본 방식은 다리에서 정맥 편을 떼어내 새로운 우회경로를 만들어 대동맥과 주요 폐색 부위 하류 관상동맥을 이어주는 것이다. 르네 파발로로(René Favaloro)가 1968년 첫 사례 보고를 발표했고, 이 기술은 빠르게 전파되어갔다. 1970년대 초까지, 미국 전역에서 수백 명의 외과의사들이 이 수술을 실시하게 되었다.

수술의 급속한 확산은 심장내과 의사들에게도 자극이 되어서 이에 맞서는 덜 침습적인 기술 개발에 나서게 했다. 1977년, 독일의 혈관 전문의 안드레아스 그룬직

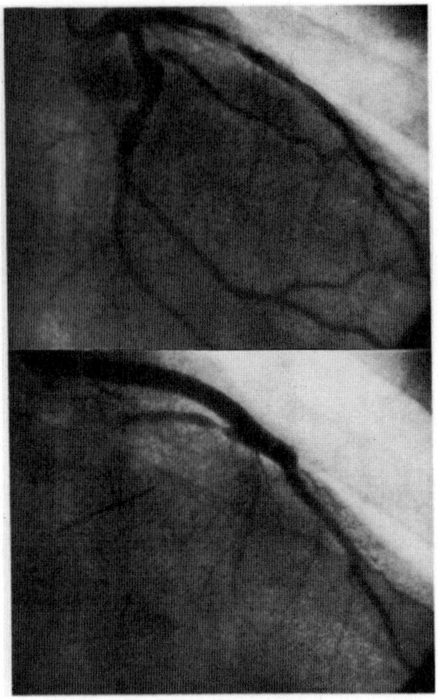

선택적 관상동맥조영술
혈관우회수술 전후의 관상동맥: 위 사진의 상중앙부에 죽상경화성 플라크가 보이며 조영제가 가득 채워진 좌전하행 관상동맥의 흐름을 끊고 있는 것처럼 보인다. 아래 사진에는 이식된 대복재정맥이 좌상부로부터 내려와 해당 혈관의 폐색 이하 부위에 혈류를 공급하고 있다.

(Andreas Grüntzig)이 소개한 '경피적 관상동맥 미용술'(percutaneous transluminal coronary angioplasty)은 풍선이 달린 카테터를 관상동맥의 막힌 부위에 가져다 놓고 풍선을 부풀려서 혈관을 넓히는 방식이었다.[19]

우회술과 혈관성형술은 모두 심장으로 가는 혈류를 개선하고, 협심증의 증상을 빠르고 극적으로 완화시켜주었다. 외과의사와 심장내과 의사 모두 이 시술들이 심장마비를 예방하고 생명을 연장시켜줄 수 있다고 믿었다. 1970년대 동안 우회술 건수는 급격히 증가했다. 1980년대에 이르러서는 미국에서 가장 흔한 수술 중 하나가 되었다. 반면, 혈관성형술은 초기에 비교적 느리게 확산되었고, 한동안 우회술의 그늘에 머물렀다. 그러나 1990년대에 이르러 스텐트(stent) 기술이

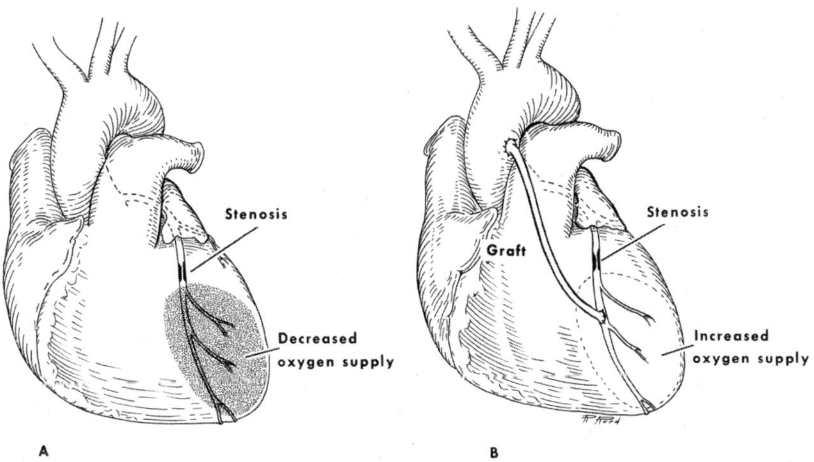

관상동맥우회술
A는 수술 전, B는 수술 후 그림이다.
이식된 혈관을 통해 심장에 산소 전달이 증가되는 기전을 보여주고 있다.

등장하면서 상황이 달라졌다. 스텐트는 풍선으로 넓힌 혈관이 다시 좁아지지 않도록 고정해주는 와이어 그물망 형태의 구조물이다. 스텐트의 도입 이후 혈관성형술은 폭발적인 성장을 보였다. 1997년에는 미국에서 우회술 건수가 607,000건으로 정점을 찍은 후, 다음 10년 동안 25% 감소했다. 혈관성형술의 영향이었다. 반면 혈관성형술은 2000년대 초반 연간 100만 건 이상 시행되며 성장세를 이어갔다. 현재 이 두 치료법은 미국 내에서만 연간 1천억 달러 이상의 시장을 형성하고 있다.[20]

우회술과 혈관성형술이 보급된 시기와 미국 내 심장병 사망률이 급격히 감소한 시기가 겹쳐지긴 했지만, 전문가들은 이 두 시술이 감소세에 미친 영향은 상대적으로 작았다고 평가한다. 오히려 1960년대 이후 등장한 다양한 약물치료법이 더 큰 역할을 했을 가능성이 높다. 고혈압을 조절해 심장의 부담을 줄이고, 동맥경화의 진행을 늦추거나 되돌리며, 혈소판이 뭉쳐 혈전을 형성하는 것을 방지하는 약물들이 대표적이다. 비록 공공보건 캠페인의 효과는 제한적이었지만, 흡연율 감소, 식

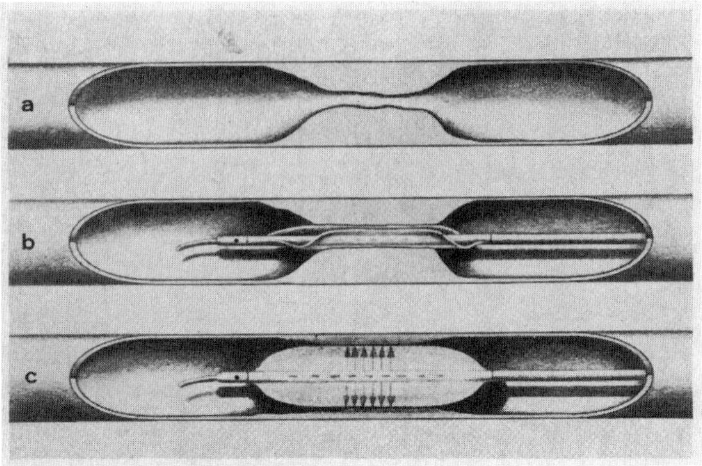

경피적 관상동맥 미용술
(a) 커다란 플라크가 보임
(b) 카테터가 우측으로부터 들어와 플라크를 통과함
(c) 풍선이 부풀려지면서 플라크가 압착됨
; 혈류가 회복되어 혈관내 혈액 내 흐름이 양호하다.

생활 개선, 신체활동 증가 등은 관상동맥질환의 발병률 감소에 가장 크게 기여했을 것으로 보인다.[21]

심장질환 치료의 효과를 평가하고자 하는 의사, 역학자, 역사학자들의 노력은 의료 개입의 효과를 이해하는 일이 얼마나 까다로운지를 잘 보여준다. 어떤 사람들은 치료의 효과가 명확하다고 생각한다. "효과가 있으면 성공이고, 없으면 실패다"라는 단순한 이분법이 그런 사고방식이다. 이런 사고방식은 의학의 역사를 단순화해서 미신, 사혈, 지사제, 구토 유도와 같은 19세기까지의 치료법과 20세기의 의학을 대조시킨다. 이런 의기양양한 관점이 드러내는 메시지는 분명하다. 이제 우리는 강력한 치료법을 갖추었다는 것이다. 실제로 시간을 되돌려서 항생제와 마취제의 혜택을 저버리고 다시 수은과 거머리를 쓰자고 할 사람은 없을 것이다. 하지만 그렇다고 해서 오늘날의 치료법을 신중하게 조사하는 노력을 그만두어서는 안 된다.

역사학자들이 의학사를 살펴보면, 그 속에는 미묘하면서도 통찰력 있는 이야기들이 숨어 있다. 예를 들어 사혈이 항상 무의미했던 것은 아니다. 사혈이 언제, 왜 사용되었는지를 세심하게 살펴보면, 사혈은 실제로 환자와 의사가 바랐던 결과를 가져왔을 수도 있다. 이를테면, 말라리아로 고열이 나서 얼굴이 벌겋게 되고 헛소리를 하는 환자가 있다고 하자. 이 환자에게 사혈 치료를 한다면 얼굴이 창백해지고 열이 가라앉고 차분해질 수 있었을 것이다. 이와 같은 통찰로부터 영감을 받아서 역사학자들은 치료와 기대, 희망 사이의 섬세한 상호작용을 포착하고 기록해 왔다. 역사학자들은 의과학의 내부 논리에만 치우치지 않고, 그것을 넘어서서 치료가 수행되는 맥락과 배경을 고려했다. 의학적 치료는 단지 병의 원인이나 증상만을 겨냥하지 않는다. 오늘날의 치료는 점점 더 미래의 질병을 예방하는 데 초점을 맞추며, 죽음에 대한 불안 속에서 통제감을 제공하려 한다. 동시에, 치료는 환자를 위로하고, 특정한 사회 질서를 유지하는 수단이 되기도 한다. 이것이 바로 치료의 '사회적 효과'다. 그렇다고 해서 역사학자로서의 감수성에 따라 과거의 모든 치료를 다 옹호할 수 있는 것은 아니다. 어떤 치료는, 당시 기준으로 봐도 충분히 잘못된 것이기도 했다.[22] 그렇다면 심장치료의 역사에서 우리는 무엇을 배울 수 있을까? 우리는 아직 그 해답을 완전히 밝혀내지 못했다. 역사학자들은 이제 겨우 표면을 긁기 시작했을 뿐이다.[23]

진단과 치료를 둘러싼 의사결정은 의학의 핵심이다. 그러나 의료 부문에 많은 자원이 투입되었음에도 뭔가 분명히 잘못되고 있는 듯하다. 관상동맥우회술과 혈관성형술에 관해 생각해보자. 이 시술들은 그 역시 내내 논란의 중심에 있었다.[24] 정말 이 시술들은 주장하는 것만큼 효과가 있었을까? 단순히 통증을 줄이는 것뿐인가, 아니면 심장마비와 사망을 예방할 수 있었을까? 부작용은 어떤가? 비용 대비 이득은? 이 모든 질문에 어떤 방식으로 답해야 가장 설득력 있을까? 이러한 질문에 답하고자 하는 노력 속에서 관상동맥 재개통술(coronary revascularization)은 현대 의학에서 가장 철저하게 연구된 분야 중 하나가 되었다. 그럼에도 여전히 의문은 계속되고 있다. 이 시술에 회의적인 사람들은 혈관성형술의 85% 정도가 비현실적인 기대치를 가지고 시행된다고 주장한다. 한편 부적절하거나 불확실한 적응증으로 시술을 받는 경우는 15% 정도라고 주장하는 사람들도 있다.[25] 관상동맥 재개통술의 적절성을 판단하려는 시도는 시술의 효과나 안전성에 대한 불완전한 지식 위에 놓여 있다는 점에서 확실한 답을 얻기 어렵다. 의학적 결정이 모호성의 덫에 붙잡혀 있기 때문에 이러한 결정의 가치는 여전히 판단하기 어렵다.

이런 문제는 관상동맥 재개통술에만 국한되지 않는다. 한 연구에 따르면, 많은 환자들이 현재의 의학 지식에 비추어 보았을 때 권장되는 치료를 충분히 받지 못하고 있다. 예를 들어, 관상동맥질환 환자의 약 1/3은 적절한 치료를 받지 못하고 있다. 또한 베타차단제가 사망률을 약 25% 낮춘다는 근거가 이미 충분히 있음에도 심장마비 환자의 절반 이하만이 베타차단제를 처방받고 있다는 연구가 있다.[26] 한편 일부 전문가들은 정반대의 문제를 지적한다. 너무 많은 환자들이 필요하지 않은 치료를 받고 있으며, 어떤 경우에는 오히려 해가 되는 치료를 받는다는 것이다. 안정형 협심증으로 스텐트 삽입술을 받은 환자들을 조사한 한 연구에서 20% 미만의 환자만이 해당 시술의 단점에 대해 설명을 들었고, 10% 이하의 환자만 다른 치료 대안에 대해 의사와 상담한 경험이 있다고 답했다. 환자의 기대, 의사의 희망, 그리고 의료 소송에 대한 두려움은 의료진이 가능한 모든 기술을 동원하도록 압박한다. 특히 진단 기술은 이러한 경향을 더욱 부추긴다. 심장내과 의사들은 혈관조영술이 진단 그 자체에서 그치지 않고, 일단 플라크가 발견되면 반드시 뭔가 '개입'을 해야 한다는 일종의 강박으로 이어진다고 토로한다. 즉, 진단이 치료를 강제하는 구조가 만들어진 셈이다.[27]

비슷한 혼란은 의료 전반에서 발견된다. 환자와 의사 모두 말기 치료에 대해 당혹감을 느낀다. 의사들은 표준화된 치료 지침이 점점 중요해지는 것에 분개한다. 환자들은 의사가 환자의 이익보다 자신의 금전적 이익을 우선시하는 것이 아닐까 걱정한다. 치료 효과 비교 연구는 겉으로 보기엔 어떤 치료가 가장 효과적인지를 합리적으로 판단하려는 바람직한 시도처럼 보이지만, 현실에서는 미국 의료 정치에서 논란과 반발을 불러일으키는 '공포의 상징'이 되었다. 의료 보험 회사와 규제 당국은 환자와 의사의 선택을 점점 더 제한하고 있다. 의료 보험에 가입하지 않은 사람들은 응급 상황이 아니면 의료 시스템에 아예 접근조차 하지 못하는 더욱 심각한 문제에 직면하고 있다.

이제 과거처럼 의사가 특별한 권위를 가지고 모든 결정을 내려주던 시대는 지나갔다. 대신 의료 결정을 내리는 방식에 대한 다양한 철학이 공존하고 있다. 의사들은 어떤 치료가 '효과 있다'고 판단하기 위해 필요한 증거 수준이 무엇인지 스스로 정의하려 애쓴다. 이 노력은 현대 의학의 가치관과 의사들이 마주한 장벽을 그대로 드러낸다. 근거중심의학의 지지자들은 신중한 임상 연구를 통해 객관적이고 신뢰할 수 있는 치료 지침을 만들 수 있다고 믿는다. 하지만 이 또한 일반 원칙과 개별 환자의 고유한 경험 사이에서 줄타기를 요구한다. 많은 의사들이 의학 논문을 가장 존중하지만, 여전히 다른 종류의 권위에도 귀를 기울인다.

두 명의 호주 의사는 실제로 의사들이 '근거 중심(evidence-based) 의학' 외에도 다양한 의학에 의지하고 있다고 말장난을 했다. 명성 중심(eminence-based) 의학, 열정 중심(vehemence-based) 의학, 말빨 중심(eloquence-based) 의학, 신의 섭리 중심(providence-based) 의학, 소심함 중심(diffidence-based) 의학, 불안 중심(nervousness-based) 의학, 자신감 중심(confidence-based) 의학들이 그것이다.

한편 환자와 의사 공동의 의사결정을 옹호하는 이들은 이렇게 말한다. 환자에게 충분한 정보와 근거를 제공하고, 최종 선택권은 환자에게 있어야 한다고 말이다. 이에 대해 의사결정 이론가, 의료 윤리학자, 사회학자, 법률가, 경제학자들까지 다양한 관점을 제시해 왔다. 또한 많은 의사들이 환자들에게 이 복잡한 과정을 이해시키기 위해 내부자의 관점을 제시하며 소통하고 있다.[28]

하지만 그 수많은 조언에도 불구하고, 의료에서의 의사결정은 점점 더 큰 부담이 되고 있다. 제2차 세계대전 이후 서로 구별하기도 힘든 수많은 약들이 쏟아져 나오면서 의사들은 그 중 환자에게 가장 적합한 약을 선택하는 데 그 부담을 느끼기 시작했다. 1955년 한 마케팅 전문가가 이렇게 표현했다. "오늘날의 의사는 마치 슈퍼마켓에서 물건을 고르는 주부처럼 '선택의 고통'에 시달리고 있다." 그리고 이 상황은 점점 더 악화되었다. 다트머스의 건강 정책 연구자들의 표현에 따르면,

1990년대 후반에 관상동맥질환 치료법이 너무나 다양해지면서 의사와 환자 모두 '선택의 딜레마'에 빠지게 되었다.[29]

어쩌다가 선택이 비참한 딜레마가 되었을까? 우리는 선택을 찬양하는 소비자 시대를 살고 있다. 수많은 선택지를 제공하는 것이 곧 풍요와 자유의 상징이 아닌가? 그러나 의료는 단순히 '선택'의 문제로 바라볼 수 없다. '선택'이라는 단어는 마치 원하는 것들 중에서 고르는 행위처럼 들린다. 하지만 의료에서 환자들이 마주하는 것은 그런 종류의 선택이 아니다. 그들은 원치 않는 두 가지 중, 덜 고통스러운 하나를 택해야 하는 상황에 내몰려 있다. 말하자면, 누구도 기꺼이 고르고 싶지 않았을 '대안들' 중에서 하나를 골라야 하는 그런 상황인 것이다.[30]

모든 의료 결정에는 늘 한 가지 공통된 맥락이 흐른다. 바로 불확실성이다. 심장마비의 원인은 무엇인가? 누가 위험군에 속하는가? 조영술은 신뢰할 수 있는가? 이 치료는 효과가 있을까? 이 모든 질문의 답을 가로막고 있는 것이 바로 불확실성이다. 어쩌면 그것은 당연해 보인다. 복잡한 문제는 답을 얻기 어렵게 마련이다. 그러나 그렇다고 해서 모든 경우에 불확실성이 불가피한 운명인 것은 아니다. 어떤 불확실성은 진짜배기이다. 수십 년간의 공동의 노력이 결국 도달한 지점이 불확실성인 경우이다. 그러나 어떤 불확실성은 방임과 무관심의 산물이기도 하다. 가령, 특정 문제를 연구하지 않기로 한 결과일 수도 있다. 한편으로 전략적으로 조작된 불확실성도 있다. 담배 산업이나, 기후 변화 회의론자들이 과학적 규제를 미루기 위해 과학적 불확실성을 인위적으로 만들어낸 사례는 유명하다.[31]

따라서 누군가 불확실성을 언급할 때, 우리는 그것이 어떤 맥락에서 비롯된 것인지 분명히 따져보아야 한다. 그것은 진정한 문제 인식에서 비롯된 것인가? 아니면 특정 이해관계를 지키기 위한 수단으로 불확실성이 과장된 것인가? 만약 실제로 불확실성이 존재한다면, 그것은 단순히 문제에 대한 검토 부족 때문인가, 아니면 반복된 검토에도 불구하고 여전히 명확하지 않기 때문인가?

나는 의과대학에서 의사는 불확실성을 견뎌낼 줄 알아야 한다고 배웠다. 임상현장에서는 늘 불확실성이 존재하며, 의사가 절대적인 확신이 있을 때만 행동한다면 환자를 거의 도울 수 없다는 것이다. 그렇다면 불확실성 속에서도 무모하지 않게 행동할 수 있을까? 그렇다. 하지만 이를 위해선 의사가 의학 지식의 불완전함에 대해 스스로 자각하는 태도를 가져야 한다.

많은 과학자들은 문제에 대한 단 하나의 답을 찾고자 하며, 자신의 방법으로 확실성을 얻을 수 있기를 바란다. 하지만 사회과학자들은 그들이 다루는 현상이 워낙 복잡해 단일한 해답이 존재할 수 없다는 점을 종종 깨닫는다. 그들은 항상 해석의 여지를 남긴 채, 애매한 정보 속에서 의미를 찾아내려 노력한다. 사회과학의 관점을 질병과 치료 문제에 적용함으로써, 우리는 불확실성을 회피하지 않고 직면할 수 있다. 그리고 불확실성을 분석하고, 때로는 그것을 인정하면서도 새로운 정책으로 나아가는 방향을 찾을 수 있다. 그것이 바로 이 책이 추구하는 바이다.

의료적 의사결정을 다룰 때는, 딜레마와 불확실성을 피하지 않고 정면으로 다루어야 한다. 그 속에서 환자와 의사 모두가 자신의 모습을 발견할 수 있는 이야기가 되어야 한다. 의사결정은 결코 진공 상태에서 이루어지지 않는다. 환자와 의사는 각자의 관심사와 가치관을 지닌 채 테이블에 앉는다. 환자 가족, 의료 시스템, 더 나아가 사회 문화적 공동체의 우선순위와 가치관이 부과하는 여러 제약 속에서 함께 길을 탐색해 나간다. 그리고 그 과정에서 갈등도 일어날 수 있다.[32] 이와 같은 상황은 의료의 어느 영역에서든 나타날 수 있지만, 나는 관상동맥질환과 관상동맥 재개통술을 중심으로 이야기하려 한다. 거기에는 여러 가지 이유가 있다. 첫째, 관상동맥질환은 20세기 미국에서 가장 많은 생명을 앗아간 질병이었으며, 현재는 전 세계 사망 원인 1위이다. 둘째, 심장학과 심장외과는 보건의료 경제에서 막대한 비중을 차지해 왔다. 조영술, 혈관성형술, 우회술 등 관상동맥 재개통 시술은 어떤 병원에서는 전체 수익의 30%에서 많게는 40%까지를 차지한다.[33] 셋째, 심장치료는 과학과 의학의 최고 수준의 전문가들에 의해 가장 세밀하게 분석되어 온 분야다. 그 결과, 이 분야의 이론, 관행, 갈등이 놀라울 정도로 자세하게 기록되어 있다.

이 책의 제목인 《상심(傷心): 우여곡절, 심장치료의 역사》에는 여러 층의 의미가 담겨 있다. 우선 이 책은 심장병 자체에 관한 이야기이며, 그 병을 겪는 환자들, 그리고 그들이 내리는 치료 선택의 순간들을 다룬다. 동시에, 이 책은 치료가 환자와 의사가 기대한 만큼 효과를 내지 못했을 때, 혹은 예기치 못한 합병증이 발생했을 때 겪게 되는 실망감에 대해서도 이야기한다. "우여곡절, 심장치료의 역사"라는 부제는 내가 가장 관심을 갖고 있는 부분, 즉 의학적 의사결정을 어렵게 만드는 복잡하고 종종 간과되는 미묘한 부분을 역사가 어떻게 드러낼 수 있는지를 강조한다.

이 책은 두 개의 이야기 축을 따라 전개된다. 각각의 이야기는 의사결정 과정의 서로 다른 국면을 조명한다. 첫 번째 부분에서는 질병의 원인과 치료의 효과에 대해 의사와 환자들이 무엇을 믿고 기대하는지에 초점을 맞춘다. 두 번째 부분은 치료의 이득에서 위험으로 시선을 옮겨, 의사들이 예기치 못한 합병증을 어떻게 탐지하고, 그 치료가 안전한지 여부를 어떻게 판단하는지를 살펴본다. 마지막 장에서는 지역과 인종에 따라 의료 관행이 어떻게 달라지는가 하는 문제를 제기하며, 단순한 '위험과 이익'의 균형만으로는 설명할 수 없는 다양한 요인이 어떻게 의료적 결정을 형성하는지를 보여준다. 이러한 분석들은 종합적으로 건강 관리에 관한 모든 결정의 핵심 요소들을 이해하기 위한 하나의 틀을 제공한다.

제1부 "이론과 치료"는 놀라운 수수께끼로 시작된다. 20세기에 심장마비가 미국 사회에 큰 타격을 입히면서 의사와 의학 연구자들은 심장마비의 원인을 파악하기 위해 열심히 노력했다. 하지만 1970년대까지만 해도 의사들은 가장 기본적인 사실에서조차 합의를 도출하지 못했다. 어떻게 이런 상황이 발생했을까? 1910년대부터 1960년대까지 의사들이 심장마비를 연구할 때, 일반적인 동물 연구 및 사후 부검과 같은 방법을 사용했다. 이런 방법들은 많은 가능성을 제시했지만 명확한 결론을 이끌어내지는 못했다. 1970년대에 외과의사들이 심장마비에 대해 적극적으로 개입하기 시작하면서 연구자들은 관상동맥 혈전증이 심장마비의 원인이며, 특히 플라크 파열 가설이라는 특정 메커니즘이 관상동맥 혈전증의 원인이라는 강력한 증거를 제시했다. 그러나 이 가설은 새로운 치료법을 제공하지 못했기 때문에 처음에는 의사들에게 큰 호소력을 갖지 못했다. 1970년대부터 1990년대까지 새로운 치료 옵션이 등장하면서 다양한 치료법 간의 경쟁이 의학 이론에 영향을 미쳤

다. 특히 스타틴과 혈소판억제제와 같은 새로운 약물은 플라크 파열에 대한 관심을 불러일으켰다. 한편 우회술과 혈관성형술이 지속적으로 인기를 끌면서 더 오래 전부터 존재했던 점진적 폐쇄 모델(progressive obstruction)이 계속해서 지지를 받았다. 플라크 파열과 점진적 폐쇄 중 어느 것이 더 중요한지에 대한 혼란은 치료 결과에 대한 비현실적인 기대를 이끌어냈다.

플라크 파열 가설의 우여곡절이 담긴 역사는 의학에서 발견과 지식 생산의 중요한 측면을 보여준다. 의사들이 실험실에서 새로운 지식을 만들어내고, 그것을 임상 현장으로 옮겨와 치료에 적용한다는, 우리에게 익숙한 '실험대에서 병상으로(bench to bedside)'의 이야기는 사실 불완전하다. 지식은 반대 방향으로도 흐른다. 즉, 병상에서 실험대로도 향한다. 의사들이 하는 일—환자를 진찰하고, 질병을 기술하며, 환자의 몸을 치료하는 방식—은 의사들의 생각에도 강력한 영향을 미친다. 특히 외과 수술이나 기계적 시술처럼, 질병이 있는 조직과 몸을 직접 다루는 분야에서는 실천과 이론 사이의 복잡한 상호작용이 더욱 두드러진다.[34]

이러한 상황은 본질적으로 문제가 되지 않는다. 이론과 실제가 건강하게 상호작용할 때, 의학은 스스로를 수정하고 발전할 수 있는 학문이 될 수 있기 때문이다. 하지만 이런 상황은 의학 지식이 다양한 외부 영향에 휘둘리게 만들기도 한다. 의사들이 새로운 치료법에 열광하는 이유는 다양하다. 그 치료가 실제로 효과가 있어 보이거나, 이전에는 희망이 없던 환자들에게 새로운 가능성을 열어주기 때문이기도 하다. 혹은 의사에게 경제적 보상을 주거나, 단지 마케팅이 성공적이었기 때문일 수도 있다. 이런 열광은 단지 임상에만 영향을 주는 것이 아니라, 의학 지식 그 자체의 구성 방식도 재편하게 된다. 플라크 파열 가설의 역사는 의학에서 신뢰할 수 있는 지식을 만들어낸다는 것이 왜 그렇게 어려운 일인지를 이해하는 데 중요한 단서를 제공한다.

새로운 치료법이 등장할 때, 초기의 열광은 거의 항상 그 치료가 가져올 기대 효과에 대한 것에서 시작된다. 환자, 의사, 연구자들은 잠재적인 부작용에는 상대적으로 관심을 덜 기울이는 경향이 있다. 이 책의 2부인 "합병증"에서는, 심장수술로 인해 발생하는 뇌의 합병증에 대한 지식이 어떻게 형성되었는지를 따라가며, 의학 연구와 임상 현장에서 합병증이 어떻게 주변부로 밀려나게 되는지를 살펴본다. 이 이야기는 1890년대에서 시작해, 심장수술이 처음 등장한 시점부터 1960-70년대 전성기를 맞이하기까지의 역사를 따라간다.

수술 초창기부터 외과의사들은 심장을 조작하는 그들의 행위가 뇌에 위험을 초래할 수 있다는 사실을 알고 있었다. 그들은 손상된 판막이나 선천적 결함을 수리하기 위해 심장을 일시적으로 멈추는 동안 뇌 기능을 보호하기 위해 심폐 우회 장치를 개발했다. 하지만 곧 그 기계들이 자연스러운 심장과 폐의 기능을 완전히 대체할 수 없다는 사실을 깨닫게 된다. 환자들은 뇌졸중, 섬망, 기타 뇌 관련 합병증으로 큰 고통을 겪었고, 여러 분야의 의사들이 이 문제를 설명하고 이해하기 위해 다양한 기술과 방법을 동원했다. 그러나 관상동맥우회술이 도입된 첫 10년 동안, 이러한 뇌 합병증에 주목한 사람은 거의 없었다.

1970년대에 우회술로 인한 뇌 합병증에 처음에는 무관심했던 것, 그리고 1990년대와 2000년대에 그 문제를 축소했던 역사는 특정 종류의 의학 지식이 발전하는 데 어떤 장애물이 존재하는지를 연구할 수 있는 중요한 기회를 제공한다. 방법론적 한계, 상충하는 우선순위, 그리고 심장 중재술의 이점은 항상 그 위험을 정당화한다는 지속적인 믿음이 의사들로 하여금 뇌 합병증의 위험성에 대해 확신을 갖지 못하게 만들었고, 환자들은 합병증이 실제로 발생했을 때 놀라움을 감추지 못하게 만들었다.

이것은 근본적인 문제다. 의사들이 치료가 효과가 있다는 사실을 입증하는 데 더 많은 에너지를 쏟고 그에 따르는 합병증을 파악하는 데는 상대적으로 덜 관심을 기울일 경우, 결국 비대칭적인 지식 기반이 만들어진다. 즉 치료의 효과에 대해서는 더 잘 알고, 안전성에 대해서는 그만큼 알지 못하게 되는 상황이 만들어지는 것이다. 이러한 지식의 비대칭은 의료 개입 쪽을 선호하는 편향을 낳는다. 의사와 환자가 이익에 대해서는 많이 알고, 위험에 대해서는 적게 알수록, 위험과 이익을 저울질할 때 치료를 진행하는 쪽으로 기울게 되는 것이다. 여기서 '책임'의 문제가 중요하게 떠오른다. 치료의 부작용에 대한 책임은 누구에게 있는가? 그 부작용을 줄이고, 궁극적으로는 제거할 책임은 누구와 어떻게 나누어야 하는가? 뇌 합병증의 역사는, 왜 치료의 부작용을 연구하기가 이토록 어려운지 그리고 왜 그것을 쉽게 무시하거나 합리화해버릴 수 있는지를 설명해준다.

나는 이 책 전체에서 치료의 효과와 안전성에 관한 문제에 초점을 맞추었지만 이 두 가지가 의학적 결정을 설명해주는 전부는 아니다. 만약 의사들이 효과와 안전성에 대해 완벽한 지식을 갖고 있다고 하더라도 그렇다면 과연 올바른 결정을 내릴 수 있을까? 어쩌면 가능할지도 모른다. 하지만 의사들은 오래전부터 알고 있었다. 그 외에도 수많은 변수들이 의사결정에 영향을 미친다는 사실을.

이 책의 결론부인 "수수께끼와 가능성(Puzzles and Prospects)"에서 바로 이 딜레마를 소개할 것이다. 1980년대 우회술과 혈관성형술이 널리 확산되면서, 연구자들은 이러한 중재술의 사용 빈도가 지역에 따라, 그리고 환자가 백인인지 흑인인지에 따라 다르다는 사실을 깨달았다. 이것은 의료 관행에서 지역별 차이를 본격적으로 문제 삼기 시작한 시기의 일이었다. '정당화할 수 없는(unwarranted)' 차이를 다룬 보고서들은, 의사들이 근거중심의학을 추구한다고 믿고 있지만 현실의 진료에는 비합리적인 요인들이 영향을 미치고 있다는 점을 시사했다.

연구자들은 이러한 부당한 차이를 이해하고 제거하고자 했다. 그리고 그 과정에서 실로 놀라울 만큼 다양한 요인들이 진료 행태에 영향을 미친다는 사실을 밝혀냈다. 하지만 결국 그 원인들조차 지역이나 날마다 달라질 수 있다는 점을 깨닫게 되었다. 지난 20여 년 동안 급증하는 의료 비용에 대한 우려 속에서, 의사들은 적절한 진료 기준을 정의하고자 노력해왔다. 미국과 유럽에서도 이 작업은 매우 어려웠지만, 그 외의 지역에서는 훨씬 더 복잡한 문제로 떠올랐다. 심혈관 치료에 있어서 부유한 국가와 빈곤한 국가 사이의 격차는 매우 깊고도 심각하다. 심장질환이 이미 대부분의 국가에서 사망 원인 1위가 된 지금, 이러한 불평등은 21세기 보건 의료와 사회정의 전체를 위협하는 중대한 도전 과제로 떠오르고 있다.

이 책 전체를 통해서 몇 가지 중심 주제가 반복해서 등장한다. 그중 하나는 시각화 기술의 가능성과 한계다. "이론과 치료" 장에서는 병리학자와 영상의학과 의사들이 관상동맥과 그 안의 플라크를 어떻게 영상으로 구현해냈는지를 중심으로, 가장 익숙한 형태의 시각화 기술에 주목한다. 한편 "합병증" 장에서는, 신경과 의사, 정신과 의사, 심리학자들이 보다 추상적인 개념—즉 뇌 기능과 손상—을 어떻게 시각적으로 드러내려 했는지를 살펴본다. 그들은 심장수술로 인한 뇌 합병증을 구체적인 영상 자료로 만들기 위해 다양한 노력을 기울였다. 이러한 모든 시각화 방식은, "보면 이해할 수 있다"는 과학의 추진력의 일부이다.

사례 연구들 또한 위험(risk)이라는 개념의 다양한 의미를 탐색한다. 의사와 환자들은 동맥경화와 심장마비라는 예측 불가능한 위험을 해독하기 위해 갖은 노력을 기울였다. 외과의사들과 신경과학자들은 의료 행위 자체가 초래할 수 있는 위험을 기록했다. 지역별 의료 차이를 분석한 연구들은 불필요한 치료의 위험이라는 덜 직관적인 개념을 가지고 씨름했다. 그 외에도 반복적으로 제기되는 중요한 질문들이 있다. 의학에서 하나의 '사실'이란 과연 무엇인가? 의사들에게 특정 문제가 언제, 왜 중요하게 느껴지는가? 어떤 기술이 특정 사회에서 적절하다고 여겨지는 이유는 무엇인가? 그리고 불확실성은 이러한 질문들에 답하려는 의사들의 노력을 어떻게 방해하는가? 이런 질문들에 대한 해답은 의학 이론과 실천 모두에서 핵심적이다.

이 책에서 나는 여전히 살아 있는 역사를 탐구한다. 최근의 역사를 연구하는 일은 매우 유익할 수 있지만 그만큼 특별한 어려움도 따른다. 심장학과 심장외과의 역사는 '풍요 속의 고민*(an embarrassment of riches)'이라는 말처럼, 넘쳐나는 기록들로 인해 오히려 접근이 어려운 분야다. 관상동맥 재개통술에 투입된 방대한 자원은 그에 걸맞은 막대한 양의 문서와 기록을 남겼다. 의사들은 수만 편의 논문, 사설, 문헌 리뷰, 교과를 집필해 왔다. 이들의 연구는 언론으로부터 찬사에서 비판에

---

* 풍부한 자원이나 재산이 너무 많아서 오히려 선택하기 어렵거나 고민하게 되는 상황을 의미하는 표현으로 프랑스 연극 〈L'Embarras des richesses (1726)〉를 존 오젤이 번역, 소개하면서 널리 퍼진 표현이다. - 옮긴이

이르기까지 끊임없는 주목을 받아왔다. 수천만 명의 우회술 및 혈관성형술 환자들의 임상 기록이 병원 기록실에 보관되어 있으며, 병원, 의과대학, 각종 전문 학회들도 자신들만의 기록물을 가지고 있다. 그러나 이 모든 자료를 모두 읽는 것은 불가능하다.

나는 이 이야기의 맥을 정확히 짚어내기 위해 유명하거나 유명하지 않은 의사들이 다양한 학술 저널에 발표한 수천 편의 논문을 읽었다. 그 가운데는 지금도 영향력 있는 저널도 있었고, 이제는 사라진 저널도 있다. 또한, 나는 학술 출판물 이면에 있는 이야기에도 접근하려 애썼다. 의사들은 언론 인터뷰에서 의외로 솔직한 의견을 밝히는 경우가 많았기 때문에 심장학과 심장외과에 대한 언론 보도는 귀중한 의견과 시선을 담고 있는 보물창고가 되었다. 향수를 품은 몇몇 의사들은 동료 의사들의 구술 인터뷰를 수집하고 이를 출판하기도 했는데 이 자료들에는 비록 수십 년 전 기억에 의존한 것들이더라도 풍부한 서사적 세부 묘사가 담겨 있다. 병원, 의학 도서관, 지역 의학사 기록 보관소 등에는 과거 또는 현재의 의사들의 개인 기록이 보존되어 있기도 하다. 이들 중 일부는 놀라울 만큼 귀중한 자료이지만, 아쉽게도 종종 불완전하고, 어떤 자료들은 아예 접근할 수 없다.

마지막으로 지난 50년간 심장 의학을 이끌어온 주요 인물들 가운데 다수가 아직도 현역으로 활동하고 있다. 나는 그중 십여 명 정도를 인터뷰했지만, 대부분은 오프 더 레코드(off the record)를 조건으로만 대화를 허락했다. 이는 이 분야에서 오랫동안 이어져온 긴장감을 상징적으로 보여주는 단서다. 이 인터뷰들은 비록 공식적인 인용은 할 수 없지만, 내 사고방식에 깊은 영향을 주었다.

심장치료는 방대한 분야로 심장치료 역사의 드라마에는 수많은 다양한 인물들이 등장한다. 환자들은 의사들의 글에서 풍부하게 묘사되지만, 정작 그들 자신의 목소리는 상대적으로 적게 등장한다. 그럼에도 환자들의 목소리는 심장질환과 치료를 경험하는 것이 어떤 것인지를 생생하게 보여준다. 이 책의 이야기는 주로 심장내과 의사들과 심장외과 의사들의 연구와 활동에서 비롯되었다. 이들 외에도 내과의사, 신경과 의사, 정신과 의사, 심리학자, 병리학자, 연구보조원, 보건정책 전문가들이 조연으로 등장한다.

나는 몇몇 특정 장소에 집중했다. 그중 가장 중요한 곳은 클리블랜드 클리닉이다. 이 곳에서 선택적 관상동맥조영술이 개발되었고, 우회술의 첫 성공 사례가 논문으로 발표되었다. 1979년에는 혈관성형술의 창시자 안드레아스 그룬직(Andreas Grüntzig)을 영입해 심장병 치료 혁신의 삼관왕을 달성하려고 했지만 비자 문제로 무산되었다.[35] 클리블랜드 클리닉의 신경과 의사들은 우회술의 합병증에 대해 최초로 체계적인 연구를 수행하기도 했다. 또한 이 기관은 병원 자체와 심장내과, 신경과의 역사에 대한 풍부한 기록과 자료를 보유하고 있어 의학사 연구자들에게 중요한 현장이다. [36]

보스턴과 휴스턴을 포함한 여러 다른 지역도 핵심적인 역할을 해왔다. 선도적인 학문적 위상을 지닌 병원들의 야심 찬 의사들은 새로운 기술을 가장 적극적으로 개발했으며, 이를 둘러싼 논쟁에도 적극 참여했다. 그러나 심혈관 의학은 너무나 방대한 영역이기에, 미국 전역은 물론 해외에서도 수많은 의사들이 의미 있는 기여를 해왔다.

내가 소개하는 이야기에는 수백 명의 의사들이 관여했지만, 이들이 누구인지 일일이 추적하는 것이 항상 중요한 것은 아니다. 다만 특정 맥락에서 그 인물이 어떤 관점과 이해관계를 가지고 있었는지는 주목할 만한 가치가 있다. 나는 독자들이 인물과 장소에 압도당하지 않으면서도, 의사와 환자들이 살아가는 세계를 구체적으로 느낄 수 있도록 균형을 맞추려 했다. 짧게 언급하는 이야기들 가운데는 충분히 독립적인 연구 주제가 될 만한 것들도 많다. 아직도 탐색되지 않은 정보의 보고는 많다. 예를 들면, 의과대학의 교육 과정, 학회 기록물, 환자 기록 등이다. 나는 이미 그 후속 연구 중 하나인 관상동맥우회술의 선사*(先史)에 대한 심층 분석을 진행하고 있는 중이다.

---

* 관상동맥우회술이 시작되기 전, 이 수술이 등장하도록 만든 배경과 맥락을 연구하는 것 – 옮긴이

모든 자료를 단 한 권의 책에 담을 수는 없다. 그래서 이 책은 필연적으로 선택적일 수밖에 없다. 나는 특정한 문제들을 부각하고, 그것을 어떻게 사유할 수 있을지 제안하려 했지만 심장내과 의사나 심장외과 의사들이 작성한 현재 의학 논문과 문헌에 대한 포괄적 정리를 시도한 것은 아니다. 이 책은 또한 환자와 가족들이 치료 결정을 내리는 데 도움을 주기 위한 조언서도 아니다. 혈관조영술, 우회술, 또는 어떤 치료의 경우에도, 무언가 선택해야 하는 상황에 처한 사람이라면, 최신 정보는 다른 경로에서 찾아야 한다.

이 책의 접근 방식은 의학적 훈련을 받은 사람의 역사적 시각에서 비롯된 것이다. 많은 경우에 과거를 신중히 살피는 일은 현재를 분석하는 것보다 더 쉬울 수 있다. 이미 시간이 지난 사건들은 이해관계가 엷어졌고, 감정에서 어느 정도 거리를 둘 수 있기 때문이다. 과거에 대한 거리는 비판과 공감이라는 상반된 태도 모두를 가능하게 해준다. 이는 오늘날과 같이 감정과 생명이 직접 얽힌 상황에서는 쉽게 이루기 어려운 균형이다. 역사는 때때로, 의학 이론과 실제가 어떻게 형성되어 왔는지를 섬세하게 들여다볼 수 있는 안목을 제공해준다. 한편으로 과거와 현재는 강하게 연결되어 있다. 역사적 시각은 오늘의 의료 현실을 깊이 있게 분석하고 성찰할 수 있는 문을 열어준다. 독자들이 더 나은 의료적 결정을 내릴 수 있는 힘을 갖추는데 이 책이 도움이 되기를 희망한다.

역사가 지혜를 낳을 수 있는지는 우리가 그 지식으로 무엇을 하느냐에 달려 있다. 의미 있는 역사적 분석은, 오늘날 우리가 의료의 질과 보건 정책을 개선하려는 노력 속에서 무엇을 신중히 고려해야 하는지를 보여준다. 이 책에 담긴 이야기들은 환자와 의사들과 '완전한 의학 지식과 실천' 사이에 놓인 장벽들을 조명한다. 의사들이 알고 있는 치료의 효과와 안전성에 불완전함이 존재한다는 사실, 그리고 의학이 할 수 있는 일의 한계에 대해 모두가 인식할 필요가 있다. 내가 모든 정답을 갖고 있다고 주장할 수는 없지만, 이 책이 독자 스스로 답을 찾아갈 수 있는 길에 도움이 되기를 바란다.

나는 때때로 의학 지식과 실천에 비판적 시선을 던지지만 이 책은 의사들을 비난하려는 목적으로 쓰인 것이 아니다. 나는 의대생이자 정신과 의사로 일하며 두 가지 중요한 교훈을 얻었다. 첫째, 의학은 비판적 성찰을 필요로 한다. 의학은 여전히 불완전한 기술이자 과학이다. 의사와 다른 사람들의 신중한 반성과 재검토가 있어야만 지속적인 발전이 가능하다. 둘째, 의사와 환자 모두 극도로 어려운 상황을 직면한다는 점이다. 심장질환이 가져오는 고통에서 드러나듯, 인간 질병의 비극은 매우 크고 깊다. 현존하는 최고의 치료법조차 때로는 부분적인 위안밖에 제공하지 못한다. 의사와 환자 모두 그 속에서 최선의 선택을 하기 위해 끊임없이 고군분투하고 있다. 나는 이 책에 담긴 이야기와 비판이 역사적 관점으로 의학의 오만을 완화하려는 노력과 함께 독자들이 이러한 현실에 더 깊이 공감할 수 있는 마음을 가지게 하길 바란다. 우리가 무엇을 믿는가뿐 아니라, 왜 그것을 믿게 되었는가를 아는 것, 그것이야말로 지금 가장 필요한 통찰일지 모른다.

Part I.

이론 및 치료

Theory and Therapy

Chapter 1. 심장마비라는 수수께끼

The Mysteries of Heart Attacks

매일 미국에서는 수천 명의 남성과 여성이 혈관성형술과 관상동맥우회술을 받는다. 각각의 시술은 심장 의학의 정교함과 창의성이 결합된 경이로운 기술이다. 그러나 한편으로 이 치료들은 환자들에게 대단히 큰 믿음의 도약을 요구한다. 우회술의 절차를 자세히 들여다보자. 우선 마취과 의사가 환자를 의식 없는 상태로 만든다. 외과의사는 환자의 팔, 다리, 혹은 가슴에서 동맥과 정맥을 떼어낸다. 그 다음, 흉곽을 절개해 벌리고 그 혈관들을 관상동맥에 이식해 혈액이 흐르는 새로운 경로를 만든다. 혈관성형술은 절차상 약간 덜 극적일 뿐, 마찬가지로 용기를 요구한다. 심장내과 의사는 길이 약 1미터에 달하는 풍선이 달린 카테터를 관상동맥 안으로 집어넣는다. 이 풍선으로 플라크를 파열시키고, 동맥 벽을 확장시킨 뒤, 금속망 형태의 스텐트를 펼쳐서 혈관이 다시 좁아지지 않도록 지지한다. 최근에는, 스텐트에서 약물을 서서히 방출하여 흉터 조직이 생기는 것을 방지하는 제품들도 등장했다. 그중 하나는 이스터섬의 박테리아에서 유래된 약물*로 만들어졌다.

매년 100만 명 이상의 미국인들이 이러한 시술에 자발적으로 동의한다. 왜일까?

---

* 1964년 캐나다 의료 탐사팀이 이스터 섬에서 채취한 토양 샘플에서 발견된 세균; *Streptomyces hygroscopicus*에서 추출한 라파마이신을 말함. 관상동맥 미용술을 실시한 후 동맥이 다시 좁아지는 재협착을 방지하기 위해 사용됨 – 옮긴이

환자들과 의사들은 우회술이나 혈관성형술이 증상을 완화하고, 경우에 따라서는 수명을 연장해 줄 것이라 기대한다. 이러한 믿음은 수십 년에 걸친 임상 경험과 연구로 뒷받침되어 왔으며, 그동안 이 시술들이 다양한 방식으로 환자들에게 도움을 주었다는 결과가 축적되어 있다. 하지만, 환자와 의사를 대상으로 한 세심한 연구들은 기대가 실제 경험이나 과학적 근거보다 자주 앞서 나간다는 점도 함께 보여주었다. 예를 들어 한 설문조사에 따르면 안정형 관상동맥질환을 가진 환자들은 혈관성형술을 통해 기대수명이 10년 늘어날 것이라 믿고 있었다. 그러나 지금까지 어떤 연구에서도 그런 효과는 입증된 바 없다. 내과의사들은 보다 절제된 기대를 갖고 있지만 그조차도 근거 기반 의학이 보여주는 실제 효과보다는 과장되어 있는 경우가 많다.[1] 그렇다면 왜, 이처럼 과도한 믿음이 관상동맥 재개통술에 생겨난 것일까? 우회술과 혈관성형술이 지닌 직관적이고 단순한 논리 구조가 그 핵심에 있다. 환자와 의사 모두 죽상경화성 플라크가 점차 자라다가 협심증을 일으키고, 이어 심장마비를 유발한다고 믿는다면 이런 시술은 너무도 당연하고 이치에 맞는 일처럼 보인다.

최근 뉴욕 타임즈 매거진의 뒤 표지 광고에 마운트 사이나이 병원의 혈관성형술 광고가 실렸다. 드넓은 평원을 걷는 건강해 보이는 남성의 사진 위에는 다음과 같은 문구가 적혀 있었다. 배관공 일을 하는 한 환자가 "자신의 배관을 청소한 후 이틀 만에 다시 일터로 복귀했다"는 이야기였다. 광고는 이렇게 마무리된다. "배관공조차 막힌 곳을 뚫기 위해서는 우리를 찾습니다!"[2] 이런 배관 비유는 강력한 메시지를 담고 있다. 혈관이 막히면 뚫거나 아예 우회로를 만들 수도 있으니 이 치료는 당연히 효과가 있어야 한다는 믿음을 자연스럽게 만들어 낸다. 이론과 치료의 결합은 매우 설득력이 있어 반드시 우수한 결과를 낳을 것이라는 믿음을 낳는다.

하지만 이 믿음의 가치는 우리가 심장마비의 원인에 대해 얼마나 잘 알고 있느냐에 달려 있다. 의학계에서 잘 알려지지 않은 사실이 있다. 1970년대에 이르기까지도, 심장마비가 미국인의 사망 원인의 1/3을 차지했음에도 의사들이 심장마비의 원인에 대해 합의에 이르지 못했다는 점이다. 하버드의 병리학자 스탠리 로빈스는

1974년 "심근경색을 연구하면 할수록 오히려 더 심근경색에 관한 우리의 이해에 확신이 줄어든다는 사실을 모르는 병리학자는 없다"고 개탄했다. 그가 보기에는 지속적인 연구조차도 "그저 더 깊은 무지의 층을 파헤쳤을 뿐"이었다.[3]

심장마비의 원인이 단순한 해부학적 사실처럼 보인다는 점을 생각해 보면 이처럼 오랫동안 논쟁이 계속된다는 사실은 더더욱 놀랍다. 오늘날 과학적 사실들은 너무나 잘 정립되어서 우리는 그것들을 당연한 것으로 여긴다. 예를 들어, 지구가 태양 주위를 돈다는 것, 혈액이 온몸을 순환한다는 것 등은 의심할 여지가 없는 진실처럼 느껴진다. 하지만 심장마비의 역사는 과학사와 과학철학자들이 오래전부터 지적해 온 중요한 교훈을 제공한다. '사실'이라는 것이 결코 단순하지 않다는 점이다. 지구의 공전이나 혈액 순환처럼 자명해 보이는 사실들도 사실은 관찰, 논쟁, 수정, 합의라는 복잡하고도 지난한 과정을 통해서만 사실의 지위를 얻게 되었다. 과학자들은 수 세기 동안 자신들의 연구 방법이 타당한지, 사용하는 도구가 신뢰할 만한지, 그리고 무엇보다 누가 자연 세계에 대한 '사실'을 말할 권위와 신뢰를 갖는가를 끊임없이 질문해 왔다. 이러한 과학적 분쟁을 해결하려는 노력은 결국 병원과 실험실을 넘어서 사회적, 경제적, 정치적 이해관계와도 얽히게 된다.[4]

그렇다면, 심장마비의 원인이 그토록 오랫동안 '수수께끼'로 남아 있었던 이유는 무엇일까? 가장 중요한 이유 중 하나는 의학 연구의 양대 축인 동물실험과 부검 연구가 살아 있는 인간에게 실제로 일어나는 심장마비의 메커니즘을 완전하게 반영하지 못했기 때문이다. 이 두 방법이 제공하는 불충분한 증거만을 가지고는 의사들이 심장마비에 대한 다양한 이론 중 어떤 것이 옳은지를 수십 년 동안 제대로 판단하지 못했던 것이다.

심장마비는 의학적으로는 비교적 짧은 역사를 가진 개념이지만, 그 현상 자체는 결코 새로운 것이 아니다. 심장마비는 수 세기, 어쩌면 수천 년 전부터 인간에게 영향을 끼쳐 왔을 가능성이 높다. 예를 들어, 고고학자들은 이집트 미라를 조사하면서 동맥경화의 흔적을 발견하기도 했다. 고대 이집트인들이 실제로 심장마비를 겪었는지는 명확히 말하기 어렵다. 한편 유럽 전역에서 로마 시대부터 이어지는 긴 역사 속에서 부유층은 현대의 심장내과 의사들도 걱정할 정도로 과식과 나태한 생활을 지속해 왔다. 그들은 당시로선 드물게 의료 서비스를 누릴 수 있었던 계층이었다. 그러나 심장마비는 20세기 이전까지의 의학 문헌에는 거의 등장하지 않았다.

1892년 출간된 윌리엄 오슬러의 대표작 《의학의 원칙과 실제(Principles and Practice of Medicine)》 초판은 순환계 질환에 무려 104쪽을 할애하고 있다. 그러나 그중 빈혈성 괴사(anemic necrosis), 즉 급사한 환자에게서 나타나는 '백색 경색(white infarction)'에 대한 설명은 고작 두 페이지에 불과하다. 오슬러는 협심증에 대해서도 언급하면서 대부분이 종종 협심증이 관상동맥경화(coronary arteriosclerosis) 때문일 수 있다는 의심을 제기했다. 하지만 그는 여전히 오래된 전통에 따라 이 증후군을 '심장의 신경증(neuroses of the heart)' 중 하나로 분류했다.[5]

1890년대에 들어서면서 '심장마비(heart attack)'라는 표현이 점차 의학 논문, 대중 문헌, 심지어 부고 기사에도 등장하기 시작한다. 이는 이 개념이 어느 정도 사회적으로 인식되고 있었다는 단서다. 1895년 뉴욕 타임스에는 이런 기사가 실렸다. 한 금광의 광부가 풍부한 광맥을 발견한 직후 심장마비를 가장해 구조 요청을 보냈다는 내용이었다. 그는 광산에서 빠져나가 증권사로 달려가 그 소식이 퍼지기 전에 내부 정보를 바탕으로 주식을 매수하고자 했던 것이다. 하지만 이러한 이야기 속의 표현들만으로는 당시 '심장마비'가 정확히 어떤 의미로 사용되었는지를 알기 어렵다. 모든 질병의 역사에서 그렇듯, 병명을 포함한 진단 기준과 용어는 시간이 지나며 변하기 마련이다. 우리가 일반적으로 심장마비라 부르는 질환을, 현재 의사들은 좀 더 정확하게 심근경색(myocardial infarction)이라고 말한다. 이 개념이 본격적으로 주목받기 시작한 20세기 초, 의사들은 이를 관상동맥폐색(coronary obstruction) 또는 관상동맥 혈전증(coronary thrombosis)이라 부르기도 했다. 이 책에서는 편의상 '심장마비'라는 표현을 사용하지만 당시와 지금의 개념적 이해가 동일하지 않다는 점은 늘 염두에 두고 설명할 것이다.[6]

비록 용어는 변했지만 오늘날의 의사들도 20세기 초 의사들이 기술한 증상들을 충분히 알아볼 수 있을 것이다. 1912년 시카고의 내과의사 제임스 헤릭(James Herrick)은 심장마비에 관한 매우 영향력 있는 임상 사례 보고서를 발표했다. 그의 환자 중 한 명은, 이전까지 건강했던 42세의 의사였다. 그는 갑자기 명치 부근에 극심한 통증을 느꼈고, 그 통증은 팔과 상복부로 번져 갔다. 환자는 극도로 충격을 받은 듯한 모습이었고, 몸이 매우 약해졌으며, 메스꺼움을 호소했다. 그의 피부는 차고 축축했으며, 맥박은 빠르고 약했다. 그를 진료한 동료 의사들이 "곧 죽을 것 같다"고 느낄 만큼 위급한 상태로 보였다. 또 다른 환자는 애틀랜틱시티에서 휴가를 보내며 산책을 하다가 갑자기 매우 심한 흉통을 경험했다. 시카고로 돌아왔을 때 의사는 그의 심장이 "확장되고 약해졌으며, 박동이 빨라졌다"고 진단했다. 그 환자는 2주 후 사망했다.[7]

이런 사례에서 임상 증상은 명확했지만 그 원인은 분명하지 않았다. 헤릭은 그의 환자들에게 관상동맥 혈전증(coronary thrombosis)이라는 진단을 내렸다. 이것은 심장마비의 원인이 관상동맥 내 혈전으로 인한 폐색이라는 인과적 주장을 담고 있다. 예를 들어 42세 의사의 부검 결과 두 개의 주요 관상동맥 안에 큰 혈전이 형성되어 있었고 관상동맥 전반에는 작은 플라크들이 흩어져 있었으며, 심장 근육에는 여러 개의 큰 흉터가 남아 있었다.

하지만 헤릭은, 혈전이 있다고 해서 반드시 급사하는 것은 아니라는 점도 알고 있었다. 그는 이렇게 썼다. "혈전에 의한 폐색은 대개 급사로 이어지지만, 반드시 그렇다고 단정할 수는 없다." 어떤 환자들은 심장마비로 사망했지만, 부검에서 관상동맥질환의 흔적이 발견되지 않기도 했다. 반대로 협심증 증상이 전혀 없던 사람이 부검에서는 심각한 동맥경화가 발견되기도 했다.

헤릭이 1912년에 발표한 논문에서 관상동맥폐색에 대한 초기 논의를 소개할 당시 그는 이미 70년간 누적된 의학적 연구 성과를 요약했고 이와 같은 다양한 결과를 설명하는 데 큰 어려움이 없었다. 광범위한 동물 실험과 일부 임상적 보고에 따라 관상동맥들 사이에 서로 연결되는 혈관(collaterals)이 존재할 수 있다는 사실이 알려지기 시작했다. 즉, 한 동맥이 막히더라도 다른 경로를 통해 혈액이 우회하여 심장 조직에 도달할 수 있다는 것이다.[8] 결국, 폐색이 발생한 환자의 예후는 관상동맥 해부 구조의 세부적인 차이에 따라 달라졌다는 것이었다.

하지만 의사들은 이런 불확실성을 좋아하지 않는다. 헤릭 이후 수십 년간, 많은 의사들이 이 문제를 다시 파고들었다. 그들은 심장마비로 사망한 환자들을 부검하며 그들의 심장에서 일관된 병리 소견과 임상 결과 사이의 연관성을 찾고자 했다. 하지만 인간 생리의 복잡함은 그 기대를 번번이 무너뜨렸다.

1930년대, 보스턴의 한 연구팀은 다음과 같은 정교한 기법을 개발했다. 사망자의 흉부에서 심장을 적출한 뒤, 관상동맥에 젤 상태의 착색된 납을 주입한다. 심장을 펼쳐서 X선 촬영이 가능하도록 평평하게 절단하고 X선을 찍은 후에는 혈관을 정밀하게 해부했다. 그러나 결과는 실망스러웠다. 그들은 다음과 같은 결론을 내렸다. "관상동맥의 폐색 위치와 심장 내에 발생한 심근경색의 위치 사이에는 즉각적으로 눈에 띄는 일정한 관계가 존재하지 않는다." 335건의 부검을 철저히 분석한 후 그들은 이렇게 결론지었다. "관상동맥폐색에 반드시 수반되는 특정 임상 증후군은 존재하지 않는다."[9] 헤릭의 경우와 마찬가지로 그들도 심장마비 환자와 관상동맥폐색 환자를 각각 발견할 수는 있었지만, 이 둘 사이에 존재하는 명확하고 일관된 연관성을 입증하는 데는 실패했던 것이다.

좌절감을 느낀 의사들은 알고 싶어 했다. 심장마비는 왜, 하필 그 순간에, 그 위치에서 발생하는가? 죽상경화증은 환자의 일생에 걸쳐 서서히 진행되는 만성 질환이다. "그렇다면, 죽상경화증이 치명적인 심장마비라는 재앙으로 변하는 특정 순간에 어떤 일이 일어난 것일까?"[10] 의사들이 환자의 병을 이해하고, 그 근본 원인을 밝히기 위해 사용할 수 있는 방법은 여러 가지가 있다. 가장 오래된 방법이자, 지금도 종종 효과적인 접근은 바로 병력 청취(clinical history)이다. 의사는 환자와의 대화를 통해 증상이 시작된 시점과 그 당시의 경험에 대해 알아낼 수 있다. 때로는 환자의 병력만으로도 진단을 내리는 데 충분할 때도 있다. 하지만 병력과 진단만으로는 무엇이 잘못되었는지, 그 근본 원인을 밝히기에는 한계가 있다. 예를 들어 관상동맥질환은 그 본질을 쉽게 드러내지 않았다. 관상동맥질환의 대표적인 증상인 가슴을 조이는 듯한 압박감, 즉 협심증 증상이 모든 환자에게 나타나는 것은 아니다. 어떤 이들은 속 쓰림 같은 증상을 호소하고, 또 어떤 이들은 피로감이나 호흡 곤란을 경험한다. 특히 여성 환자들의 경우에는 눈에 띄는 증상이 전혀 없을 때도 많다. 의사가 증상을 정확히 심장 문제와 연결시킨다고 해도 심장의 어느 부위에서 문제가 시작됐는지, 또는 그 원인이 무엇인지를 정확히 파악하는 것은 여전히 쉽지 않다. 협심증은 환자와 의사에게 무언가 심각한 일이 일어나고 있다는 경고를 주지만, 그 원인이 무엇인지까지는 알려주지 않는다.

1920년대부터 널리 사용되기 시작한 심전도(EKG)는 심장내과 의사들에게 심장을 연구하는 새로운 도구를 제공했다. 의학 드라마에서 흔히 등장하는 이 특유의 파형은 심장의 전기적 활동을 보여준다. 의사들은 이 파형을 해석해서 다양한 심장 이상을 탐지하는 데 뛰어난 숙련도를 쌓았다. 세심한 분석을 통해 관상동맥질환의 미묘한 징후도 감지할 수 있다. 예를 들어, ST 분절 상승은 급성 심근허혈을 나타내며, 이는 심장마비가 진행 중일 가능성을 시사한다. 이 ST 분절 상승이 극적으로 나타날 경우, 흔히 '묘비 변화(tombstone change)'라 불리며, 예후가 특히 나쁜 상태로

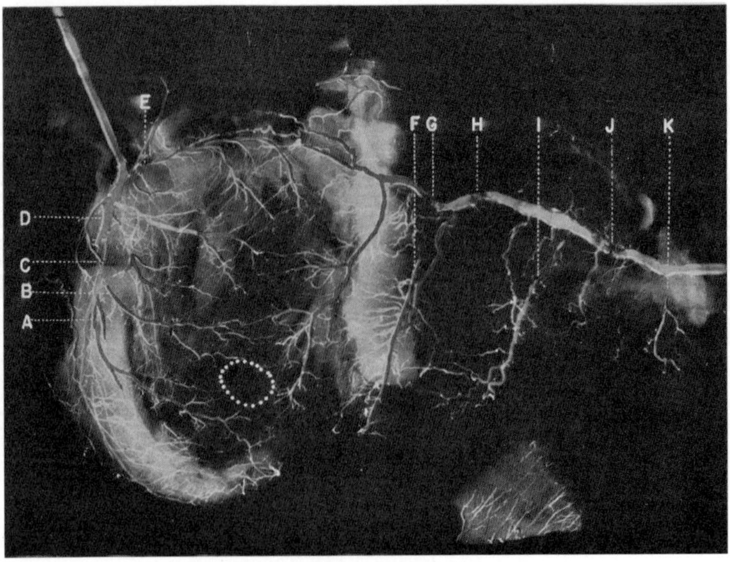

관상동맥폐색, 혈전 및 색전증의 사후혈관조영술

간주된다. 심전도는 또한 심장의 어느 부위에 병이 생겼는지, 어떤 관상동맥이 관련되어 있는지도 파악할 수 있다. 예를 들어 전외측 심근경색(anterolateral infarct)은 흔히 좌전하행지(left anterior descending) 관상동맥의 폐색과 연관된다. 하지만 병력 청취와 마찬가지로, 심전도 역시 심장마비의 '구체적인 원인'을 밝히는 데는 한계가 있다.

심장마비의 수수께끼를 풀기 위해, 의사들은 심장마비가 발생하는 바로 그 순간, 살아 있는 인간의 심장을 연구할 수 있어야 한다는 점을 인식하게 되었다. 그러나 이러한 직접적인 접근은 1960년대에 선택적 관상동맥조영술이 등장하고, 그 뒤를 이어 관상동맥우회술이 발전하기 전까지는 현실적으로 불가능한 일이었다. 그 전까지 의사들은 전통적인 접근 방식인 동물 실험과 사체에 대한 부검 연구에 의존해야 했다. 하지만 이 두 방법 모두 살아 있는 인간의 생리를 완벽하게 대변할 수는 없었으며, 결정적인 해답을 제공하지 못했다.

오랫동안 의사들은 생리학과 병리 생리를 연구하기 위해 동물 실험에 의존해 왔

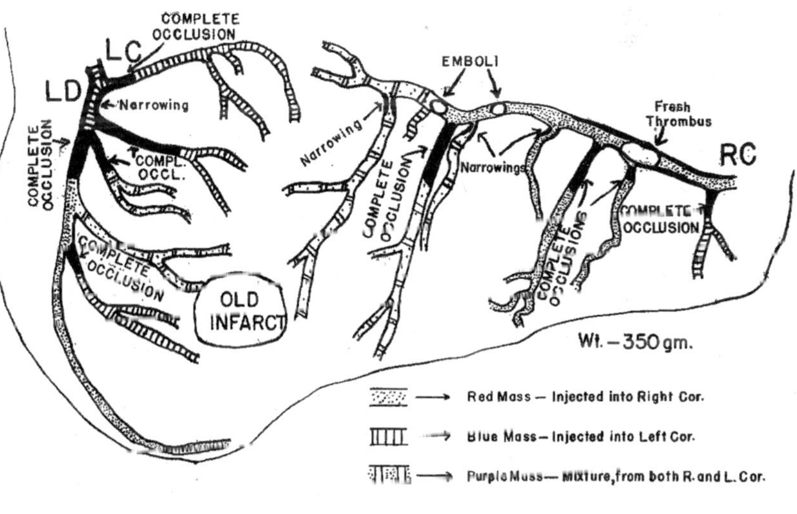

관상동맥폐색, 혈전 및 색전증의 사후혈관조영술 해석
연구자들은 이 같은 기법으로 관상동맥 경화증의 분포를 지도로 나타낸다.

다. 고대 그리스의 의사들은 인간 해부가 대부분 금지되어 있었기 때문에, 죽은 동물 혹은 살아 있는 동물을 해부하여 인체의 비밀을 파헤쳤다. 19세기 후반, 프랑스 생리학자 클로드 베르나르(Claude Bernard)는 동물 실험을 근대 의학의 핵심 연구 방법론으로 삼았다. 그리고 20세기 동안 수많은 의학 연구자들이 그의 뒤를 따랐다. 특히 심장내과 분야에서는 실험 동물의 활용이 광범위하게 이루어졌다. 1966년의 한 리뷰는 당시 사용된 다양한 실험 모델과 장기 준비물을 이렇게 설명했다. 소, 토끼, 개, 고양이, 개구리, 사람의 심장뿐 아니라, 정상 심장, 분리된 심장, 효소 처리된 태아 심장, 이식 심장, 휴식 중이거나 뛰는 기니피그의 심방, 고양이와 개의 심실, 급성 심부전 상태의 개 심장 등 온갖 조합이 등장했다.[11]

하지만 이러한 동물 실험은 심장마비에 대한 통찰을 거의 제공하지 못했다. 야생동물은 죽상경화증을 거의 겪지 않는다. 따라서 이 질병을 연구하고자 한 과학자들은 실험동물에게 의도적으로 병변을 유발해야 했다. 1908년, 러시아 의사 이그나토프스키(A. I. Ignatowski)는 토끼에게 채식이 아닌 식단을 먹이면 동맥경화가 발생할 수 있다는 사실을 처음으로 보고했다. 그 뒤를 이은 니콜라이 아니치코프(Nikolai Anichkov)는 1909년부터 1913년까지 러시아와 독일에서 연구를 이어 갔다. 그는 콜레스테롤을 섞은 해바라기유를 토끼에게 먹이는 방식으로 동맥경화를 유도하는 데 성공했다. 현미경 관찰 결과, 실험동물의 동맥경화는 구성 성분, 구조, 분포 면에서 인간의 동맥경화 상태와 매우 유사했다. 하지만 다른 연구자들은 쥐나 개에서는 같은 결과를 재현하지 못했다. 게다가 아니치코프의 연구는 토끼의 콜레스테롤 수치를 인간보다 훨씬 높게 올린 결과였기 때문에 임상적 타당성에 대한 의문이 제기되기도 했다. 이처럼 동물의 동맥경화가 인간 동맥경화의 적절한 모델이 될 수 있는가에 대한 회의는 수십 년 동안 이 분야 연구의 유용성의 발목을 잡았다.[12]

심장마비의 동물 모델은 훨씬 더 큰 도전이었다. 동맥경화를 유발하는 것도 어려웠지만, 완전한 형태의 심장마비를 일으키는 것은 훨씬 더 어려운 과제였다. 비인간 포유류에서 자연 발생적인 심장마비는 극히 드물었고, 있다 해도 기록이 불분명하거나 문서화되지 않은 경우가 대부분이었다. 1959년, 노스웨스턴 대학교의 연구자들이 마침내 실험동물에게 심장마비를 유도하는 데 성공했다. 그들은 12년에 걸친 고된 프로젝트에 대해 놀라울 만큼 솔직한 기록을 남겼다. 그들은 인도에서 붉은털원숭이 15마리를 수입했다. 그리고 이들에게 콜레스테롤을 섞은 원숭이 사료와 물에 섞은 버터, 크림에 적신 빵을 먹였다. 그러나 동물 실험실에서 유행한 급성 결핵에 여러 마리의 원숭이를 잃었다. 또한 이 원숭이들은 "전혀 길들여지지 않아서" 먹이를 일부만 먹고 남은 것은 우리 안에 마구 흩뿌리기 일쑤였다. 또 어떤 원숭이들은 우리에서 탈출해 형광등 사이를 뛰어다녔다. 연구자들은 이들을 쫓아다니느라 상당한 시간을 낭비하기도 했다. 수년간의 좌절 끝에 마침내 그들은 하나의 결과를 얻어냈다. 사진 촬영을 위해 한 암컷 원숭이를 우리에서 꺼낼 때 원숭이는 극심하게 저항했고, 그 스트레스로 인해 30분 후 쓰러져 죽었다. 부검 결과 세 군데 관상동맥에 혈전성 폐색이 있었고, 광범위한 심근경색이 확인되었다. 연구자들은 이것이 실험동물에서 유도된 첫 번째 심장마비라고 결론지었다.[13] 하지만 이 실험을 위해 투입된 노력과 자원이 너무나 방대했기 때문에, 이 방법은 다른 연구자들이 널리 활용하기에는 비효율적인 접근으로 여겨지게 되었다.

일부 연구자들이 동물 모델을 개발하는 데 집중하는 동안, 다른 이들은 임상과 병리의 상관 관계에 기초한 검증된 방법에 의존했다. 19세기 이래로 의사들은 환자의 임상 기록과 부검 결과를 비교함으로써 방대한 임상 지식을 축적해 왔다. 1939년 보스턴의 병리학자 티모시 리어리(Timothy Leary)는 이를 이렇게 설명했다. "병원 환경에서 일련의 사례들을 면밀히 관찰하고, 사망 환자의 신체에 나타난 변화를 전문가가 부검을 통해 연구하는 것은 질병의 원인과 치료, 그리고 무엇보다도 예방에 대한 지식을 제공하고 더 나아가 실험 연구의 방향을 제시하는 토대가 된다."[14] 하지만 42년에 걸쳐 보스턴의 검시관으로 일하며 수많은 의학적 수수께끼와 마주한 리어리는 이런 방식이 최상의 경우에만 통하는 이상적 시나리오일 뿐이라는 사실을 누구보다 잘 알고 있었다. 제임스 헤릭과 같은 이들이 수행한 초기 심장마비 연구는 일관되지 않은 결과를 보여 주었고, 곧이어 서로 상반되는 여러 이론들이 등장하기 시작했다.

의사들은 심장마비가 흔히 정서적 흥분 상태에서 발생한다는 사실을 잘 알고 있었다. 예를 들어, 리어리는 어떤 아버지가 아들의 바이올린 연주회를 기대하며 '몹시 감정적으로 고조된 상태'에 있던 중 갑자기 사망한 사례를 언급했다. 경마장의 마권업자로 일하는 또 다른 젊은 남성은 술에 취한 채 출근한 것에 대해 상사에게 호되게 혼난 뒤 즉시 쓰러져 사망했다. 심장에 부담을 주는 육체적 활동이나 그 외 어떤 자극도 문제가 될 수 있었다. 리어리는 특히 소화불량, 육체적 스트레스, 추위에 노출되는 것의 위험성을 강조했다. 보스턴의 또 다른 두 의사는 보다 상세한 유발 요인 목록을 만들었는데, 여기에는 '과음', 여행, 폭식, 정원 가꾸기, 수영, 기차를 타기 위해 달리기, 골프, 격렬한 스포츠 관람, '과도한 성행위' 등이 포함되었다.[15] 의사들은 이러한 유발 요인을 목록화함으로써 심장마비의 근본 원인을 파악할 실마리를 얻을 수 있기를 기대했다.

하지만 이러한 외부적 유발 요인 연구도 원인을 밝히는 데 있어 부분적인 답변에 그쳤다. 외부 유발 요인이 과연 무엇을 자극해서 심장을 멈추게 하는 것일까? 리어리는 종종 이렇게 의문을 가졌다. 어떤 자극이, 이미 죽상경화증으로 좁아진 혈관에 경련(spasm)을 유발해 심장마비로 이어지는 것이 아닐까? 하지만 그 마권업자 청년의 부검에서는 죽상경화증의 증거가 전혀 발견되지 않았다. 그렇다면, 완전히 정상인 혈관에서도 치명적인 경련이 일어날 수 있는 것일까? 그러나 다른 의사들은 이러한 외부적 자극의 중요성 자체를 무시하기도 했다. 왜냐하면 많은 환자들이 잠든 상태에서 심장마비로 사망했기 때문이다. 이러한 의사들은 관상동맥질환이 외부 자극과 관계없이 자체의 불가피한 진행 경로를 따른다고 보았다. 그리고 그 치명적인 결말은 결국 정해진 시간에 나타나게 되어 있다고 주장했다.[16]

병리학자들은 왜 동맥경화가 그렇게 느리지만 끈질기게 진행되는지를 설명하기 위해 다양한 메커니즘을 제안했다. 그들의 연구에 따르면, 죽상경화증 병변은 어린이와 청소년에게서 보이는 초기 병변에서부터 노인에게 나타나는 광범위한 질환까지 나이가 들수록 점진적으로 축적되며 점차 악화된다. 현미경 분석 결과, 이러한 병변의 증가는 콜레스테롤 침착물의 지속적인 축적, 그리고 근육세포와 섬유아세포의 지속적인 증식으로 인해 일어나는 것으로 밝혀졌다. 이런 방식으로 혈관이 점차 좁아지다가 마침내 혈류가 막히게 되는 과정은 특별한 상상력 없이도 떠올릴 수 있다.[17] 실제로 이것은 집안의 수도관이 시간이 흐름에 따라 찌꺼기가 쌓여서 막히는 것과 비슷했다. 이 단순한 이론은 일상적 지식과 상식 모두에 잘 부합되었다.

관련 이론 중에는 조금 더 극적인 메커니즘을 제시한 것도 있었다. 동맥경화성 플라크가 자라나면서 정상적 상태에서는 매끄러운 동맥 내벽의 표면이 손상된다. 혈관 내벽의 울퉁불퉁한 거친 부분이 혈액의 응고 기전을 활성화시키고 그 결과로 생겨난 작은 혈전들이 내벽에 부착된다는 것이다. 동맥경화가 계속 진행되면, 이러한 응고 과정이 반복되어 혈전이 겹겹이 축적된다. 시간이 지남에 따라서 마치 강바닥에 모래가 쌓이듯 내벽에 혈전이 쌓이고 그 결과 혈류는 점점 느려지다가 결국 완전히 차단된다는 것이다.[18]

이처럼 점진적 폐색과 혈전 침착 이론은 수년에 걸쳐 천천히 진행되는 메커니즘에 초점을 맞추었다. 반면, 일부 이론은 보다 급격하고 돌발적인 사건에 주목했다. 어떤 연구자들은 혈관 벽에 플라크가 형성되면 자라나는 플라크에 혈액을 공급하도록 작은 모세혈관들이 생겨나는 것이 촉진된다고 주장했다. 그들은 이 연약한 내벽 모세혈관이야말로 심장마비로 이어질 수 있는 재앙의 씨앗이라고 보았다. 이 모세혈관은 자발적으로, 혹은 혈압이 급격히 상승했을 때 파열되어 관상동맥 벽 안쪽에 출혈을 일으킬 수 있다. 출혈이 심할 경우 혈관 벽이 팽창하며 동맥 자체의 혈류를 가로막을 수 있다. 캐나다의 병리학자 패터슨(J. C. Paterson)은 대부분의 부검 사례에서 이러한 내벽 출혈의 증거를 발견했고 1930년대 후반 이 이론을 강력히 옹호했다.[19]

한편, 티모시 리어리는 이와는 다른 이론을 지지했다. 그가 지지한 이론 역시 극적인 성격을 띠었다. 검시관으로 일하며 돌연사한 수많은 시신을 부검할 수 있었던 그는 특히 노인 환자들의 관상동맥 내에 존재하는 죽상경화성 낭종(atheromatous cyst)에 주목했다. 이 낭종은 지방, 콜레스테롤 결정, 죽은 세포들로 구성된 독성 덩어리였다. 낭종이 터지면 이 물질들이 혈관 내로 쏟아져 들어가 연쇄적인 혈액응고 반응을 유도하고 그 결과 혈액이 빠르게 응고되어 혈전을 형성하게 된다고 리어리는 생각했다. 리어리는 동물 연구도 수행했다. 그는 한 세대 전의 아니치코프처럼 짧은 수명을 가진 토끼에게 고콜레스테롤 식이를 먹여서 동맥경화를 유도했다. 그는 심지어 아니치코프도 만들지 못한 고도로 진행된 병변, 특히 죽상경화성 농양(atherosclerotic abscesses)을 만들어 내기도 했다. 그가 실험한 토끼 중 한 마리는 아마도 이로 인해 실제로 사망했을 가능성도 있었다. 리어리는 죽상경화증을 콜레스테롤 대사 이상으로 인한 만성 질환으로 이해했지만 죽음은 "대개 죽상경화성 농양이 파열되면서 급작스럽게 찾아온다"고 보았다. 이처럼 파열에 따르는 극적인 상황은, 리어리 특유의 병리적 감수성과도 잘 맞아떨어졌을 것이다. 그는 이후에도 1943년 코코아넛 그로브 나이트클럽 화재, 1944년 클리블랜드의 이스트 오하이오 가스 폭발 사고 등 대형 참사에 매료되어 현장 조사와 보고에 몰두했다.[20]

리어리의 이론은 각지의 동료 의사들에게 호평을 받았다. 1934년, 사우스 보스턴의 한 의사는 그에게 편지를 보내 이렇게 썼다. "관상동맥질환이라는 무서운 수

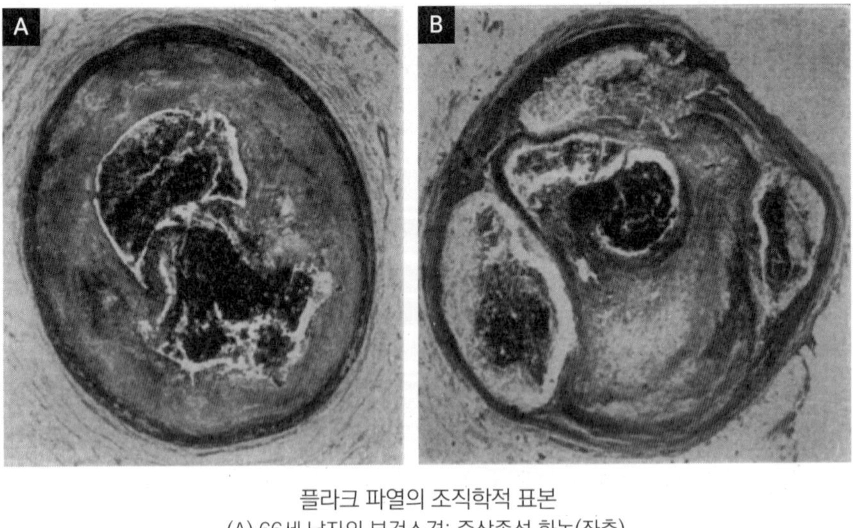

플라크 파열의 조직학적 표본
(A) 66세 남자의 부검소견: 죽상종성 화농(좌측),
관상동맥 벽 하반부에서 파열이 일어나 내용물이 동맥 내경으로 유출(좌상)
(B) 62세 여자의 부검소견: 네 개의 화농(우측), 그중에 한 개가 파열되어 내경으로 내용물을 쏟아냄

수께끼를 설명해 낸 지적 성취는 그 어떤 것보다 큰 영광과 만족을 누릴 만합니다." 인슐린을 발견한 밴팅(F. G. Banting) 또한 1934년 동맥경화증 심포지엄에 참여한 리어리에게 감사 인사를 전했다. "동맥경화증에 대한 이번 심포지엄은 제가 참석했던 논의 중 최고였습니다. 당신의 주장과 특히 멋지게 발표된 실험 연구는 정말 흥미로웠습니다." 리어리는 다른 이론, 특히 내벽 출혈 가설에 대해 비판적인 입장이었다. 1938년 그는 '혈관신생(vascularization)'의 중요성을 강조하는 결론은 정당화될 수 없다고 주장했다.[21]

그럼에도 불구하고, 1930년대부터 1960년대까지 치열한 논쟁은 계속되었다. 어느 병리학자의 회고에 따르면, "나라가 전쟁을 치르는 동안, 심장내과 의사와 병리학자들 역시 각자의 전쟁을 벌이고 있었다." 내벽 출혈 가설(hemorrhage hypothesis)은 점점 더 인기를 얻었다. 특히 병리학자들 사이에서는 정밀한 관찰이 진행될수록 관상동맥벽 안의 출혈 흔적이 더 자주 발견되었다. 뉴욕 마운트 사이나이 병원의 아서 마스터(Arthur Master)와 동료들은 1944년 관상동맥 혈전증(coronary thrombosis)이라는 용어 대신 관상동맥폐색(coronary occlusion)을 사용하자고 제안하기도 했다. 왜냐하면 혈전이 없이도 내벽 출혈만으로 심장마비가 발생할 수 있다는 증거가 많아졌기 때문이다.[22]

이러한 용어 변경 요구는 중요한 점을 시사한다. 의사가 질병에 부여하는 이름은 그 질병을 어떻게 인식하고 해석하는지를 결정짓는 데 큰 영향을 미친다. 1912년 헤릭은 '관상동맥 혈전증'이라는 용어가 문제를 잘 설명한다고 생각했지만, 마스터는 이 용어가 입증되지 않은 가정을 포함하고 있다고 생각했다. 그는 혈전증의 역할이 확실하지 않다면 좀 더 중립적인 용어를 사용하는 것이 적절할 것이라고 주장했다. 장미꽃은 뭐라고 불리든 같은 향기를 내뿜을 것이다. 그러나 의학에서는 의사들이 붙이는 이름에 중대한 의미와 결과가 따른다.

이 논쟁은 1960년대까지도 결론이 나지 않았다. 그 이유 중 하나는 인간 질병이 본질적으로 지닌 복잡성이었다. 병리학자들은 부검을 통해 출혈뿐만 아니라 파열과 혈전증의 흔적도 발견했다. 그중 무엇이 원인이며, 무엇이 부차적인 현상인지를 구분하기 어려웠다. 1962년 미국심장학회(AHA) 주최로 열린 회의에서 이 "서로 다른 이론으로 치열하게 대립 중이던 여러 학파들의 대표자들이 한자리에 모여 합의점을 찾고자 했다. 그러나 결국 내릴 수 있었던 결론은 극히 모호했다. 관상동맥의 죽상경화증은 점진적인 과정이며, 그 모든 단계에서 아직 알려지지 않은 요인들이 작용해 급사를 유발하거나, 심근허혈 또는 괴사를 일으킬 수 있다."

병리학자 스탠리 로빈스는 이런 상황에 몹시 답답함을 느꼈다. 그는 1974년 이렇게 썼다. "혈전과 심장마비의 관계에 대해 우리가 내릴 수 있는 유일한 결론은 이 문제가 여전히 복잡하고 해결되지 않은 채로 남아 있다는 점이다."[23] 로빈스와 그의 동료들은 언젠가 이 모든 논쟁을 통합해 줄 단일 이론이 등장하기를 희망할 수밖에 없었다.

Chapter 2.

플라크 파열 가설을 지지하는 사례들

The Case for Plaque Rupture

1844년 3월, 조각가 베르텔 토르발센(Bertel Thorvaldsen)은 코펜하겐의 왕립극장에서 공연을 관람했다. 그가 공연을 어떻게 느꼈는지는 알 수 없지만, 그날 밤 그가 극장에서 갑자기 사망했다는 사실만큼은 분명히 기록되어 있다. 그의 자택에서 시행된 부검은 사망 원인으로 추정되는 단서를 남겼다. 덴마크 의사협회 저널에 따르면, 토르발센의 관상동맥에는 "여러 개의 죽상(athromatous) 병변이 있었고, 그중 하나는 궤양화되어 죽상 물질이 혈관 내강으로 돌출된 상태였다"고 한다. 하지만, 이 보고는 거의 주목받지 못했다. 19세기 중반 당시 유럽 병원들의 시체 안치소와 해부실에서는 그 의미를 알 수 없는 수많은 병리 소견들이 쏟아져 나왔고, 토르발센의 플라크 파열 역시 그저 그런 발견 중 하나에 불과하다고 여겨졌기 때문이다.

그로부터 거의 100년 뒤, 앞서 보았듯, 보스턴의 병리학자 티모시 리어리는 자신의 부검 사례에서 플라크 파열을 발견했다. 하지만 플라크 파열은 그 당시 심장마비의 원인을 둘러싼 여러 경쟁 이론 중 하나일 뿐이었다. 이후 수십 년간 리어리의 연구는 내벽 출혈 가설에 비해 상대적으로 적은 주목을 받았다. 플라크 파열이 본격적으로 의학계의 상상력을 사로잡기 시작한 것은 처음 기술된 지 무려 150년이 지난 1990년대에 들어서였다.[1]

그렇다면 왜 어떤 이론은 특정 시기와 장소에서 영향력을 얻고 어떤 이론은 그렇지 못하는 것일까? 물리학자들은 이론의 우아함과 아름다움이 설득력을 갖는다고 시적으로 표현한다. 생물학자들은 그들의 많은 이론을 뒷받침하는 증거의 무게를 강조한다. 한편 역사학자들은 사회적, 정치적 이해관계가 어떻게 과학적 아이디어의 채택과 발전에 영향을 주는지 설명한다.

플라크 파열 가설(plaque rupture hypothesis)은 의학이 단순한 생물학적 현상을 넘어서 의미와 경험이 얽힌 질병의 세계와 관계를 맺고 있음을 보여준다. 또한 치료적 개입이라는 의학의 역할은 의사들이 특정 아이디어를 지지하는 데 어떤 영향을 주는지 드러낸다. 플라크 파열 이론의 정당성은 시각화와 노동에 의해 뒷받침되었다. 다시 말해서 이 이론은 인간 신체의 미세 해부 구조를 시각화하기 위한 병리학자들의 다양한 기술들, 그리고 그에 수반된 정교하고 고된 작업에 의존했다. 의료과학에서 흔히 볼 수 있는 두 가지 긴장이 이 논쟁에 영향을 미쳤다. 첫째는, 동물 모델이 인간 질환을 얼마나 잘 대변할 수 있는가 하는 문제였고, 둘째는, 실험실 이론과 임상적 실천 사이의 충돌, 즉 '심장마비를 어떻게 치료할 것인가'를 둘러싼 심장내과 의사와 병리학자들 간에 이견이었다.

죽상경화증에 대한 적절한 동물 모델을 찾기 위한 노력은 1960년대까지 계속되었다. 야생과 사육 환경에서의 동물 연구는 드물기는 하지만 때때로 동물에게서도 죽상경화증이 발생할 수 있다는 사실을 보여주었다. 1964년 한 학술회의에서 다양한 동물의 죽상경화증 전문가들이 모였다. 인간, 유대류, 개미핥기, 원숭이, 딩고, 오셀롯, 테이퍼, 야크, 펭귄, 까마귀, 큰부리새, 하마, 향유고래, 스무 살이 된 왕도마뱀, 레서판다, 안경곰, 어린 참다랑어, 청동 칠면조 등을 포함한 400종 이상의 동물에서 나타난 동맥경화 사례가 발표되었다. 하지만 이러한 연구는 동물보다도 연구자의 전제와 편견을 더 잘 드러내는 경우도 있었다.

어떤 소규모 연구에서 범고래(orca)는 상당히 진행된 죽상경화성 병변을 보였지만 돌고래는 그러한 '심각한 질병의 낙인'이 없었다고 보고했다. 연구자들은 이 차이를 고래류의 성격 차이로 설명하기도 했다. 태평양 줄무늬 돌고래는 수족관 안에서 매우 온순하고 장난기 많은 성격을 보이는 동물이다. 반면 범고래는 "공격적이고, 악의적이며, 사람을 잡아먹는 사납고 고집 센 성향을 가진 짐승"이라고 묘사되었다. 이와 유사하게, 앞서 소개한 노스웨스턴 대학 연구팀이 실험실에서 원숭이에게 심장마비를 유도했던 사례에서도 그 원숭이의 성격이 주요한 설명 요소로 등장했다. 물론 그들은 그 원숭이에게 지방 함량이 42%에 달하는 고지방 식이를 급여하여 동맥경화를 유도했고, 그 원숭이가 연구자들과 몸싸움을 벌이는 중 사망했다. 하지만 그들은 또한 이 원숭이가 언제나 "과잉 행동을 보이고, 신경질적이며, 감정 기복이 심했다"는 점을 강조했다.[2]

밴쿠버의 병리학자 패리스 콘스탄티니데스(Paris Constantinides)는 이러한 관찰 연구의 한계를 넘어서는 신뢰할 수 있는 고도 죽상경화증 동물 모델을 개발하려 했다. 그의 연구는 섬세한 균형을 요구했다. 인간은 수십 년에 걸쳐 죽상경화증을 겪지만, 실험동물은 그렇게 오래 살지 못한다(그리고 그렇게 오랜 시간 기다릴 과학자도 거의 없을 것이다). 연구자들은 고지방 식이로 죽상경화를 가속화하려 했다. 하지만 지나치게 공격적인 식이요법을 실시할 경우 동물들은 콜레스테롤 중독으로 죽었다. 콘스탄티니데스는 해결책을 찾았다. 그는 토끼에게 고지방 식이와 저지방 식이를 번갈아 주었다. 이 방법을 통해 토끼를 2년 이상 생존시키며 죽상 농양, 괴사, 콜레스테롤 결정, 석회화를 포함하는 고도의 죽상경화 병변을 유도할 수 있었다. 토끼의 병변은 인간의 병리 소견과 거의 동일한 해부학적 특징을 보였다.[3]

하지만 콘스탄티니데스의 목표는 단순한 동맥경화가 아니라 심장마비였다. 그는 다양한 약물을 실험한 끝에 고도의 죽상경화증을 유도한 토끼에게 두 가지 약물을 섞어서 투여함으로써 재현 가능한 관상동맥 혈전증을 유도할 수 있다는 사실을 밝혀냈다. 두 약물 중 하나는 혈압을 상승시키는 에피네프린(epinephrine)이고 다른 하나는 응고를 촉진하는 러셀 살모사 독소(Russell's viper venom)였다. 이 신뢰할 수 있는 심장마비 동물 모델을 구축함으로써 그는 체계적인 병리학적 분석을 수행하여 무슨 일이 일어났는지 알아낼 수 있었다. 에프네프린이 토끼의 혈압을 상승시키고, 혈관벽이 '격렬하게 늘어나며' 플라크가 파열되고, 그 파열된 플라크가 독소와 반응하면서 매번 혈전이 형성되었다.[4] 하지만 그는 여전히, 모든 동물 연구자들이 마주하는 오래된 질문에 직면해야 했다. "이 모델이 과연 인간의 질병을 제대로 반영하고 있는가?" 그는 파열된 플라크가 토끼에서 관상동맥 혈전증을 유발한다는 것을 보여주었지만, 이 현상이 인간에게서도 동일하게 일어나는지는 증명할 수 없었다. 왜냐하면, 토끼 모델과 러셀 살모사 독소라는 조건 자체가 인간과는 거리가 있었기 때문이다.

콘스탄티니데스는 심장마비의 원인이 여전히 "수수께끼에 싸여 있으며", "다양한 추측의 여지가 있다"는 사실에 흥미와 좌절감을 동시에 느꼈다. 1963년 그는 세인트루이스의 반즈 병원(Barnes Hospital)으로 자리를 옮겼다. 그곳에서 그는 관상동맥 혈전증으로 사망한 환자 20명의 관상동맥 표본을 고통스러울 만큼 세밀하게 분석했다. 그는 단순히 관상동맥을 절개해 육안으로 혈전 존재를 확인하는 기존 방식 대신 정밀하고 표준화된 프로토콜을 사용했다. 그와 조수는 관상동맥의 단면을 두께 0.007밀리미터로 잘랐다. 그런 다음 그렇게 잘라낸 수천 개의 단면을 슬라이드에 올리고 염색해 현미경으로 관찰했다.

그 결과 그는 모든 혈전의 기저부에서 균열이 생긴 플라크(fissured plaque)를 발견했다. 그는 1964년 4월 시카고에서 열린 실험생물학자 회의에서 초기 연구 결과를 발표했다. 미국의사협회 저널(JAMA)의 기자는 이를 열정적으로 보도했다. "지금까지 혈전이 생긴 관상동맥의 죽상경화 부위에서 플라크에 균열이 있었다는 사실이 이따금씩 보고되어서 플라크의 균열이 드물게 영향을 주는 요인으로 생각되었다. 그런데 콘스탄티니데스의 연구는 이런 균열이 일관된 원인일 수 있음을 시사했다." 1966년 콘스탄티니데스는 자신의 연구 전체를 정식 논문으로 발표했다. 그는 자신이 사용한 방법과 그로부터 얻어진 일관된 결과에 대한 확신을 바탕으로 강력한 인과 주장을 펼쳤다. "우리는 플라크의 균열이 없는 혈전증은 발견하지 못했다. 또한 혈전증이 없는 플라크의 균열도 보지 못했다. 따라서 이 두 가지 현상 사이에는 인과적 연관성이 있다고 결론 내릴 수밖에 없다."[5] 비록 그는 강력한 증거의 힘에 의해 받아들이기 힘든 결론에 이를 수밖에 없다는 식의 신중한 과학자의 어조로 논리를 전개했지만, 그것은 사실상 동물 실험과 임상 관찰을 통해 철저히 쌓아 올린 강력한 주장이었다. 그는 자신이 심장마비의 원인을 발견했다고 믿었다.

샌프란시스코의 심장내과 의사 메이어 프리드먼(Meyer Friedman)도 전혀 다른 경로를 통해 같은 결론에 도달했다. 프리드먼은 'A형 성격 이론*'으로 가장 잘 알려져 있다. 1950년대부터 그는 공격적이고 성취 지향적인 성향, 즉 끊임없이 스스로를 몰아붙이는 사람들이 (범고래와 마찬가지로) 스스로 관상동맥질환을 유발한다는 생각을 대중화시켰다. 이 개념은 수십 년간 대중과 의료계 모두의 상상력을 사로잡았고, 과로에 시달리다 스스로 초래한 죽음으로 무너져버리는 일중독에 빠진 기업 임원의 이미지로 상징되었다.[6] 프리드먼은 의사로서의 경력, 상당 부분을 환자들에게 더 건강한 삶의 방식을 채택하라고 꾸준히 설파하는 데 썼다. 그러나 동시에 그는 보다 전통적인 의학적 관심사도 놓치지 않았다. 1960년대 초, 그는 심장마비에 대한 이론과 치료 사이의 괴리에 혼란을 느끼게 된다.

심장마비로 점점 더 많은 미국인들이 사망하자 의사들은 새로운 치료법을 간절히 찾고 있었다. 많은 이들이 주목한 약이 헤파린(heparin)이었다. 1916년 개의 간에서 처음 추출되고, 1929년에 정제된 헤파린은 항응고 작용을 통해 혈액응고를 막아주는 효과를 가지고 있다(그래서 이른바 '혈액 희석제'로 불리기도 했다). 1950년대 이후 심장내과 의사들은 심장마비 치료에 헤파린을 적극적으로 도입했다. 아이디어는 단순했다. 헤릭의 시대부터 의심되어 온 것처럼 심장마비가 관상동맥 혈전증에 의해 발생하는 것이라면, 혈전을 막는 약물인 헤파린이 당연히 효과가 있어야 한다는 논리였다.

하지만 심장내과 의사들이 헤파린을 받아들이던 그때, 병리학계에서는 점점 더 내벽 출혈 가설(intramural hemorrhage hypothesis)을 지지하는 분위기가 강해지고 있었다. 관상동맥 내벽의 모세혈관이 파열되며 출혈이 생기고, 이 출혈이 동맥벽을

* Type A Personality, 심장 전문의인 마이어 프리드먼과 레이 로즈먼이 창안한 이론. 사람을 A형 성격과 B형 성격의 두 가지 대조적인 성격 유형으로 분류하는데 경쟁적이고 야심차고 인내심이 부족하고 시간 관리에 매우 민감하거나 공격적인 성격은 A형으로 분류되고 느긋하고 편안하고 수용적이며 여유로운 성격은 B형으로 분류하는데 A형이 관상동맥질환에 걸릴 가능성이 크다 라고 제안했다. – 옮긴이

부풀게 하여 혈류를 차단하면서 심장마비가 시작된다는 이론이었다. 프리드먼이 1962년에 병리학자들을 대상으로 설문 조사를 실시한 결과, 70-90%의 병리학자들이 심장마비는 출혈에 의해 발생한다고 믿고 있었다. 만약 이들이 옳다면, 헤파린은 전혀 맞지 않는 치료였다. 헤파린은 오히려 위험할 수도 있다. 헤파린의 항응고 작용은 관상동맥 내벽 출혈과 그에 따른 혈관의 팽창과 폐색을 악화시킬 수 있기 때문이었다.[7] 프리드먼은 심장내과 의사들이 병리학자 다수의 견해와 반대되는 방향으로 나아가고 있다는 사실을 깨달았다.

이론과 실제의 간극, 즉 '병리학자 다수의 결론과 생리학자, 임상의, 임상연구자들의 의견 사이의 간극'에 좌절감을 느낀 프리드만은 진실이 무엇인지 직접 확인하기로 결심했다. 그는 어느 쪽이 옳은지 반드시 확인하겠다고 결심했다. 콘스탄티니데스와 달리, 그는 동물 연구는 충분한 답을 줄 수 없다고 확신했다. 그는 반은 농담조로 이렇게 말했다. "우리는 아직 인간의 조건을 실험실에서 완벽하게 재현하지 못하고 있습니다. 담배를 피우고 운동을 거의 안 하며 비만에, 고혈압에, 당뇨병이 있고, 근육질 체형에, 유전적으로 심장병 가족력을 갖고 있으며, 콜레스테롤과 동물성 지방을 섭취하는 동물을 연구할 수가 없기 때문이죠."

동물 실험에 선을 그어버린 그는 살아 있는 인간의 심장마비를 연구할 수 없기에 곧장 부검 연구로 눈을 돌렸다. 그는 관상동맥질환으로 사망한 것으로 보이는 환자 57명의 관상동맥을 확보하고 콘스탄티니데스처럼 이를 매우 얇은 단면(0.050-0.100 mm)으로 절단해 분석했다. 그 결과 41건에서 폐색성 혈전이 발견되었고, 그중 39건에서는 플라크 파열의 증거가 함께 존재했다. 그는 또한 종종 관상동맥 벽 안쪽에 혈액이 스며든 흔적도 발견했는데 이는 바로 내벽 출혈 가설의 핵심 관찰 포인트였다. 하지만 프리드먼은 이 혈액이 모세혈관 파열을 통해 벽 안으로 들어온 것이 아니라 관상동맥 내강에서 파열된 플라크를 통해 흘러 들어온 것임을 깨달았다. 혈액이 죽상경화증성 농양과 그 내용물에 노출되면서 혈액응고 연쇄반응이 유발되었고 그 결과로 혈전이 형성되었다는 것이다. 프리드만은 '혈액 내강의 파국(luminal catastrophe)'이라고 할 수 있는 플라크의 파열이 혈전증과 과거

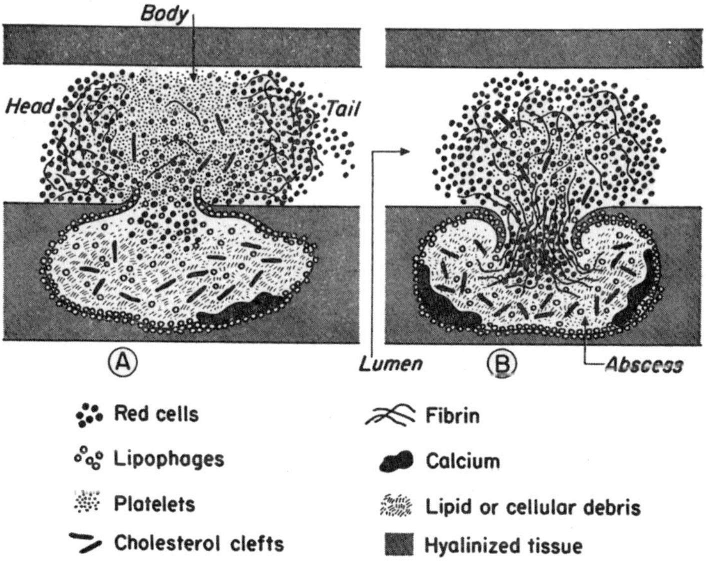

플라크 파열의 다이어그램
플라크가 파열되어 내용물(예: lipophage, chplesterol cleft)이 방출되면, 적혈구, 혈소판, 섬유소가 엉겨서 혈전이 형성된다(좌). 플라크가 붕괴되며 내부는 혈액으로 채워지게 된다(우).

연구자들이 관찰한 내벽 출혈 모두의 원인이라고 결론지었다.[8]

콘스탄티니데스와 프리드먼의 연구에서 특히 주목할 만한 두 가지는 바로 노동의 강도와 시각화의 중요성이다. 그들의 관상동맥 분석은 말 그대로 등뼈가 휘는 고된 작업이었다. 콘스탄티니데스는 4만 장이 넘는 현미경 슬라이드를 정밀하게 분석했다. 그는 이를 자주 언급하며 자신이 감수한 이례적인 노력을 강조했다. 그는 미국의사협회 저널(JAMA)과의 인터뷰에서 이렇게 말했다. "이런 방식으로 연구된 사례는 지금까지 몇 안 됩니다." 물론 언제나 그렇듯, 성공한 연구자 뒤에는 묵묵히 고생한 조수가 있었다. 콘스탄티니데스에게 그 조력자는 섀런 밀러(Sharon Miller)였다. 그는 연구 논문에서 "그녀가 연속 절편 제작에 기울인 노고와 기술적 지원에 감사한다"고 썼다.

프리드먼 역시 마찬가지였다. 그는 이렇게 설명했다. 이처럼 정밀한 연구가 드문 이유는 "수천 장의 절편을 관찰한 다음 혈전이 있는 전체 구간을 면밀히 재구성하는데 필요한 그림을 그리는 작업 자체가 지극히 지루하기" 때문이라고. "이 작업은 흥미롭거나 극적인 것이 아니라, 솔직히 말해 고통스러울 정도로 지루한 일이다." 실제로 이런 노력을 들인 연구 그룹은 극소수였다. 그리고 그런 노력을 감수한 팀들은 모두 플라크 파열의 증거를 발견했다.[9]

콘스탄티니데스와 프리드먼, 그리고 그들의 지치지 않는 실험실 조수들의 집요한 노고는 그들이 방법론적 정당성(methodological high ground)을 주장할 수 있게 해주었다. 플라크 파열 이론에 회의적인 연구자들이 자신들의 표본에서 파열의 흔적을 발견하지 못했을 때, 프리드먼과 콘스탄티니데스는 그들이 충분히 면밀하게 들여다보지 않았기 때문이라고 말할 수 있었다.

한 사례는 특히 인상적이다. 1970년대 미국 국립심장폐혈액연구소(The National Heart, Lung, and Blood Institute)에서 병리학 부서를 이끌던 윌리엄 로버츠(William Roberts)는 플라크 파열 연구에 의문을 제기했다. 그는 혈전과 그 아래의 파열을 관찰하려면 연속 절편을 잘라내야 한다는 데에는 동의했다. 그러나 그는 이 접근법의 가치를 회의적으로 보았다. "그런 방법을 쓴다고 해도 해석은 여전히 어렵습니다."라고 말했다. 예를 들어, 현미경으로 관찰하기 위해 조직을 고정하고 절단하는 과정에서 혈관과 플라크의 미세 구조가 손상될 수 있다. 그 결과, "플라크에 균열이 있는지, 혹은 보이는 균열이 정말 실제 균열인지 또는 절단 과정에서 생긴 인공물인지를 해석하는 일은 제 생각에 너무 어려운 문제입니다. 그래서 저는 이 혈전 형성 기전에 지나치게 무게를 두는 것은 적절하지 않다고 생각합니다. 그는 자신의 연구 결과를 반론의 근거로 제시했다. 107명의 환자를 분석한 결과, 혈전은 42명에게서만 발견되었고, 그 가운데도 "혈전 아래에 플라크 균열이 있는 경우는 드물었으며 대부분의 혈전은 표면이 멀쩡한 플라크 위에 형성되었을 가능성이 높다"고 주장했다.[10]

하지만 세부를 들여다보면 이야기는 달라진다. 로버츠와 그의 팀은 콘스탄티니데스와 프리드먼만큼 정밀하게 분석하지 않았다. 로버츠는 관상동맥을 5 mm 간격으로 나눈 뒤 그중 두세 개의 단면만을 잘라 관찰했다. 이것은 평균적으로 1.7-

2.5 mm 간격으로 표본을 채취한 셈이다. 반면, 콘스탄티니데스와 프리드먼은 0.007-0.10 mm 간격으로 절단했다. 최대 200배 더 촘촘하게 조사한 것이다. 로버츠는 자신의 방법이 충분하다고 확신했다. "이 방법으로 혈전을 놓칠 확률은 거의 없습니다." 그러므로 혈전이나 파열이 보이지 않았다면 존재하지 않았다는 뜻이라는 논리였다.

이에 대해 프리드먼은 날선 비판을 내놓았다. 로버츠는 자신과 콘스탄티니데스, 그리고 몇몇 동료들이 수행한 정밀한 연구들을 폄하했지만, 사실상 그는 '그런 연구를 직접 해보지도 않았던 사람'이라는 것이다.[11] 프리드먼은 로버츠의 비판을 전혀 받아들이지 않았다. 그에게 있어, 동등한 수준의 엄격함과 노력을 기울인 연구자만이 논의에 참여할 자격이 있었다.

과학적 아이디어는 일반적으로 재현성(replicability)을 통해 신뢰를 얻는다. 누군가 새로운 발견을 하면 다른 연구자들이 같은 실험이나 관찰을 반복하고, 그 결과가 계속 재현되면, 그 발견은 옳다고 받아들여진다. 프리드먼은 이 재현성의 논리를 적극 활용해 자신의 주장을 뒷받침했다. 그는 플라크 파열이 세 개의 독립된 연구 그룹에 의해 보고되었고, 또 두 개의 추가 연구에 의해 확인되었다고 강조했다. 하지만 동시에 그는 재현 실패의 논리(non-replication)도 사용했다. 즉, 로버츠 같은 회의론자들은 불성실한 방법을 사용했기 때문에 자신의 연구를 제대로 재현하려고 시도조차 하지 않았으며, 그렇다면 그들은 무시해도 된다는 논리였다. 실제로 소수의 그룹만이 이처럼 방대한 노력을 감수하고 있었기에 플라크 파열이라는 개념을 둘러싼 과학적 논의에서 경쟁자는 많지 않았다.

프리드먼이 로버츠의 비판에 답하며 제기한 또 하나의 중요한 쟁점은 바로 '시각화(visualization)'의 문제였다. 갈릴레오가 망원경을 별에 처음 들이댄 이래로 과학자들은 보이지 않는 것을 보이게 만들기 위해 끊임없이 새로운 기술을 추구해 왔다. 또한 갈릴레오가 피렌체의 궁정 귀족들과 성직자들 앞에서 망원경을 시연한 이후, 시각화 기술이 과연 신뢰할 수 있는가에 대한 회의는 항상 존재해 왔다. 과학자들, 그리고 그들을 연구하는 역사학자, 사회학자, 철학자들은 이제 잘 알고 있다. 망

원경, 현미경, 그리고 수많은 시각화 장치들은 자연을 있는 그대로 보여주는 투명한 창이 아니다. 그보다는 과학자들과 장비가 함께 만들어내는 의도적으로 구성된 재현물(representation)이며, 이는 연구 대상의 어떤 측면은 드러내고 다른 면은 감추는 방식으로 이루어진다. 이러한 이미지는 종종 특정 주장을 뒷받침하기 위한 목적을 품고 있다.[12]

예를 들어, 의사들은 오래전부터 질병의 원인을 가시화하기 위해 노력해 왔다. 19세기 들어 소위 이학적 검사(진찰) 법이 확립되면서, 의사들은 환자의 겉으로 드러난 증상 밑에 숨어 있는 질병을 볼 수 있는 '임상적 응시법(clinical gaze)'을 개발해 왔다. 부검(autopsy) 덕분에 몸속 장기들을 직접 들여다볼 수 있게 되었다. 'autopsy'라는 단어 자체도 '현장에 있었던 사람의 증언'에서 유래한, 직접 보고 얻은 지식이라는 의미를 지닌다.[13] 현미경은 병리학자들에게 육안으로는 볼 수 없는 미세 구조를 관찰할 수 있게 해주었고, 광학 현미경은 10배, 100배, 1,000배 확대가 가능했으며, 전자현미경은 그보다 더 깊이 세포의 세계를 들여다볼 수 있게 했다.

이처럼 부검에서 광학 현미경으로, 다시 전자현미경으로 이어지는 시각화의 진화를 가능케 한 근본 전제는 더 높은 확대력과 해상도가 진실에 더 가까이 다가가는 길이라는 믿음이었다. 프리드먼은 로버츠의 비판에 맞서 이 논리를 노골적으로 언급했다. 그는 이렇게 말했다. "그의 추론은, 광학 현미경밖에 없어서 미토콘드리아의 크리스태*(cristae)를 보지 못한 연구자가 전자현미경으로 그 구조를 발견한 연구의 타당성을 폄하하는 것과 다르지 않다."[14]

그러나 더 강력한 시각화에는 분명한 대가가 존재했다. 병리학자들이 조직을 더 얇게 자를수록 그 안에서 더 많은 정보를 볼 수 있었지만, 그에 따르는 노동의 양은 무한에 가까웠다. 프리드먼은 0.10 mm 두께의 절편을 광학 현미경으로 분석했고, 콘스탄티니데스는 더 나아가서 0.007 mm 절편까지 사용했다. 누군가는 더 나아

* 주름져 접혀 있는 미토콘드리아의 내막으로 당을 분해해서 에너지를 얻는 대사에서 전자가 이동되는 공간 - 옮긴이

가 전자현미경으로 0.001 mm 절편을 관찰할 수도 있었겠지만, 그 누구도 그 지점까지 가지는 않았다. 그 결과, 프리드먼은 자신과 콘스탄티니데스, 그리고 다른 세 연구팀이 충분히 결정적인 답을 내놓았다고 확신했다. 그들의 플라크 파열 가설은 그 어떤 연구도 따라올 수 없는 방법론적 정밀함과 설득력을 갖추고 있었다. 그러나 그들의 확신은, 결과적으로 너무 이른 판단이었음이 드러났다.

Chapter 3. 플라크 파열 가설에 대한 반례들

The Case against Plaque Rupture

콘스탄티니데스와 프리드먼은 자신들의 연구 방법이 플라크 파열 가설을 뒷받침하는 결정적 증거를 제공했다고 굳게 믿었다. 그리고 이와 비슷한 수준의 정밀한 기술을 적용한 다른 세 연구팀 역시 플라크 파열이 심장마비의 가장 유력한 원인이라는 결론에 도달했다. 이쯤 되면, 이렇게 치밀한 과학적 연구라면 그 결과를 스스로 보증할 수 있을 것이라고 기대할 법도 하다. 하지만 실제로는 항상 그렇지는 않는다. 과학과 의학의 거의 모든 현상에는 다양한 해석 가능성이 열려 있다.[1] 자연은 복잡하고 과학자는 창의적이며 과학적 논쟁이 어떻게 해결되는지는 수많은 요소들의 영향을 받는다.

심장마비의 원인을 둘러싼 연구 과정은 이 복잡성을 여실히 보여준다. 1930년대 티모시 리어리와 다른 이들이 원인을 밝히려 본격적인 시도를 했을 때, 그들은 점진적 폐쇄, 내벽 출혈, 혈관 경련, 플라크 파열 등 여러 가설을 제시했다. 하지만 그중 어느 한 이론을 뒷받침할 만한 증거를 생산하지는 못했다. 비슷한 상황이 1960년대에도 반복되었다. 콘스탄티니데스와 프리드먼이 부검 분석이라는 한 가지 접근을 극도로 정밀하게 발전시켜 나가고 있었지만 다른 연구자들은 심장마비의 병태생리(pathogenesis)를 연구하고 시각화하기 위한 다른 방법들을 도입했다. 이 경쟁적인 접근법들은 서로 다른 이론을 뒷받침하며 1960년대에서70년대에 이르기까지도 심장마비 원인에 대한 결론을 내리는 것을 가로막았다. 심지어 1970년대에 관상동맥우회술이 점점 더 널리 시행되기 시작했을 때조차 의사들은 여전히 그 수술이 예방하고자 하는 바로 그 심장마비의 원인조차 정확히 알지 못한 상태였다.

플라크 파열 가설에 대한 다양한 반론이 등장했다. 가장 큰 도전은 관상동맥 혈전증의 관련성에 대한 오래된 회의론에서 비롯되었다. 프리드먼과 콘스탄티니데스가 모든 혈전의 밑바닥에는 플라크 파열이 있었다는 강력한 증거를 제시했음에도, 그들은 모든 심장마비가 관상동맥 혈전 때문에 발생한다고 동료들을 설득하지는 못했다. 그들의 연구 방식의 정교함과 집약성이 오히려 장애물이 되었다. 왜냐하면 한 사람의 관상동맥 절편을 수백, 수천 개씩 분석해야 했기 때문에 연구자들이 실제로 조사할 수 있었던 환자 수가 적었기 때문이다. 그렇다면 이렇게 적은 표본이 심장마비를 겪는 전체 인구를 공정하게 대표한다고 할 수 있을까? 혈전은 실제로 모든 환자에게서 원인이었을까? 이 질문은 수십 년 동안 계속 반복되었다.

1930년대부터 제기된 경쟁하는 다른 이론들도 1960년대까지 여전히 영향력을 유지하고 있었다. 리어리는 플라크 파열 가설을 지지하기는 했지만, 동시에 혈관 경련이 주요 원인인 사례들을 보고하기도 했다. 아들의 바이올린 연주회를 기대하다 흥분으로 갑자기 사망한 바이올리니스트의 아버지나 술에 취해 출근한 뒤 상사의 꾸지람을 듣고 돌연사한 마권업자 청년의 사례를 기억하는가? 리어리는 이들의 부검에서 관상동맥에 뚜렷한 병변이 없었다는 점을 근거로 강한 감정적 흥분이 관상동맥 경련을 일으켜 사망에 이르게 했을 가능성을 제시했다. 물론 그는 이 증거가 정황적(circumstantial)이라는 점을 인정했다. "이 임상적, 병리학적 자료들은 관상동맥 경련이 협심증이나 급사를 유발할 수 있다는 가능성을 시사할 뿐 결정적인 증거는 아니다."[2] 실제로 경련이 일어났다는 명백한 증거가 없었기 때문에 이 가설은 당시 학계에서 별다른 반향을 일으키지 못했다.

그런데 1950년대에 들어서 관상동맥 경련 가설이 다시 부활하기 시작했다. 1959년 로스앤젤레스의 심장내과 의사 마이런 프린츠메탈(Myron Prinzmetal)은 '변이형 협심증(variant angina)'이라는 질환을 설명했다. 이 질환은 고전적인 협심증처럼 운동에 의해 유발되고 휴식으로 해소되는 형태가 아니라 자발적으로 발생하고 자발적으로 사라지는 형태였다. 그는 토끼 귀의 동맥에서 관찰된 경련 현상을 바탕으로 혈관의 긴장도(vascular tone)가 자발적으로 변하면서 협심증이나 심지어 심근경색까지 유발할 수 있다고 주장했다. 이 가설은 아이러니하게도 프리드먼이 제창한 A형 성격 이론(type A personality)과도 잘 맞아떨어졌다. 스트레스가 관상동맥질환을 유발한다는 대중적 인식과 연결되었던 것이다. 1960년대에는 질산염 제제와 혈관평활근을 이완시키는 약물이 관상동맥 경련을 완화시킨다는 임상 결과들이 나오면서 이 이론에 힘이 실렸다.[3]

특히 한 사례는 이 이론의 설득력을 강화하는 데 결정적인 역할을 했다. 1966년 위스콘신주의 군수 공장에서 협심증과 심장마비가 집단적으로 발생한 사건이 있었다. 밀워키 인근의 한 공장이 로켓 추진체로 쓰이는 니트로글리세린-셀룰로오스 연료를 생산하기 위해서 다시 문을 열었다. 작업자들은 화학물질과의 접촉을 최소화하기 위해서 장갑과 앞치마를 착용했지만 일정 수준의 니트로글리세린에 노출되기 시작했다. 작업자들은 두통, 현기증, 구토, 피로 등 니트로글리세린 중독 증상을 보였다. 많은 사람들이 회사를 그만두었다. 그런데 일부 작업자들은 노출에 적응했다. 그들의 몸이 니트로글리세린의 혈관 확장 효과를 상쇄하도록 혈관 수축이 강화되는 방식으로 균형을 이룬 것이었다. 그러나 이런 적응에는 대가가 따랐다. 주말에 노출이 중단되자 일부 작업자들은 니트로글리세린 금단 증상으로 빠른 심박수, 고혈압, 흉통 등의 증상을 보였다. 한 여성은 금요일 마지막 교대 이후 62시간이 지난 월요일 아침 6시 흉통으로 깨어났다. 통증은 목과 팔로 퍼졌으며 호흡곤란, 창백한 얼굴, 식은땀 같은 급성 심근경색의 전형적 증상을 보였다. 의사가 몇 분 만에 도착했지만, 그녀는 혼수상태에 빠져 곧 사망했다. 다른 작업자들은 심장마비를 겪었지만 생명에는 지장이 없었다. 하지만 이들에게서 의미 있는 관상동맥 경화는 관찰되지 않았다. 조사를 맡은 의사들은 결국 주말 동안 니트로글리세린 접촉이 중단되면서 사망에 이를 정도로 치명적인 반동성 혈관 경련이 일어난 것이었다고 결론지었다.[4]

다른 많은 연구자들도 관상동맥 혈전증만으로 심장마비를 설명할 수 없다는 데

동의했다. 콘스탄티니데스와 프리드먼은 자신들의 표본에서 거의 모든 경우에서 혈전을 발견했지만, 다른 연구자들의 경험은 달랐다. 1930년대부터 1970년대에 이르기까지 많은 연구팀이 심장마비 및 돌연사 사례를 분석했고 이들 중 관상동맥 혈전증이 있는 비율을 보고했다. 그 결과는 0%에서 100%까지 연구마다 천차만별이었다. 이 결과가 연구자의 방법론과 정밀도에 크게 좌우된다는 사실을 누구나 알고 있었다. 예를 들어, 에든버러의 병리과 의사 두 명은 "관상동맥을 부검할 때, 혈전으로 혈관이 막혔다는 것을 찾아내는 것은, 얼마나 심장을 정성껏, 세밀히 분석했는가에 달린 문제이다."라고 말했다.

그들은 어떤 방법을 사용했을까? 정육점의 고기 세절기(slicer)를 이용해, 얼린 심장과 관상동맥을 2 mm 간격으로 절단했다. 가끔은 더 정밀한 검사를 하기도 했지만, 그들은 이 방법이 "수많은 관상동맥을 연속 절편으로 만드는 엄청난 수고를 줄이면서도 충분히 안전하고 타당한 대안"이라고 믿었다. 그들은 100개의 심장을 분석했는데 그중 폐색성 혈전이 확인된 것은 13건에 불과했다.

하지만 옥스퍼드의 심장내과 의사 두 명은 이 방법을 강하게 비판했다. 그들 역시 베이컨 세절기(bacon slicer)를 사용하긴 했지만 절단 전에 관상동맥을 먼저 정밀하게 검사했으며 그 결과 환자의 70%에서 폐색을 발견했다고 주장했다.[5]

이 논쟁은 단순히 심장을 어떤 방식으로 절단하는 것이 최선인가를 두고 벌어진 것이 아니었다. 연구자들은 심장마비의 원인을 규명하기 위해 수많은 새로운 방법들을 시도했다. 콘스탄티니데스와 프리드먼은 관상동맥의 연속 난번을 정밀 분석하는 방식을 극단까지 밀어붙였다. 하지만 관상동맥과 플라크를 시각화하는 다른 방법들도 존재했다.

이탈리아의 연구자 조르지오 바롤디(Giorgio Baroldi)는 사망한 사람의 관상동맥에 플라스틱 수지를 주입하는 기법을 개발했다. 수지가 굳고 나면 주변 조직을 제거해서 관상동맥계 전체의 플라스틱 주형(plastic cast)을 얻을 수 있었다. 그는 이 기술을 사용해 밀라노에서 수집한 심장 522개, 그리고 국방 병리학 연구소(Armed Forces Institute of Pathology)에서 제공받은 심장 499개를 분석했다. 그 결과 돌연사한 사람들 중 20%도 안 되는 비율에서만 혈관이 막힌 것을 확인했다. 자신이 결정적인 증거를 제시했다고 믿은 바롤디는 앞서 아서 마스터가 주장했던 것처럼, '관상동맥 혈전증(coronary thrombosis)'이라는 오해의 소지가 있는 용어 대신 병인의 관점에서 중립적 용어인 '특발성 응고 괴사(idiopathic coagulation necrosis)'로 대체하자고 제안했다. 이 용어는 원인에 대한 추정을 배제하고, 심근경색이라는 현상 자체를 설명하는 데 초점을 맞춘 것이었다.[6]

또 다른 연구팀은 관상동맥 병리의 시간적 진행에 주목했다. 그들은 환자가 심장마비 증상을 겪고 사망에 이르기까지의 경과 시간과 혈전의 발견율 사이의 상관관계를 조사해서 도표로 나타냈다. 만약 혈전이 심장마비의 원인이라면 발병 직후 사망한 환자에게서 혈전이 발견되어야 한다. 그리고 생존 시간이 길어질수록 체내에서 혈전이 서서히 분해되므로, 발견 비율은 감소해야 한다. 하지만 결과는 그 반대였다. 1960년에 발표된 첫 번째 연구에서는 증상 발생 후 1시간 이내 사망한 환자들 중 16%만이 혈전을 가지고 있었다. 그러나 1-24시간 사이 사망한 환자군에서는 37%, 1일 이상 생존한 환자군에서는 54%에서 혈전이 발견되었다. 1970년에 진행된 후속 연구에서도 일맥상통하는 결과가 나왔다. 1시간 이내 사망한 환자의 경우 15.7%, 1-8시간은 36.4%, 8시간 이후 사망한 환자는 57%에서 혈전이 발견되었다. 이처럼 생존 시간이 길어질수록 혈전 발견율이 증가한다는 사실은 혈전이 심장마비의 원인이 아니라 결과일 가능성을 시사했다. 연구자들은 이렇게 결론지었다. 심장마비의 어떤 측면이 "이미 취약해진 관상동맥의 혈류역학(hemodynamics)을 더욱 악화시켜 혈전 형성을 유도했을 것"이라는 것이다. 그리고 그들은 부검이 갖는 근본적 한계를 지적했다. "부검은 본질적으로 살아 있는 동안 빠르게 변화하고 역동적으로 진행되는 과정을 정지된 한 장면으로만 보여줄 뿐이다. 그 결과, 원인과 결과를 구분하기 어렵다."[7]

스톡홀름의 세 번째 연구팀은 또 다른 접근을 도입했다. 이전의 말초 혈전 연구에서 혈전은 자라나면서 화이브로넥틴(fibronectin)을 포함한 다른 혈장 단백질을 포함한다는 사실이 밝혀졌다. 이에 착안한 스톡홀름 연구자들은 방사성 동위원소를

붙인 화이브로넥틴을 이용해서 관상동맥 혈전이 언제 형성되는지를 시각화하고자 했다. 그들은 심장마비 환자가 관상동맥 집중치료실(CCU)에 입원하면, 먼저 요오드를 투여해 갑상선을 포화시켜 방사선 노출로부터 보호한 뒤, 4시간 후 방사성 화이브로넥틴을 주사했다. 입원 중 환자 7명이 사망했고 연구자들은 이들의 혈전을 찾아 방사능 계측기(scintillation counter)에 올려서 방사선이 혈전 내부에 어떻게 분포되어 있는지를 측정했다. 그 결과 6명은 혈전 전체에 방사선이 퍼져 있었다. 이는 혈전이 심근경색이 시작된 이후에 형성되었으며 그 시점이 방사성 표지 투여 이후였을 가능성을 시사한다. 방사성 표지는 입원 후 4시간이 지나 투여되었다는 사실을 기억하자. 만약 혈전의 일부라도 그 이전에 형성되었다면, 그 부분에는 방사능이 검출되지 않아야 한다. 실제로 일곱 번째 환자는 증상 발현 48시간 후에 방사능 표지 주사를 맞았는데, 그의 혈전 내부에는 방사선이 검출되지 않는 중심부(core)가 있었다.[8] 즉, 그 부위는 표지를 주사하기 전 형성된 것이 분명했다. 이 실험은 다시 한 번 혈전이 원인이 아니라 결과일 수 있다는 점을 부각시켰다.

심장 연구자들은 1960년대에 심장마비의 원인을 밝히기 위해 놀라운 창의성을 발휘했다. 그들은 기존 병리학적 방법의 한계를 넘어서기 위해 플라스틱 주형, 정밀한 시간 측정, 방사성 추적 물질을 활용한 혈전 추적 기법 등 새로운 기술들을 고안해냈다. 이러한 기술들은 심장마비의 병태생리를 서로 다른 방식으로 시각화 했다. 모든 방법이 결국 공통된 해답에 수렴할 수도 있었지만, 실제로는 그렇지 않았다. 각각의 방법은 각기 다른 이론을 뒷받침했고, 이로 인해 많은 연구자들은 1970년대에 이르기까지도 결론을 내리지 못한 채 답답함을 노모했다.

방법은 다양했지만, 이들 모두는 수십 년간 병리과 의사들을 곤혹스럽게 만든 공통된 한계를 공유했다. 바로 이미 심장마비로 사망한 사람을 대상으로 한 '사후 분석'에 의존할 수밖에 없었다는 점이었다. 1973년 스웨덴 연구진은 그 상황을 이렇게 표현했다. "우리는 살아 있는 환자에게 관상동맥 혈전이 있는지 아닌지를 확인할 방법을 알지 못한다."[9] 하지만 이 상황은 서서히 바뀌기 시작하고 있었다.

1895년 12월 빌헬름 뢴트겐(Wilhelm Röntgen)이 자신의 아내 손을 찍은 세계 최초의 엑스선 영상[공식적 명칭은 뢴트겐 사진(roentgenogram)]을 만들어낸 이후, 의사들은 살아 있는 인체의 내부 구조를 시각화 할 수 있는 방법을 끊임없이 탐구해 왔다. 현미경이 미시적 세계를 보이게 했다면 엑스선은 불투명한 구조를 투명하게 만들어 신체 내부를 절개하지 않고도 관찰할 수 있는 가능성을 열어주었다. 가장 기본적인 엑스선 영상은 뼈와 같은 구조물을 명확히 보여줬고, 폐도 관찰이 쉬웠다. 폐 질환에서 나타나는 부종, 염증, 덩어리 등은 공기로 채워진 건강한 폐의 반투명 구조와 대비되어 쉽게 식별할 수 있었기 때문이다. 하지만 이런 실례에도 불구하고 의사들이 엑스선 영상을 활용하는 법을 배우는 데에는 시간이 걸렸다. 전통적인 이학적 신체검사 기법으로 골절과 폐질환을 진단하는 데 익숙한 의사들은 1910년대와 1920년대에 엑스레이를 유용하게 활용하기 위해 진료 방식을 재구성해야 했다. 시간이 흐르면서 엑스선은 점점 의사와 환자 모두에게 당연한 도구로 자리 잡았다. 그러나 그 영상의 생성과 해석에 따르는 모호함은 여전히 남아 있었다.[10]

심장을 시각화 하는 일은 훨씬 더 까다로운 과제였다. 심장의 외형은 투명한 폐와의 대비를 통해 어느 정도 확인할 수 있었지만, 심장의 근육 조직이나 흐르는 혈액은 명암 대비를 제공하지 않아 내부 구조를 시각화 하는 데 큰 제약이 있었다. 1960년대에 메이슨 손스의 연구 덕분에 의사들은 선택적 관상동맥조영술(selective coronary angiography)이라는 새로운 도구를 얻게 되었다. 하지만 조영술이 아무리 잘 작동해도 이것은 관상동맥경화증을 부분적으로만 보여주는 시각적 표현에 불과했다. 클리블랜드 클리닉에서 손스와 함께 관상동맥수술을 개발하던 외과의사 도널드 에플러(Donald Effler)는 이 점을 명확히 인식하고 있었다. 그는 여러 방식으로 관상동맥을 관찰할 수 있었다. 손스의 수술 전 조영 영상을 분석한 뒤, 수술 중 직접 흉부를 열어 심장을 만지고 눈으로 관찰했다. 하지만 이 두 관찰 방식은 일치하지 않을 때가 많았다. 조영술은 때때로 질환의 심각도를 과장해서 보여주기도 했다. 어떤 환자의 경우 조영 영상에는 "양쪽 관상동맥 모두가 심하게 침범되었고, 다수의 구간에서 폐색이 발생했다"는 인상을 주었다. 에플러가 수술 중 직접 심장을 보니 관상동맥은 플라크 침착으로 마치 구슬이 들어있는 것처럼 울퉁불퉁했다. 그러나 눈으로 면밀히 살펴보았을 때에는 심각한 병변은 보이지 않았다. 그는 "이 혈관들을 눈으로 관찰한 결과, 특별한 병리 소견은 보이지 않았다."라고 보고했다.

한편 에플러와 동료들이 1960년대 조영술과 수술에 더 많은 경험을 쌓아가면서 그들은 조영 영상이 동맥경화의 실제 범위를 과소평가하는 경우가 더 많다는 사실을 깨달았다.

이는 때때로 수술실에서 예상치 못한 난관을 초래했다. 그들이 사용하던 수술법 중 하나인 첩부이식술(patch graft repair)은 국소적 병변에만 효과적이었기 때문이다. 따라서 조영술이 부정확했던 경우에는 수술 계획을 재조정해야 하는 상황이 발생했다. "수술 중 눈에 보이는 폐쇄 부위는 수술 전 조영술에서 보였던 것보다 훨씬 더 광범위한 경우가 많았다."[11]

병리과 의사를 포함한 다른 의사들 역시 관상동맥조영술의 신뢰도를 확인하기 위해 조영 영상과 부검 소견을 비교했다. 그들도 비슷한 문제들을 발견했다. 1962년 메이요 클리닉에서 발표된 초기 연구에 따르면 조영술과 병리 소견이 일치한 비율은 61%였고, 22%는 병변을 과소평가, 17%는 과대평가한 것으로 나타났다. 1973년, 이 기술은 훨씬 널리 사용되고 있었지만 영상-병리 일치도는 크게 향상되지 않았다. 미네소타 대학의 연구에서는 일치가 64%, 과소평가하는 경우가 33%, 과대평가는 3%라는 결과가 나왔다. 클리블랜드의 세인트 빈센트 자선병원 소속 의사 두 명은 이러한 우려를 다음과 같이 잘 표현했다. "최근 패널 토론에서 누군가 조영술이 심전도를 스미소니언 박물관에 보내 버릴 것이라고 했지만 그 주장은 반드시 검증할 필요가 있다."[12] 조영술은 결국 조영제가 채워진 혈관의 윤곽선만 보여줄 뿐 관상동맥의 작은 가지들의 죽상경화 상태나 실제 혈류의 상태는 알려주지 않는다.

이러한 한계를 잘 알면서도 심장내과 의사와 외과의사들은 조영술이 제공하는 영상에 매료되었다. 그 이유 중 하나는 조영 영상이 사진이나 엑스선이 오랫동안 누려온 명백한 사실성과 객관성을 누릴 수 있었기 때문이다. 의사들은 그 이미지들을 보며 마치 혈관과 그 안의 폐색 병변을 '직접 보고 있는 것처럼' 느꼈다. 손스는 이미지 증폭기와 카메라를 활용해서 생체 관상동맥의 움직임을 영화처럼 촬영하는 혈관영화조영술(cineangiography)을 개발했고 이는 조영 영상의 현실감을 한층 높였다. 이 영상들은 플라크 주변을 돌아 흐르는 조영제의 움직임을 보여주며 박동하는 심장 속 혈류의 시각적 드라마를 구현했다. 손스는 이렇게 만들어진 영화들을 논문의 자료로 전국 규모의 학회들에서 상영했고, 그중 한 논문은 미국 흉곽내과의사협회(American College of Chest Physician)에서 최우수상을 수상하기도 했다.[13]

조영술을 이미 확립된 친숙하고 신뢰할 수 있는 기술과 비교하는 의도는 자명했다. 손스는 관상동맥조영술을 '심장 속으로 떠나는 마치 사파리 같은 사진 여행'이라 불렀다. 에플러는 《사이언티픽 아메리칸》에 기고하며 다음과 같이 설명했다. "손스의 선택적 관상동맥조영술은 심장질환을 읽어내는 능력에 있어 프린터의 발명과도 같은 도약이었다. 이 기술은 환자의 상태에 따라 수술 방법을 정확히 또 정밀하게 정할 수 있는 기반을 만들어주었다."

1983년, 손스가 앨버트 라스커 임상 의학상(Albert Lasker Clinical Medical Research Award)을 수상했을 때 휴스턴의 외과의사 마이클 드베키(Michael DeBakey)는 이렇게 찬사를 보냈다. "이 움직이는 영상은 중요한 폐쇄 부위와 병변의 정확한 위치를 분명히 보여줍니다. 조영술은 전 세계 수천 명의 생명을 구하는 데 기여해 왔습니다." 클리블랜드 클리닉 의사들이 환자 교육용으로 집필한 책에서는 혈관조영술이 '심장에 혈액을 공급하는 실질적인 로드맵'을 제공한다고 표현했다.[14*] 조영술을 책, 지도, 사진, 영화 무엇에 비유하든 그 의미는 분명했다. 보는 것이 믿는 것으로 이어져야 한다는 것이다.

눈에 보이는 것을 믿고 싶어 했던 연구자들은 관상동맥조영술을 심장마비 논쟁의 한복판에 빠르게 끌어들였다. 이 기술은 처음에는 관상동맥 혈전설에 대한 회의

---

* 심장에 혈액을 공급하는 관상동맥의 상태를 지도화 했다는 의미와 심장에 혈액 공급이 제대로 되지 못하는 상태의 환자들이 조영술의 도움으로 제대로 된 치료를 받아 심장 기능을 유지할 수 있게 된다는 중의적 표현. – 옮긴이

론을 증폭시키는 결과를 낳았다. 1967년 한 연구에서 협심증 증상과 심전도상 심근 손상의 징후가 있던 환자 15명을 분석했지만 조영술에서는 어떠한 관상동맥질환의 증거도 발견되지 않았다. 1975년의 또 다른 연구에서는 심장마비를 겪은 환자들의 관상동맥이 정상이었다는 결과가 보고되었다. 그러나 이 연구에서는 심장마비 발생 후 6주에서 1년 사이에 시술이 이루어졌기 때문에 발병 당시의 병태를 정확히 포착할 수 없었다.

한편 어떤 연구자들은 뜻밖의 행운을 얻기도 했다. 덴버의 한 심장내과 의사는 매시간마다 협심증 발작을 겪는 46세 여성을 연구 대상으로 삼았다. 처음 조영술에서는 혈관이 정상처럼 보였지만 그녀는 시술 중 반복적인 발작을 경험했고, 의사는 매번 관상동맥 경련을 포착해냈다. 후속 연구에서 심장마비 발생 6시간 이내에 검사한 환자 6명 중 5명에게서 관상동맥 경련이 관찰되었다. 모든 환자에서 경련은 기존 플라크가 존재하던 부위에서 발생했으며 이는 특정 가설—플라크 위에 발생한 경련이 심장마비를 유발한다는 이론—을 강하게 지지했다. 즉 기존의 죽상경화성 병변 위에 혈관 경련이 겹쳐지면서 관상동맥이 완전히 막혀서 혈류가 점차로 멈추면서 심장마비가 시작되었다는 시나리오였다. 혈전은 그 뒤에 형성되었고, 이는 원인이 아니라 결과로 작용했다. 심장은 이미 돌이킬 수 없는 운명을 맞이한 셈이었다.[15]

이처럼 관상동맥 혈전설을 반박하고 경련설을 지지하는 강력한 시각적 증거는 자신들이 이미 심장마비의 원인을 이미 밝혀냈다고 믿었던 콘스탄티니데스, 프리드민 그리고 다른 연구자들에게 심각한 도전이 되었다. 1970년대까지도 불확실성은 계속되었고 의학계는 점점 더 당황스러운 상황에 놓이게 되었다. 온타리오의 약리학자 플리니오 프리오에스키(Plinio Prioeschi)는 한때 모두가 관상동맥 혈전설에 만족하며 지나치게 단순화되었던 심장마비에 대한 이해가 이제 '무정부 상태(anarchy)'로 접어들었다고 표현했다. 뉴욕의 심장내과 의사 찰스 프리드버그(Charles Friedberg)는 부검 결과들 사이의 조화롭지 못한 불일치를 '마음을 어지럽히는 혼란'이라고 표현했다. 유명한 병리과 의사 스탠리 로빈스(Stanley Robbins)는 이런 종잡을 수 없는 결과들이 오히려 병리과 의사들의 무지를 더욱 깊게 만들었다고 토로했다. 영국의 한 병리과 의사가 관상동맥 혈전설에 회의적인 연구자들을 '단순한 해부학적 사실조차 받아들이지 못하는 자들'이라며 조롱하자 경련설을 옹호했던 조르지오 바롤디는 자신감 넘치는 어조로 반박했다. "수 세기 동안 지구가 우주의 중심이라는 사실 역시 너무도 자명하게 받아들여졌습니다. 그리고 그것에 의문을 제기한 사람들은 똑같이 이단자와 급진주의자로 치부되었죠."[16] 이처럼 중요한 전환기 속에서 관상동맥우회술이 심장마비를 예방할 치료법으로 등장했지만, 의사들은 여전히 그 예방 대상인 심장마비의 정확한 원인조차 알지 못한다는 사실을 마지못해 인정해야 했다.

Chapter 4. 실천으로 배우기

Learning by Doing

1970년대에 들어서도 부검 연구, 동물 실험, 관상동맥조영술은 여전히 심장마비의 원인을 둘러싼 상반된 이론들에 근거를 제공하고 있었다. 가장 기본적인 질문, 즉 관상동맥 혈전은 심장마비의 '원인'인가, 아니면 '결과'인가 하는 물음에 대한 대답조차 합의되지 않은 채 논쟁이 계속되었다. 이 불확실성은 플라크 파열을 심장마비의 궁극적 원인으로 본 연구자들의 주장을 약화시켰다.

하지만 1970년대 말에 이르자 그 논쟁은 새로운 분류법과 치료적 접근법 덕분에 어느 정도 정리되기 시작했다. 급성 관상동맥 증후군(acute coronary syndromes)을 포함한 심장마비 분류 체계가 정립되면서 의사들은 서로 다른 임상양상에 특정한 원인을 연결하는 데 더 나은 기반을 얻게 되었다. 무엇보다 중요한 변화는 의사들이 심장마비를 적극적으로 치료할 새로운 방법들, 그리고 이를 시도할 용기를 갖게 되었다는 점이었다. 의학에서 어떤 지식은 직접 개입을 해봐야만 배울 수 있다. 치료가 효과적인가? 그 반응은 질병의 원인에 대해 무엇을 말해주는가? 그 답을 얻는 유일한 방법은 직접 시도해보는 것이다. 이처럼 도박에 가까운 치료적 모험이 지식 생산의 한 방식이 된다. 의사들은 심장마비 도중 또는 이후에 혈관조영술과 수술을 통해 관찰한 것들을 바탕으로 심장마비의 원인에 대한 기존의 생각을 근본적으로 바꾸게 되었다.

많은 과학자들은 분류학(taxonomy) 및 그 밖의 분류 작업을 우표 수집만큼 단순한 설명 작업으로 치부해왔다. 그러나 그것은 잘못된 생각이다. 과학자들이 자연 현상을 어떻게 분류하고 명명하느냐는 그 현상을 어떻게 생각하고 이해할 것인지에 실질적인 영향을 미친다. 분류는 어떤 대상을 과학적 탐구의 정당한 대상으로 만들기도 하고, 그 대상의 어떤 측면을 연구할지 방향을 정해주며, 그 현상에 다양한 의미와 연상을 부여한다.

의학에서도 마찬가지다. 진단 범주는 곧 무엇이 질병이고, 무엇이 아닌지에 대한 판단의 틀이다. 알코올 중독은 질병인가? 동성애, 히스테리, 우울증은? 이러한 질문에 대한 답은 시대에 따라 변해왔다. 이처럼 질병 범주의 정의는 환자의 존재론적 경험부터 보험청구나 치료 대상 여부에 이르기까지 의학과 사회 전반에 지대한 영향을 끼친다.[1]

진단 범주는 의사들이 질병을 연구하고 설명하는 방식에도 영향을 준다. 심장마비의 역사야 말로 그 사실을 잘 보여준다. 제임스 헤릭은 두 편의 보고서에서 관상동맥 혈전이 가져오는 극적으로 다양한 결과들을 묘사한 바 있다. 가장 운이 나쁜 환자는 "즉시 사망하며, 심장박동과 호흡이 동시에 멈추고 사투도 없다." 다른 환자들은 몇 분 또는 몇 시간 내에 사망하며 의사가 도착했을 땐 이미 숨이 끊어졌거나 사망 직전의 상태다. 반면 어떤 환자는 수 시간, 며칠, 심지어 수개월을 버티다가 사망하거나 회복에 이르기도 한다. 이런 환자들 중에는 "단지 가슴 부위의 경미한 통증만을 겪고 그조차도 특별한 증상으로 인식하지 못하는" 경우도 있다. 헤릭은 다음과 같이 결론 내렸다. "관상동맥 폐쇄의 임상 증상은 막힌 혈관의 크기, 위치 및 수에 따라 분명히 크게 달라질 것이다."[2] 이후 수십 년간 의사들이 더 많은 환자를 연구하면서 이처럼 다양한 임상 증상 사이에는 서로 다른 병태생리적 구분이 존재한다는 사실이 밝혀졌다.

병리과 의사들은 심장마비 후 심장 근육에 남은 손상의 양상을 분석했다. 그 결과 그들은 두 가지 기본적인 패턴을 발견했다. 가장 심한 발작에서는 손상이 심실벽 전체 두께에 걸쳐 퍼져 있었는데 이것은 전층 심근경색(transmural infarction)이라고 한다. 경미한 경우에는 손상이 심장 내벽에 국한된 심내막하 경색(subendocardial infarction)이 발생했다.[3] 연구자들은 이 두 가지 손상 유형이 서로 다른 병리 기전을 반영한다고 추정했다. 전층 심근경색에서는 심장의 한 부분으로 가는 혈류가 완전히 차단되어 폐쇄 부위의 하류의 모든 심근 세포가 괴사하게 된다. 반면 심내막하 경색에서는 일부 혈류가 유지되기 때문에 심장의 수축 과정에서 가장 큰 압력을 받는 내벽 조직만 괴사한다.

살아 있는 심장을 진단하고자 했던 심장내과 의사들은 심전도(EKG)를 활용해서 심장마비 도중 또는 그 이후에 심근 손상의 정도를 분류하는 법을 익히게 되었다. 심전도를 해석할 때 의사들은 그래프를 심장의 전기 생리 주기에 따라 나눴다. 심방이 수축하여 심실에 혈액을 채우는 단계(P파), 심실이 수축하여 온몸으로 혈액을 펌프질하는 단계(QRS-복합파), 다음 박동을 준비하기 위해 심실이 재분극되는 단계(ST-분절)가 그것이다. 1970년대에 이르러 심장내과 의사들은 단순히 '심장마비'나 '심근경색'이라고 말하는 대신 환자에게 ST 분절의 상승이 있는지, 또는 병적인 Q파가 있는지를 구분했다. ST 분절 상승은 심근 허혈과 저산소증의 초기 신호, Q파는 심실벽 일부가 괴사되어 흉터가 생겼음을 의미한다. 이들은 병리과 의사들과 협력하여 이러한 임상적 분류와 병리학적 결과 간의 상관관계를 분석했다. 그 결과 ST 상승과 Q파를 가진 환자는 거의 모두 전층 심근경색이라는 결론에 도달했다.

이러한 구분을 바탕으로 심장내과 의사들과 병리과 의사들은 심장마비 환자에게서 혈전이 발견되는 비율에 대한 데이터를 다시 들여다보았다. 1960년대 후반과 70년대 초, 병리과 의사들은 혈전 발견율이 0%에서 100%까지 다양하다는 결과를 내놓으며 광범위하고 다양한 이론들을 지지했다. 이제 많은 연구자들이 이런 차이가 각기 다른 심근 경색의 종류에 따른 것인지 알아보기 시작했다. 런던의 마이클 데이비스와 동료들이 가장 영향력 있는 연구를 수행했다. 그들은 다른 의사들과 마찬가지로 지속적인 논쟁에 지쳐 있었다. "관상동맥 혈전과 심근경색의 관계는 표면적으로 매우 단순한 형태학적 문제인데 이것을 두고 이토록 오랫동안 논쟁을 벌이는 것을 이해할 수 없다." 그들은 1964년부터 1974년까지 수행한 6,400건의 일상적 부검 중에서 500건의 치명적인 심장마비 사례를 확인했다. 이 중 469건에서는 최소 한 번 이상의 전층 심근경색이 있었고, 31건에서는 확산된 심내막하 손상만 있었다. 그들은 관상동맥을 정밀히 분석했다. 그 결과 전층 경색 환자의 95%에게서 폐색성 혈전이 발견되었는데 심내막하 경색 환자에서는 그 비율이13%에 불과했다. 게다가 거의 모든 혈전 아래에서 플라크 파열이 관찰되었다. 그들은 손상 패턴이 병리학적 기전의 차이를 반영한다는 결론을 내렸다. 100건의 돌연사 사례를 분석한 후속 연구에서는 74건에서 폐색성 혈전, 21건에서 플라크 파열의 증거가 발견되었다. 《뉴잉글랜드 저널 오브 메디슨(New England Journal of Medicine)》에 발표된 이 연구 결과의 결론은 명확해 보였다. "허혈성 심장질환으로 갑작스럽게 사망한 환자 대부분은 혈전이 우세하게 작용하는 진행성 병변을 가진 상태였다."[4] 이처럼 분석 대상을 가장 심한 사례—전층 심근경색과 돌연사—로 한정함으로써, 이들은 기존의 단순한 심장마비 개념에 얽매였던 초기 연구자들이 놓쳤던 일관된 관상동맥 혈전의 존재를 밝혀낼 수 있었다.

하지만 관상동맥 혈전의 가장 강력한 증거는 새롭게 분류된 부검 결과에서 비롯된 것이 아니라 오히려 새로운 치료적 개입의 과정에서 등장했다. 헤릭 이후로 의사들은 심장마비를 치료할 방법을 끊임없이 찾았다. 몇 주간의 침상 안정과 보조적 치료와 같은 전통적인 방법은 만족스럽지 못했다. 1960년대에 관상동맥 집중치료실(coronary care unit)의 등장과 함께 심장마비의 급성기 관리가 달라지기 시작했다. 의사들은 심전도로 치명적 부정맥을 탐지하고 신약과 제세동기를 활용해 일부 환자의 생명을 구할 수 있게 되었다.[5] 그러나 이런 접근은 여전히 심장마비의 합병증만 다룰 뿐 근본적인 원인은 치료하지 못했다.

1970년대에 들어서면서 의사들은 관상동맥우회술, 혈관성형술(angioplasty), 그리고 혈전용해제 같은 신약들을 통해서 보다 근본적인 원인을 치료하려고 시도했다. 이러한 치료들은 환자의 예후뿐 아니라 의사들이 심장마비를 바라보는 방식 자체를 바꾸어 놓았다.

예를 들어 새로운 수술 기법은 놀라울 만큼 유용한 정보의 보고로 떠올랐다. 혈전, 경련, 내벽 출혈 중 어느 것이 원인인가를 두고 논쟁이 계속되는 가운데, 많은 의사들은 심장마비 도중 또는 직후 심장에 혈류를 더 공급하는 것이 유익할 것이라 믿었다. 그러나 그게 실제로 가능할까? 의사들은 1910년대부터 관상동맥질환에 대한 외과적 치료를 시도해왔다. 흉터를 만들고, 조직을 이식하고, 혈관을 심장에 직접 연결하는 온갖 방법을 동원해왔다. 그중 일부는 플라크 부위의 혈관을 넓히기 위해 첩부(패치)를 이식하는 방법이었다. 처음에는 이러한 수술이 안정된 상태의 환자에게만 시행되었다. 1960년대 초까지도 심장마비가 진행 중인 환자를 수술하는 것은 거의 금기에 가까웠다. 하지만 외과의사들이 수술법에 더 익숙해지고 속도가 붙자 그들은 점차 급성 심장마비 환자를 직접 구하려는 시도에 나섰다.

최초의 심장마비 수술은 1966년 1월 클리블랜드 클리닉에서 이루어졌다. 외과의사들은 패치 이식술을 사용한 응급 혈관 재개통술(emergency revascularization)을 시도했고 환자는 생존했다. 1967년 르네 파발로로(René Favaloro)가 관상동맥우회술을 개발했다. 그는 1968년 4월에 처음으로 이 수술을 심장마비가 발생 중인 환자에게 시행했다. 수술 시행 초기의 60명의 환자 중 사망자는 단 5명뿐이었다. 다른 외과의사들도 곧 이 시술을 따라 하기 시작했다.[6] 그 만족감은 엄청났을 것이다. 상상해보라. 외과의사가 환자의 가슴을 열었을 때, 그는 혈액 공급이 부족해서 창백한 상태로 약하게 뛰고 있는 심장을 발견했을 것이다. 그런데 우회 혈관을 연결하고 클램프를 풀자 혈액이 심장으로 돌아오고 심장 조직은 붉게 살아나며 심장의 수축은 점차 힘을 되찾는다!

외과의사들은 곧 한 발 더 나아갔다. 심장마비가 이미 시작된 후에 수술을 하는 대신, 임박한 심근경색을 예방하기 위해 수술을 시도하기 시작한 것이다. 이러한 변화 역시 급성 관상동맥 증후군에 대한 분류 체계가 변화한 결과였다. 심장내과 의사들은 오래전부터 만성적이고 안정적인 협심증과 급성 심장마비 사이에 세 번째 증후군이 존재함을 알고 있었다. 그것은 협심증의 빈도와 강도가 점점 증가하는 형태였다. 수십 년에 걸쳐 이 증후군은 여러 가지 이름으로 불렸다. 중간형 증후군(intermediate syndrome), 점증형 협심증(crescendo angina), 불안정 협심증(unstable angina), 임박 급성심근경색(impending acute infarction) 등이 그것이다. 1970년대 초

'심근경색 전 협심증(preinfarction angina)'이라는 용어가 임박한 재앙을 암시하는 표현으로 의학 문헌을 지배하기 시작했다. 이 표현은 의사: 1970년대 초 '심근경색 전 협심증(preinfarction angina)'이라는 용어가 임박한 재앙을 암시하는 표현으로 의학 문헌을 지배하기 시작했다. 의사와 환자 모두에게 즉각적인 대응을 촉구하는 언어적 압박감을 주었다. 어떤 의사들은 이 용어가 "발생하지 않았고, 발생할지 확실하지도 않은 미래 사건을 전제로 하고 있기 때문에 오해를 부를 수 있다"고 지적했지만, 몇몇 저명한 외과의사들은 이 상태가 "임박한 심근경색을 고도의 확률로 예측할 수 있는 임상 상태"라고 주장했다. 이러한 위험 상태는 개입을 필요로 했다. 파발로로는 1972년 로스앤젤레스에서 열린 흉부외과학회에서 "심근경색이 발생하기 전에 수술하는 것이 최선"이라고 말했다. 실제로 클리블랜드 클리닉의 첫 60건 응급 혈관 재개통 수술 중 40건은 "심근경색이 임박한" 환자들에게 시행된 것이었다.[7]

비슷한 일이 '과부 제조기 병변*(widow-maker lesion)'의 경우에도 일어났다. 이는 혈관조영술로 확인된 좌주관상동맥(left main coronary artery)의 커다란 플라크를 말한다. 에플러는 이를 '돌연사 병변'이라고 불렀다. 이 병변이 있는 사람들의 사망률은 매우 높았고 외과의사들은 수술만이 유일한 희망이라고 믿었다. 그래서 외과의사들은 환자에게 증상이 있든 없든 상관없이 이 병변이 있는 것으로 밝혀질 경우 우회술의 정당한 적응증이라고 보았다.[8]

이처럼 급성 및 임박한 심근경색 환자에게 우회술을 적극 시도하는 외과의사들의 열의는 심장내과 의사들에게도 적지 않은 압박을 주었다. 1960년대 후반에는 관상동맥조영술이 더 널리 보급되었음에도 많은 심장내과 의사들은 심장마비나 불안정 협심증 환자에게 조영술을 시행하는 데 주저했다. 조영술은 결코 무해한 검사가 아니었기 때문이다. 카테터가 이미 협착된 혈관을 더 막을 위험, 물리적 조작과

---

* 사망으로 이어지는 위험한 위치의 병변이라는 의미에서 붙여진 명칭. 당시 심근경색은 남자의 병이라는 편견이 있었다. – 옮긴이

조영제 자체가 이미 병든 심장에 스트레스를 주어 치명적인 부정맥을 유발할 수 있는 위험이 있었다. 따라서 심장내과 의사들은 특별한 치료법이 없던 시점에는 단지 진단 목직으로 조영술을 시행하는 것이 그만한 위험을 감수할 가치가 없다고 생각했다.

하지만 상황은 곧 바뀌었다. 외과의사들이 응급 혈관 재개통술을 시도하기 시작하면서 조영술은 새로운 의미를 갖게 되었다. 에플러와 파발로로 같은 외과의사들에게 조영술은 관상동맥 재개통술의 필수 조건(sine qua non)이었다. 심장마비 중 수술로 생명을 구할 수 있다는 희망은 조영술의 위험과 이익의 균형을 변화시켰다 조영술을 통해 가장 심각한 병변을 확인하고, 수술로 회복 가능한 부위를 정확히 파악할 수 있었기 때문이다. 이제 조영술은 단순한 신단 검사가 아니었다. 치명적 위기를 막기 위한 치료의 첫 단계가 된 것이다. 이런 변화는 심장내과 의사들에게 조영술이라는 위험을 감수할 이유를 제공했다. 클리블랜드 클리닉 팀은 조심스럽게 시작했다. 1971년 그들은 심장마비 또는 임박한 심근경색 환자 28명을 대상으로 한 초기 결과를 발표했다. 결과에 따르면 조영술은 '위험이 매우 낮은(minimal risk)'안정적인 시술로 입증되었고 대부분의 환자들은 이어진 수술에서도 무사히 생존했다. 1972년에는 사례 수가 60건으로 늘어났다. 그리고 다른 병원들도 곧 클리블랜드의 시도를 따라 급성 관상동맥질환에서의 조영술과 수술에 자신감을 갖게 되었다.[9]

의사들은 마침내 그토록 원했던 기회를 손에 넣었다. 심장마비의 순간, 혹은 그 직후에 살아 있는 심장의 내부를 관찰할 수 있게 된 것이다. 심장내과 의사들은 응급 조영술을 통해 초기 혈관 영상을 확보할 수 있었고, 외과의사들은 직접 흉부를 열어 관상동맥을 보고 만질 수 있었다. 그들은 무엇을 보았을까? 혈전이었다. 그것도 아주 많이.

워싱턴 주 스포캔의 심장내과 의사 마커스 디우드(Marcus DeWood)가 이끄는 연구팀은 이전 연구들에서 심장마비에 대한 모호한 결론들을 정리하기 위해 나섰다. 1971년부터 1978년 사이에 그들은 급성 전층 심근경색(transmural infarction)을 겪는 환자 322명에게 조영술을 시행했다. 그중 심장마비 발생 후 4시간 이내에 카테터를 삽입할 수 있었던 경우 87%의 환자들에게서 완전한 혈관 폐색(total occlusion)이 나타났음을 확인했다. 이 중 거의 70%는 조영 영상상 명백한 관상동맥 혈전이 보였다. 이들은 과학적 겸손함을 유지하면서 다음과 같이 말했다. 자신들의 연구가 혈전이 심장마비를 유발했음을 직접 증명하지는 못하지만 혈관 경련, 혈소판, 플라크 사이의 '역동적인 상호작용'이 폐색으로 이어졌을 가능성이 높다.[10]

디우드의 연구팀은 혈전의 조영학적 시각화에서 멈추지 않았다. 조건이 허락되면 환자를 바로 우회술로 이끌었다. "조영술상 혈전이 명확히 보이는 59명 중 52명에게서 수술을 통해 실제 혈전을 제거하는 데 성공했다."[11] 이 경험은 그들에게 두 배의 성취감을 안겨 주었을 것이다. 외과의사들은 단지 우회 혈관을 이식해 새로운 혈액—그리고 생명—공급 경로를 제공했을 뿐만 아니라 원래 혈관의 혈전을 제거해 본래 혈류를 회복시키는 데도 성공했기 때문이다. 범인은 현장에서 체포되었다. 바로 관상동맥 혈전이었다.

한편 급성 심근경색에 대한 다른 치료법들도 마찬가지로 많은 통찰을 주었다. 외과의사들이 혈관을 막은 혈전을 제거하거나 우회하는 데 주력하는 동안 심장내

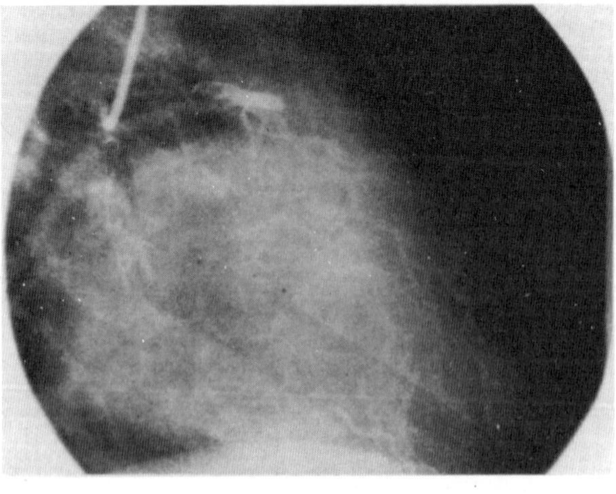

혈관조영술로 보이는 혈전

과 의사들은 혈전을 녹이려는 노력을 시작했다. 이 치료법을 혈전용해술(thrombolysis)이라 부른다.

1930년대에 볼티모어의 한 연구자가 최초의 혈전용해제인 스트렙토키나제(streptokinase, 스트렙토카이네이즈)를 발견했다. 그리고 2차 세계대전 이후 여러 질환에 이를 적용하는 임상시험이 시작되었다. 예를 들어 1959년의 한 연구에서는 심장마비 환자 22명에게 정맥 주사로 스트렙토키나제를 투여했다. 당시에는 내벽 출혈 이론이 주류였기 때문에 이 약물이 출혈을 악화시킬 수 있다는 우려가 있었다. 그러나 결과는 안전한 것으로 드러났다. '매우 심각한' 상태의 환자 8명과 덜 심한 환자 여럿이 '상당히 호전'되었다. 그러나 이 약물이 항상 의사들이 기대한 효과를 나타내는 것은 아니었다. 일부 환자들은 심각한 알레르기 반응을 보이기도 했다. 불안정한 효능과 안전성에 대한 우려가 결합되면서 1960년대에는 이 약물이 광범위하게 사용되지 못했다.[12]

1970년대에 심장내과 의사들은 혈전용해 요법을 다시 부활시키기 위해 노력했다. 관상동맥조영술은 이 작업에서 중대한 자산이 되었다. 연구자들은 이제 조영술의 가이드에 따라 스트렙토키나제를 직접 관상동맥에 주입하고서 그 효과를 시간으로 관찰할 수 있게 되었기 때문이다. 한 연구에서는 막힌 관상동맥 29개 중 18개를 열어 혈류를 회복시키는 데 성공했다. 연구자들은 이 결과를 혈전이 심근경색의 원인이라는 이론을 지지하는 증거로 해석했다. 즉, "많은 급성 심근경색 환자에게서 새롭게 형성된 혈전이 발견되었다는 병리과 의사들의 보고와 일치한다"는 것이다. 하지만 환자 선정, 투여 방식, 복용량 등에 대한 논쟁이 있었고 불확실성은 여전히 남아 있었다.

1986년 이탈리아의 대규모 임상시험에서 정맥 내 스트렙토키나제가 심장마비 후 사망률을 18% 감소시켰으며, 약물을 빨리 투여한 환자일수록 효과가 더 컸다는 결과가 발표되었다. 이 결과는 완벽하진 않았지만 고무적이었다. 혈전을 녹이는 것만으로도 상당한 이득이 있다는 것은 혈전이 심장마비에서 중요한 역할을 한다는 것을 입증한다. 치료 반응 자체가 이론을 지지하는 증거가 된 셈이다. 스트렙토키나제를 연구한 한 의사는 이렇게 결론지었다. "이 약물의 성공은 혈전이 급성 전층 심근경색의 관상동맥폐색을 유발하는 기전이라는 개념에 대한 추가 증거이다."[13] 이는 치료에서 원인으로 거슬러 올라가는 추론이었다. 혈전을 녹이는 약이 효과가 있다면, 혈전은 적어도 부분적으로라도 원인이었다는 뜻이다.

하지만 스트렙토키나제의 효과가 완전하지 않았다는 사실은 단순히 용해 가능한 혈전 외의 다른 무엇인가가 원인에 관여했음을 시사했다. 조영술은 이 '무엇'을 의사들이 직접 볼 수 있도록 해주었다. 의사들이 스트렙토키나제가 혈전을 녹이는 모습을 관찰했을 때, 혈전이 녹은 후에도 남아 있는 잔여 폐쇄(residual obstruction) 상태를 종종 확인할 수 있었다. 많은 혈전은 죽상경화성 플라크 위에 형성되었는데 이 플라크 자체는 스트렙토키나제로 제거되지 않았다.[14] 즉, 이 약물은 혈전은 녹일 수 있어도, 플라크 자체는 해결할 수 없었다. 이 문제를 빠르게 해결한 것이 바로 풍선혈관성형술(balloon angioplasty)이었다.

독일의 심장내과 의사 안드레아스 그륀직이 1977년 처음으로 풍선성형술 기법을 소개했다. 이 기법은 거짓말처럼 단순한 논리에 기반했다. 플라크가 있는 병변 부위에 풍선을 삽입해 부풀리면 플라크를 압착하고 혈관 벽을 넓혀 혈액이 지나갈 수 있는 공간을 확보할 수 있다는 것이 그 논리이다. 물론, 메커니즘의 세부사항에 대한 의문은 남아 있었다. 이렇게 늘린 혈관이 오래 유지될까? 압착된 플라크는 과연 어떻게 변할까? 그럼에도 유럽과 미국, 그리고 다른 지역의 심장내과 의사들은 이 기술을 앞다퉈 개발했다. 그리고 불과 2년 만에 이를 심장마비 치료에 적용하게 되었다. 한 연구에서는 환자들을 무작위로 풍선성형술 집단과 혈전 용해 집단으로 나누었다. 두 치료 모두 혈류를 회복시키는 데 성공했다. 각각 83%와 85%의 환자에서 막혔던 동맥을 통해 혈류가 회복되었다. 그러나 스트렙토키나제 치료 환자들은 83%의 잔여 폐쇄율을 보였다. 혈전은 녹았지만 플라크는 남아 있었기 때문이었다. 반면, 풍선성형술을 받은 환자들은 혈전을 제거하고 플라크까지 압축함으로써 잔여 폐쇄율을 43%까지 낮출 수 있었다. 의사들은 혈류량을 더 많이 회복시킨 풍선성형술이 심실 기능을 더 효과적으로 보존할 수 있을 것이라고 기대했다.[15]

혈관조영술이 우회술, 혈전용해술, 풍선성형술과 결합되면서 의사들은 심한 심장마비에서 관상동맥 혈전이 얼마나 중요한지를 시각적으로, 실질적으로 확인할 수 있게 되었다. 그렇다면 경련이나 다른 심근경색의 잠재적 원인은 어떻게 되었을까? 1960년대에 일부 심장내과 의사들은 혈관확장제(vasodilators)를 사용해 좋은 치료 성과를 얻었다. 그들은 협심증 환자에게서 혈관 경련을 확인하고서 확장제를 투여해 협심증 발작을 완화했다. 이를 통해 혈관 경련도 심장마비 병태생리에 일정한 역할을 한다고 믿게 되었다. 그러나 1970년대 초 중반 혈전 치료에 기반한 요법들이 부상하면서 경련 치료에 기반한 접근은 점점 설 자리를 잃었다.

치료적 검증은 간단했다. 확장제를 투여하고, 심장마비의 진행이 바뀌는지를 확인하면 된다. 많은 의사들이 이 실험을 시도했다. 매사추세츠 종합병원(MGH)의 심장내과 의사 두 명은 급성 전층 심근경색 환자 30명에게 혀 밑에 넣어 복용하는 알약, 정맥주사, 조영술 중 관상동맥 내 주사 등 다양한 방식으로 니트로글리세린을 투여했다. 그 결과 혈관확장제에 반응을 보인 환자는 4명에 지나지 않았고 그나마 그 중 한 명은 매우 미미한 반응을 보였을 뿐이었다. 한편 이 연구의 또 다른 그룹에서는 스트렙토키나제로 치료를 했는데 이 경우 10명 중 8명이 뚜렷한 반응을 보였다. 연구자들의 결론은 명확했다. 혈관 경련이 존재하더라도 그것이 결정적이지는 않았다. "관상동맥의 주된 폐색 기전은 관상동맥 혈전증이다."[16]

많은 심장내과 의사들과 외과의사들은 자신들의 새로운 치료법이 관상동맥질환에 대한 이해를 변화시킨 사실을 자축했다. 1990년 시카고의 병리과 의사 시모어 글래고브(Seymour Glagov)가 표현했듯 심장내과 의사들은 이제 '플라크 자체를 직접 조작할 수 있는 시대'에 들어섰다. "우리는 이제 플라크를 분리하고, 소작하고, 흡인하고, 절단하고, 이동시키고, 폐색 혈전을 용해시킬 수 있습니다."

한때 질병과 죽음의 궁극적 원인을 말할 수 있는 사람은 병리과 의사였지만, 이제 심장내과 의사와 외과의사들은 자신들의 치료법을 일종의 실험으로 삼아 심장마비의 원인을 추론하기 시작했다. 이처럼 치료가 지식 생산에 기여하는 방식은 명백했다. 애틀랜타의 내과의사 로런스 하커(Laurence Harker)는 다음과 같이 말했다.

"죽상경화증과 혈전의 관계에 대해 우리가 배운 거의 모든 것은 치료적 개입을 통해 얻은 것입니다."[17] 새로운 치료 방식이 새로운 앎의 방식을 낳았다.

치료적 개입을 통해 질병의 원인에 대한 지식을 생산하려는 의식적인 노력은 치료와 실험 사이의 관계에 대해 흥미로운 질문들을 던진다. 의사들은 단순히 실험실에서 새로운 지식을 만들어내고 그 지식을 임상에 적용하는 존재가 아니다. 그들은 항상 환자에게서 배워왔다. 의사들이 완전히 이해하지 못한 질병에 대해 새로운 치료법을 시도할 때, 그들은 그 과정에서 무언가 중요한 통찰을 얻을 수 있다. 환자를 신중하게 선정하거나 충분히 많은 환자들을 관찰함으로써 의사는 질병의 특정 측면을 분리해 탐구할 수 있는 기회를 얻게 된다. 치료의 목적이 실험이 아니라 하더라도 그 결과는 마치 실험처럼 새로운 지식을 제공할 수 있다.[18]

이런 역학관계가 그렇다고 의사들이 끊임없이 인간을 대상으로 실험을 하고 있다는 의미는 아니다. 실상은 훨씬 더 섬세하고 복합적이다. 환자가 치료를 원하는 것이 개입의 동인이 되기도 하고, 일부 치료는 기전이 충분히 잘 밝혀져 있어 결과가 거의 예측 가능하기도 하다. 예를 들어 세균 감염 환자에게 적절한 항생제를 투여하면 감염은 일정하고 예측 가능한 방식으로 해결될 것이다. 이런 경우 의학적 실천은 전통적 의미의 실험이 아니다. 그러나 많은 경우, 의사들은 질병 이론이나 치료 메커니즘, 또는 환자의 개별 상황에 대한 불확실성 속에서 행동한다. 이러한 불확실성 속에서는 특정 치료가 특정 환자에게 어떤 결과를 가져올지 예측할 수 없는 경우도 많다. 현명한 의사는 결과를 세심히 관찰하며 이를 통해 더 나은 미래의 치료로 이어지길 바란다. 그렇다면 많은 치료 경험이 일종의 실험이 되는 걸까? 그렇기도 하고 그렇지 않기도 하다. 결과는 불확실하고 그 과정에서 지식이 생산될 수도 있다. 하지만 환자가 실질적인 이득을 얻을 수 있다는 정당한 기대가 존재한다면 그 행위는 정당하게 '치료'로 간주될 수 있다.

이처럼 치료를 통해 질병에 대한 지식을 얻는 방식은 의료라는 영역 한가운데에 종종 인식되지 못하는 복잡성을 더한다. 현대 의학의 자부심과 성공의 많은 부분은 실험실에서 질병의 원인을 밝혀낸 뒤 그에 적합한 치료법을 개발한다는 근본적인 원칙에 기반을 두고 있다. 이러한 비전은 19세기 후반, 유럽에서 출발해 미국으로 확산되었으며 루이 파스퇴르, 로베르트 코흐, 클로드 베르나르 같은 과학자들이 그 흐름을 이끌었다. 1887년 엘리샤 그레고리(Elisha Gregory)는 미국의사협회(AMA) 회장 연설에서 이렇게 선언했다. "지식을 먼저 얻고 지혜로서 그것을 실제에 적용한다."[19] 의학의 수많은 혁신이 이 '실험대에서 병상으로(bench to bedside)'라는 경로를 따랐다.

하지만 심장마비의 원인을 찾는 과정에서는 정보가 반대 방향으로 흘러갔다. 병리과 의사들이 심장마비의 원인을 밝히려 노력했지만 그들의 방법은 상반된 이론들 모두에 근거를 제공하는 결과를 낳았다. 이 단서를 바탕으로 외과의사들과 심장내과 의사들은 서로 근본적으로 다른 치료법들을 개발하고 환자에게 시도했다. 그리고 그 결과를 바탕으로 병의 원인이 무엇이었는지 거꾸로 확신하려 했다.

그러나 이는 1970년대 심장치료에만 국한된 일이 아니었다. 고대 그리스의 의사들도 의학적 지식에 이르는 길이 다양하다는 사실을 인식하고 있었다. 합리주의자들(rationalists)은 질병에 대한 이론을 세운 뒤 그에 맞는 치료법을 찾으려 했다. 반면 경험주의자들(empiricists)은 이론을 믿지 않는다. 그들은 대신 단순히 치료를 시도하고 그 결과를 관찰하며 그 경험을 바탕으로 다음 결정을 내렸다. 하지만 이것은 이론상의 구분일 뿐 실제 임상에서 의사와 치료자들은 치료 결과를 통해 이론을 수정하는 식으로 두 방식을 자유롭게 통합했다.[20] 이처럼 치료 경험에 따른 피드백은 강력한 의학 지식을 형성하는 데 필수적이다. 만약 의사들이 실험실에서 이론만 세우고 임상 경험을 통해 그것을 수정하지 않는다면 그들은 귀중한 정보의 원천으로부터 스스로를 고립시키는 셈이다. 이론과 치료 간의 상호작용은 서로를 더욱 발전시키는 원동력이 된다.

이러한 이론과 치료 사이의 주고받음은 의학이 본질적으로 실천 중심의 학문이라는 특성에서 비롯된다. 실험실 연구는 분명 의학의 중요한 축이지만 의학이란 궁극적으로 '무언가를 행하는 것', 즉 환자를 위해 실제로 수행되는 활동이다. 그리고 의사가 어떤 치료를 하느냐는 그들의 사고방식과 질병에 대한 이해를 형성하게 된다. 한 철학자는 이러한 역동성을 네덜란드의 병원에서 말초혈관 질환을 다룬 민족지적 연구*를 통해 절묘하게 포착했다. 그녀는 겉보기엔 단순한 질문에서 출발했다. "죽상경화증이란 무엇인가?" 처음에는 단순한 해부학적 정의처럼 보였다. 하지만 실제로는 훨씬 더 미묘했다. 그녀가 내과의사, 외과의사, 영상의학과 의사, 병리과 의사, 환자들에게 죽상경화증에 대해 묻자, 각기 다른 대답이 돌아왔다. 그 이유는 각 집단이 질병과 '관여하는 방식'이 서로 다르기 때문이었다. 환자에게 죽상경화증은 많이 걸으면 다리에 통증을 느끼는 질환이었다. 영상의학과 의사에게는 초음파와 조영술로 시각화한 혈관의 상태였다. 병리과 의사들에게는 절단된 사지 표본을 냉장 보관하며 슬라이드를 현미경으로 관찰한 결과물이었다. 이처럼 질병을 대하는 방식과 경험 방식이 달라지면, 그에 따라 질병 자체도 달라진다.

죽상경화증은 하나가 아니라 여러 가지 다양한 형태로 존재했다. 죽상경화증을 경험하고 연구하고 기술하는 방식에 따라 각기 다른 다양한 죽상경화증이 존재했다. 그러나 이런 차이들이 극복 불가능한 장벽은 아니다. 서로 다른 전문 분야의 각기 다른 실천이 서로 다른 신체 개념을 만들어내더라도, 여러 분야의 전문가들이 종종 환자 치료에 협력한다. 이들은 일종의 '교환의 장(trading zone)'을 형성한다. 서로 다른 관점에도 불구하고 언어와 실천을 조정하여 협업이 가능하도록 하는 소통의 공간을 만드는 것이다.[21]

협업이 잘 이루어질 때 의사들은 임상과 실험실에서 얻은 통찰을 통합해서 질병에 대한 종합적인 이론을 만들어낼 수 있다. 그러나 의료적 실천이 의학적 지식에 영향을 준다는 사실을 이해한다고 하더라도 문제가 될 수도 있다. 만약 의사들이 치료 반응을 근거로 자신의 병태생리 이론을 수정하려 한다면, 그들은 반드시 그 질병이 해당 치료에 어떤 방식으로 반응했는지를 명확히 이해하고 있어야 한

---

* 민족지학(ethnography)은 문화기술지(文化記述誌)라고도 하며 인간 사회와 문화의 다양한 현상을 현장 조사를 통해 기술하고 연구하는 학문 분야. – 옮긴이

다. 그렇다면 이런 의학적 지식은 얼마나 신뢰할 수 있을까? 병리과 의사들은 오래 전부터 자신들의 방법이 가진 한계를 인식하고 있었다. 예를 들어 부검 표본은 살아 있는 신체의 상태를 온전히 반영하지 못한다는 사실을 잘 알고 있었다. 그렇다면 치료에 대한 반응을 분석하여 얻는 지식은 과연 얼마나 신뢰할 수 있을까? 중요한 세부사항은 종종 여전히 불분명하게 남는다. 예를 들어 혈관조영술은 관상동맥 내 혈류가 흐르는 실루엣의 이미지를 만들어낸다. 의사들이 스트렙토키나제 투여 후 100% 폐색이 83% 폐쇄로 줄어든 것을 보았을 때, 그 효과가 온전히 혈전 용해에 의한 것이라고 말할 수 있을까? 그 과정에 혈관 경련이 작용했을 가능성은 없었을까? 그 잔여 폐쇄 상태는 동맥경화 플라크 때문이었을까? 아니면 완전히 녹지 않은 혈전 때문이었을까? 게다가 어떤 임상시험에서는 스트렙토키나제가 효과가 있었지만 다른 시험에서는 그렇지 않았다. 문제는 약이었을까? 이론이었을까? 아니면 특정 임상시험의 설계 때문이었을까?

다른 치료법의 추론에서도 비슷한 의문이 제기된다. 예를 들어 혈관확장제가 효과가 없었을 때, 의사들은 과연 경련 이론이 틀렸던 것인지 아니면 약물이 실제로 존재한 경련을 해소하지 못한 것인지 판단해야 했다. 이와 같은 해석의 모호성은 최근 감염이 동맥경화증에 미치는 가능성을 둘러싼 논쟁에서도 나타났다. 1980년대와 90년대의 많은 연구들이 박테리아가 동맥경화 플라크에 콜로니*를 형성할 수 있으며 만성적인 저등급 감염**이 동맥경화를 악화시킬 수 있다는 가능성을 제기했다. 그러나 회의론자들은 설령 박테리아가 존재하더라도 질병 경과에 미치는 영향은 미미할 것이라고 반박했다. 그렇다면 박테리아의 역할을 어떻게 실험적으로 검증할 수 있을까? 답은 명확하다. 치료적 임상시험을 통해 확인할 수 있다. 의사들이 환자에게 항생제를 투여해 박테리아를 제거하고 이후 질병의 경과가 완화되는지를

* 박테리아의 군집 – 옮긴이
** chronic low-grade infection, 감염으로 인해 발생한 염증이 지속적으로 낮은 수준으로 유지되면서 장기간 지속되는 상태 – 옮긴이

관찰하면 될 것이다.

북미, 인도, 유럽, 아르헨티나의 의사들이 이 이론을 시험해보기로 했다. 연구진들은 전 세계적으로 7,747명의 심장마비 생존 환자를 모집했다. 절반의 환자에게는 12주간 항생제를, 나머지 절반에게는 위약(placebo)을 투여했다. 그 후 연구자들은 이들을 추적 관찰하며 항생제 치료가 이후의 심장마비 혹은 사망 위험을 줄이는지를 확인하고자 했다. 그 결과 두 집단 사이에는 차이가 없는 것으로 나타났다.[22] 그렇다면 이 이론은 틀린 것일까? 아니면 항생제 투여 기간이 너무 짧았던 것일까? 연구자들은 확실히 답하지 못했다.

치료 반응을 근거로 병태생리를 추론하려면 의사들은 그 치료가 기대한 모든 작용을 충분히 수행했는지를 확신해야 한다. 하지만 이 조건은 항상 충족되기 어렵다. 과학을 연구하는 사회학자들은 이를 '실험자의 회귀*(experimenter's regress)'라고 부른다. 이론과 실험이 서로 얽히게 되면 그 결과를 어떻게 해석할 것인지조차 혼란스러워진다.[23]

이러한 문제들은 심장학에만 국한된 것이 아니다. 정신의학 분야 역시 실천이 이론에 영향을 미치는 대표적인 분야다. 정신과 의사들은 다른 분야의 의사들보다도 자신들이 다루는 질환의 근본적인 원인에 대해 더 큰 불확실성을 안고 있다. 우울증, 정신분열증(조현병) 등의 정신질환을 앓는 환자들의 뇌나 신체에서는 명확한 병리적 징후가 거의 없다. 부검 결과나 영상 기술로도 결정적인 마커(marker)는 아직 밝혀지지 않았다. 그렇다면 정신과 의사들은 이 질병의 원인을 어떻게 알 수 있을까? 약물에 대한 반응이 결정적 역할을 했다.

1950년대와 60년대에 개발된 약물들은 신경전달물질인 도파민(dopamine)을

---

* 1980년대에 과학 사회학자 해리 콜린스가 제안한 이론으로 '실험 결과가 올바른 것인지를 알기 전에는 실험이 올바르게 수행되었는지 확인할 수 없고, 실험이 올바르게 수행되었는지를 알기 위해서는 결과가 올바르다는 것을 먼저 알아야 한다는 순환적인 문제를 가리킨다. 이 책에서는 치료의 성공은 이론의 정확성에 달려 있는데 한편으로 이론의 정확성은 치료의 성공으로 판단해야 하는 순환적인 상황을 말한다. – 옮긴이

표적으로 삼았고 이로 인해 도파민에 기반한 우울증 및 정신병 이론이 탄생했다. 1980년대와 90년대에 선택적 세로토닌 재흡수 억제제(SSRIs)—그중에서도 가장 유명한 것은 플루옥세틴(Prozac)—가 인기를 얻으면서 우울증은 세로토닌 결핍의 질병으로 정의되기 시작했다. 앞으로 글루타메이트의 활동을 조절하는 실험적 신약이 효과를 입증하게 되면, 글루타메이트 이론 또한 같은 경로를 뒤따르듯 가게 될 것이다. 이 접근은 매우 어려운 문제에 대한 현실적인 해결 방식이다. 그러나 동시에 정신의학이 제약회사의 마케팅과 과도한 기대에 취약해질 수 있다는 우려도 제기되었다.[24]

정신과 의사들의 경험은 의사들이 치료 결과를 통해 병태생리 이론을 수정할 때 반드시 고려해야 할 핵심 질문들을 던진다. 첫째, 그 치료가 의사와 환자가 기대하는 만큼 결정적인 근거를 제공하고 있는가? 둘째, 경제적 이해관계나 과도한 열광과 같은 외부 요인들이 그 치료 결과의 해석에 영향을 미치고 있지는 않은가? 관상동맥조영술, 혈관성형술, 우회술이 의사와 병원에 막대한 수익을 가져다준다는 사실을 생각하면 이 질문은 충분히 제기될 만한 것이다. 그러나 이것은 아직 이 책의 이야기에서 조금 앞서가는 내용이다.

Chapter 5.

플라크 파열에 대한 컨센서스

The Plaque Rupture Consensus

1960년대부터 1980년대에 이르기까지 새로운 부검 기법, 진단 기술, 치료적 개입이 급증하면서 심장마비의 원인을 탐구할 수 있는 새로운 방법들이 많이 등장했다. 이러한 방법론의 다양성은 처음에는 1930년대 이래로 이어져 온 분열된 논쟁 구조를 지속시키는 요인이 되었다. 하지만 1980년대에 들어서면서 각기 다른 기술들은 점차 하나의 통합 이론을 향해 수렴하기 시작했다. 그 이론은 관상동맥 혈전증과 그 기저에 있는 플라크 파열(plaque rupture)의 인과적 역할을 인정하는 것이었다. 이 장에서는 연구자들이 지적 퍼즐의 조각들을 어떻게 하나의 설득력 있는 이야기로 맞춰가며 심장마비의 원인에 대한 합의를 형성해갔는지를 서술한다. 여기에서 '컨센서스(consensus)'라는 단어는 규범적 의미가 아니라 서술적 의미로 이해해야 한다. 플라크 파열 가설은 현재 의료 전문가들 사이에서 널리 받아들여지고 있다. 그렇다면, 이것이 실제 자연의 진실을 말해주는가? 그건 훨씬 더 복잡한 질문이다.

플라크 파열 모델은 전통적인 점진적 폐쇄 모델(progressive obstruction)에서와 마찬가지로 그 첫 단계는 눈치채기가 어렵다. 죽상경화증 진행 과정은 지방을 머금은 세포들이 줄무늬(fatty streak)를 이루며 서서히 혈관 내벽에 쌓이기 시작하는 것에서 출발한다. 이러한 줄무늬는 미국의 십대 청소년들의 동맥에서도 발견될 수 있을 정도로 이른 시기에 형성되기 시작된다. 이 줄무늬들이 자라서 죽상경화성 플라크로 응고되면서 두 갈래 경로 중 하나로 나아간다. 일부는 근육세포와 결합조직으로 구성된 섬유성 플라크(fibrous plaques)를 형성하며 서서히 안정적으로 자라는 경로다. 이는 전통적인 점진적 폐쇄 모델과도 비슷하다. 이런 플라크가 충분히 커지면 운동할 때와 같이 심장에 가해지는 작업 부하가 증가할 때 혈류가 제한되면서 협심증이 발생한다. 이것이 바로 만성 안정형 협심증(chronic stable angina)의 병변이다. 그러나 어떤 플라크들은 또 다른 경로를 따른다. 이 플라크는 불안정한 상태로 진화한다. 1844년에 베르텔 토르발센의 생명을 앗아갔고 1930년대 티모시 리어리가 상세히 기술했던 바로 그런 유형이다. 이 플라크들은 지방으로 가득 찬 대식세포(macrophages)로 구성되어 있다. 대식세포는 세포 세계의 청소부이자 재활용자이다. 이런 플라크는 점차 죽은 세포, 콜레스테롤 결정, 석회화된 찌꺼기들이 모인 독성 덩어리로 발전한다. 이 플라크들은 크기에 관계없이 침식(erosion), 균열(fissure),

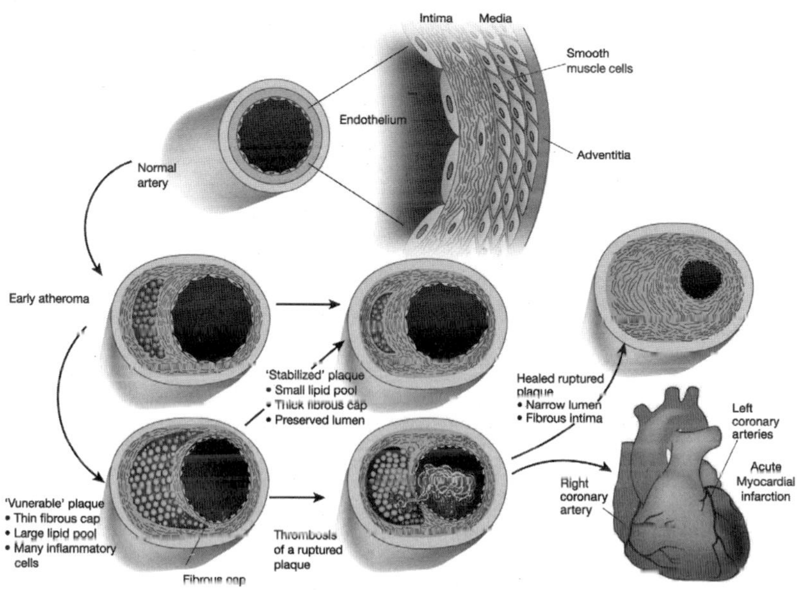

안정 플라크 vs. 불안정 플라크
플라크 파열 컨센서스에 따르면. 가운데 그림의 플라크는 점진적으로 커져서 섬유화되고 흉통을 유발한다. 아래 그림의 플라크는 파열하고 혈전을 유발하여 심근경색을 초래한다.

파열(rupture)되어 그 내용물을 혈류로 쏟아낼 수 있다. 쏟아져 나온 내용물은 혈액의 응고 반응을 유발한다. 그 결과로 나타나는 임상 양상은 파열의 위치, 범위, 지속 시간, 그리고 그에 따른 혈전 형성과 폐색의 정도에 따라 달라진다.[1]

플라크 파열 가설은 이처럼 다양한 급성 관상동맥 증후군의 기전을 하나로 통합해주는 '잃어버린 연결고리(missing link)' 역할을 했다.[2] 어떤 플라크는 파열, 혈전 형성, 용해, 재파열이라는 과정을 반복한다. 이 경우 환자는 점차로 증상이 심해지는 불안정 협심증의 전조 증상을 보일 수 있다. 혈전이 잠깐 형성되었다가 자발적으로 녹는 경우 심내막하 경색(subendocardial infarction)이 발생할 수 있고 혈전이 지속되면 전층 심근경색(transmural infarction)으로 이어질 수 있다. 심장마비의 위치와 심각도는 플라크의 위치에 따라 결정되었다. 심지어 아주 작은 플라크라고 할지라도 매우 '불운한 위치'에서 파열되었을 경우 치명적인 부정맥을 유발하며 돌연사로 이어질 수 있다. 결국 이 단순한 가설은 만성 안정형 협심증에서 돌연사에 이르기까지 다양한 관상동맥질환의 전체 현상을 설명해낼 수 있게 해주었다.

플라크 파열 가설은 부검 결과, 동물 실험, 임상 개입에서 도출된 다양한 발견들을 하나로 연결해주는 연결고리가 되었다. 심장내과 의사들과 연구자들은 이 가설을 "실험대에서 병상으로, 그리고 다시 병상에서 실험대로" 이어지는 성공 스토리로 자축했다. 이 이론은 기존의 여러 관찰 결과들을 설명할 뿐 아니라 1980년대와 1990년대에 등장한 새로운 영상 및 진단 기술을 통해 드러난 사실들까지도 설명할 수 있었다. 예를 들어, 한 연구팀은 죽상경화성 플라크의 온도 분포를 측정할 수 있는 열탐침(thermal probe) 기술을 개발했다. 연구자들은 플라크에 침투한 대식세포의 대사 활동이 증가하면 열이 발생할 것이라고 가정했다. 그리고 실제로 환자에게서 얻은 플라크를 분석한 결과 온도 상승이 염증 세포 밀도와 밀접하게 관련되어 있음을 입증했다.[3]

플라크 파열 가설에 대한 또 다른 근거는 혈관 내시경(angioscopy) 기술로부터 나왔다. 1980년대에 전자 및 광학 기술의 소형화 덕분에 관상동맥 카테터 끝에 초소형 광섬유 카메라를 장착할 수 있게 되었다. 그 결과 의사들은 이전과는 전혀 다른 방식으로 살아 있는 혈관 내부를 직접 볼 수 있게 되었다. 혈관조영술이 단지 혈관의 윤곽선(엑스레이 실루엣)만을 보여주는 데 비해 혈관 내시경은 살아 있는 동맥 내부를 볼 수 있게 해주었다. 이것은 질병 그 자체를 직접 마주하게 만드는 기술이었다. 의사들은 이 신기술에 경탄했다. "지난 1년간 우리는 광섬유 혈관내시경 장치를 이용해서 은유적 의미에서 살아 있는 사람의 관상동맥 속을 항해해 왔다." 이 항해는 플라크 파열 가설의 많은 특징들을 직접 확인시켜 주었다. 플라크, 궤양, 표면 혈전, 점진적으로 형성되는 혈전, 그리고 폐색성 심근경색까지 모두 눈으로 볼 수 있었다. 증상과 내피 표면의 상관관계는 환자가 살아 있는 상태에서의 임상과 병리 연관성이라는 새로운 차원을 만들어냈다. 이는 곧 '급성과 만성 관상동맥질환의 병태생리를 설명하는 체계적 기술, 즉 히니의 새로운 패러다임'이었다.[4]

패러다임이라는 표현은 상당히 의미심장하다. 1962년 토머스 쿤(Thomas Kuhn)이 《과학 혁명의 구조》에서 '패러다임'이라는 개념을 제시한 이래로 이 단어는 과학자, 경영자, 풍자 만화가들까지 포함해 모든 이들의 상상력을 사로잡아왔다. 쿤의 핵심 주장 중 하나는 다음과 같다. 과학자들은 단순히 자연현상을 설명하는 틀만이 아니라 그 현상에 대한 우리의 인식에 있어서도 조직화된 틀(패러다임)을 갖고 있다는 것이었다. 물론 오늘날 학자들 사이에서는 쿤이 말한 '과학 혁명'이 실제로 존재했는지, 또 과학에서의 패러다임의 변화의 역동성을 주도하는 것이 무엇인지에 관해서는 여전히 논쟁이 진행 중이다.[5] 하지만 그 와중에도 쿤의 한 가지 통찰은 여전히 설득력을 지닌다. 새로운 패러다임은 기존 이론에서는 설명되지 않던 많은 이상 현상(anomalies)을 설명해낸다는 점이 그것이다. 그리고 플라크 파열 가설은 심장내과에서 그러한 패러다임 역할을 수행했다.

플라크 파열에 대한 새로운 합의는 수십 년 동안 해결되지 않던 여러 의학적 수수께끼를 설명할 실마리를 제공했다. 1910년 오브라즈초프(V. P. Obraztsov)와 스트라제스코(N. D. Strazhesko)가 최초로 심장마비의 임상 증후군을 기술한 이후로 의사들은 "심장마비를 유발하는 것이 무엇인가?"라는 질문에 오랫동안 골몰해 왔다. 러시아의 두 의사는 심장마비가 무엇인가에 의해 '유발된다(triggered)'고 믿었다. 그들의 환자 중 한 명은 치열한 카드 게임 중에 발작을 일으켰고 또 다른 환자는 불쾌한 대화를 나눈 직후, 그리고 또 다른 환자는 계단을 오른 후 심장마비를 겪었다. 이러한 개념은 1930년대에 이르러 관상동맥 혈전의 역할을 둘러싼 논쟁과 함께 격렬한 논의의 중심이 되었다.

뉴욕의 심장내과 의사 아서 마스터가 이끄는 팀은 이 문제에 대해 영향력 있는 분석을 제시했다. 그는 협심증에는 심한 운동, 과식, 흥분, 차가운 공기 등 잘 알려진 유발 요인들이 많이 있다는 점을 인정했다. 하지만 심장마비는 어떤가? 그가 930건의 심장마비 발병 시점을 분석한 결과 1/3은 안정된 상태일 때, 1/4은 수면 중에, 1/5은 가벼운 활동 중 발생한 것으로 나타났다. 전통적인 유발 요인(중등도 이상의 운동, 걷기, 식사 등)이 있었던 경우는 소수에 불과했다. 마스터는 이 질문을 20년 후 다시 검토했다. 1960년의 후속 리뷰 연구에서 그는 더 많은 사례를 바탕으로 처음과 같은 결론을 유지했다. 운동과 심장마비 발병 사이에는 뚜렷한 관계가 없다는 것이었다. 이 결론은 한 세대 동안 영향력을 유지했고 학계는 심장마비의 유발 요인에 대한 관심을 잃어갔다.[6]

그러나 1980년대 초 보스턴의 한 연구팀이 전혀 의도치 않게 유발 요인(trigger)에 대한 질문을 다시 제기하게 되었다. 이 팀은 두 가지 약물이 심장마비 발생 시 심근 손상 범위를 줄일 수 있는지를 확인하는 연구를 진행하고 있었다. 그들은 심장마비가 시작된 이후 얼마나 빨리 약물을 투여하는지가 이 약물들의 효과에 영향을 미칠 것이라고 생각했다. 그 결과 연구자들은 수백 명의 환자들에게서 심장마비가 정확히 언제 시작되었는지를 면밀히 추적하게 되었다. 그중 한 연구자 제임스 뮬러(James Muller)는 데이터를 검토하다가 심장마비의 발병 시각에 뚜렷한 일주기 패턴(circadian pattern)이 있다는 사실을 발견하고 깜짝 놀랐다. 오전에는 심장마비 발생률이 오후보다 세 배나 높았던 것이다.

이런 일주기적 리듬을 설명할 수 있는 것은 무엇일까? 뮐러와 동료들은 1985년 《뉴잉글랜드 저널 오브 메디슨》에 발표한 논문에서 이렇게 썼다. 심장마비가 플라크 파열과 그로 인한 관상동맥 혈전으로 발생한다는 점은 이제 인식되었지만 "이 병리적 사건들을 유발하는 구체적 상황은 여전히 밝혀지지 않았다."[7] 그들은 다른 일주기 리듬이 관여할 가능성을 탐색했다. 그 결과 혈압, 스트레스 호르몬(코르티솔과 카테콜아민) 수치, 혈액 점도, 응고 경향 등이 모두 아침 시간에 더 높다는 사실을 발견했다.

뮬러의 분석은 어떤 면에서 과거 패리스 콘스탄티니데스가 플라크 파열을 유도했던 실험과 일맥상통한다. 콘스탄티니데스는 토끼 모델에서 플라크 파열과 혈전증을 일으키기 위해 에피네프린과 뱀 독소를 사용했었다. 뮬러는 아침에 심장마비가 더 많이 발생하는 이유가 혈관의 수축도(tonc)와 혈액응고 성향의 자연적인 생체리듬 때문이라고 추론했다. 플라크 파열 가설은 이러한 일주기 생체 리듬을 설명하는 데 도움을 주었다.

이 가설은 일부 치료 효과에 대해서도 설명을 제공했다. 1980년대에 의사들은 베타차단제와 아스피린이 심장마비 위험을 낮춘다는 사실을 이미 알고 있었다. 뮐러는 아마도 베타차단제의 경우 아침에 카테콜아민의 급격한 상승을 차단하고 아스피린은 아침 시간의 과응고 상태(hypercoagulability)를 완화했기 때문일 것이라고 추측했다. 그렇다면 새로운 치료 목표는 유발 요인을 제거하는 것이 아니라 그 결과를 예방하는 것, 즉 '그 유발 요인이 치명적 관상동맥 혈전으로 이어지지 않도록 차단'하는 것이어야 했다.[8]

그렇다면, 명백한 유발 요인 없이 일어난 심장마비는 어떻게 설명할 수 있을까? 플라크 파열 가설은 이 경우에도 실마리를 제공했다. 이 가설은 초기부터 플라크 파열이 아무런 징조 없이도 발생할 수 있다는 점을 강조했다. 이 이론을 지지한 초기 연구자 얼링 포크(Erling Falk)는 플라크 파열이 환자에게는 치명적인 사건일 수 있지만 그 자체는 "아마도 '무작위적인 사건(random event)'이며 죽상동맥경화 플라크의 성장 과정에서 발생하는 부수적인 현상일 가능성이 높다"고 설명했다.

뮬러는 이에 동의하면서도 중요한 차이점을 담은 관점을 추가했다. "심근경색의 발병은 여러 가지 사건들이 동시에 발생한 결과로 생긴 불행일 수도 있다. 각각의 사건 자체는 중요하지 않지만 동시에 함께 발생하면 치명적인 결과가 나타날 수 있다.” 그의 해석에 따르면 일련의 불운한 사건들은 각각 플라크 파열을 일으킬 수 있는 요인으로 설명될 수 있었다. 1980년대와 90년대의 연구에서 플라크 파열의 직접적 원인들이 점차 구체화되었다. 염증, 플라크의 괴사, 섬유막 파열(섬유막을 형성하고 있던 콜라겐의 붕괴), 박동하는 심장 표면에 고정되어 있는 동맥에 가해지는 물리적 압박 등이 그것이다. 연구자들은 점점 대식세포를 주목하게 되었다. 대식세포가 분비하는 효소가 결합조직을 분해한다는 사실이 밝혀졌기 때문이었다. 연구는 점점 정밀해져서 여기에 관여하는 사이토카인, 성장인자, 그밖에 염증 매개 분자들이 하나씩 밝혀졌다. 이제 심장마비도 현대의 분자생물학(molecular biology)의 시대에 들어서게 되었다.[9]

유전자 발현 분석 배열, 유전자 조작 생쥐, 그리고 세포 및 세포소기관을 영상화하는 첨단 기술을 활용한 덕분에 연구자들은 관상동맥질환을 완전히 새로운 방식으로 시각화할 수 있게 되었다. 플라크 내부의 분자적 작동 원리에 대한 이해를 통해서 의사들은 원리적으로 어떤 플라크가 파열 위험이 가장 높은지 이해할 수 있게 되었다. 이 모델을 기반으로 제임스 뮬러는 ‘취약한 죽상경화성 플라크(vulnerable atherosclerotic plaque)’라는 개념을 제안했다.[10] 그가 찾고자 하는 성배(holy grail), 즉 궁극의 목표는 이 플라크가 파열되기 전에 식별하거나, 더 나아가 플라크를 복구하는 방법이었다.

이 새로운 비전의 함의가 점차 분명해지자 의사들은 ‘위기의 플라크’라는 개념을 넘어서 위기의 심근(vulnerable myocardium)과 위기의 혈액(vulnerable blood)으로 개념을 확장해 나갔다. 플라크가 파열되면 무슨 일이 일어날까? 상황에 따라 달라진다. 얇은 혈전이 파열 부위를 막아주고 혈류를 방해하지 않을 수도 있다. 하지만 환자의 혈액이 과응고 상태(hypercoagulable state)에 있다면 커다란 혈전이 생성되어 혈관을 막을 수도 있다. 그럴 경우 심장이 심각한 심근경색을 겪을 수 있다. 그러나 관상동맥들의 구조가 충분히 다른 돌아가는 경로를 제공하는 식으로 연결되어 있다면 그렇지 않을 수도 있다. 2003년 심장내과 의사들은 《순환기(Circulation)》 저널에 새롭게 합의된 가설을 다음과 같이 정리했다: “이제는 ‘위기의 환자(vulnerable patient)'라는 용어가 더 적절할 수 있으며, 향후 심장 사건 발생 가능성이 높은 사람들을 구분하는 데 이 용어를 제안한다."[11]

이처럼 위험군이 확장되면서 환자 관리도 더욱 세심한 접근을 필요로 하게 되었다. 심장내과 의사들의 합의를 정리한 보고서는 위기에 처한 환자 식별을 위한 다양한 검사를 권장했다. 심전도, CT 스캔, C-반응성 단백질 검사, 카테터 검사 등이 포함된다. 여기에 MRI, 혈관내 초음파, 근적외선 분광법, 관상동맥 열측정술을 추가로 제안하는 전문가들도 있었다. 이 가설은 단지 관상동맥뿐 아니라 환자의 전반적인 위험을 시각화하기 위한 광범위한 기술 사용을 정당화해주었다. 언젠가는 의사들이 '미래의 유전체 및 단백질체 기술'을 활용할 수도 있을 것이다. 이 모든 정보는 '신경망과 같은 최신 생물정보학 도구'를 통해 통합되어 임상 결정을 이끄는 복합적인 위험 점수로 제시될 것이다.[12] 1990년대와 2000년대에 유전체학(genomics)이 과학과 사회 전반에 풍요로운 미래를 약속한 것처럼 분자 심장학(molecular cardiology) 또한 '약속의 과학(promissory science)'이 되었다.[13]

2000년대 초, 플라크 파열 가설은 확실히 우세한 이론으로 자리잡았다. 다양한 출처에서 이 이론을 지지했다. 실증 중심의 의사들은 이 가설을 지지하는 압도적인 증거의 무게를 근거로 수용했다고 설명할 수 있다. 한편 어떤 사람들은 이 가설이 다양한 주장들을 깔끔하게 하나로 통합해낸 점에 감탄했다. 직업적, 제도적 지위도 영향을 미쳤다. 1990년대 초 이 가설을 가장 먼저 수용한 이들은 학계 의학의 중심에 있는 인물들이었다. 그들은 실험실, 병상, 제약 개발의 경험을 통해 플라크 파열이 옳다고 확신하게 되었다. 그리고 그 확신을 다른 이들에게 설득하고자 나섰다. 메이요 클리닉, 매사추세츠 종합병원, 마운트 사이나이 병원, 클리블랜드 클리닉 등 저명한 기관에서 심혈관 프로그램을 이끌던 이들은 《뉴잉글랜드 의학회지》, 《순환기》 같은 권위 있는 저널에 열정적으로 리뷰 논문을 발표했다. 그리고 이러한 영향력 있는 저자들의 전략적 개입은 2003년 《순환기》에 실린 합의문에서 절정을 맞았다. 58명의 저명한 심장 연구자들이 서명한 이 문서는 위기의 플라크에 대한 개념, 진단법, 치료법을 공식적으로 정당화했다.[14]

하지만 이 새로운 이론이 정말 옳은 이론일까? 역사학자들은 늘 장기적인 시각을 견지한다. 20세기 내내 의사들은 심장마비의 원인에 대해 수많은 가설을 제시해 왔다. 플라크 파열 가설은 가장 오래된 이론 중 하나였지만 널리 받아들여진 것은 최근의 일이다. 이러한 이론의 역사를 돌이켜본다면 앞으로도 새로운 이론이 등장하고 합의가 다시 흔들릴 수 있다고 예측하는 것은 그리 급진적인 주장이라 할 수 없다. 물론 많은 심장내과 의사들과 병리과 의사들은 이에 반대할 것이다. 그들은 단 한 세대 만에 심장마비에 대한 이해가 놀라울 정도로 바뀌었다는 점을 강조할 것이다. 심근경색의 가장 기본적인 사실조차 모호했던 1970년대의 상황이 2000년대에는 엄청난 확신으로 바뀌었다. 수많은 연구들이 이 전환에 기여했고 그동안 퍼즐처럼 흩어져 있던 이상 현상들이 새로운 패러다임 안에서 하나로 정리되었다. 플라크 파열 가설이 이처럼 다양한 증거를 통합하는 능력은 많은 사람들이 이 이론을 신뢰하는 주된 이유가 되었다. 그렇다면 이 믿음은 정당한가? 현대의 의사들은, 의학이란 학문이 너무나 빨리 변할 수 있다는 것을 매우 잘 알면서도, 선배 세대 의사들과는 달리 자신들은 최종 정답을 결국 찾아냈다고 확신하는, 희한한 능력을 가지고 있다 할 것이다 . 하지만 역사는 좀 더 신중할 것을 요구할지도 모른다.

Chapter 6. 플라크 파열 치료하기

Rupture Therapeutics

앞선 장에서는 플라크 파열 가설의 전통적인 지적 역사를 다루었다. 그 가설이 점점 더 많은 임상적 관찰 결과들을 포섭하면서 어떻게 대중적인 이론으로 자리 잡았는지를 추적했다. 그러나 이 이론에는 또 다른 차원의 역사도 존재한다. 1930년대부터 1960년대까지 의사들이 플라크 파열과 내벽 출혈의 역할을 두고 논쟁을 벌이던 시기에 심근경색의 병리학은 학문적인 질문에 가까웠다. 그 시절에는 관상동맥질환의 경과를 직접 바꿀 수 있는 방법이 존재하지 않았기 때문이다. 하지만 1960년대에서 1980년대 사이에 상황은 크게 달라졌다. 새로운 약물과 수술 및 비수술적 치료 기법들이 개발되면서 심장마비의 원인은 '사실의 문제(matter of fact)'에서 '관심의 문제(matter of concern)'로 변했다.* 이제 플라크 파열은 심장마비를 예방하거나 그 영향을 줄이려는 새로운 치료 전략 속에서 의미 있는 요소로 떠오르게 되었다.[1]

따라서 플라크 파열 가설에 대한 두 번째 역사는 플라크 파열 가설의 합의에 기여한 증거보다는 그 가설이 어떻게 1980년대와 90년대의 치료적 실천 변화와 맞

---

* 이것은 프랑스 철학자 브루노 라투르(Bruno Latour)가 자주 사용했던 구분으로, '사실의 문제'는 고정되고 변화하지 않는, 과학적으로 증명된 객관적 진실로 간주되는 대상을, '관심의 문제'는 다양한 이해관계와 맥락이 개입되는 문제, 사회적으로 주목되고 토론되는 대상을 지칭한다. – 옮긴이

물려 작동했는가를 조망해볼 필요가 있다. 1966년, 1976년, 아니 1986년만 해도 이 가설은 의사나 환자에게 큰 치료적 의미를 갖지 못했다. 이 가설은 새로운 치료법을 낳지 못했고, 따라서 커다란 관심의 대상이 되지 못했다. 스타틴과 혈소판억제제라는 신약이 등장해 그 효과를 드러내기 전까지는 말이다. 이 장에서는 바로 이 새로운 약물들이 플라크 파열에 대한 관심을 어떻게 촉진했는지를 다룰 것이다.

1960년대와 70년대에 심장내과 의사들과 병리과 의사들이 관상동맥 혈전증과 플라크 파열의 역할을 두고 논쟁을 벌이는 동안 일부 연구자들은 보다 구체적인 질문에 집중했다. 파열된 플라크가 혈액응고를 유발하는 기전은 무엇인가? 과학자들은 곧 혈소판에 주목했다. 우리의 혈액은 피부나 조직이 손상되었을 때 출혈을 억제하고 치유를 유도하는 정교한 시스템을 갖추고 있다. 혈액에 존재하는 특정 단백질은 손상된 조직에 노출되면 활성화되고 이는 다른 단백질들을 차례로 활성화시키며 혈액응고 연쇄 반응(clotting cascade)을 일으킨다. 이 연쇄 반응의 끝에는 혈전(thrombus), 즉 응고된 핏덩어리가 만들어진다. 이 혈전은 손상된 조직이 재생될 수 있는 지지대 역할을 한다. 그리고 이 과정에서 혈소판이 핵심적인 역할을 한다. 혈소판은 조직 손상에 반응하여 응고 반응을 증폭시키고, 생성된 혈전을 안정화시킨다. 이 시스템은 상처나 긁힌 자국의 출혈을 멈추는 데에는 훌륭하게 작동한다. 그러나 만약 이 연쇄 반응이 죽상경화성 플라크의 손상된 세포에 의해 유발되었다면 그 결과는 바로, 1912년 제임스 헤릭이 처음 보고한 이래 두려움의 대상이 되어온 그 끔직한 관상동맥 혈전증이 될 수있는 것이었다.

1960년대, 연구자들은 오랫동안 해열진통제로 사용되어온 아스피린이 혈소판의 활성화를 억제한다는 사실을 발견했다. 이 발견은 아스피린이 항혈전제(anti-thrombotic agent)로서 관상동맥 혈전증을 예방하거나 치료할 수 있는 가능성을 가진 약물임을 의미했다. 만약 관상동맥 혈전증이 심장마비의 원인이라면 아스피린은 그 예방과 치료에도 효과를 가질 수 있었다. 하지만 1970년대에 진행된 임상시험의 결과는 실망스러웠다. 어떤 연구는 아스피린의 효과를 입증했지만 다른 연구는 그렇지 못했다.

이에 국립보건원(NIH)은 이 문제를 해결하기 위해 1975년 대규모 임상시험을 시작했다. 이 임상시험은 당대 최첨단 임상 연구의 모든 조건을 갖추고 있었다. 대규모, 무작위배정, 이중맹검* 위약 대조군이 포함된 임상시험이었다. 미국 전역의 30개 임상센터에서 심장마비를 겪고 생존한 환자 4,524명이 참여했다. 참여자 중 절반에게는 아스피린 500 mg을 하루에 두 번 투여하고 다른 절반에게는 위약을 투여했다. 수년간의 추적 관찰 결과, 놀랍게도 아스피린을 복용한 그룹의 전체 사망률이 오히려 더 높았다(10.8% vs. 9.7%). 성별, 체중, 가족력, 흡연 여부 등 다양한 하위 그룹을 분석해도 어떤 그룹에서도 아스피린이 사망률을 유의미하게 낮추지 않았다. 아스피린은 비치명적 심근경색의 발생률을 약간 낮추기는 했지만(6.3% vs 8.1%) 위염과 위궤양 발생률을 현저히 증가시켰다(23.7% vs 14.9%). 이 결과에 실망한 연구자들은 아스피린을 심장마비 재발 예방에 사용할 것을 권장하지 않았다.[2]

하지만 1980년대 후반에 이후의 임상시험들은 아스피린의 실질적인 효과를 재확인하게 되었다. 처음에는 불안정 협심증 환자, 다음은 심장마비 치료, 그리고 궁극적으로는 심장마비 예방까지 아스피린의 효과를 지지하는 증거들이 점차로 나왔다. 1990년대 초에 이르자 임상시험 데이터는 관상동맥질환의 예방과 치료 전반에 걸쳐 아스피린 사용을 일관되게 지지하게 되었다.[3] 만약 심장마비가 플라크가 점점 자라서 혈관을 막는 과정 때문이라면 아스피린의 효과는 전혀 말이 되지 않는다. 혈류 속도가 느려졌다고 해서 혈소판이 활성화되고 혈전이 생기지는 않기 때문이다. 하지만 플라크 파열 가설의 관점에서는 아스피린의 효과가 완벽하게 설명된다. 파열된 플라크에 혈소판이 달라붙어 활성화된 다음 혈관 경련, 응고 반응, 혈전 형성을 유발한다. 파열의 결과, 즉 무증상 치유, 불안정 협심증, 심근경색, 돌연사 중 어떤 결과가 나올지는 혈소판의 활성이 얼마나 강력한지에 달려 있었고 아스피린

* 이중 눈가림이라고도 하며, 임상시험에서 객관성을 확보하기 위해 특정 환자가 연구 대상인 치료제를 받았는지, 비교를 위한 위약이나 대조약을 받았는지를 환자도 연구자도 알지 못하게 설계하는 것을 말함. – 옮긴이

은 바로 이 혈소판 반응을 억제할 수 있었다.

물론 아스피린의 다양한 부작용은 초기의 기대를 다소 식게 만들었다. 심장마비 예방을 위해 장기간 복용해야 했던 환자들은 위장 자극 증상을 많이 겪었다. 지금 돌이켜보면 놀랄 일도 아니다. NIH 연구에서 사용한 아스피린 복용량은 하루 1,000 mg이었다. 이것은 오늘날 심혈관 보호를 위한 권장 복용량(하루 81 mg)보다 훨씬 높은 양이다. 게다가 저용량 아스피린조차 일부 환자에게는 위염을 유발할 수 있다. 이러한 부작용은 아스피린과 동등한 항혈소판 효과를 가지면서도 부작용은 적은 약물을 찾도록 동기를 부여했다.

그 결과 혈소판의 핵심 효소를 차단하는 약물, 클로피도그렐(clopidogrel)이 탄생했다. 영향력 있는 임상시험에 따르면 이 약물이 아스피린보다 안전하고, 어쩌면 더 효과적일 수도 있는 것으로 나타났다. 1997년부터 '플라빅스(Plavix)'라는 이름으로 판매된 이 약은 미국에서 가장 많이 팔린 약 중 하나가 되었다. 플라빅스는 2010년에는 60억 달러 이상의 매출을 올렸고 마케팅 비용만도 약 1억 5천만 달러에 달했다.[4] 광고 문구는 이 약물의 작용 기전을 그대로 활용했다. "혈전이 당신을 멈추기 전에, 당신이 혈전을 멈추십시오."

아스피린이 치료제로서 적합했던 데에는 또 다른 이유가 있었다. 1980년대와 1990년대에 연구자들이 관상동맥 내 죽상경화성 플라크가 파열되는 이유를 이해하고자 노력하는 과정에서, 이들은 염증이라는 요소에 주목하기 시작했다. 19세기 중반 루돌프 버차우(Rudolf Virchow)의 연구 이래로 병리과 의사들은 염증이 죽상경화증에서 중요한 역할을 할 가능성에 주목해 왔다. 하지만 20세기 대부분 동안 염증에 대한 관심은 콜레스테롤에 대한 열풍에 가려져 있었다. 그러다가 플라크 파열 가설이 제기되면서 과거의 염증에 대한 관심, 특히 대식세포(macrophages) 및 기타 염증세포의 역할이 다시 부활하게 되었다.[5] 잘 알려진 아스피린의 항염증 효과는 이런 염증 반응을 줄이고 플라크의 파열을 예방하며 궁극적으로 임상 결과를 개선하는 데 기여할 수 있는 요소로 작용했다.

뜻밖에 플라크 파열 가설을 지지하게 된 또 다른 약물군은 바로 지질저하제

(lipid-lowering medications)였다. 콜레스테롤과 죽상경화증 사이의 연관성이 처음 가설로 제시된 이래로 의사들은 줄곧 콜레스테롤 수치를 낮추는 방향으로 치료를 시도해왔다. 1960년대에 연구자들은 식이요법을 통한 콜레스테롤 감소를 권장했지만 이 접근법의 효과를 엄밀히 검증하려는 시도는 수많은 장애물에 부딪혔다. 이상적인 연구를 위해서는 수천 명의 환자들을 모집해, 수년간 '블라인드 식단*(blinded diet)'을 유지하도록 하는 설계가 필요했지만 이것은 현실적으로 불가능한 일이었다.

대규모 연구, 특히 유명한 '식이 심장 연구(Diet Heart Study)'가 시도되었지만 그 결과는 복잡했고, 논란이 뒤따랐고, 결정적이지 않았다. 이후의 연구들은 흡연 중단, 저지방 식단, 혈압 조절 등 여러 위험 인자를 동시에 조절하는 방식을 택했다. 이 연구들은 죽상경화증의 경과를 바꾸는 일이 얼마나 어려운지를 보여주었다. 한 연구에서는 콜레스테롤 수치를 줄이기 위한 적극적인 의료 관리 전후에 혈관조영술(angiography)을 시행했다. 25명의 환자에게서 확인된 88개의 플라크 중 69개는 변화 없이 유지되었고, 14개는 더 커졌으며, 단 5개만이 줄어들었다.[6]

하지만 점점 더 공격적인 치료 전략은 결국 더 뚜렷한 성과를 낳았다. 가장 강력한 설득력을 지닌 결과는 새로운 약물, 스타틴에서 비롯되었다. 스타틴은 1970년대 일본의 한 연구자가 콜레스테롤 대사를 억제할 수 있는 물질을 찾기 위해 곰팡이 배양액에서 6,000가지 이상의 화합물을 조사한 끝에 발견한 물질이었다. 이 약물은 1980년대에 임상에 도입되었고 다음과 같은 사실들을 입증해 나갔다. 연구에 따르면 스타틴은 콜레스테롤 수치를 낮출 수 있고, 일부 플라크의 진행을 늦추거나 일부 플라크는 실제로 퇴행시킬 수 있으며, 혈관 재개통술의 필요성을 줄여주고, 무엇보다 심장마비 및 사망 위험을 낮춰준다. 이러한 결과는 미국 내에서 스타틴의

---

* 맹검법 또는 눈가림법은 임상시험의 기초가 되는 방법으로 실험에 참여하는 참가자의 인식적 편향을 막기 위해 자신이 치료 집단에 포함되는지 대조 집단에 포함되는지 알 수 없게 설계하는 것을 말한다. - 옮긴이

처방을 폭발적으로 증가시키는 계기가 되었다. 그리고 이 현상은 곧 흥미로운 질문들을 낳았다. 스타틴이 치료하는 고콜레스테롤혈증은 대개 아무런 증상이 없다. 스타틴은 심장마비의 위험을 줄여주지만 이를 복용하는 사람 중 많은 수는 아마도 평생 심장마비를 겪지 않았을지도 모른다. 다른 무증상 질환 치료제들과 마찬가지로 스타틴은 '건강함'의 의미 자체를 바꾸어 놓았고 미국 고령자 대부분이 실제 증상과 관계없이 다수의 약물을 복용하는 현재의 현실을 만드는 데 일조했다.[7]

스타틴은 의학 연구자들에게도 새로운 수수께끼를 던졌다. 임상적 효과가 매우 뚜렷했던 연구들조차 플라크의 크기 감소는 너무 미세해서 컴퓨터 보조 분석을 사용한 조영 영상 분석을 통해서만 겨우 확인할 수 있었다. 1990년 《뉴잉글랜드 의학회지》에 발표된 영향력 있는 한 연구에서 연구자들은 146명의 환자를 무작위로 세 가지 다른 치료군에 배정했다. 스타틴을 복용한 환자군은 사망, 심장마비, 관상동맥 재개통술 등 주요 사건 발생률이 낮았고(46명 중 3명 대 52명 중 10명), 플라크가 줄어든 비율도 더 높았다(32% vs. 11%). 하지만 이 감소는 극히 미세한 수준으로 폐쇄율이 0.3% 줄어든 것, 즉 병변의 최소 직경이 0.002 mm 감소한 것에 불과했다.[8] 이것은 수수께끼와 같은 결과였다. 플라크가 아주 조금밖에 줄지 않았는데 어떻게 심장마비가 유의미하게 줄어들 수 있었을까?

이러한 결과는 플라크가 자라 혈류를 막는다는 '점진적 폐쇄 모델'에서는 잘 설명되지 않는다. 그 모델에서는 약물의 효과는 플라크의 크기를 줄이는 능력에 따라 결정되어야 하기 때문이다. 그러나 플라크 파열 가설은 여기에 설득력 있는 설명을 제공했다. 스타틴은 플라크를 줄이는 것이 아니라 플라크가 파열될 위험을 줄이는 방식으로 작용했던 것이다. 의사들은 스타틴이 정확히 어떻게 그런 작용을 하는지에 대해서는 아직 확신하지 못한다. 스타틴이 플라크의 지질 함량을 낮추거나 콜레스테롤을 결정체로 바꾸어 더 단단한 지질 코어를 만들어 파열에 대한 저항성을 높일 수도 있다. 또는 혈관 내막의 구조를 변경시켜 혈액 속을 순환하는 백혈구가 플라크 안으로 침투하여 대식세포로 분화하는 것을 막음으로써 예상치 못한 항염 효과를 나타낼지도 모른다.

하지만 이런 기전상의 불확실성은 판매 실적에는 아무런 영향을 주지 않았다. 메바코(Mevacor)에서 프라바콜(Pravachol), 조코(Zocor), 리피토(Lipitor), 크레스토(Crestor)에 이르기까지 연이어 블록버스터 스타틴 약물이 탄생했다. 플라빅스를 제치고 미국에서 가장 잘 팔리는 약물 중 하나가 된 리피토는 2010년 한 해에 69억 달러의 매출을 올렸고, 광고비로만 3억 달러 가까이 투입되었다.[9] 조코의 제네릭 버전인 심바스타틴(Simvastatin)도 스타틴의 인기에 편승하여 마케팅 없이도 62억 달러 이상의 매출을 기록했다.

아스피린, 클로피도그렐, 스타틴의 효과와 함께 처방 및 광고가 증가하면서 플라크 파열 가설은 의학계의 중심 이론으로 부상했다. 점진적 폐쇄 이론과 달리, 플라크 파열은 이러한 약물이 어떻게 급성 관상동맥 사건의 빈도와 사망률을 줄일 수 있는지를 설명해주었다. 동시에 이 약물들은 의학의 오랜 딜레마, 즉 치료적 의무라는 문제를 해결해주었다.[10]

의학은 본질적으로 실천의 과학이다. 환자들은 의사를 찾아와 뭔가를 해달라고 요청한다. 진단이나 예후 예측이 일시적인 위안을 줄 수는 있지만, 의사는 결국 어떤 치료를 제공해야만 한다. 19세기에 들어 임상 및 실험실 과학의 발전으로 의사들은 사혈, 구토 유도제, 하제와 같은 의사들은 기존의 치료법에 회의감을 갖게 되었다. 그럼에도 의사들은 대체할 치료법이 생기기 전까지는 그것들을 계속 사용할 수밖에 없었다. 새로운 지식은 의사들이 새로운 무언가를 제공할 수 있을 때에만 비로소 의미를 가진다. 플라크 파열 가설은 이 점을 명확히 보여준다. 스타틴과 혈소판억제제가 등장하기 전까지 의사들은 플라크 파열의 위험을 설명할 수는 있었지만 환자에게 구제적인 치료를 제안할 수는 없었다. 하지만 약물이 등장하자 상황은 바뀌었다. 의사들은 환자에게 불안정한 플라크의 파열이 어떻게 심장마비를 유발하는지 설명하고, 드디어 플라크 파열의 원인과 결과를 직접 겨냥한 치료를 제시할 수 있게 되었다.

내가 지금까지 전개해온 논증은 정황에 기반한 것이지만 관련 사건들이 벌어진 시점은 놀라울 정도로 절묘하게 맞아떨어진다. 플라크 파열 가설은 아주 천천히,

그리고 점진적으로 의학의 일반적 통념으로 자리잡았다. 이 개념은 1930년대부터 유통되었고, 1960년대에는 여러 연구팀에 의해 정교하게 문서화되었다. 하지만 1970년대의 교과서들은 심장마비의 원인에 대해 거의 언급하지 않았으며, 언급했다고 하더라도 불확실한 태도를 취했다. 교과서와 학술지 리뷰가 플라크 파열에 의미 있는 지면을 할애하기 시작한 것은 1990년대부터였다. 그조차도 이 이론이 '최근에 떠오른' 이론이라는 점을 강조하는 방식이었다. 플라크 파열 가설의 대표적 옹호자인 피터 리비(Peter Libby)는 1998년에 이 이론을 "최근에 등장한" 또 "새롭게 대두되는" 개념이라고 묘사했다. 《뉴욕 타임스》는 2004년에 이를 "새롭고 각광받는 이해 방식"이라고 표현했다.[11] 수십 년간의 논쟁과 방치 끝에 플라크 파열 가설은 마침내 1990년대에 대중적이고 영향력 있는 이론이 되었다.

이 시기는 마침 이 이론이 인기 있고 수익성 높은 신약들과 연결되기 시작한 시점과 정확히 맞물린다. 제약회사들의 역할도 분명히 컸다. 그들은 스타틴과 혈소판 억제제를 마케팅하기 위해 수십억 달러를 쏟아부었고 이 약물들은 의료 역사상 가장 수익성이 높은 블록버스터로 자리매김했다. 이러한 약물들을 홍보하고 연구를 지원하는 데 투입된 자금은 결국 플라크 파열이라는 질병 모델 자체의 홍보 역할까지 수행하게 되었다. 1980년대 후반 이전까지 플라크 파열 가설에 대한 이런 홍보 노력은 존재하지 않았다. 하지만 이 가설이 유망하고 엄청나게 홍보된 신약들과 연결되자, 플라크 파열은 단숨에 유망하고 널리 받아들여지는 이론이 되었다.

플라크 파열 가설의 치료적 매력은 실질적인 치료법을 넘어서 확장되었다. 의사들은 이 이론이 앞으로 또 다른 치료 혁신으로 이어질 것을 기대하게 되었다. 1990년대에 분자생물학자들이 플라크 파열의 기전을 점점 더 정교하게 밝혀냈다. 그 결과 의사들은 우회술이나 혈관성형술과 같은 기존의 거시적이고 기계적인 개입을 넘어서 좀 더 미세한 분자 수준에서 개입하는 방법을 찾고자 했다. 새롭게 밝혀진 경로 하나하나는 곧 잠재적 치료의 후보가 되었다. 연구자들은 간질 콜라게

나제*(interstitial collagenase), 스트로멜리신**(stromelysine), 젤라티나제 B***(gelatinase B)와 같은 복잡한 이름의 대식세포 유래 효소들을 억제할 수 있는 약물을 찾았다. 또한 안지오텐신****(angiotensin) 억제제나 어쩌면 오메가-3 같은 어유가 동맥 내피세포를 보호할 수 있는지를 실험했다. 그들은 전환 성장 인자-베타(TGF-β)가 기질 생산을 촉진하고 플라크를 강화할 수 있는 가능성을, 혈소판 유래 성장 인자(PDGF)가 평활근 세포의 사멸을 막을 수 있는 가능성을 상상했다. 다만 이런 성장을 촉진하는 물질들이 지나친 플라크 증식을 유도할 수 있다는 우려도 함께 있었다. 연구자들은 항산화제, 사이토카인 조절제, 그리고 간의 콜레스테롤 수용체 발현을 높이는 유전자 치료까지 모색했다. 한 심장내과 의사는 내피세포의 비활성화, 콜레스테롤 저하, 혈소판 억제 등을 포함하는, 플라크를 안정화시키기 위한 다섯 가지 전략을 제시했다. 그는 2002년에 이렇게 말했다. "세포생물학은 플라크 파열로 인한 급성 관상동맥 증후군을 예방하는 새로운 패러다임을 창조해냈다."[12] 플라크 파열 이론은 약물, 판매, 연구 자금을 창출하는 생산적인 기반이 되었고, 현대 분자 심장학(molecular cardiology)의 중심 축으로 자리잡았다.

이제 플라크 파열 가설의 역사는 어느 정도 형태를 갖추게 되었다.[13] 플라크의 파열은 어쩌면 오래전부터, 오래 살고 영양이 풍부하며 신체 활동이 적은 사람들에게서 존재해왔을 것이다. 하지만 플라크 파열이라는 개념은 1930년대에 들어서야 비로소 등장했다. 관상동맥질환이 유행병처럼 확산되기 시작하자 병리과 의사들은 현미경을 들이대며 그 원인을 밝히고자 했다. 플라크 파열 가설은 1960년대까지

---

* 세포 사이의 공간(간질)에 존재하는 콜라겐 분해 효소 – 옮긴이

** 기질 금속 단백질 분해 효소(matrix metalloproteinase, MMP)의 일종인 MMP-3을 가리킨다. MMP는 세포 외 기질 단백질을 분해하는 데 관여하는 효소로 결합 조직의 재형성에 관여한다. – 옮긴이

*** MMP-9, 즉 matrix metalloproteinase 9을 가리킨다. MMP-9는 세포외 기질을 구성하는 단백질인 콜라겐이나 엘라스틴 등을 분해하는 효소– 옮긴이

****신장에서 레닌 호르몬으로부터 생성되는, 강력한 혈관 수축 효과를 가진 폴리펩타이드 호르몬 – 옮긴이

주변적인 이론에 머물렀는데, 부분적인 이유는 이 이론이 의사들에게 환자를 위해 새로운 무언가를 해줄 수 있는 근거를 제공하지 못했기 때문이다. 사실 플라크 파열 이론은 구체적인 치료법 없이 제시되었기 때문에, 오히려 그 무서운 함의 때문에 외면 받았을 가능성도 있다. 이러한 맥락은 8장에서 더 자세히 다룰 것이다.

플라크 파열이라는 통합 이론의 가능성이 진정으로 인식된 것은 스타틴과 혈소판억제제가 등장한 1990년대에 들어서였다. 이러한 점에서 플라크 파열 가설은 의학사 속 다른 많은 개념들과 유사하다. 예를 들어, 세균 이론은 19세기 말부터 모습을 갖추기 시작했지만, 항생제라는 실질적인 치료법이 등장하기 전까지는 경쟁 이론들이 여전히 영향력을 유지했다. 고혈압 역시 의사들이 혈압계와 측정 장비를 개발하면서 인식되었지만, 그 수치가 사망률을 예측할 수 있다는 점이 보험업계에서 주목받기 전까지는 별다른 관심을 끌지 못했다. 의사들이 고혈압을 실질적인 진료 대상으로 보기 시작한 것도 이를 조절할 수 있는 치료법이 개발된 이후였다.[14] 의학이란 결국 예후와 치료에 관한 학문이다. 의학적 이론은 그 예후적, 치료적 유용성에 따라 주목을 받는다.

그런데 만일 스타틴과 혈소판억제제에 대한 열광이 플라크 파열 가설의 통합적 합의를 이끌어낸 데 일조했다면, 이에 대해 어느 정도 경계심을 가질 필요도 있다. 치료의 사용을 통해 의학 이론 간의 논쟁을 정리하는 일은 의학적 지식을 의학적 실천에 결부시킨다. 의학이 실용적 실천에 기반한 학문이라는 점을 감안할 때, 이는 어느 정도 불가피하고 정당하며 때로는 필수적인 일이기도 하다. 하지만 의료적 치료가 의학 이론의 형성에 영향을 줄 때, 그 이론은 치료에 대한 열광이라는 불확실성에 휘둘릴 수밖에 없다.

의학에서 '열광(enthusiasm)'은 오랫동안 의사들이 경계해 온 대상이었다. 의사들은 열광을 피해야 할 대상으로 보았다. 또한 객관적인 이성으로 열광을 대체해야 한다고 생각했다. 1970년대의 의사들 역시 자신들이 불확실한 열광에 쉽게 휘말릴 수 있다는 점에 대해 반복적으로 우려를 표했다. 그 우려는 부분적으로는 금전적 이해관계에서 비롯되었다. 특정 치료가 수익성이 있을 경우, 그것이 의사의 판단에 영향을 줄 수 있다는 의심은 당시에도 존재했다. 하지만 그것만은 아니었다. 명확한 증거 없이도 의사들이 특정 치료에 흥분하고 몰입하는 그 심리적 현상 자체가 문제로 지적되었다. 사혈, 하제, 전두엽 절제술, 근치 유방절제술, 호르몬 대체요법에 이르기까지 의학사에는 한때 열광의 대상이었지만 현재는 대부분 폐기된 치료들이 많다.[15]

그렇다면 오늘날 스타틴과 혈소판억제제에 대한 열광도 언젠가는 사라지게 될까? 지금으로서는 누구도 알 수 없다. 열광 그 자체가 치료를 무가치하게 만들지는 않는다. 그리고 이 약물들의 사용 근거를 뒷받침하는 증거는 실제로 매우 많다. 그러니 환자, 의사, 연구자 모두는 치료에 대한 열광이 어떻게 의학적 지식에 침투하는지를 주의 깊게 살펴야 한다. 환자 앞에 선 의사는 어쨌든 무언가를 해야 한다. 바로 그 치료의 의무가 좋든 나쁘든 의사의 사고방식 자체를 변화시킬 수 있다. 우리는 이러한 변화가 언제, 어떻게 일어나는지를 자각할 수 있어야 한다.

Chapter 7. 치료적 파열

Therapeutic Ruptures

플라크 파열 가설에 대한 견고한 합의가 이루어진 과정은 의료적 치료 관행이 어떻게 의학 이론에 영향을 미칠 수 있는지를 보여주는 대표적인 사례다. 의사들이 심장마비 발생 직후에 적극적으로 개입하기 시작한 것은 1970년대였다. 그리고 바로 그때부터 관상동맥 혈전이 심장마비를 유발한다는 인식이 확산되기 시작했다. 또 1990년대에 스타틴과 혈소판억제제가 널리 사용되면서, 플라크 파열 가설은 비로소 주류 이론으로 자리 잡았다. 그러나 다른 방향의 흐름도 존재한다. 어떤 치료법은 그 치료를 처음 정당화했던 이론이 사라진 이후에도 계속해서 사용되는 경우가 있다. 플라크 파열 가설은 많은 의사들로 하여금 관상동맥우회술과 혈관성형술, 특히 이 시술들이 심장마비를 예방할 수 있는 능력에 대해 의문을 갖게 만들었다. 그럼에도 두 시술은 이러한 비판에도 굳건히 살아남았다. 이것은 의료 관행이 의료 이론과는 일정 부분 독립적으로 작동할 수 있다는 점을 잘 보여준다.

르네 파발로로가 1968년에 관상동맥우회술을, 안드레아스 그룬직이 1978년에 혈관성형술을 처음 소개했을 때, 이들의 기대는 당대에 널리 받아들여지던 점진적 폐쇄 이론에 근거하고 있었다. 기본적인 개념은 단순했다. 플라크는 오래된 배관 속에 쌓이는 찌꺼기처럼 시간이 지남에 따라 누적된다. 그 결과 협심증이 생기고, 결국 심근경색에 이른다는 것이었다. 집안의 배관이 막히는 일은 누구나 한번쯤 경험해봤을 것이다. 배수구에서 물이 천천히 내려가다가 어느 날 갑자기 완전히 막혀서 역류한다. 많은 의사와 환자들은 이 친근하고도 직관적인 배관 모델을 관상동맥 질환에 그대로 대입했다. 예를 들어 1973년 클리블랜드 클리닉의 의사들이 한 환자에게 우회술을 설명할 때, 복잡한 수술 절차를 모두 열거한 뒤 마지막에 이렇게 덧붙였다. "결국은 막힌 배관을 뚫는 작업입니다." 그 이미지는 수십 년 동안 의학계와 대중 문화 속에서 강력하게 유지되었다. 2007년 한 심장내과 의사가 《슬레이트*(Slate)》에 기고한 글에서 이런 배관 은유를 신랄하게 비판했다. 그러나 2011년 《뉴욕 타임스》에 실린 마운트 사이나이 병원의 혈관성형술 광고에서도 이 이미지는 여전히 공공연히 사용되었다.[1]

여기에서 치료 개입의 논리는 분명하다. 동맥은 혈액이 흐르는 통로다. 만약 협심증 환자의 혈액 흐름을 플라크가 방해한다면, 그 플라크를 제거하거나 우회해야 한다. 이렇게 혈류를 복원하면 협심증의 빈도와 강도가 줄어들고 심장 근육의 손상도 예방할 수 있다. 직관적 호소력을 가지고 있는 배관 은유는 단지 환자에게 수술을 설명하고 홍보하는 수단이 아니었다. 이 은유는 의사들의 사고방식에도 깊은 영향을 미쳤다.

1969년 에플러는 우회술의 논리와 조영술에서 보이는 혈류 회복의 증거가 자신이 이 수술을 신뢰하는 이유라고 밝혔다. "이러한 명확한 사실적 증거를 검토조차 하지 않고 무시하는 심장내과 의사는 감정이 과학적 판단을 압도한 것이라고 생각합니다." 1977년 연구자들이 우회술에 대한 첫 무작위 임상시험을 완료했다. 그 결과 약물치료만 받은 환자들과 비교할 때 대부분의 수술 환자들이 더 나은 결과를 보이지 않는다는 사실이 밝혀졌다. 하지만 많은 외과의사들은 이 결과를 받아들이지 않았다. 그들의 비판은 환자 선정 기준부터 수술을 수행한 외과의사의 숙련도에 이르기까지 다양했지만, 근본적으로는 통계학적 인식 방법과 기계적 인식 방법 사

* 1990년대에 마이크로소프트사에서 창간한 웹진으로 문화, 정치, 사회 현상에 대한 깊이 있는 분석과 비판을 싣는 지적인 매체 - 옮긴이

이의 충돌이었다.* 생존율에 대한 계량적 분석에서 아무런 차이가 없다고 하더라도 외과의사들은 자신들이 직접 혈액을 잘 흐르게 만들었기 때문에 이 수술이 효과가 있다고 확신했다. 질병을 혈류의 차단으로 정의하는 모델에서는 우회술과 혈관성형술은 반드시 효과가 있을 수밖에 없다.[2]

이 논리는 급성 심장마비에서도 마찬가지로 설득력이 있었다. 외과의사들은 완전 폐색이 발생한 지 2-3시간 안에 제거된다면 죽어가던 심근 조직을 살려내고 손상 및 흉터의 범위를 줄일 수 있다고 생각했다. 1972년 보스턴의 한 외과의사 팀은 이렇게 썼다. “외과의사는 혈류가 차단된 부위에 혈류를 다시 공급하고 증상을 역전시키며 심전도를 안정시키는 능력을 입증했다.”[3]

하지만 그토록 많은 우회술과 혈관성형술이 시행된 이유는 단지 그것만은 아니었다. 많은 경우에 외과의사들은 증상이 없는 안정 환자에게 수술을 시행함으로써 미래의 심장마비를 예방하고자 했다. 즉 ‘예방적 재개통술’을 실시했다. 파발로로는 “심근경색이 발생하기 전에 수술하는 것이 최선”이라고 단언했다. 1973년, 파발로로와 에플러의 업적을 조명한 클리블랜드 매거진의 기사의 부제는 이 분위기를 잘 담아냈다. “심장마비의 급습을 기다리지 말고 관상동맥에서 미리 막아내라.” 물론 이러한 열정은 클리블랜드에서 특히 더 강했을 수도 있다. 왜냐하면 클리블랜드 클리닉의 파발로로와 에플러, 그리고 다른 의료진들이 1968년 최초로 우회술을 개발해 전국적 관심의 대상이 되었던, 관상동맥우회술의 본거지였기 때문이다. 하지만 이 희망은 미네소타, 뉴욕, 캐나다, 그리고 브라질까지 빠르게 확산되었다.[4]

초기에는 주로 큰 플라크에 관심이 집중되었지만 곧 더 작고 미묘한 병변들로 관심이 옮겨갔다. 예를 들어 1981년 클리블랜드 클리닉의 외과의사들은 작은 플라크를 우회할 정당성을 제시했다. 그들은 “관상동맥 경화증의 예측 불가능성”과

* Statistical and mechanical ways of knowing, 통계학적 인식에서는 임상시험 결과의 숫자를 보고 “효과가 없다”고 말하고 외과의사는 직접 혈류가 돌아오는 것을 보고 직관적으로 “효과가 있다”고 확신하는 차이를 말한다. – 옮긴이

"끊임없이 진행되는 죽상경화증의 경과", 그리고 "완화 상태를 최대한 오래 지속시키는 치료"와 "향후 재수술의 필요성 제거"를 그 근거로 들었다.[5] 이 모든 요소들로 인하여 그들은 아직 심장마비를 일으키지 않은 플라크에 대해서도 개입할 충분한 근거가 있다고 생각했다. 그 결과 그들은 일부 환자에게는 협심증조차 유발하지 않은 병변에도 수술을 시행했다.

혈관성형술을 개척한 이들 역시 거의 같은 논리를 따랐다. 안드레아스 그륀직은 처음 이 시술을 설명할 때 혈관의 폐쇄 정도를 감소시키는 혈관성형술의 능력을 크게 칭찬했다. 그는 "죽종(atheroma)이 압축되면서 혈관 내벽이 매끈해진다고" 찬양했다. 또한 이 시술이 "상대적으로 간단하며 가슴을 열 필요 없이 즉각적인 혈관의 재개통을 제공하는 장점이 있다"고 설명했다. 그와 동료들의 경험이 쌓여 감에 따라 혈관성형술이 언제 적용될 수 있는지를 더 넓게 정의하게 되었다. 이들의 초기 경험은 이 시술이 "관상동맥질환의 초기 단계, 즉 경증 협착에 대한 예방적 적용에도 타당하다"는 점을 뒷받침해주었다. 또한 "이중 혹은 삼중 혈관 질환으로 발전하고 회복 불가능한 심근 손상이 발생하기 전에 시기 적절하게 혈관성형술을 시행하는 것은 증상이 경미하더라도 논리적이며 정당한 접근일 수 있다"고 주장했다.[6] 이 논리에 따르면 결국 거의 누구나 치료의 대상이 될 수 있었다.

이러한 기대감에 힘입어 플라크 파열 이론이 점차 의학계의 중심으로 부상했던 1980년대와 1990년대에 우회술과 혈관성형술 역시 빠르게 확대되었다. 우회술은 1997년에 연간 607,000건 이상으로 정점을 찍었다. 이후 2007년까지 405,000건으로 감소했지만 이는 우회술에 대한 신뢰가 약화된 결과가 아니라 혈관성형술이 부상 때문이었다. 2007년에는 중재 심장내과 의사들이 풍선 단독 혹은 스텐트 병용 방식으로 약 120만 건의 혈관성형술을 시행했다.[7] 이들 중 상당수를 차지하는 '예방적 재개통술(prophylactic revascularization)'은 미국에서 활발하게 이루어지고 있다. 하지만 환자와 의사 모두 이 시술이 정말 효과가 있을 것이라고 기대해도 좋을까?

예방적 재개통술이 그 기대에 부응하기 위해서는 두 가지 전제가 충족되어야 한다. 첫째, 플라크는 시간이 지남에 따라 예측 가능한 방식으로 성장이 진행되어야 하며, 이를 통해 미래에 심장마비를 일으킬 가능성이 높은 플라크를 사전에 식별할 수 있어야 한다. 둘째, 혈관조영술이나 근적외선 분광법, 또는 그 밖의 어떤 진단 기술이든 고위험 플라크를 정확히 식별할 수 있어야 한다. 이 두 조건이 충족될 때에만 선제적 개입이 의미를 가지며 심장마비를 예방할 수 있다. 그러나 예방적 우회술과 혈관성형술을 비판하는 사람들은 플라크 파열 가설 자체가 이 두 조건 모두를 약화시킨다고 지적한다.

문제가 처음으로 수면 위로 드러난 것은 관상동맥질환의 진행이 예상할 수 없는 경로로 진행된다는 사실을 발견했을 때였다. 예를 들어 클리블랜드 클리닉의 연구팀은 한 환자가 몇 개월 또는 수년 간격으로 두 번의 조영술을 받았을 때 어떤 변화가 있었는지를 조사했다. 그 결과 일부 병변은 느리게 진행했고, 일부는 안정적으로 유지되었다. 그런데 빠르고 극적으로 변화하는 병변들도 있었다. 설상가상으로 이전에는 정상으로 보였던 동맥에서 새로운 심각한 병변이 갑작스럽게 나타나기도 했다. 한편 네덜란드의 심장내과 의사들은 관상동맥우회술 대기자들을 추적 관찰하며 병변이 빠르게 진행되는 환자를 조기에 찾아내 우선순위를 조정하려 했다. 그러나 그 결과 "연속적인 관상동맥조영술에서 얻어진 정보는 향후 진행을 예측하는 데 거의 도움이 되지 않는다"고 결론지었다.[8] 이러한 결과들은 기존 조영술로 드러나는 동맥경화의 경로가 지나치게 다양하고 불확실하다는 점을 보여주었고, 어떤 플라크가 문제를 일으킬지를 예측하려는 심장내과 의사들의 시도를 무력화시켰다.

메이요 클리닉의 한 연구팀은 이에 대해 솔직하게 진단했다. 그들은 1981년 관련 문헌들을 분석한 결과 동맥경화의 진행은 "거의 완전히 예측 불가능하다"고 기술했다. "향후에 불가피하게 혈관이 더욱 좁아질 것이라는 가정 하에 현재 협착(stenosis)이 심하지 않은 환자들에게 외과적 우회술을 적용하는 것의 효과를 뒷받침할 수 없다"고 결론 내렸다. 3장에서 논의했듯, 일부 의사들은 혈관조영술 자체의 신뢰성에 의문을 제기하며 조영 영상과 병리학적 결과 사이의 상관관계를 조사했다. 1980년대에 새롭게 떠오른 회의론은 또 다른 종류의 불안에서 비롯된 것이었다. 시술의 타당성 여부를 떠나서, 조영술은 예측 불가능한 경로를 따르는, 도무지 속을 알 수 없는 질병의 모습을 보여주었다. 이렇게 변덕스러운 질병은 예방적 개입의 대상으로는 적합하지 않다. 이는 의사들에게는 낯설지 않은 좌절이었다. 의료기술이 아무리 발전해도 심장질환과 암 같은 특정 질병은 여전히 미리 예측하기 어렵다.[9] 예후의 불확실성은 언제나 치료 결정에 복잡성을 더한다.

병리과 의사들과 심장내과 의사들은 또 다른 문제도 발견했다. 심장마비를 일으킨 플라크는 조영 영상에서 보았을 때 가장 크고 두드러진 병변이 아닌 경우가 많았다는 사실이다. 마이클 데이비스와 앤서니 토마스는 그들의 영향력 있는 부검 시리즈를 통해서 돌연사를 유발한 병변 중 1/3이 혈관 직경의 절반도 채 채우지 않은 작은 병변이었다는 사실을 밝혀냈다. 이런 병변들은 전통적으로 조영술에서 큰 주목을 받지 못했다. "혈전은 환자의 생전에 조영술로 관찰했을 때는 중요하지 않아 보였던 병변 위에서도 얼마든지 생길 수 있다"는 것이 드러났다. 이는 단순한 임상과 병리학의 불일치가 아니었다. 실제로 심장마비를 경험한 환자들의 이전 조영영상을 분석했을 때, 심장마비의 원인이 된 병변의 거의 절반(48%)은 당시에는 작은 크기의 병변으로 보였던 것들이었다. 결론은 명확해 보였다. "혈관조영술 영상만으로는 이후에 경색이 발생할 부위를 예측하기 어렵다." 그렇다고 큰 플라크가 위험하지 않다는 뜻은 아니다. 심장내과 의사들은 플라크 하나하나를 놓고 보았을 때 크기가 클수록 위험도가 높다고 믿었다. 하지만 작은 플라크는 그만큼 훨씬 흔했기 때문에 실제로 경색은 대부분 이 작은 병변들에서 발생했다.[10]

1980년대 중후반, 의사들이 이 발견의 의미를 인식하게 되면서 심장마비를 일으키는 작고 위험한 플라크를 식별하고 치료할 수 있는 방법을 찾고자 했다. 여기서 심장내과 의사들은 곧 조영술의 한계에 부딪혔다. 1960년대 이래로 조영술과 부검 결과를 비교한 연구들은 조영술이 동맥경화증의 범위를 종종 과소평가한다는 사실을 보여주었다. 시간이 지나면서 심장내과 의사들은 관상동맥을 시각화하는 새로운 방법들을 개발해나갔다. 더 정교한 기술들은 기존 조영술의 한계를 오히려 확증하는 결과를 낳았다.

한 연구팀은 개심 수술(open-heart surgery) 중 심장 표면에 초음파 탐침을 대고 관상동맥을 검사했다. 그러자 조영술에서는 국소 병변만 보였던 부위에서 실제로는 넓게 퍼진(diffuse) 죽상경화증 흔적을 발견했다. 관상동맥 카테터 끝에 장착한 초음파 탐침으로 수행하는 혈관내 초음파 검사에서는 또 다른 문제가 드러났다. 죽상경화 플라크는 많은 경우에 혈류 쪽이 아니라 혈관벽 바깥쪽으로 먼저 성장했고, 상당히 진행되기 전에는 혈류 쪽으로 돌출되지 않았다. 조영술은 혈관 내강*(lumen)의 변화를 감지하는 방식이기 때문에 환자가 파열 위험이 상당한 크고 작은 플라크를 여러 개 가지고 있는데도 조영상으로는 전혀 나타나지 않을 수도 있다. 1995년 클리블랜드 클리닉의 심장내과 의사 에릭 토폴과 스티븐 니센은 이렇게 썼다. "조영술로 얻은 혈관 윤곽선, 즉 '루미노그램(luminogram)'은 관상동맥의 해부학적 구조를 표현하기에는 지나치게 제한적이며 치료 결정을 내리기 위한 기준으로 삼기에는 부적절하다."[11]

플라크를 식별했다고 하더라도 혈관조영술은 그 병변의 생리학적 중요도를 판별해주지 못한다. 아이오와에서 진행된 한 연구에서는 우회술 중 도플러 탐침을 사용해 관상동맥 혈류를 측정했다. 혈관조영술로는 10%에서 95%까지 다양한 폐쇄율을 보였음에도, 실제 혈류 최대치는 조영술상 폐쇄 정도와 아무런 상관관계를 보이지 않았다. 연구자들은 이렇게 결론지었다. "우리의 연구 결과는 기존 조영술 방식으로 대부분의 관상동맥 폐쇄의 생리적 영향을 판단할 수 있다는 믿음을 심각하게 흔든다."[12] 이 발견은 조영술 결과의 신뢰성과 그것을 바탕으로 이뤄지는 치료 논리의 정당성에 또 다른 의문을 제기했다.

이런 일련의 발견은 심장내과 의사들에게 커다란 도전 과제가 되었다. 예방적 재개통술에 대한 그들의 기대는 언젠가 심장마비를 일으킬 플라크를 식별하고 예

---

* 혈관 내부 혈액이 흐르는 공간. –옮긴이

측할 수 있다는 믿음에 기반하고 있었다. 하지만 그들이 관상동맥질환을 더 깊이 들여다볼수록 죽상경화증은 예측 불가능한 방식으로 진행되고, 많은 심장마비는 조영술로는 보이지도 않는 작은 플라크에 의해 발생한다는 사실을 알게 되었다. 심장내과 의사들은 향후 심장마비가 어디서, 언제 발생할지 예측할 수 없었다.

2003년 두 전문가의 결론은 이러했다. "구조적으로 취약한 플라크를 발견하더라도 이것이 몇 주, 몇 달, 혹은 몇 년 뒤에 불안정해질지를 예측하는 것은 불가능하다."[13] 더 나은 예측 도구가 없는 한, 환자와 의사는 여전히 불확실성과 희망 사이에서 치료 결정을 내려야만 했다.

1980년대에 죽상경화증이 예측 불가능하게 진행된다는 사실과 혈관조영술이 작은 병변을 감지하는 데 한계가 있다는 인식이 널리 퍼지면서, 의사들은 예방적 재개통술의 현실적인 의미를 되짚기 시작했다. 1988년 노스캐롤라이나의 한 연구팀은 이렇게 지적했다. "초기 관상동맥조영술로는 이후 폐색이 발생할 위치를 예측하기 어려웠다. 따라서 초기 영상에서 중요해 보인 병변만을 대상으로 한 우회술이나 혈관성형술은 대부분의 심근경색을 예방하는 데 효과적이지 않았을 것이다."[14] 다시 말해, 심장내과 의사와 외과의사들이 환자의 크고 눈에 띄는 플라크들을 모두 관리했다 해도 심장마비는 그보다 훨씬 덜 뚜렷한 병변에서 발생할 수 있었다.

이러한 발견은 외과의사들을 곤혹스럽게 했던 무작위 임상시험 결과와도 일치했다. 1970년대와 1980년대, 미국과 유럽의 연구팀들은 우회술에 대한 대규모 무작위 시험을 진행했는데, 모든 연구에서 공통적으로 나타난 사실은 우회술이 대부분의 환자에게서 협심증은 완화했지만, 실제로 사망률을 줄이는 데 효과가 있었던 경우는 가장 중증의 소수 환자에 국한되었다는 점이었다. 1980년대에서 1990년대 초까지 혈관성형술이 급격히 확산되면서 비슷한 이야기가 반복되었다. 혈관성형술은 협심증을 완화하는 데는 분명 효과가 있었지만, 수차례 반복된 임상시험 결과, 안정 협심증 환자들에게서 이 시술은 생존율 개선이라는 이점이 없다는 것이 확인되었다. 플라크 파열 가설이 이 현상을 설명해주었고, 조영술의 한계에 대한 인식 역시 점점 커졌다. 외과의사들과 중재술을 실행하는 심장내과 의사들은 가장 크고 혈류를 심하게 막는 플라크에 치료의 초점을 맞췄지만, 이들이 바로 미래의 심장마비를 유발하는 병변은 아니었던 것이다.[15]

재개통술의 과도한 실행에 회의적인 의사들은 점점 더 강하고 신랄한 어조로 조영술의 한계와 예방적 치료의 허점을 지적했다. 아이오와 연구팀이 조영 영상상 협착도와 실제 혈류량 사이에 상관관계가 없다는 결과를 발표했을 때, 그들은 이렇게 경고했다. "개별 관상동맥협착이 갖는 생리적 영향을 정확하게 판단하기 위해 조영술에 의존해온 모든 의사들에게 이 결과는 심각한 충격일 것이다." 플라크 파열 가설을 지지하던 보스턴의 저명한 심장내과 의사 피터 리비는 임상 심장학의 '중심 도그마(central dogma)'를 재검토해야 한다고 선언했다. 그룬직과 함께 스위스에서 혈관성형술을 미국에 도입한 스펜서 킹은 1998년에 이르러 자신이 '심장학계의 원로'로서 축적한 위상을 활용해, 심장내과 의사들에게 "단순히 물리적(mechanical)이고 기하학적인 개선에 집착하는 중재 의사(interventionalist)의 고정관념"에서 벗어나야 한다고 경고했다. 어떤 비판은 더욱 날이 서 있었다. 로스앤젤레스의 심장내과 의사 두 명*은 "환상이 죽는 것보다 더 슬픈 일은 없다."는 아서 쾨슬러**(Arthur Koestler)의 말을 인용하며, "심장학의 환상, 즉 관상동맥협착을 우회하거나 확장시킴으로써 심근경색 위험을 줄일 수 있다는 믿음은 이제 사라져야 한다."고 말했다.[16]

클리블랜드 클리닉의 심장내과 의사 두 명이 이 비판을 이끌었다. 1980년대 혈관성형술이 빠르게 확산되는 상황을 우려하며, 에릭 토폴(Eric Topol)은 '안구협착반사(oculostenotic reflex)'라는 용어를 만들어냈다. 이것은 의사들이 조영 영상에서 중요한 병변만 보이면 거의 반사적일 만큼 곧바로 시술에 나서는 행태를 비꼰 것이었다. 1995년 그는 동료 스티븐 니센과 함께 이런 무분별한 반응과 '반사적인 혈관성

---

* LA 소재 Cedas-Sinai medical Center 소속 J S Forrester & P K Shah을 말함 - 옮긴이

** 영국의 소설가 - 옮긴이

형술 의례(ritual of reflex angioplasty)'를 개탄했다. 임상시험 결과 혈관성형술의 일종인 죽종절제술*(atherectomy)이 거의 효과가 없다는 사실이 드러났음에도 이를 무시한 채 시술을 계속하던 일부 의사들을 향해 그들은 직격탄을 날렸다. 그들은 이렇게 말했다. "심장내과 의사들은 죽종절제술 후 조영 영상이 더 깨끗해 보이는 데서 오는 '조영 만족감(angiographic gratification)'에 휘둘리고 있다." 이 같은 행태는 중단되어야 한다고 주장하며, "조영 영상의 외형을 개선하기 위한 목적만으로 시술이 이뤄져서는 안 된다. 그것은 이른바 '관상동맥 미용술(coronary cosmetology)'에 불과하다"고 경고했다.[17] 심장내과 의사들은 이런 피상적인 기준에서 벗어나, 실제로 환자의 예후에 영향을 미치는 결과에 주목해야 한다는 것이었다.

혈관성형술 지지자들은 이와 같은 도전에 대한 대응으로 병든 관상동맥을 더 정밀하게 시각화할 방법을 모색했다. 다양한 영상 기술이 등장하면서 연구자들은 "이제는 카테터 기반 혹은 비침습적 방식으로 이러한 생명을 위협할 수 있는 병변들을 영상화하고 치료할 수 있는 수단이 개발될 수도 있다"는 희망을 품게 되었다. 컴퓨터와 영상 증폭 기술은 조영술의 병변 감지 정확도와 민감도를 향상시킬 수 있었다. 플라크 형태 분석은 기존의 직경이나 면적 측정보다 정교한 정보를 제공해주었다. 정밀한 측정 결과 불규칙하고 타원형인 병변이 매끈하고 원형인 병변보다 파열 위험이 높다는 사실도 제시되었다. 스티븐 니센이 적극적으로 주창한 혈관내 초음파는 동맥경화증의 진행과 퇴행을 가장 민감하게 측정할 수 있는 기술로 평가받았다. 플라크를 직접 들여다볼 수 있는 혈관 내시경은 관상동맥 증후군의 다양한 유형과 연관된 플라크의 특징을 구분해주었다. 근적외선 분광법은 플라크의 지질 성분을 밝혀냈다.

새로운 기술의 가능성에 늘 희망을 걸어왔던 저명한 심장내과 의사들은 고위험 플라크를 감지하고 예방적 재개통술의 실용성을 되살릴 수 있는 새로운 기술을 개

* 기계적 방법을 통해 혈관 내 플라크를 제거하여 혈관을 넓히는 시술. 말초동맥질환이나 관상동맥질환 치료에 사용 – 옮긴이

발, 상용화하기 위해 경쟁적으로 스타트업 기업들을 설립했다. 그 결과 볼케이노 코퍼레이션*(Volcano Corporation)과 인프라레드X**(InfraReDx) 같은 회사들이 탄생했다. 일부 초기 연구에서는 유망한 결과가 나타났다. 이전에는 양호해 보였던 플라크에서 심장마비가 발생했을 때, 자세히 들여다보면 그 병변은 얇은 섬유막을 가진 플라크, 즉 파열 위험이 가장 높은 형태였던 경우가 많았다.[18]

설령 이러한 향상된 영상 기술들이 기대에 부응하더라도 결국 예방적 재개통술의 치료 논리에 대한 마지막 질문은 여전히 남아있다. 플라크의 취약성은 국소적 현상인가, 아니면 전신성 질환의 일부인가? 언뜻 보기에 미묘한 차이처럼 보이지만, 이 질문은 의학에서 매우 중요한 의미를 가진다. 20세기 동안 의사들은 질병이 국소적인지, 아니면 전신적인지에 대해 끊임없이 논쟁을 벌여왔다. 특히 암 치료에 있어서 이 문제는 중심적인 쟁점이었다. 그 중에서도 가장 널리 공개적으로 논의된 사례는 유방암이었다.[19] 가장 눈에 띄는 암세포 군집만을 절제하는 것으로 충분한가? 아니면 질병의 국소적 확산을 차단하기 위해 인접한 근육, 림프절, 심지어 뼈까지 제거하는 광범위 유방절제술이 필요한가? 아니면 이미 몸속 여기저기로 퍼졌을 수 있는 암세포를 제거하기 위해 전신 항암치료가 필요한가?

외과적 치료는 본질적으로 질병이 특정 부위에 국한되어 있다는 가정 위에 치료 계획이 세워진다. 이 가정은 관상동맥수술이 개발되던 시기에 관상동맥질환이 과연 국소적인지를 평가하는 일이 핵심적인 문제가 되었음을 의미한다. 1950년대와 1960년대에 심장외과 의사들이 동맥 이식, 패치 이식편, 내막절제술, 그리고 궁극적으로 우회술을 개발해 나가는 동안, 병변이 국소적인지 확산된 것인지에 관한 가장 단순한 해부학적 질문에 대해서도 의견 일치를 보지 못했다.[20] 1980년대와 1990년대에는 관심이 명확히 개별 취약 플라크에 집중되었지만, 위험이 국소적인

---

* IVUS (Intravascular Ultrasound) 장비를 개발해서 2000년 창업한 기업으로 2014년 필립스사에 인수되어 Philips Volcano브랜드로 제품 생산 - 옮긴이

** 관상동맥의 고해상도 촬영과 플라크 성분 분석을 실행하는 기기를 만드는 회사 - 옮긴이

가 전신적인가를 둘러싼 논쟁은 여전히 지속되었다.

미시간의 한 연구에서는 심장마비를 겪은 253명의 환자를 대상으로 관상동맥조영술을 분석했다. 대부분은 하나의 복잡한 플라크를 가지고 있었지만, 100명은 여러 개의 플라크를 가진 것으로 나타났고, 이 환자들은 더 나쁜 예후를 보였다. 연구자들은 다음과 같이 결론지었다. "플라크의 불안정성은 단순히 국소적인 혈관 사고(vascular accident)가 아니라, 관상동맥 전체에 걸쳐서 죽상경화성 플라크를 불안정하게 만들 수 있는 전신적 병태생리 과정을 반영한다."

연구자들이 죽상경화증에서 염증의 역할, 특히 대식세포가 플라크 파열에 기여하는 방식을 인식하면서 관상동맥계 여러 부위에서 대식세포의 활동을 조사했다. 그 결과 불안정 협심증 환자들의 혈관에서 대식세포가 광범위하게 활성화된 흔적이 발견되었다. 이는 "불안정한 관상동맥 증후군에서 단 하나의 고위험 플라크가 원인이라는 개념 자체에 도전하는 것"으로 평가되었다. 1995년 미국심장학회 연례회의에서 학회장이었던 시드니 스미스는 "혈관생물학과 분자생물학에서의 새로운 이해는 이제 단순히 심한 폐쇄 부위가 아니라 죽상경화증의 진행 과정 전체에 치료 초점을 맞추어야 한다는 점을 시사한다"고 경고했다.[21] 죽상경화증은 점점 더, 미만성 질환으로 여겨졌고, 따라서 국소적 치료만으로는 부족했다.

이 질문을 둘러싸고 새로운 논쟁이 촉발되었다. 한 연구에서는 50명의 환자를 조사한 결과, 그중 단 20명에게서만 위험하거나 파열된 플라크가 발견되었다. 그리고 이 20명의 심장에서는 평균적으로 2.1개의 '핫스팟'만이 확인되었다. 이 결과를 일반화한다면, 고위험 플라크는 그 수가 많지 않고, 국소적이며, 혈관성형술이나 우회술 같은 국소적 치료로 대응 가능하다. 게다가 스타틴과 다른 전신 치료들은 효과가 나타나기까지 수개월이 걸린다. 따라서 가장 위험한 플라크는 '시간을 벌기 위한 수단'으로 스텐트 삽입이나 다른 국소 치료를 받을 자격이 있다는 주장이 제기되었다. 그러나 이에 반대하는 이들도 있었다. 이들은 의사들이 "관상동맥 전체"를 치료해야 한다고 주장했다. 즉, 콜레스테롤을 낮추고 플라크나 혈소판을 안정화시켜야 한다는 것이다. 《뉴욕 타임스》의 한 기자는 이 비판을 잘 요약했다.

혈관성형술과 스텐트 시술은 무수히 많은 고위험 플라크 중 몇 개에만 초점을 맞추기 때문에, 시술자들은 결국 "의학적 두더지 잡기 게임(medical whack-a-mole)에서 지는 게임"을 하고 있는 셈이라는 것이다.[22]

우리는 혈관 재개통술의 근거에 플라크 파열 가설이 가했던 도전을 정확히 이해해야 한다. 누구도 우회술이나 혈관성형술이 대부분의 환자에게서 협심증을 완화하는 능력을 부정하지 않는다. 누구도 중증 관상동맥질환 환자에게서 수술이 제공하는 혜택을 부정하지 않는다. 또한 심장마비가 발생한 후 한 시간 이내에 제공되는 수술이나 시술의 가치를 의심하지 않는다. 문제는 많은 시술, 특히 하나의 발전하는 산업분야가 된 혈관성형술이 다른 목적으로 시행되고 있다는 것이다. 즉 안정적이고 경증(mild) 내지 중등도(moderate)의 관상동맥질환을 가진 환자에게 심장마비를 예방하고 생명을 연장하겠다는 이유로 시술이 행해지고 있다는 것이다. 바로 이 적응증을 플라크 파열 이론이 무너뜨린 셈이다.

그렇다면 전체 혈관성형술 중 어느 정도가 이 논란의 범주에 속하는 것일까? 이것은 심장학에서 무엇보다 논쟁적인 질문이다. 심장내과 의사들이 혈관성형술의 적절성을 논의할 때, 이 시술 중 응급상황에서 시행된 것(따라서 적절하다고 간주되는 것)의 비율이 어느 정도인지, 또 선택적 시술(따라서 의문이 제기될 수 있는 시술)의 비율이 어느 정도인지에 대해 매우 다양한 추정치를 제시한다. 한 논의에서는 서로 다른 심장내과 의사들이 전체 혈관성형술 중 31%, 50%, 85%가 안정적인 환자에게 선택적으로 시행되며, 이들은 시술로 인한 생존 혜택을 기대하기 어렵다고 주장했다. 이 중 가장 높은 추정치인 85%는 2006년 뉴욕주에서 시행된 혈관성형술 연구에서 나온 수치였다. 반면, 2011년의 한 연구에서는 전국 등록 데이터를 분석한 결과, 71.1%의 혈관성형술이 '급성 적응증'에 대해 시행되었고, 따라서 대부분은 적절한 시술이었다고 결론 내렸다.[23] 연구자들이 이렇게 분명해 보이는 사실조차 합의에 도달하지 못했다는 것은 합리적인 보건 정책을 뒷받침할 수 있는 근거 기반을 구축하는 일이 얼마나 어려운지를 여실히 보여준다.

그럼에도 불구하고 연구자들은 여전히 신중하게 설계된 임상시험이 명확한 해답을 제시해줄 것이라고 여전히 믿고 있다. 그들은 2011년 시작된 ISCHEMIA 시험*(International Study of Comparative Health Effectiveness with Medical and Invasive Approaches)을 통해서 안정 협심증 환자에서 재개통술이 심장마비나 사망의 위험을 줄일 수 있는지를 마침내 명확히 밝혀지기를 희망했다.[24]

예방적 재개통술의 논리나 부적절하게 시행되는 혈관성형술의 비율을 둘러싼 논쟁이 이어지는 가운데서도 혈관성형술은 임상 의사와 환자들 사이에서 여전히 인기가 높았다. 많은 이들은 이 시술이 생명을 연장시켜줄 수 있다고 믿었다. 관상동맥 재개통술을 비판하는 이들이 신랄하게 공격을 퍼부었지만, 예방적 혈관성형술은 상당한 치료적 자율성을 보여주었다. 또한 생리학적 정당성에 대한 강한 도전도 상당히 굳건하게 견뎌냈다.[25] 그렇다면 이 지속적인 인기를 어떻게 설명할 수 있을까? 플라크 파열 가설은 강력하고 대중적인 신약들과 연결되었을 때에 비로소 임상의들에게 의미 있는 개념이 되었다. 이는 치료적 의무라는 관점에서 보면 당연한 일이었다. 의학 이론은 치료 실천을 뒷받침할 수 있을 때 비로소 가치가 인정된다. 그러나 플라크 파열 합의가 정착된 이후에도 예방적 재개통술이 여전히 널리 시행되는 이유는 다른 설명이 필요하다. 경제적 이해관계, 방어적 진료 관행, 심장마비에 대한 두려움이 그 중요한 요인들이다.

우회술과 혈관성형술은 분명히 많은 사람들에게 막대한 부를 안겨주었다. 클리블랜드 클리닉에서 관상동맥우회술이 처음 도입된 지 불과 5년 뒤인 1973년, 도널드 에플러는 매년 100만 달러 이상의 수술비를 청구했다. 당시 그의 연봉은 10만 달러도 되지 못했다. 수익이 병원의 금고로 쏟아져 들어왔다. 1977년에는 미국에서만 연간 10만 건의 우회술이 시행되었고, 건당 비용은 10,000달러에서 15,000달러였다. 이 중 약 1/4이 외과의사의 몫이었다. 병원과 의사는 모두 엄청난 수익을 올릴 수 있었다. 의사 개인의 수입을 확인하는 것은 쉽지 않지만 한 유명한 한

* 머릿글자인 ISCHEMIA 허혈을 의미. 일종의 역두문자어(backronym) 방식으로 만들어진 멋진 언어 유희이다. - 옮긴이

사례는 그 실상을 단적으로 보여준다. 텍사스 심장 연구소의 창립자이자 카리스마 넘치는 외과의사인 덴튼 쿨리(Denton Cooley)는 1987년 한 해 동안 자신의 의료 행위만으로 9,865,000 달러를 벌었다. 그의 호화로운 삶의 양식은《아키텍처럴 다이제스트》의 눈길을 끌었고, 해당 잡지는 그 해 5월호에서 텍사스에 있는 그의 두 채의 저택을 특집으로 소개했다.[26]

심장내과 의사들도 이 호황의 수혜자였다. 모든 우회술 뒤에는 진단용 카테터 삽입 검사를 수행한 심장내과 의사가 있었다. 그 다음 혈관성형술의 등장은 사실상 무제한적인 수익 기회를 열어주었다. 1984년 시술 건당 약 800달러의 수입이 발생했으며, 일주일에 하루만 혈관성형술을 해도 연 20만 달러 가까운 수익을 올릴 수 있었다. 1990년대에 이르러서는 중재 심장내과 의사의 연봉이 오히려 외과의사의 연봉을 추월했다. 관상동맥조영술, 혈관성형술, (우회) 수술은 이제 수십억 달러 규모의 산업이 되었다. 어떤 추정에 따르면 이 시술들이 병원 수익의 1/3 이상을 차지하는 경우도 있다. 저명한 심장내과 의사들은 진료 수익뿐 아니라 자문 수당으로도 상당한 이익을 거두었다. 카테터 기술의 선구자였던 그렉 스톤(Gregg Stone)은 2006년 열두 개 회사로부터 각각 1만 달러 이상의 자문료를 받았고, 또 다른 열한 개 회사의 지분을 보유하고 있었다.[27]

이런 부의 유혹은 일부 의사들에게는 저항할 수 없는 것이었다. 심장외과 의사와 심장내과 의사들은 불필요한 시술을 통해 이익을 챙긴 혐의로 여러 차례 조사를 받았다. 캘리포니아 레딩(Redding)에서는 두 명의 외과의사가 불필요한 우회술과 메디케어 사기로 FBI의 수사를 받았다. 루이지애나에서는 한 심장내과 의사가 불필요한 혈관성형술을 정당화하기 위해 의료 기록을 조작한 혐의로 징역형을 선고받았다.[28] 2008년 볼티모어에서는 하루에 스텐트를 서른 개 삽입한 한 심장내과 의사가 메디케어 사기 혐의로 미 상원 재무위원회의 조사를 받았다. 텍사스 오스틴과 메릴랜드 솔즈베리에서도 유사한 수사가 진행 중이다.[29] 이들 사례가 예외적인 것인지, 아니면 앞으로 더 많은 유죄 판결의 전조가 될지는 아직 확실치 않다.

재정적 이해관계가 일부 의사들의 의사결정에 영향을 미치는 것은 분명하지만,

플라크 파열 이론이 등장한 이후에도 재개통술의 인기가 지속되는 이유는 재정적 요인만으로는 설명되지 않는다. 심리적인 요인도 분명한 역할을 한다. 2006년, 샌프란시스코의 한 연구팀은 왜 생존율을 높인다는 증거가 없는 상황에서도 많은 심장 전문의들이 혈관성형술을 권하는지 궁금해서, 스무 명의 심장내과 의사들과 소규모 심층 집단 인터뷰를 진행했다. 이 의사들은 자신들의 판단에 대한 다양한 설명을 내놓았다. 어떤 이들은 허혈에 대한 '무관용(zero tolerance)' 정책을 지지했다.* 또 다른 이들은 "환자가 조영실을 나갈 때는, 가능한 한 혈관이 열린 상태로 퇴실해야 한다"고 느꼈다. 많은 의사들은 '예상되는 후회(anticipatory regret)'를 남기고 싶지 않아 했고, 시술을 하지 않은 환자가 심장마비를 겪었을 때 그 책임감을 견디기 어려울 것 같다고 말했다. 의료소송에 대한 두려움은 이런 감정을 더욱 증폭시켰다. 한 의사는 "조영실 직원들조차 우리가 병변을 그대로 둔 채로 퇴실하는 걸 두고 보지 않을 것"이라고 말했고, 또 다른 의사는 "병변이 보이면, 결국은 안구협착반사(oculostenotic reflex)가 이긴다"고 했다. 개입은 환자의 불안을 덜어주는 데에도 도움이 되었다. 자기 관상동맥 속에 처리되지 않은 병변이 있다는 사실을 알고서 편히 잠들 수 있는 환자는 많지 않을 것이다. 심장 CT 촬영은 점점 더 많은 환자들을 스크리닝 체계로 끌어들이고, 이는 다시 조영술과 혈관성형술로 이어지곤 했다. 약물 방출 스텐트의 등장 역시 개입의 문턱을 낮췄다. 연구자들은 다음과 같이 최종 결론을 내렸다. "증거와 실제 진료 관행 사이에 존재하는 명백한 간극은 무엇보다도 정서적, 심리적 요인에 의해 설명된다."[30]

샌프란시스코의 심장내과 의사들이 특별했던 것은 아니다. 스위스의 심장내과 의사 두 명은 관상동맥 스텐트가 "혈관조영술 상에서 뛰어난 예측력을 보이고, 임상적으로도 안전하며, 무엇보다도 중재술을 실시하는 심장내과 의사들에게 안도감을 준다"며 낙관적인 전망을 내놓았다. 혈관을 열어주는 일은 심장내과 의사에게

* 약간의 허혈 가능성도 방치하지 않고 조치를 취해야 한다는 의미 – 옮긴이

큰 만족감을 줄 수 있다. 이런 장면을 상상해보자. 환자 옆에 서서 의사는 조영 영상을 바라본다. 크고 작은 플라크들이 관상동맥을 가득 채우고 있다. 의사는 어떻게 해야 할까? 능숙하게 스텐트 몇 개를 삽입하면, 영상 속의 혈관은 새로 태어난 것처럼 깨끗해진다. 만약 큰 플라크가 언제 터질지 모르는 시한폭탄이라고 믿는다면, 결정은 간단하다. 보스턴의 중재 심장내과 의사 애쉬윈 판데(Ashwin Pande)는 《뉴욕 타임스》와의 인터뷰에서 이렇게 말했다. "아드레날린이 치솟는 이 짜릿함, 저 같은 사람은 그것 때문에 심장내과를 전공합니다." 매사추세츠의 또 다른 심장내과 의사는 좀 더 냉소적으로 덧붙였다. "금전적 짜릿함도 만만치 않죠. 중재 심장내과 의사의 평균 연봉은 대략 50만 달러니까요."[31]

이러한 심리적 요인에 주목하게 되면, 또 다른 여러 요인들이 그 바탕에 깔려 있음을 알 수 있다. 1960년대부터 1990년대까지, 미국의 심장외과 의사들과 심장내과 의사들은 우회술과 혈관성형술에 대한 열정에서 세계를 선도했다. 이처럼 공격적인 치료를 선호하는 성향은 꽤 깊은 뿌리를 갖고 있는 듯하다. '영웅적 치료(heroic therapy)'는 오랫동안 논쟁의 대상이었지만, 미국 의학의 근간에 뿌리내리고 있는 전통이기도 하다. 미국 독립전쟁과 필라델피아의 황열병 유행을 직접 겪은 벤자민 러시는 동료 의사들에게 사혈, 구토 유도, 하제를 극단적으로 사용하라고 권장했던 인물로 유명하다. 그는 극단적인 질병에는 강력한 치료가 필요하다고 믿었다. 20세기 미국에서 이러한 영웅적 치료 전통은 '암과의 전쟁'이라는 이름 아래, 광범위 유방절제술에서 골수 이식에 이르기까지 공격적인 치료 전략 속에 되살아났다. 특히 2차 세계대전 이후 전쟁 경험으로 더욱 대담해진 미국의 외과의사들은 장기 이식 수술과 심장수술을 현실화하는 데 필요한 위험을 기꺼이 감수했다. 이 유산은 오늘날 심장외과와 중재 심장내과에서도 여전히 강하게 살아 있다. 이는 단지 의사들만의 세계가 아니다. 환자들 또한 이 전통을 공유한다. 2004년, 한 중재시술 전문 심장내과 의사는 이렇게 말했다. "영웅적 치료는 이제 미국인의 정신에 깊이 각인되어 있다. 환자들은 '의료의 가치는 그 치료가 얼마나 공격적인가에 비례한다'고 생각한다."[32]

또 다른 심리적 요인도 여기에 얽혀 있을 수 있다. 20세기 내내 환자와 의사들은 도덕적 문제로 인식되던 사회적 문제를 기술적 방식으로 해결하고자 해왔다. 매독과 같은 성병을 근절하기 위해서 사람들은 성적 욕망을 절제하고 엄격한 자제력을 발휘해야만 할까? 아니면 페니실린이 이 문제에 대안적 해결책을 제공하도록 해야 할까? 많은 사람들, 특히 보건 당국은 후자에 끌렸다. 이와 비슷한 긴장이 지금 관상동맥 재개통술을 둘러싸고 나타나고 있다. 우리는 점점 더 개인의 생활 방식과 책임을 둘러싼 도덕적 논쟁의 환경 속에서 살고 있다. 비만과 당뇨병의 확산은 건강한 생활을 스스로 책임져야 한다는 사회적 요구를 낳았다. 하지만 자기조절로 체중을 감당하지 못한 이들을 위한 해결책으로 위 우회술*(gastric bypass surgery)은 점점 더 대중화되고 있고, 이제는 청소년에게도 시행된다.

관상동맥질환 환자들은 오랫동안 흡연, 식단, 운동과 관련된 생활 습관을 바꾸려고 노력했다. 그러나 생활 습관을 바꾸는 것은 어렵기로 악명 높다. 플라크 파열 연구의 선구자 중 한 명이었던 마이어 프리드먼은 이 현실을 간결하게 표현했다. "서구인이 이 네 가지 습관**을 받아들이고 실천할 준비만 되어 있다면, 관상동맥질환은 완전히 예방할 수 있다. 문제는 사람들이 그렇게 하지 않는다는 것이다. 그 결과 우리는 거의 완전히 예방 가능한 질병이지만, 너무 많은 이들이 그 대가를 치르려 하지 않기에 그 유병률이 끊임없이 증가하는 현실에 직면해 있다."[33] 결국 수많은 환자들이 관상동맥우회술이나 혈관성형술에서 위안을 찾는다. 오랜 습관을 바꾸는 것보다 수술을 받는 것이 더 쉬울 수 있고, 때로는 더 저렴할 수도 있기 때문이다. 수많은 우회술 환자들, 그리고 그보다 더 많은 스타틴 복용자들은 스스로 실천하지 못한 것을 치료가 대신 해주길 바라고 있다.

외과의사들은 이러한 전략이 지니는 위험성을 오래전부터 인식해왔다. 수술 이

---

* 위의 일부분만을 사용하고 소장의 일부를 우회하여 음식이 직접 하부 소장으로 넘어가도록 만드는 수술 –옮긴이

** 적절한 식단, 규칙적인 신체 활동, 흡연 금지, 스트레스 관리 및 행동 수정을 말함. – 옮긴이

후에도 위험 요인이 제대로 관리되지 않으면 원래의 관상동맥뿐만 아니라 새로 이식한 우회 혈관에서도 죽상경화증이 계속해서 진행될 수 있다. 일부 외과의사들은 개심 수술이라는 '교육의 순간(teachable moment)'을 활용해 환자들에게 생활습관 개선을 적극 권유했다. 예를 들어, 스탠퍼드의 외과의사들은 1972년에 이렇게 설명했다. "죽상경화증의 위험은 수술 전부터 존재했지만 수술 이후에 비로소 환자들이 적절한 약물치료나 식이요법을 통해 이를 교정하려는 노력을 기울인다." 실제로 그들은 어느 정도 성과를 거두기도 했다. "상황의 심각성을 인식하게 된 대부분의 환자들은 비교적 쉽게 식습관을 바꾸거나 금연을 실천하도록 설득된다."

빌 클린턴 전 대통령의 잘 알려진 사례가 상징적이다. 그는 우회술 이후 식습관을 바꾸고 체중을 감량했으며, 채식 위주의 식단으로 전환했다. 하지만 변화에 대한 결심이 항상 실제 변화를 가져오지는 않는다. 스탠퍼드 외과의사들은 "예방적 노력이 항상 성공적이지는 않다"고 고백했다. 최근의 연구 결과도 이를 뒷받침한다. 한 연구에서는 우회술이나 혈관성형술을 받은 환자들이 약물치료만 받은 환자들보다 스타틴 복약 순응률이 낮은 것으로 드러났다.[34] 재개통술을 받은 환자들은 오히려 더는 추가적인 치료가 필요하지 않다고 느꼈을 수도 있다.

의사들이 환자들이 '올바른 선택'을 하고 생활습관을 개선할 가능성에 대해 비관적이라는 점을 감안하면 좀 더 손쉬운 대안을 찾으려는 것은 그리 놀라운 일이 아니다. 의사들은 만성적인 안정형 협심증 환자에게 예방적 재개통술을 실시한다. 그와 같은 결정의 논리적 정당성에 많은 의문이 있는데도 말이다. 그 이유는 시술이 효과가 있을 수도 있기 때문이다. 이런 태도는 앞서 살펴본 심리적 요인들과 경제적 이해관계와 맞물려 비응급 혈관성형술의 확산을 뒷받침해왔다.

놀라운 치료적 자율성의 사례로서, 관상동맥 혈관성형술은 자신을 정당화해주던 이론이 대체된 이후에도 지속되었고, 오히려 번창했다. 시술 케이스가 쌓이다 보니 오히려 플라크 파열 이론이 옳다는 사실이 더욱 드러나게 되었지만, 실질적으로 모든 치료가 플라크 파열 이론의 틀에 맞게 실천된 것은 아니었던 것이다.

Chapter 8. 두려움과 예측 불가능성

Fear and Unpredictability

플라크 파열 가설이 일반화된 이후에도 예방적 혈관 재개통술이 계속 시행될 수 있었던 배경에는 심리적 요인이나 경제적 이해를 넘어선 또 다른 별개의 요소가 작용했을 가능성이 있었으니, 그것은 '두려움'이었다. 누구나 심장마비를 겪을 수 있다는 공포가 대중 매체와 의학 논문들을 통해 증폭되고 있었는데 이는 가히 20세기의 특징이라 할 만한 현상이었다. 이러한 불안감은 의학이 점점 더 '위험'과 '위험 요인'에 집중하게 된 흐름과도 맞물려 있었다. '위험 요인(risk factor)'이라는 개념은 1950-60년대 프래밍햄 심장 연구(Framingham Heart Study)에서 처음으로 체계화되었다. 연구자들은 이 개념을 통해 심장병의 분포를 설명하려 했다. 심장병 '위험' 집단은 처음에는 중상류층 백인 중산층 남성에 한정되었지만 이후 '이상적인 식습관과 생활 습관에서 벗어난' 전 세계 모든 사람들로 확장되었다. 그 이후로 '위험 요인'은 의학 전반에 걸쳐 어디에나 등장하는 기준이 되었다.[1] 그러나 '두려움'은 단순한 위험 인식과는 다른 성격을 가진다. 그것은 의사와 환자가 심장병에 대해 생각하고 대응하는 방식을 훨씬 더 본능적으로, 감각적으로 변화시켜왔다.

심장병이 대중의 관심을 끌기 시작한 1920년대와 30년대부터 심장마비와 돌연사에 대한 공포는 빠르게 확산되었다. 이처럼 한창 삶의 절정에 있는 건강한 성인을 갑자스럽게 쓰러뜨릴 수 있는 질병은 사실상 없었다. 의학 교과서들은 이를 명확히 지적했다. 1928년 판 《미국 저자들의 내과학 교과서(A Text-Book of Medicine by American Authors)》는 "돌연사는 언제나 일어날 수 있으며, 사전에 예측할 수 없다"고 썼다. 1950년판 교재는 "겉으로 보기에 환자가 양호하게 회복되고 있는 것처럼 보이다가 예상치 못한 죽음을 맞이할 가능성이 이렇게 높은 질환은 아마도 없을 것이다"고 했다. 특히 대부분의 경우, 협심증과 같은 전조 증상이 없다는 점이 더욱 불안하게 만들었다. "이 질환이 무엇보다 끔찍한 것은 사전 경고 한번 없이 35세에서 55세 사이의 한창인 남성에게 갑자기 발병한다는 사실이다." 이상 징후의 처음 감지 순간이 곧 마지막 순간이 될 수 있는 것이다. 피터 리비는 1998년 죽상동맥경화증의 병태생리에 대한 리뷰에서 다음과 같이 요약한 바 있다. "급성 심근경색이나 뇌졸중과 같은 극적인 급성 임상적 사건이 죽상경화증의 첫 번째 징후일 수 있다는 것이다."[2]

공포를 더욱 자극한 것은 수많은 광고였다. 스타틴과 항혈소판제 마케팅에 투입된 수십억 달러는 "우리 모두가 위험에 처해 있고, 따라서 약을 먹어야 한다"는 인식을 부채질했다. 비슷한 현상은 관상동맥우회술이나 혈관성형술에서도 나타났다. 이 시술들은 스타틴 만큼 공격적으로 광고되지는 않았지만, 유명 인사들이 이러한 시술을 받은 사실이 대중 매체를 통해 널리 보도되면서 과도한 불안과 과잉 치료를 정당화하는 분위기가 형성되었다. 데이비드 레터먼(2000), 빌 클린턴(2004), 리지스 필빈(2007), 래리 킹(2010) 같은 인물들이 바로 그 예들인 것이다.[3]

의사들은 이러한 공포를 가장 뼈저리게 느낀다. 20세기 내내 많은 의사들은 그들 자신이야말로 관상동맥질환의 피해자가 되기 쉬운 취약한 집단이라고 생각했다. 1910년 윌리엄 오슬러는 협심증을 '의사의 병(morbus medicorum)'이라 불렀다. 제임스 헤릭도 초기 관상동맥 혈전증 사례 보고서에서 의사를 등장시켰다. 의사들이 특별히 높은 위험에 노출된 이유를 설명하는 것은 쉬운 일이었다. 1947년 메트로폴리탄 생명보험 회사의 두 통계학자는 의사들의 사망률을 분석했을 때 관상동맥질환의 유병률이 높다는 사실을 발견했다. 놀라운 일이 아니었다. "언제 호출을 받을지 모르고, 다양한 감염에 항상 조심해야 하며, 지속적 긴장 상태에서 일해야 하는 업무 환경"이 타 직종에서는 보기 드문 부담으로 작용한다고들 지적되었다.

20세기 중반에 이르러, 이러한 공포는 의사들 사이에서 널리 자리 잡았다. 뉴욕의 두 의사는 관상동맥질환을 '의료계의 직업병'이라고까지 불렀던 것이다.[4]

'의사는 심장병에 잘 걸린다는 실제 사실' 내지 '의사가 심장병에 잘 걸릴 거라는 믿음' 때문에 의사들은 스스로, 뭔가 완벽해 보이는 치료법에 대한 강박적이고 필사적인 탐색을 시작했다. 대다수 의사들이 소위 '의사의 병'이라는 이 심장질환에 대해 더 확실한 치료법이 나오기를 애타게 바랬던 것이다. 하지만 그 간절함으로 인해 새로운 치료법에 대한 냉정한 판단을 하지 못하게 되는 문제도 역시 염려했다. 20세기 후반 가장 영향력 있는 심장내과 의사 중 한 명이었던 유진 브라운발트(Eugene Braunwald)는 1971년 동료들에게 우회술에 대한 지나친 열광에 조심하라는 경고를 보냈다. 그는 "의료인들은 자신들이 관상동맥 경화증의 피해자가 되는 비율이 비정상적으로 높다 보니 새롭게 보고된 치료법의 효능을 섣불리 신뢰하는 일에도 앞장서는 경향이 있다"고 지적했다.[5] 공포는 판단을 흐릴 수 있다.

죽상동맥경화 때문에 우리의 혈관이 점진적으로 막히게 된다는 전통적 개념은 그러잖아도 불안할 일이 많은 세상살이를 더욱 불안하게 만들었다. 물론 어떤 이는 경고 한 번 없이, 느닷없는 심장마비 때문에 죽기도 한다. 그러나 대부분의 경우 죽상동맥경화는 예측 가능하며, 점진적으로 진행되기 마련이므로, 환자들은 분명 스스로를 구할 수 있는 기회가 있었던 것이다. 프래밍햄 심장 연구와 그 외 여러 역학 연구들은 죽상동맥경화증의 위험 요인들을 찾아냈는데, 흡연, 비만, 고혈압, 고지방 식단, 운동 부족 등을 들 수 있다. 환자의 생활습관을 분석함으로써 심장질환의 위험도 예측하게 되었다. 일단 진단되면, 죽상동맥경화는, 특징적인 경과와 예측 가능한 진행 양상을 보일 것이나. 플라크가 임계점에 도달했을 때 흉통이 시작되는데 바로 그 흉통이 바로 뒤이어 다가올 재앙의 전조가 된다는 것이다. 즉 흉통은 '관상동맥사건'의 향도이므로 만약 협심증 단계에서의 경과에 보존의 조치를 취할 수 있다면 '관상동맥사건'(심근경색, 심장마비)의 발생 가능성을 감소시킬 수 있다는 의미이다. '점진적 폐쇄 모델' 속에서 협심증은 환자와 의사 모두에게 대응할 수 있는 시간을 주는 경고이자 그 경고에 대응할 수 있는 원동력인 셈이었다. 이렇게 해서 위험 요인은 관리가 가능해진다는 것이다.[6] 심장마비가 발생하기 전에 치료적 개입을 할 수 있는 여지가 생긴다는 것이니 어쩌면 흉통은 '위장된 축복'일지 모르는 것이었다.

조영술, 우회술, 혈관성형술은 이러한 세계관에 잘 들어맞는 수단들이었다. 조영술은 의사들이 질병을 발견하고 특정하는 능력을 향상시켜 주었다. 이 기술은 실제 관상동맥질환 환자와 소화불량, 근육통, 불안 등 비슷한 증상을 유발할 수 있는 다른 질환 환자를 구분하는 데 사용되었다. 조영술은 특히 '과부 제조기 병변(widow-maker lesion)' 같은 치명적 플라크를 식별해낼 수 있었고, 수술이나 혈관성형술로 이런 병변들을 관리해낼 수 있다는 것이었다. 시술 후 조영술에서 혈류가 개선된 것이 확인되면, 환자와 의사 모두 위험이 감소했다고 믿고 안심할 수 있었다. 이를 두고 도널드 에플러는 1969년, "환자 상태에 있어, 소기의 임상적 목표들이 충족 완료되었다는 일단의 증거*(Prima facie evidence)"라고 주장했다. 보다 최근 연구로서, 샌프란시스코의 심장내과 의사 그레이스 린과 동료들은 혈관성형술이 환자의 불안을 완화시켜줄 수 있다고 설명한 바 있다.[7] 심장병은 무서운 병이었지만, 그 공포는 일정하여 관리 가능하다는 것이었다.

이와 비교되는 세계가 있었으니, 소위 '플라크 파열 가설'이 그려내는 세계에서는, 불확실성과 공포가 그렇게 쉽게 다스려지지 않는다. 기존의 위험 요인들은 여전히 중요하지만, 의사들은 이제 죽상동맥경화증을 훨씬 더 교활한 질병으로 바라보기 시작했다. 어느 병리학 교과서는 이렇게 설명한다. "죽상동맥경화증은 겉보기엔 아무런 위험 요인 없음에도 발생할 수 있는 것이었다. 조신한 삶을 살고 유전적인 문제조차 없는 사람도 이 치명적인 병으로부터는 결코 자유로울 수 없는 것이다." 고위험 병변이면서도 증상은 없으며, 조영술에도 나타나지 않은 경우가 많은

---

* 특정의 사실을 증명하는데 있어서 일단 충분하고 정당하다는 증거이고 상대방의 반증에 의해서 번복되지 않는 한 진실이라고 추정되는 증거 즉 추정적 증거로 영미법에서 쓰는 법률용어 임 - 옮긴이

것이다. 플라크 파열은 “예측 불가능하고 급작스럽게” 발생하기 때문에, “발달된 세상의 멀쩡한 성인들이라도, 실존하고 예측 불가한, 치명적 심장마비의 위험을 안고 살아 가야만 한다는 것이다.” 이는 매우 충격적 상황으로, “유감스럽게도, 현재로서는 개별 환자에서 플라크가 파열될지, 또 그로 인한 혈전 발생할 것인지를 예측한다는 것은 불가능하다는 의미이다.”[8] 단지 성격이 급하다는 이유로 협심증이 유발되었던 존 헌터는 자신이 언제든 ‘나쁜 놈들’의 손에 죽음을 맞이할 수 있다고 한숨 쉬었다. 그래도 존 헌터는 자신이 싸워야 할 적이 ‘성질머리’라는 사실 정도는 알고 있었다. 그러나 지금 시점, 우리 환자들, 파열되기 직전의 소위 ‘위험한 플라크(vulnerable plaque)’를 가지고 있는 환자들의 경우에는 그 파열을 막아주고 있는 조직학적 뚜껑(cap)의 형태를 유지해주는, 아마 난생 처음 들어볼 단어인 ‘대식 세포’니, ‘사이토카인’이니, ‘콜라겐 덩굴손’이니 하는 생소한 단어들 앞에서, 영문도 모른 채 그저 ‘운명’의 눈치만 보고 있는 것과 같다.

상황이 더욱 어렵게 되는 이유, 이러한 플라크 파열 가설 앞에서는 환자의 자각증상과 의사의 전문성이 속수무책이라는 점이다. 대부분의 질병에서는 환자가 어떤 이상 증상을 경험하게 됨으로써, 질병의 본질과 심각도를 직감하게 되는 법이나, 관상동맥질환을 가진 사람, 특히 소위 ‘위험한 플라크(vulnerable plaque)’를 가진 사람은, 전혀 자각 없이 죽음과 맞닥뜨릴 수 있다는 것이다. 자신의 심장에서 어떤 일이 벌어지고 있는지도 모른 채. 한편 의사들 역시 그들이 되고 싶어했던 전지전능한 전문가가 될 수 없다는 것이며, 동맥경화증과 관련된 모든 병변을 다 탐지해낼 수도 없고, 탐지된 병변 중 어떤 것이 언제 문제를 일으킬지 예측할 수조차 없다는 의미이다. 수십 년 동안 의사들은 심장마비의 원인을 밝혀내지 못함으로써 좌절감을 느꼈다. 이제 그 원인을 알아냈다고 믿고는 있으나 그렇다고 해서 공포까지 누그러뜨리지는 못했다. 만일 ‘플라크 파열 가설’이 옳다면, 관상동맥 경화증은 본질적으로 예측 불가능한 질병이며, 거의 모든 사람이 걸릴 위험에 처해 있다는 뜻이니 이야말로 ‘플라크 파열 가설’의 가장 쓰라린 역설이다.

심장마비로 인해 얼마나 많은 미국인들이 희생되고, 또 얼마나 갑자기 사람들이 쓰러지는지를 넘어, 좀더 미묘한 방식으로 심장병은 또 다른 두려움을 야기시켰다. 의학 문헌과 대중 매체에서는 플라크 파열을 묘사할 때, 분출하는 화산, 폭발하는 폭탄, 그 외 다양한 재앙의 이미지를 차용하는데, '점진적 폐쇄 이론'은 뭔가 점층적이고 통일적인 과정(플라크가 천천히 축적되고 혈전이 꾸준하게 침착)을 묘사하는 표현을 사용하는 반면, '플라크 파열 가설'을 설명할 때는 지질학적 재난을 상기시키는 언어들을 끌어들인다. '위험한 플라크(vulnerable plaque)'는 균열, 파열, 찢어짐, 펑크(rents), 침식, 궤양, 그리고 '궁극적인 파열'이라는 표현으로 묘사되었다. 손상된 동맥벽은 구부러지고, 뒤틀리고, 갈라지며 마치 죽상경화 지각판으로 이루어진 소우주 안의 격동을 보는 듯하다. 겉보기에 조용해 보이는 플라크조차 '연기가 피어오르는 숯불처럼 은은하게 타오르는 염증'을 품고 있다. 이러한 유사성은 시각적 이미지로 확장된다. 플라크 파열을 묘사한 그림은 마치 화산이 폭발하며 치명적인 내용물을 동맥 내강으로 분출하는 모습을 떠올리는 것이다.[9]

흡사함이 놀라울 정도다. 지질학자들은 어디에서 지진과 화산이 발생할 가능성이 높은지 잘 알고 있다. 또한 해마다 전 세계적으로 몇 건의 지진과 분화가 일어날

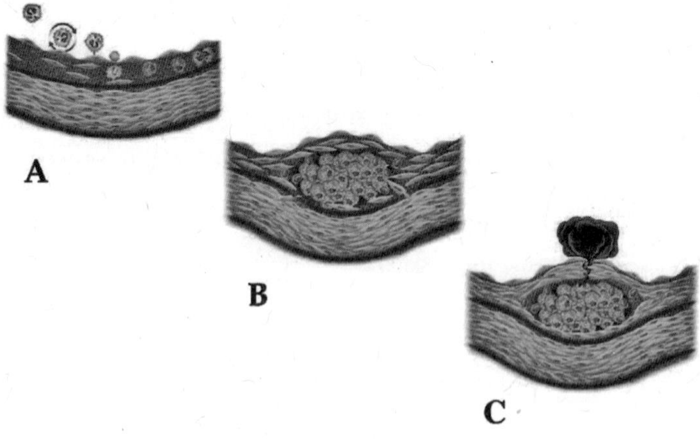

화산 폭발 같은 플라크 파열
위험한 플라크 형성의 3단계 (A) 대식세포가 도착, (B) 플라크는 점점 커지고, (C) 끔찍한 파열. 흡사 화산폭발과 버섯구름을 연상시킨다.

지도 예측할 수 있다. 하지만 그들은 샌안드레아스 단층이 언제 파열될지, 레이니어산이 언제 다시 분화할지를 알 수는 없다. 플라크 파열 역시 마찬가지다. 지진이나 화산 폭발과 같이 예측 가능한 예측 불가능성이 존재한다(predictably unpredictable). 의사들은 어떤 환자가 '위험한 플라크(vulnerable plaque)'를 가지고 있을 가능성이 높은지, 그 플라크가 동맥의 어디쯤 형성될지를 상당히 잘 알고 있다. 또한 매년 몇 건의 심장마비가 발생하는지도 알고 있다. 하지만 다음 심장마비가 언제, 누구에게 일어날지는 예측할 수 없다. 대신 그들은 왜 그렇게 알 수 없는 것이 많은지, 그리고 왜 앞으로도 그것들을 알 수 없을 것인지를 잘 알고 있을 뿐이다.

의사들은 이러한 지질학적 재앙의 이미지를 전략적으로 활용했다. 위험한 플라크를 감지해내기 위한 혈관내 초음파 장비를 개발한, 심장내과 의사들과 공학자들이 공동으로 설립한 회사의 이름은 '볼케이노 코퍼레이션(Volcano Corporation)'이었다. 2003년, 유럽과 미국의 전문가들이 모여, 이틀에 걸쳐서 '위험한 플라크(vulnerable plaque)'의 의미에 관해 논의했던 회의의 장소로 선택된 곳은 화산 폭발로 말미암아 고대 미노스 문명이 파괴되었던 현장, 바로 산토리니였다. 이 회의를 조직한 네덜란드의 심장내과 의사 톤 반 데르 스틴은 필자에게 산토리니는 "의도적으로 선택한" 장소였다고 고백했다. "화산은 '위험한 플라크(vulnerable plaque)'의 지질학적 비유 혹은 은유적 표현이지요."[10] 이 회의의 로고인 불규칙한 붉은 고리는 화산 분화구와 염증성 동맥의 단면을 동시에 연상시킨다.

플라크 파열 과학이 등장한 시기는 냉전 시기와 겹쳤다. 플라크 파열 이론은 자연재해일뿐 아니라 인공적 재앙—특히 핵폭탄—의 이미지까지 흡수했다. 많은 의학 논문에 실린 플라크 파열의 사진과 도표는 화산 외에도 버섯구름과 유사하다. 1989년에 '위험한 플라크(vulnerable plaque)'라는 용어를 처음 고안한 제임스 뮬러는 해당 용어에 핵군축(nuclear disarmament) 활동에서 받은 영감을 투영시켰다. 그는 1985년 노벨평화상을 수상한 '핵전쟁 방지를 위한 국제의사회(International Physicians for the Prevention of Nuclear War)'의 설립 멤버였다. 1980년대 초 뮐러와 이 단체의 다른 구성원들은 핵무기 정책, 특히 지상 미사일의 '위험한 탄두(vulnerable warheads)'를 보호하기 위한 막대한 예산에 대해 정부와 토론을 벌였다. 그가 '위험한 플라크(vulnerable plaque)'에 관해 연구할 때 이 경험이 그의 마음에 떠올랐다. 핵 전쟁과 플라크 파열에 관한 그의 관심이 궁극적으로'위험한 플라크(vulnerable plaque)' 라는 개념을 낳았다.[11]

플라크 파열과 심장마비를 다룬 대중 매체에서는 폭탄의 이미지가 자주 등장한다. 한 심장내과 의사는 《슬레이트》에 기고한 글에서 플라크를 '갑작스러운 폭발로 심각한 폐색을 초래하는 작은 폭탄'이라고 묘사했다. 또 다른 의사는 《뉴욕 타임즈》에서 고지혈증 치료 신약을 홍보하며 환자들이 첫 번째 심장마비를 겪은 이후에는 '걸어 다니는 시한폭탄'과 같다고 말했다. 적절한 치료를 받지 않으면 두 번째 심장마비는 시간 문제일 뿐이라는 것이다. 다른 의사들은 이런 이미지가 환자에게 공포심을 심어 시술을 유도하는 '공포 마케팅'이 되고 있다고 비판했다. 한 의사는 실제로는 혈관성형술이 필요하지 않은 환자들이 그 시술을 받는 이유가 바로 이 '폭탄' 비유 때문이라고 주장했다. "누군가가 그들에게 시술이 생명을 구해줄 거라고 확신을 주었을 것이라 생각합니다. 아마 시술을 받지 않으면 걸어 다니는 시한 폭탄이라는 얘기를 들었겠지요."[12]

이처럼 위험한 플라크와 플라크 파열을 다룬 의학 문헌에 만연한 불안과 공포, 불확실성은 오히려 이 이론의 확산을 더디게 만들었을 수도 있다. 헤아릴 수 없고 예측할 수 없는 위험에 기반한 개념은 환자와 의사 모두에게 받아 들여지기는 어렵기 때문이다. 실제로 1970년대와 80년대에는 이런 역학이 작용했을 수 있다. 플라크 파열 가설이 본격적으로 받아들여지기 시작한 것은 혈관내 초음파, 근적외선 분광법과 같은 새로운 진단 기술들이 등장하면서 위험한 플라크를 식별할 수 있다는 희망이 생기고, 스타틴을 비롯한 플라크 안정화 약물들이 치료적 요구에 부응하기 시작한 1990년대 이후였다. 이러한 기술과 약물들은 환자와 의사 모두에게 플라크 파열로 인한 공포와 무기력함을 덜어줄 수 있다는 약속을 전달하며 홍보되었다. 제약 광고는 이제 환자의 정체성 자체를 재구성하고 있다. 점점 더 많은 사람들이 자신을 스타틴이나 예방 약물의 복용 대상자로 인식하게 된 것이다.[13]

그러나 수백만 명의 환자들이 스타틴과 혈소판억제제를 복용하고 있음에도 공포는 사라지지 않는다. 생활 습관 개선이나 약물 요법으로는 플라크가 절대 파열되지 않으리라고 보장할 수 없다. 혈관조영술에서 화산이나 폭탄처럼 불안정한 플라크가 발견되었을 때, 완만한 변화를 약속하는 작은 알약 하나로는 그 상황에 대처하기엔 턱없이 부족해 보인다. 위험한 플라크가 있어서 '걸어 다니는 시한폭탄'과 같다는 말을 들은 환자라면 대부분은 곧장 관상동맥 재개통술을 받으려 할 것이다. 심장 발작이라는 재앙 앞에서, 환자들은 "이 시술이 도움이 되나, 안되나?"가 아니라, "혹시라도 도움이 될 수 있지 않을까?"를 묻게 된다. 플라크 파열 가설이 담고 있는 위험과 공포는 어떤 잠재적 이익도 추구할 만한 가치가 있는 것처럼 느끼게 만든다. 환자와 의사가 합리적, 실증적, 데이터 기반의 관점에서 재개통술이 실제로는 제한적 가치만을 가질 수 있다는 것을 알고 있더라도 죽음의 위협 앞에서는 무언가를 '한다'는 느낌이 아무것도 하지 않는 것보다 훨씬 더 나아 보이는 법이다.

의사들이 근거중심의학(evidence-based medicine)의 중요성을 강조하는 것은 매우 적절한 일이다. 의사들이 의학적 치료의 결과를 체계적으로 연구하고 그 지식을 치료 결정에 활용할 수 있다면, 이는 환자 치료의 질을 높일 뿐 아니라 의학 지식 자체의 지속적인 개선에도 기여할 수 있다. 그러나 의사들이 유망한 치료법을 평가하고 환자에게 권고할 때, 임상시험 결과 외에도 다양한 종류의 정보를 참고한다.[14] 임상시험에서 도출된 결과 데이터가 일정한 역할을 하기는 하지만, 의사들은 또한 해당 치료가 '개연성(plausibility)'을 지니는지 여부도 함께 고려한다. 이 판단은 질병의 병태생리와 치료 작용 기전에 대한 의사 자신의 신념에서 비롯된다. 이로 인해, 의사들은 치료의 효능에 대해 두 가지 서로 다른 성격의 주장—하나는 실제 결과에 기반한 것이고, 다른 하나는 이론적 개연성에 기반한 것—을 저울질해야 하는 복잡한 역학 속에 놓이게 된다. 의사들은 또한 치료 결과에 대한 지식을 바탕으로 질병의 작용 기전에 대한 자신의 이론을 수정하기도 한다. 다시 말해 치료가 이론을 형성하는 또 다른 역학 관계도 존재하는 것이다.

치료가 의학 실천의 중심에 자리하는 만큼, 의사들이 사용하는 치료법이 그들의 질병 이해에 강력한 영향을 미치는 것은 놀라운 일이 아니다. 이러한 현상은 이론상으로는 적절하게 들리지만 실제로는 미묘한 문제들을 야기하기도 한다. 의사들은 새로운 아이디어에 대해 선택적으로만 수용적인 태도를 보인다. 플라크 파열과 같은 강력한 과학적 근거를 가진 질병 모델이 존재한다고 해서 그것이 곧바로 임상에 적용된다는 보장은 없다. 오히려 새로운 질병 모델이 임상에 미치는 영향은 그것이 새로운 치료법과 얼마나 밀접하게 연결되어 있는지에 달려 있다. 이로 인하여 치료적 실천은 보수적인 힘과 혁신적인 힘을 동시에 품게 된다. 과거의 치료법이 여전히 널리 사용되는 한, 오래된 이론이 안정적으로 유지되기도 한다(예: 점진적 폐쇄 모델과 예방적 재개통술의 공존). 반대로 새로운 치료법과 연결될 때에는 새로운 아이디어를 장려하는 힘이 되기도 한다(예: 스타틴의 등장과 함께 확산된 '플라크 파열 컨센서스'). 어떤 치료가 대중적인 성공을 거두면 그 치료를 뒷받침하기 위해 질병의 병태생리에 대한 이해 자체가 바뀌는 경우도 있다. 즉, 새로운 이해가 치료를 정당화하기 위한 수단으로 다시 작동하게 되는 것이다.

이러한 현상은 환자, 의사, 정책 결정자들이 의료적 의사결정에 대한 사고방식을 형성하는 데 중대한 영향을 미친다. 우리는 치료 효과에 대한 주장에 대해, 그것이 임상 연구에 기반하든 질병 이론에 따른 직관적 논리에 기반하든, 건전한 회의론을 유지할 필요가 있다. 의사들, 그리고 점점 더 많은 일반 대중은 임상시험이 만병통치약은 아니라는 사실을 깨닫고 있다. 두 치료를 비교해 어느 쪽이 더 효과적인지를 알아내는 일은 우리가 기대하는 것만큼 명명백백하지 않다. 우리는 치료에 대한 직관 역시 똑같이 의심해볼 필요가 있다. 어떤 치료가 '그럴듯하게 보인다'고 느껴질 때, 우리는 그 치료가 어떤 질병 모델에 기반하고 있는지를 따져보아야 한다. 질병 모델 역시 그에 연관된 치료와 마찬가지로 희망과 공포와 열정에 영향을 받는 대상이기 때문이다. 질병 모델의 애매함과 치료 효과에 대한 주장에 더욱 주의를 기울인다면, 우리는 치료의 실제 기대 효과에 대해 보다 현실적인 인식을 가질 수 있을 것이다. 그리고 그 결과 궁극적으로 환자와 의사 모두가 느끼는 만족도와 치료의 질을 함께 높일 수 있을 것이다. 의학적 지식은 믿음과 실천 사이에서 일어나는 복잡한 상호작용에 대한 자각에서 비롯된 지혜, 그리고 그 각각이 가진 한계를 이해할 때 생겨나는 겸허함에 의해 다듬어져야 한다.

Part II.

합병증

Complications

Chapter 9. 외과적 야망과 두려움

Surgical Ambition and Fear

1960년 12월 13일, 클리블랜드 클리닉의 외과의사 도널드 에플러는 몬트리올의 동료 아서 바인버그(Arthur Vineberg)에게 편지를 썼다. 두 사람은 심장외과라는 신생 분야의 개척자로서 자주 서신을 주고받으며 서로의 성공과 실패를 공유했다. 이번에 에플러가 전한 소식은 불행한 것이었다. 그는 최근 동료 의사 한 명을 수술했는데, 판막 교체 수술 자체는 성공적으로 끝났지만, 24시간 뒤 환자는 뇌졸중을 겪었고 왼팔이 부분 마비되었다. 환자의 임상 상태는 급격히 악화되었고, 그 주가 끝나기도 전에 사망했다. 에플러는 또 다른 실패 사례도 편지에 함께 적었다. 이에 바인버그는 늘 그러하듯 공감 어린 답장을 곧바로 보냈다. "우리 둘 다 알다시피 이건 워낙 어려운 케이스들이었고, 이번 사례와 같은 사망은 어쩔 수 없이 일어나게 마련입니다."[1] 외과의사들은 그 의사의 죽음을 안타까워했지만, 이러한 손실이 심장외과의 경계를 넓혀가는 과정에서 불가피하다는 사실도 알고 있었다.

환자가 수술이나 어떤 치료를 시도하기로 결심할 때, 그들은 이 시도가 얻을 수 있는 이익이 잠재적인 부작용을 상쇄할 수 있을 것이라는 가정 위에서 도박을 하는 셈이다. 이 선택이 현명한 것일까? 그것은 의사들이 그들의 개입에 관해 무엇을 배웠는지에 달려 있다. 이 책의 앞부분에서도 설명했듯 의사와 환자가 특정 치료의 실제 효과를 현실적으로 파악하는 일은 놀라울 만큼 어려울 수 있다. 의사들의 효과에 대한 믿음은 무작위 임상시험의 결과에만 의존하지 않는다. 치료가 질병의 원인에 어떻게 개입하는지를 설명할 수 있는지 여부, 즉 병태생리에 대한 믿음도 중요한 판단 기준이 된다. 그 과정에서 의사들의 평가에는 재정적 이해관계부터 치료 의무라는 심리적 강박에 이르기까지 여러 요소들이 영향을 미친다.

치료의 안전성 역시 마찬가지로 복잡하다. 다음 장들에서는 의사들이 왜 치료의 유효성에 대한 지식을 축적하는 것보다 치료의 안전성이나 부작용에 대한 지식을 체계화하는 데 어려움을 겪는지를 살펴볼 것이다. 결국 의사들은 치료의 위험성보다는 치료의 이점에 대해서 훨씬 많이 아는 상태가 된다. 이 정보의 비대칭성은 의학적 의사결정에 중대한 영향을 미친다. 심장외과의 역사, 특히 뇌 합병증에 대한 지식의 발전 과정은 이를 보여주는 귀중한 사례다.

1940년대부터 1960년대까지 외과의사들과 공학자들은 심장외과를 불모의 미개척지에서 최첨단 의학 과학과 의학 기술을 보여주는 쇼케이스로 변모시켰다. 그들은 이 작업이 위험하다는 사실을 잘 알고 있었다. 수술 중 심장의 기능을 방해하면 환자가 사망하거나 뇌를 포함한 주요 장기에 치명적인 손상이 생길 수 있었다. 심장수술의 뇌 합병증을 이해하려면 20세기 전반기에 심장수술이 어떻게 발전해 왔는지를 먼저 살펴보아야 한다. 외과의사들이 수술을 가능케 한 기술을 개발하면서 위험에 대한 독특한 태도를 취하게 되었고, 이는 치료의 부작용을 바라보는 그들의 시선을 형성했다. 뇌졸중, 발작, 섬망, 그리고 때때로 환자의 죽음조차 외과의사의 용기를 입증하는 냉혹한 증거가 되곤 했다.

심장수술의 역사는 매우 짧다. 19세기 후반에 일상하던 충수절제술, 세왕절개술 또는 기타 친숙한 수술과 달리 심장수술 중 가장 중요한 수술의 상당수는 1950년대와 1960년대에 이르러서야 개발되었다. 심장수술이 늦게 나타난 이유는 이해하기 쉽다. 1870년대와 1880년대의 외과의사들은 전신 마취와 감염 위험을 줄이는 세심한 기술을 통해 환자가 생존하고 혜택을 받을 수 있을 것이라는 자신감이 쌓여감에 따라 환자의 몸을 열고 들어가는 수술을 시도하게 되었다. 그러나 아무리 대담한 외과의사라 해도 심장만은 예외였다. 오늘날에도 복부 수술의 많은 기법에 이름이 남아 있는 테오도어 빌로트(Theodor Billroth)는 1880년 빈 의학회에서 이렇게 선언했다. "동료들의 존경을 지키고 싶은 외과의사라면, 인간의 심장을 봉합하려는(suture) 시도는 절대 하지 말아야 합니다." 당시의 또 다른 거물급 외과의사인 영국의 스티븐 파젯(Stephen Paget) 역시 동의했다. "심장수술은 아마도 자연이 외과적 시도에 부여한 궁극적 한계를 마주한 듯합니다. 어떤 새로운 방법이나 발견도 심장의 손상을 고치는데 따르는 자연의 어려움을 극복할 수는 없을 것입니다."[2] 외과의사들은 어떤 환자도 심장을 건드리는 수술에서 살아남을 수 없을 것이라고 두려워했다.

심장수술의 초기 시도는 거의 어떤 위험이라도 감수할 수 있을 정도로 예후가 절망적인 환자들에 한정되었다. 예를 들어, 1896년 9월 프랑크푸르트의 외과의사 루트비히 렌(Lidwig Rehn)은 심장에 칼을 찔린 22세 정원사를 수술했다. 렌이 처음 이 환자를 보았을 때는 칼에 찔린 지 이틀이 지난 상태였고, 그는 다 죽어가고 있었다. 혈액이 흉강의 절반을 채우고 좌측 폐를 압박하고 있었으며, 맥박은 희미하게만 잡혔다. 렌은 그의 가슴을 열었다. 심장이 박동할 때마다 오른쪽 심실의 상처에서 피가 흘러나왔다. 그는 떨리는 손으로 자상을 세 번 봉합했다. 환자는 수술 후 감염을 겪긴 했지만 생존했다. 그리고 6개월 뒤에는 건강을 되찾았다. 이후 다른 외과의사들도 렌의 길을 따랐다. 환자가 심장 자상으로 과다출혈 중일 때는 수술 외에 선택지가 거의 없었기에 시도할 만한 가치가 있었다. 그러나 전체적인 결과는 암울했다. 렌이 124명의 환자에 대한 수술 결과를 발표했을 때, 사망률은 60퍼센트에 달했다.[3] 이런 수치는 오직 심장에 칼이 박힌 것과 같은 상황에서만 진보로 간주될 수 있을 것이다.

이후 외과의사들의 관심을 사로잡은 또 하나의 도전은 류마티스성 심장질환이었다. 류머티스 열은 한때 가장 두려운 질병 중 하나였다. 이 병은 상구균의 특정 변종의 감염에 의해 유발되며 20세기 초 아동과 청년층의 주요 사망 원인 중 하나였다.[4] 많은 아이들이 초기 인후염을 겪고 살아남았지만, 이후 만성적인 심장 판막염증으로 고통받았다. 심한 경우 판막이 너무 두꺼워져서 열리고 닫히는 것조차 힘들어졌고, 심장 내부의 혈류가 제대로 흐르지 못했다. 10대에서 20대 사이의 소년,

소녀들은 침대에 갇혀 '심장 불구자(cardiac cripple)'가 되었고, 서서히 질식하듯 죽어갔다. 1920년대 런던의 헨리 소타(Henry Souttar)와 보스턴의 엘리엇 커틀러(Elliott Cutler)는 이 무서운 병의 피해자들에게 새로운 희망을 주고자 했다. 이들은 손상된 판막을 물리적으로 열어 혈류의 장애를 제거하고 어느 정도의 정상적인 기능을 회복시킬 수 있기를 바랐다. 자상 환자를 살리려는 수술과는 달리 이 수술은 선택적 수술이었다. 환자들은 고통스럽긴 했지만 사망이 임박한 상태는 아니었다.

소타는 "심장은 다른 장기와 마찬가지로 외과적 치료가 가능하다"고 믿었다. 기본적인 문제는 "순수하게 기계적인 것"이라고 말했다. 그는 다른 소직들처럼 심장도 절개와 조작, 수리를 견딜 수 있다고 생각했다. 그의 접근은 대담했다. 그는 중증 류머티스성 심장병을 앓고 있는 15세 소녀를 첫 환자로 선택했다. 좌심방을 살짝 절개하고 집게손가락을 심장 안으로 집어넣어 굳어버린 판막을 억지로 벌렸다. 그녀는 수술 후 생존했고 상태도 호전된 듯 보였다. 하지만 런던의 내과 의사들은 다른 환자를 소타에게 의뢰하길 거부했다. 소타는 훗날 이렇게 회고했다. "내과 의사들은 이 모든 것이 터무니없는 일이며 수술은 정당화될 수 없다고 단언했다."

한편 커틀러는 다른 방식을 시도했다. 그는 12세 소녀의 심장 벽에 작은 칼을 삽입하여 보이지 않는 상태로 판막을 열려고 시도했다. 소녀는 간신히 살아남았지만 증상의 명확한 개선은 없었다. 그럼에도 커틀러는 긍정적인 면을 보려 했다. 소녀의 생존은 심장수술이 "특별히 위험하지 않으며, 치료법도 없고 예후도 끔찍한 만성적 증상을 완화하려는 우리의 시도에 용기와 기지를 불어넣어주는 사례"라고 말했다. 그러나 이후 수술을 받은 아홉 명의 환자는 모두 사망했다. 이 "영웅적 시도"에서 커틀러와 협업했던 심장내과 의사 새뮤얼 레빈은 "이후 수술들에서 매우 높은 사망률이 나타나면서 이 수술은 급속히 평판을 잃었다"고 인정했다.[5]

1930년대에는 다른 외과의사들이 심장수술의 도전을 이어받았다. 그러나 이들은 심장을 직접 열기보다는 주로 그 주변 조직과 혈관을 수술 대상으로 삼았다. 예를 들어 심낭염*(pericarditis)으로 인한 압박을 완화하거나 관상동맥질환을 치료해서 심장에 새로운 혈류를 공급하려고 했다. 맨 처음 보스턴, 그리고 뒤를 이어 볼티모어에서 선천성 기형을 지닌 아기들의 심장을 수술하려는 시도가 이뤄졌다. 이 아이들은 수술을 하지 않으면 대부분 빠르게 사망하기 때문에 어떤 수술 위험도 정당화될 수 있었다. 이 시도는 1944년 11월 알프레드 블래록(Alfred Blalock)과 비비언 토마스(Vivien Thomas)의 '블루 베이비**' 수술로 처음 전국적 주목을 받았다.[6] 이 아기는 복합적인 심장 기형을 가지고 태어났지만 수술을 견뎌내고 생존했다. 블래록의 성공은 외과의사들과 소아 심장내과 의사들에게 더 야심 찬 수술을 시도할 수 있다는 자신감을 주었다.

다른 외과의사들은 제2차 세계대전을 통해 귀중한 경험을 얻었다. 보스턴의 외과의사 드와이트 하켄(Dwight Harken)은 영국에서 흉부외과 군의관 부대를 지휘하며 노르망디 상륙 작전의 부상자들을 치료했다. 그는 곧 관통성 흉부 손상을 입은 병사들을 치료하는 법을 익혔다. 흉곽 내부에서 파편을 제거하는 일은 점차 일상적인 절차가 되었다. 하켄은 더 나아가 열세 명의 환자에게서 심장 내부, 즉 심실 안에 박힌 파편을 꺼내기도 했다. 전쟁이 끝난 뒤 보스턴으로 돌아온 하켄은 소타와 커틀러가 중단했던 길을 다시 이어받아 박동하는 심장을 수술하며 승모판협착증***(mitral stenosis)을 치료하려 했다. 1948년 그는 최초의 승모판성형술(valvuloplasty)을 성공적으로 완수했다. 그는 우심방을 약간 절개한 후, 자신의 손가락을 박동하는 심장 안으로 삽입해 승모판을 벌려 열었다. 수술이 성공하자 환자들은 극적인 회복을 보였다.[7]

그러나 박동하는 심장을 대상으로 한 수술은 완전한 해결책은 아니었다. 외과

---

* 심장을 둘러싸고 있는 심낭에 염증이 발생한 상태. – 옮긴이

** 팔로 사징증(Tetralogy of Fallot) 증후군이라는 선천성 심장병을 말하며 혈액의 산소 부족 상태로 피부가 파랗게 보이는 청색증이 특징 – 옮긴이

*** 좌심방과 좌심실 사이에 있는 승모판막이 좁아지는 질환. 주로 류마티스열에 의해 심장 판막에 염증이 생기면서 판막이 서로 들러붙고 석회화되어 발생 – 옮긴이

의사들은 심장 내부를 눈으로 보지 못한 채 빠르게 조작해야 했다. 이로 인해 수술은 여전히 높은 사망률을 동반했다. 필라델피아의 외과의사 찰스 베일리는 1948년부터 판막 수술을 시작했는데, 첫 네 명의 환자가 모두 사망한 뒤에야 다섯 번째 환자가 생존했다. 하켄의 처음 네 환자도 모두 사망했다. 이후의 학습 곡선(learning curve) 역시 암울한 패턴을 보였다. 초기 환자 100명 중 가장 중증이었던 32명이 사망했다. 그가1,000번째 환자를 수술할 때에도 가장 위중한 환자들의 사망률은 여전히 20퍼센트에 달했다. 하켄의 아들은 아버지의 초기 수술을 이렇게 회상했다. "정말 어려운 환자군이었죠. 아버지는 환자가 죽을 때마다 엄청나게 고통스러워하셨습니다."[8]

외과의사들은 더 나은 수술 환경을 원했다. 그들은 심장을 멈추고 피 없는 고요한 수술 장에서 작업할 수 있기를 바랐다. 그러나 이를 실현하려면, 먼저 심장 기능을 대신해 전신에 산소가 공급된 혈액을 안정적으로 순환시킬 수 있는 방법을 찾아야 했다. 외과의사들은 오랫동안 이것이 어떻게 가능할지를 상상해왔다. 1812년, 한 프랑스 의사는 심장이 멈춘 동안 동맥에 신선한 혈액을 반복적으로 주입하자고 제안했다. 1880년대에는 독일의 의사들이 인공 펌프와 산소 공급 장치를 이용해 수술 중에도 체내에 혈액을 공급할 수 있는 장치를 구상했다. 1930년대에 이르러 상당한 진전이 이뤄졌다. 생리학자들과 외과의사들은 실험실에서 장기 단위로 산소화된 혈액을 공급하고 장기를 살아 있게 유지하는 장치를 개발했다. 비행사 출신의 찰스 린드버그는 새로운 도전을 찾아 록펠러 연구소에서 외과의사 알렉시스 카렐과 협력해서 심장박동을 모방한 펌프를 개발해서 연구에 활용했다.* 한편 보스턴의 외과의사 존 기번(John Gibbon)은 단일 장기가 아니라 생체 전체에 혈액을 공급할 수 있는 장치를 구상했다. 1937년 그는 고양이를 수술 중에 성공적으로 체외

* 린드버그는 최초의 뉴욕-파리 대서양 횡단 비행으로 시대의 영웅으로 떠올랐던 비행사이다. 아내의 언니가 승모판협착증을 앓고 있었는데 당시 의사들이 박동하는 심장을 수술하는 것이 너무 위험하고, 수술하는 동안 심장 대신 혈액을 공급할 장치가 있어야 안전하게 수술할 수 있다고 말한 것이 연구에 뛰어든 동기가 되었다고 한다. – 옮긴이

순환시킨 시제품을 개발했다. 그러나 당시 다른 외과의사들은 이런 장치를 신뢰하지 않았다. 런던의 외과의사 로런스 오쇼네시(Laurence O'Shaughnessy)도 자신만의 관류 시스템을 개발해 고양이와 개에 실험했다. 하지만 그 시술은 신뢰성이 낮았고 "즉각적인 임상 적용에는 분명히 부적합했다."[9] 제2차 세계대전은 많은 연구를 중단시켰다. 하지만 외과의사들이 전쟁에서 돌아왔을 때, 전쟁 경험으로 용기가 충만해진 의사들은 인공 순환이라는 과제에 다시 도전하게 되었다.

미네소타의 외과의사 월튼 릴레이(C. Walton Lillehei)가 시도한 가장 대담한 접근법은 두 사람의 순환계를 직접 연결하는 것이었다. 대개 부모와 심장수술이 필요한 아이가 한 쌍을 이루었다. 부모의 폐는 이제 두 사람의 혈액 모두에 산소를 공급했다. 유제품 산업용 펌프를 개조한 기계식 펌프가 공여자의 혈액을 환자로 보내고, 다시 환자에서 공여자로 순환시켰다. 이 방법은 혈액형이 완벽히 일치해야 했고, 관류(perfusion) 기술이 완벽해야 했다. 동시에 전례 없는 위험을 동반했다. 한 의사는 릴레이에게 이렇게 말했다. "알다시피 월트, 이건 사망률이 200퍼센트에 이를 수 있는 유일한 수술이야." 하지만 외과의사들은 수십 년 동안 동물 실험을 통해 교차순환에 대한 자신감을 쌓아왔다. 1954년 릴레이의 첫 시도에서 수술 자체는 성공했다. 그러나 심장 기형을 가진 생후 13개월 된 소년은 수술 후 폐렴으로 2주 만에 사망했다. 또 다른 사례에서는 마취과 의사가 실수로 어머니의 혈류에 공기 방울을 주입하는 바람에 수술이 시작되기도 전에 중단되었고, 어머니는 "상당히 심각한 뇌졸중"을 겪고 장기간 정신병원 치료를 받아야 했다. 그러나 결과적으로 총 45회의 시도 중 28명의 환자가 생존했으며, 이들은 대개 심장 기능이 의미 있게 회복되었다.[10]

외과의사들과 환자들이 이런 위험까지 기꺼이 감수한 상황은 1950년대 가장 중증의 심장질환을 둘러싼 절박함을 여실히 보여준다. 외과의사들은 두 가지 염원을 품고 있었다. 첫째, 개별 환자의 생명을 구하는 것이고 둘째, 새로운 수술 기법을 개발하는 것이었다. 릴레이는 이 두 가지 모두에서 명성과 악명을 동시에 얻었다.[11]

하지만 근본적인 목표는 여전히 이루어지지 않았다. 외과의사들은 혈액 세포나 단백질을 손상시키지 않고, 혈전을 유발하지도 않으며, 동시에 공기 방울이나 이물질 없이 혈액에 산소를 공급할 수 있는 인공 장치를 원했다. 1930년대에 개발된 강력한 항응고제 헤파린은 혈액응고를 방지할 수 있었다. 그 다음 문제는 펌프였다. 마이클 드베키(Michael DeBakey)는 튤레인대학교 의대생 시절에 맞물려 돌아가는 한 쌍의 롤러로 유연한 튜브를 눌러 짜내듯 혈액을 이동시키는 펌프를 개발했고, 기번(John Gibbon)이 이것을 자신의 장비에 적용했다. 한편 릴레이는 여전히 유제품용 펌프를 사용했다. 그러나 이 모든 것이 또 다른 문제를 낳았다. 펌프가 압축과 이완을 반복하는 과정에서 튜브에서 플라스틱 조각이 떨어져 나와 피에 섞이지 않도록 하는 신소재가 필요했던 것이다. 릴레이는 미니애폴리스의 한 플라스틱 제조업체에서 해답을 찾았다. 이 업체는 유제품 및 맥주 산업용 폴리염화비닐(polyvinyl) 튜브를 생산하고 있었다.[12] 1950년대 초 외과의사들은 이 산업용 부품을 개조하여 혈액을 안전하게 순환시킬 수 있는 신뢰성 높은 펌프를 만들어냈다.

그렇다면 산소 공급 문제는 어땠을까? 폐는 극히 얇은 모세혈관과 폐포 세포의 막을 사이에 두고 적혈구를 공기와 거의 직접 맞닿게 함으로써 산소를 공급한다. 산소화 장치는 이 과정을 모방하려 했다. 일부 공학자들은 철사 그물망(wire mesh)이나 회전 디스크를 사용해 혈액을 얇은 층으로 펼치고, 그 위로 산소가 확산되도록 했다. 다른 이들은 산소를 혈액 속으로 직접 주입했는데, 이 경우 기포 표면을 따라 산소 교환이 일어났다. 그러나 기포를 이용한 방식은 혈장을 거품 덩어리로 만들어 버렸다. 보스턴의 외과의사 로 웰스(Roe Wells)는 "거품 제거 장치가 없다면, 수술실은 곧 혈장 거품으로 잠겨버렸을 것"이라고 말했다.[13] 모두가 인공 심폐기를 개발하는 일이 얼마나 어려운지, 그리고 그 과정에서 얼마나 많은 위험을 감수해야 하는지를 알고 있었다.

초기 펌프와 산소화 장치가 준비되자 외과의사들은 인간을 대상으로 시험하기에 앞서 개와 같은 실험 동물들을 대상으로 장비를 개조했다. 존 기번은 전쟁 후 필라델피아로 돌아와 연구를 다시 시작했다. 그의 아이디어는 IBM의 창립자 토머스

왓슨의 상상력을 사로잡았다. 기번은 IBM의 후원을 받아 프로젝트를 진행했다. 왓슨은 자금을 지원하고 숙련된 엔지니어들을 배정했다. 그 결과 드베키 롤러 펌프, 스테인리스 스틸 철망 산소화 장치, 정교한 제어 시스템을 결합한 900 kg 무게의 우아한 장비가 탄생했다. 기번은 이 장비로 개를 대상으로 실험을 진행한 후, 1952년 인간에게 적용을 시도했다. 그의 첫 환자는 15개월 된 여자아이였다. 문제는 아기가 오진을 받았었던 것이다. 의사들은 한 가지 문제를 예상하고 수술을 시작했는데 수술장에서 다른 문제를 발견했다. 결국 아기는 살아남지 못했다.

한편 디트로이트의 다른 연구팀은 제너럴 모터스의 엔지니어들과 협력해서 심장의 좌심실 또는 우심실 한 쪽의 펌핑 기능만 대체하고 폐는 그대로 사용해 산소를 공급하는 부분 우회 펌프를 개발했다. 존 커클린(John Kirklin)은 기번의 설계를 메이요 클리닉(Mayo Clinic)으로 가져와 자신의 목적에 맞게 개조했다. 그러나 대부분의 병원은 메이요 클리닉처럼 정밀한 장비를 운용할 전문성이나 자원을 갖추지 못했다.[14]

미네소타 대학의 릴레이 팀은 좀 더 단순한 방식을 원했다. 그들은 회전 디스크 산소화 장치를 시도했지만 첫 두 명의 환자는 모두 사망했다. 이에 릴레이는 레지던트였던 리처드 디월(Richard DeWall)에게 더 나은 해결책을 찾으라고 지시했다. 디월은 다우 코닝의 화학자들이 신형 제트 엔진의 연료 라인에 생기는 기포를 제거하기 위한 특수 물질을 개발했다는 사실을 알고 있었다. 이 거품 제거제*(defoaming agent)는 유제품 산업에서도 이미 활용되고 있었다. 디월은 이 물질을 활용하면, 기포 산소화 장치(bubble oxygenator)를 기반으로 한 훨씬 간단한 장치를 개발할 수 있으리라 깨달았다.

1955년 이들의 첫 환자는 수술 후 생존했다. 그리고 1957년, 트라베놀 코퍼레

---

* 소포제라고 하며 보통 실리콘(silicone) 오일(정확히는 폴리디메틸실록산, PDMS)이 사용되었다. 실리콘 오일은 낮은 표면장력과 높은 유연성 덕분에 거품 막 위에 퍼지며 막을 불안정하게 만들고, 결국 막을 터뜨리거나 거품을 합쳐서 소멸시키는 원리였다. 주로 실리콘 오일을 폴리우레탄폼에 코팅해서 사용했고 원칙적으로는 혈액에 혼입되지 않도록 설계되었다. – 옮긴이

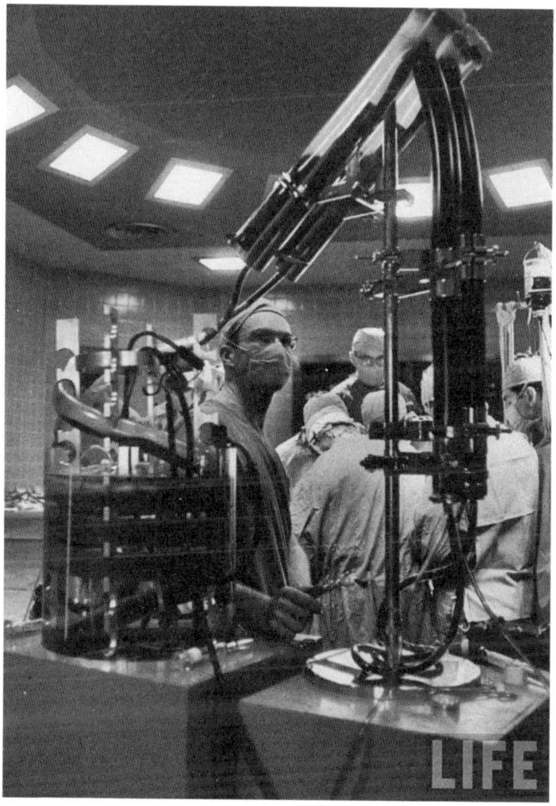

미네소타 대학의 버블 산소 발생기

이션(Travenol Corporation)사는 조립 안 된 일회용 펌프 산소화 장치를 시장에 출시하기 시작했다.[15]

초기의 인공 심폐기는 사용이 쉽지 않았다. 르네 파발로로(René Favaloro)가 1962년 클리블랜드에 처음 도착했을 때 그는 인공 심폐기를 사용할 때마다 '괴물(the monster)'이라고 불리던 이 장비를 직접 청소해야 했다. 청소에는 최소 두 시간이 걸렸고, 이 때문에 클리블랜드 팀은 개심 수술을 하루에 한 건만 간신히 수행할 수 있었다. 초기 인공 심폐기는 또 엄청난 양의 혈액을 필요로 했다. 기번이 개발한 초기 장치는 25명의 자원자에게서 혈액을 채취해 채워야 했다.[16]

결국 이 과정은 외과의사와 공학자, 그리고 새롭게 성장하던 의료기기 산업 간의 생산적인 협력으로 입증되었다. 외과의사들은 자동차 및 컴퓨터 공학자의 전문성과 유제품 및 화학 산업에서 얻은 실용적 해결책 덕분에 혜택을 볼 수 있었다. 작동 가능한 시제품이 완성되자 의사들은 신생 의료기기 회사들과 협력해 이 장치들을 실험실에서 시장으로 가지고 나갔다. 미네소타 팀이 이 흐름을 선도했다. 미국 전역과 전 세계에서 외과의사들이 릴레이의 성공적이고 단순한 장치를 보기 위해 미네소타로 몰려들었다. 덴튼 쿨리(Denton Cooley)는 훗날 이렇게 회상했다. "월트 릴레이는 심장수술 피크닉에 깡통 따개를 가져다주었다." 방문자들은 아침에 수술을 참관하고, 오후에는 공학 연구소에서 장비 사용법을 배운 뒤, 재료를 주문해 단돈 500달러로 자신만의 장비를 만들 수 있었다.

심장수술은 전후 미국 과학과 공학의 우월성을 보여주는 대표적인 사례가 되었다. 또한 의학 혁신의 중심이 유럽에서 미국으로 옮겨 갔음을 상징하는 지표가 되었다.[17] 미국 외과의사들은 유럽과 세계 각지의 외과의사들을 훈련시킨 후 다시 그들의 고국으로 보내서 전 세계에 수술 기술을 전파했다.

1950년대 초, '충분히 안전한' 펌프 산소화 장치가 등장하면서 심장수술은 완전히 변모했다. 미국에서 가장 널리 읽히던 잡지였던 《리더스 다이제스트》는 클리블랜드의 외과의사 도널드 에플러의 작업을 극적으로 보도했다. 인공 심폐기가 등장하기 전, 외과의사들은 "피 웅덩이 속에서 눈에 보이지도 않는 미끄럽고 꿈틀대는 물체를 수리해야 했다." 인공 심폐기 덕분에 에플러는 심장을 완전히 멈출 수 있었다. 그의 묘사는 마치 드라마처럼 생생했다. "마지막 몇 번의 떨리는 박동이 지나간다. 11시 25분, 모든 움직임이 멈춘다. 병든 심장은 완전히 정지한다. 이전까지 이런 상황은 곧 죽음을 의미했지만 이번에는 생명의 희망을 의미한다." 에플러는 이 장비의 의미를 이렇게 설명했다. "건조하고, 조용하고, 명확히 시야가 확보된 수술장을 갖게 됨에 따라서 우리는 심장수술의 새로운 시대가 열렸다고 믿습니다." 미네소타 장비를 휴스턴으로 가져간 덴튼 쿨리 역시 《타임》지에 자신의 흥분을 이렇게 전했다. "이것은 심장수술이 다다를 수 있는 궁극의 경지이자 우리가 간절히 기다려온 성취입니다. 이제 우리는 성인의 심장에 발생할 수 있는 가장 심각한 손상조차도 고칠 수 있습니다."[18] 미래는 희망으로 가득 차 있는 듯 보였다.

그러나 외과적 창의성에는 대가가 따랐다. 외과의사들과 공학자들은 수백, 어쩌면 수천 마리의 고양이, 개, 다른 동물들을 대상으로 시제품을 시험했다. 일부 사람들은 외과의 진보라는 이름으로 동물들이 치러야 했던 대가에 항의했다. 한 외과의사는 훗날 이렇게 회고했다. "한때 나는 피츠버그의 개들을 전멸시키려 한다는 비난을 받기도 했습니다." 이렇게 동물 실험을 거쳤음에도 외과의사들은 박동하는 심장수술의 초기와 마찬가지로 인간을 대상으로 초기 인공 심폐기를 사용할 때 여전히 참혹한 사망률을 경험했다. 기번은 처음 네 명의 환자 중 세 명을 잃었고, 이후 다시는 개심 수술을 시도하지 않았다. 메이요 클리닉의 존 커클린(John Kirklin)은 처음 여덟 명의 환자 중 네 명을 잃었다. 휴스턴에서 드베키와 함께 수련한 존 옥스너(John Ochsner)는 승모판 교체 수술에서 처음 다섯 명의 환자가 모두 사망한 뒤에야 첫 번째 성공 사례를 경험했다고 회상했다.[19]

오늘날 우리는 이런 결과를 외과의사, 환자, 가족들이 어떻게 받아들일 수 있었는지 상상하기조차 어렵다. 그러나 위험은 언제나 외과학과 의학의 일부였다.[20] 고대 그리스, 중세 유럽, 19세기 초 미국을 막론하고 외과의사들은 환자의 몸을 절개할 때마다 고통과 출혈을 수반한다는 사실을 잘 알고 있었다. 숙련된 의사라면 누구나 수술 중이거나 수술 직후에 환자가 죽어가는 장면을 여러 번 목격했을 것이다. 마취가 없던 시절, 야전 병원에서 외과의사들은 과다출혈이나 괴저로 인한 사망이 임박했을 때만 사지를 절단했다. 제왕절개 역시 산모나 아기를 살리기 위한 최후의 수단으로만 시도되었다. 설사 환자가 죽더라도 외과의사가 해를 끼친 것은 아니었다. 환자는 어차피 죽을 운명이었기 때문이다. 하지만 환자가 살아남는다면, 외과의사는 죽음의 문턱에서 환자를 구해낸 영웅이 되었다.

이 위험과 이익의 균형은 19세기 중반 마취제가 등장하면서 새로운 국면을 맞았다. 1840년대에 마취가 도입되자 외과의사들은 새로운, 그러나 고통스러운 선택을 해야 했다. 그들은 수술이 고통스럽다는 것을 알고 있었지만 한편으로 환자들이 짧은 고통을 견딜 수 있다는 것도 알고 있었다. 마취는 고통을 없애 주었지만 동시에 알 수 없는 위험을 가져왔다. 만약 환자가 깨어나지 못한다면? 외과의사들은 매번 "고통의 산술"을 수행해야 했다. 고통을 줄이는 것이 과연 마취의 위험을 감수할 만큼 가치가 있는지를 고민해야 했던 것이다.

전두엽 절제술*(lobotomy) 역시 오늘날에는 악명 높은 시술이지만 1930년대와 40년대에는 질병과 치료의 위험을 진지하게 저울질한 결과물이었다. 전두엽 절제술은 환자의 인격 일부를 제한해서 자발성과 주도성을 잃게 만들었다. 그러나 당시 외과의사, 정신과 의사, 그리고 많은 환자 가족들은 이 시술 덕분에 끔찍한 정신병자 수용소의 뒷마당에 갇혀 있던 환자들이 해방될 수 있다면, 그 위험은 감수할 만하다고 생각했다.[21]

심장외과 의사들은 이러한 압박을 더욱 절실히 느꼈다. 그들의 환자들은 가장 절망적인 예후를 가진 사람들이었다. 심각한 선천성 심장 기형을 가진 신생아나 류머티즘성 심장질환으로 심하게 쇠약해진 젊은이들이 주 대상이었다. 이들은 수술이 없다면 결국 사망하거나 극심한 고통 속에서 살아가야 했기에 거의 모든 수술적 위험은 정당화될 수 있었다.

외과의사들이 사용한 언어는 가혹했지만 많은 것을 드러낸다. 그들은 "심장 불구자(cardiac cripples)"와 "심장 폐인(cardiac derelicts)"의 생명을 구하고자 했다. 영국의 외과의사 제프리 울러(Geoffrey Wooler)는 이렇게 회상했다. "그 초창기에는 수술 사망률이 50퍼센트를 넘어섰다. 하지만 환자들 모두가 고위험군이었고 수술 대기자 명단에 올라 있는 환자들의 사망률도 거의 비슷하게 높았다." 에플러는 처음 열한 명의 환자 중 다섯 명을 잃었다. 하지만, 《리더스 다이제스트》는 다음과 같이 그에게 면죄부를 주었다. "성적이 좋지 않아 보일 수는 있지만 새로운 심장수술은 언

* 뇌의 전두엽을 절개하는 외과 수술. 한때 정신 질환 치료 수단으로 사용되었지만 지금은 거의 시행되지 않음. – 옮긴이

제나 위험을 동반하며 경험이 쌓이면서 그 위험은 줄어든다." 뿐만 아니라 에플러는 "가장 절망적인 환자들을 찾아 수술했다." 이처럼 주눅이 들 만한 확률 속에서도 에플러는 기자에게 이렇게 말했다. "우리는 이토록 많은 환자들이 살아남았다는 사실만으로도 보람을 느낍니다."[22]

이런 환경 속에서 1960년대 심장수술 분야에서는 '실패할 용기(the courage to fail)'라 불리는 특별한 형태의 치료적 용기가 등장했었다. 외과의사들은 환자의 삶을 개선하길 바랐지만 환자가 단지 살아남기만 해도 충분히 의미가 있었다. 또한 설령 환자가 생존하지 못하더라도 적어도 그 수술은 외과 지식과 수술 기법의 진보에 기여할 수 있었다. 이런 사고방식 아래에서는 진정한 의미의 '나쁜 결과'란 아예 존재하지 않았나. 류머티즘성 판막질환과 선천성 기형을 치료하고자 했던 초기 수술에서 사망률이 15-35퍼센트에 이르는 것은 흔한 일이었고 자연스럽게 받아들여졌다.[23]

외과의사들이 그들의 업적에 대해 대중으로부터 받은 찬사는 그들의 사명감을 더욱 강화했다. 예를 들어 1969년 드베키와 그의 제자 덴튼 쿨리 사이에 쿨리의 무단 인공심장 사용을 둘러싼 갈등이 전국적 주목을 받았을 때도 독자들은 외과의사들의 자존심 다툼을 비난하지 않았다.* 1970년 《라이프》가 이 극적인 불화를 보도했을 때, 수많은 독자들은 외과의사들을 옹호하는 편지를 보냈다. 한 텍사스 남성은 그들의 결점을 가볍게 넘기며 이렇게 말했다. "이 두 외과의사가 수년간 함께 쌓아온 기술이 없었다면 수백 명, 어쩌면 수천 명의 사람이 지금쯤 세상에 없었을 것입니다." 드베키의 수술로 아내가 살아났던 한 뉴욕 시민은 이렇게 썼다. "그분은 신입니다. 아니면 적어도 성인(saint)입니다."[24]

---

* 드베키 주도로 연방 정부 지원을 받아 개발한 인공 심장을 세계 최초로 신장병 환자에게 이식할 날짜를 잡았는데 환자 상태가 여의치 않아 수술을 미루고 학회 참석차 자리를 비운 사이에 드베키의 제자였던 쿨리가 인공심장을 자신의 환자에게 이식했고 '세계 최초'의 명예를 가져갔다. 미국 심장외과학의 거두였던 두 사람은 수십 년간 반목하고 학계에 제각기 파벌을 형성했으나 죽기 전에 극적으로 화해했다고 전해진다. – 옮긴이

외과의사들은 노력을 멈추지 않았다. 1960년대 초까지 수술 사망률은 5퍼센트 미만으로 떨어졌다. 에플러는 1965년 한 해 동안 408건의 수술을 시행했는데 그중 수술 중 사망은 10건에 불과했다(하지만 병원 퇴원 전에 추가로 45명이 사망했다). 수술 사망률이 일상적인 통계로 받아들여지게 된 것은 놀라운 변화였다. 에플러는 병원 수술위원회 위원장에게 필수적으로 제출해야 하는 사망률 보고서가 "우리 부서에 점점 커지는 부담이 되고 있다"며 불만을 토로했다. 그는 외과 레지던트들의 수고를 덜기 위해 "보고서의 요약 정보를 최소한으로 간략하게 써서 내라"고 지시했다. 스탠퍼드 대학 외과의사들은 자신들의 숙련도를 매우 자랑스럽게 여겼다. 그들은 6.4퍼센트라는 사망률에도 불구하고 열정적으로 수술을 권장했다. "심혈관계 결함이 있는 모든 사람은 수술적 교정 대상자로 진지하게 고려되어야 한다."[25] 죽음은 이 분야의 본질 속에 도사리고 있었지만, 단 한 명의 외과의사도 멈추지 않았다. 심장수술은 전성기를 맞이했다.

Chapter 10. 고통받는 대뇌

Suffering Cerebrums

선구적인 심장외과 의사들은 높은 수술 사망률 외에도 또 다른 문제에 직면했다. 초기 외과의사들이 심장을 수술하는 것을 망설였던 가장 큰 이유는 심장을 조작하는 것이 몸의 다른 부분에 위협을 가할 수 있다는 두려움 때문이었다. 모든 조직은 심장과 폐가 제공하는 산소화된 혈액의 지속적인 공급에 의존한다. 혈류 공급이 잠시라도 중단되면, 설령 환자가 즉시 사망하지 않더라도, 다른 장기가 손상을 입을 수 있었다. 이 중에서도 가장 중요한 동시에 가장 민감한 기관인 뇌에 우려가 집중되었다. 외과의사들은 곧 그들의 우려가 타당했음을 깨닫게 되었다.

뇌 손상에 대한 걱정은 초기부터 제기되었다. 헨리 소타(Henry Souttar)는 1925년에 기본적인 문제를 명확히 제시했다. 고양이나 개에서는 심장과 혈액 순환을 최대 2분간 멈출 수 있지만, "인간에게 있어서는 뇌에 혈액 공급이 조금이라도 중단될 경우 극도로 위험하기 때문에 이는 절대 정당화될 수 없다"고 그는 말했다. 이런 공포는 1930년대 심장수술을 시도하려는 외과의사들에게 그림자처럼 드리워져 있었다. 외과의사들은 뇌를 보호하는 방법을 찾지 못하는 한 심장수술이라는 분야가 결코 발전할 수 없으리라는 사실을 잘 알고 있었다. 로런스 오쇼네시는 1939년에 이렇게 언급했다. "수술 중 혈액 순환이 아주 잠깐이라도 중단되면 회복 불가능한 뇌 손상이 확실히 발생한다는 현실에 직면한 상황에서, 외과의사는 어차피 할 수도 없는 수술의 기법을 고안할 동기를 갖지 못할 것이다."[1] 오쇼네시는 인공 관류법을 개발함으로써 심장수술을 가능하게 하기를 희망했다.

1940년대 후반과 1950년대에 드와이트 하켄과 찰스 베일리, 그리고 다른 외과의사들이 박동하는 심장을 대상으로 한 수술을 되살리려 했을 때, 뇌 합병증에 대한 두려움은 현실이 되었다. 많은 환자들이 손가락으로 판막을 열어주는 수술을 견디고 살아남았지만, 대신 치명적인 뇌 손상을 입었다. 베일리의 초기 환자 235명 중 12명이 심각한 뇌졸중을 겪었다. 그중 9명은 반신마비, 3명은 부분 사지마비를 겪었다. 이들의 절반은 완전히 의식을 회복하지 못했고, 8명은 뇌졸중으로 사망했다. 살아남은 4명 중에서도 "완전히 회복한 환자는 한 명도 없었다." 시카고의 한 외과팀도 환자들이 "매우 격렬한 수술 후 경과"를 겪었으며, 때로는 마비, 실명, 언어 장애를 겪었다고 보고했다. 정신적 합병증도 있었다. 하켄의 일부 환자들은 수술 후 정신병적 상태로 빠져 환각, 기억 상실, 심인성 마비, 그리고 '히스테리성' 반응을 보였다. 어떤 변화는 좀 더 미묘했다. 한 수학 교사는 "아주 높은 지능지수(IQ)"를 가지고 있었지만, 수술 후 "유아적 개념으로의 뚜렷한 퇴행"을 보였다. 그녀는 6개월 동안 수업에 흥미를 잃고 오직 미스터리 소설만 읽으려 했다.[2] 물론 이 마지막 사례는 다양한 해석이 가능하지만, 뇌졸중과 같은 합병증들은 결코 모호하지 않았다. 신경학적, 정신의학적 합병증의 피해는 환자들과 그 가족들, 그리고 외과의사들에게 끔찍한 상처를 남겼다.

외과의사들은 무엇이 잘못됐는지 금방 알아챌 수 있었다. 수술 중 손가락이나 칼로 판막을 열 때 심장 내부에 형성된 혈전이나 판막에 쌓인 석회화된 조각이 떨어져 나갔다. 이 조각들은 혈류를 타고 온몸으로 퍼져 나갔다. 그중 일부는 '색전*(embolus)'이 되어 뇌혈관을 막아 뇌졸중을 일으켰다. 베일리 팀은 류머티즘성 심장질환 환자에서 이런 색전이 자연 발생했을 때는 "질병의 자연 경과로 여겨졌고 의사와 환자, 가족 모두가 불가피한 합병증으로 받아들인다"고 설명했다. 그러나

* 혈관을 따라 이동하여 혈관을 막는 물질을 의미. 혈전보다 넓은 개념으로 지방, 공기, 세균 등 혈관을 막을 수 있는 모든 물질을 지칭. – 옮긴이

수술 후에 발생하면 "이 합병증은 외과적 조작에 의한 것으로 간주된다. 그것은 사실이기는 하다. 이 경우 환자가 회복하더라도 환자나 내과 의사가, 또는 회복하지 못하는 경우에 환자 가족들이 이를 쉽게 받아들이지 못한다."[3] 건조한 임상 기록 이면에는 분노, 회한, 그리고 비난의 감정이 짙게 깔려 있었다.

외과의사들은 이러한 위험으로부터 뇌를 보호하기 위해 안간힘을 썼다. 드와이트 하켄은 심장 내부에 손가락을 넣어 판막을 조작할 때 혈전을 최대한 덜 떨어뜨리기 위해 "느리고 부드러운 움직임"만을 사용하도록 애썼다. 그는 또한 마취과 의사에게 자신이 심장을 조작하는 동안 환자의 경동맥을 잠깐 동안 눌러달라고 요청했다. 이는 떨어져 나온 색전이 뇌로 들어가지 않고 차라리 신체 다른 부위에 머물러 더 큰 피해를 막기를 바라는 희망에서였다.

베일리는 심장을 빠져나가는 혈액을 여과하고 싶어 했다. 하지만 당시 기술로는 불가능했다. 수술하는 동안 뇌로 가는 혈류를 차단할 수는 없었다. 단 3분간 혈류를 막는 것도 "극도로 심각한 결과를 초래할 것"이기 때문이었다. 베일리의 팀은 하켄의 경동맥 일시 압박법을 시도했고 이를 더욱 정교하게 개선했다. 그들은 경동맥 아래쪽에 외과용 테이프를 넣어 혈관을 고리 모양으로 감싼 후 당겨서 혈관을 살짝 꺾어 일시적으로 혈류를 차단하는 방식을 고안했다. 이른바 "보호적 경동맥 폐쇄(protective carotid obstruction)"라 불린 이 조치는 30-60초 이내로 제한되어야 했다. 그들은 80명의 환자에게 이 기술을 시행했는데 합병증은 발생하지 않았다.

하켄은 덜 성공적이었다. 그는 경동맥에 고무로 된 고리(loop)를 걸어 조이고, 시계를 보면서 60초, 때로는 90초 동안 기다렸다. 그 다음 조인 것을 풀어 2분간 뇌로 가는 혈류를 재개했다. 심장수술을 하는 동안 필요할 때마다 이 조치를 여러 번 반복했다. 그러나 안타깝게도 이 기술은 이중으로 실패했다. "이 방법은 색전 형성을 막지 못했다. 오히려 무산소증(anoxia)을 일으켜서 그들이 생각했던 이론적 이익보다는 실질적인 피해를 더 많이 끼쳤을 수도 있다."[4]

하켄과 베일리를 포함한 박동하는 심장수술의 첫 세대 외과의사들은 심장과 뇌의 요구가 서로 충돌하는 관계에 있다는 사실을 깨달았다. 환자들은 그들을 만성적으로 쇠약하게 만드는 판막 질환으로부터 벗어나야 했다. 그러나 당시에 이용 가능한 수술 기법으로 이를 해결하려 할 경우 뇌에 심각한 위험이 따르는 것을 피할 수 없었다. 타협은 불가피했다. 하켄은 이렇게 썼다. “뇌를 보호하는 것과 심장의 기능을 유지하는 것 사이에는 분명 어느 정도 타협이 필요할 것이다.”[5]

이러한 타협을 피하고자 하는 열망, 즉 심장수술 중에도 뇌를 보호할 방법을 찾고자 하는 바람이 바로 인공 심폐기를 개발하려는 꿈을 자극했다. 오쇼네시는 1939년에 이렇게 지적했다. “심장 결함을 수술로 치료하는 데 있어서의 진정한 진보가 이루어지기 위해서는 심장이 일시적으로 기능을 멈춘 동안에도 뇌로 가는 혈액 순환을 유지할 수 있는 단순하고 효율적인 방법을 마련해야만 할 것이다.”

그러나 외과의사들은 인공 심폐기가 새로운 위험을 가져올 것이라는 점도 알고 있었다. 미네소타 대학에서 이 연구를 주도했던 릴레이(C. Walton Lillehei)는 리처드 디월(Richard DeWall)이 개발한 기포 산소화 장치(bubble oxygenator)를 위험한 도박이라고 보았다. 릴레이는 이렇게 말했다. “만일 1954년에 이 프로젝트에 참여한 생리학자, 외과의사, 심장내과 의사 모두에게 설문을 돌렸다면, 혈액을 산소화하는 방법 중 ‘기포 주입’이야말로 절대 해서는 안 되는 방법이라는 데 100퍼센트 동의했을 겁니다. 혈류에 생긴 기포는 뇌에 치명적인 위험을 유발하기 때문이지요.”[6] 그들은 이 장치들이 환자의 뇌를 저혈압 상태에 빠뜨리고, 혈뇌 장벽의 투과성을 변화시키며, 혈액 화학과 산도에 변화를 일으키고, 혈장 단백질을 변성시키고, 심방과 심실 안에 기포를 남기며, 섬유화되고 석회화된 판막에서 떨어진 파편들을 혈류에 떠돌게 할 위험이 있다는 것을 알고 있었다. 외과의사들은 또한 흉강 내에 고인 혈액을 빨아들여 재활용했는데, 이 과정에서 공기, 지방, 기타 입자 형태의 이물질을 혈액에 추가하는 결과를 낳기도 했다.

심장을 열고 들어가는 수술의 다양한 위험성을 인식한 외과의사들과 공학자들은 인간을 대상으로 시험을 하기 전에 실험 동물로 그들이 개발한 펌프와 산소화 장치를 철저히 시험했다. 특히 뇌가 얼마나 쉽게 손상될 수 있는지를 걱정했던 외과 연구자들은 수술 후 실험 동물들의 신경학석 후유증을 면밀히 관칠했다. 오쇼네시가 실험했던 개 한 마리는 "아무 문제없이 회복되었고 현재는 모든 면에서 정상적인 동물이다"라고 기록되었다. 고양이 한 마리는 수술 후 2년 동안 관찰했는데 "완벽하게 정상적인 행동을 보인다"고 보고되었다. 케이스 웨스턴 리저브대학교의 조지 클로스(George Clowes)는 동물들이 "걷기, 물 마시기, 명령에 반응하기, 보기, 소변보기" 능력을 유지하는지를 주의 깊게 살폈다. 펜실베이니아 대학교의 외과의사들은 심지어 수술 후 개들을 대상으로 정밀한 신경학적 평가를 수행하기도 했다. 실험견들의 회복 상태는 외과의사들에게 큰 안도감을 주었다. 수술로 인해 일시적으로 실명하거나 마비된 경우에도 "이러한 증상들은 며칠에서 일주일 정도 지나면 서서히 회복되는 경우가 많았다." 결국 미네소타 대학의 디월은 이제 제대로 작동하는 장비를 만들었다고 확신하게 되었다. 그는 릴레이를 불러 수술 후 개들의 상태를 직접 확인하게 했다. 디월은 훗날 이렇게 회상했다. "연구소 앞 풀밭에서 개들을 데리고 나가 산책을 시키면서 개들의 상태를 관찰하고 점검했어요. 눈에 띄는 손상은 없었습니다. 그것을 보고 월트는 수술실에서 이 장비를 써보기로 결심했습니다."[7] 개들의 뇌를 성공적으로 보호해낸 경험은 외과의사들로 하여금 인간을 대상으로 시험해볼 용기를 주었다.

일부 의사들은 동물들이 인간의 인지 능력을 대변하기에는 부적절한 모델이라고 우려했다. 오쇼네시는 뇌 손상이 "하등 동물들보다 인간에서 훨씬 더 중요한 문제를 초래할 것"이라고 경고했다. 그러나 동물들이 신경학적 손상에서 비교적 잘 회복하는 모습을 보며 확신을 얻었고, 무엇보다 환자들을 살리고자 하는 강력한 열망을 가지고 있던 외과의사들은 자신들의 장비가 충분히 안전할 것이라는 희망을 품었다. 몇몇 초기 사례는 그런 희망에 부응했다. 존 기번의 첫 네 명의 환자 중 세 명은 수술 중 또는 수술 직후 사망했다. 그러나 심방 중격 결손(atrial septal defect)을 가진 18세 여성은 수술을 견뎌냈는데 그녀는 신경학적으로 양호한 결과를 보였다. 기번은 수술 후 경과 기록에 이렇게 적었다. "수술 회복 기간 동안 그녀는 뇌 저산소증이나 중추신경계 손상의 징후를 전혀 보이지 않았다." 메이요 클리닉의 존 커클린 팀은 1958년에 "적절히 수행된 체외 순환은 뇌에 눈에 띄는 부정적 영향을 미치지 않는다"고 주장하며 위험성을 일축했다.[8] 그들은 안전한 심장수술이 가능하다고 믿었다.

그러나 경험은 이런 희망을 금세 무너뜨렸다. 1950년대와 60년대에 작성된 자세한 임상 보고들은 심장수술이 가져올 수 있는 끔찍한 결과를 보여준다. 많은 환자들이 심각한 뇌 손상을 입고 깨어나지 못했다. 어떤 환자들은 살아남았지만 정신병, 발작, 뇌졸중을 겪었다. 또 어떤 환자들은 처음에는 멀쩡해 보이다가 시간이 지나면서 기억력, 집중력, 성격에 미묘한 변화를 드러냈다. 클리블랜드 클리닉에서 외과의사들이 겪은 경험도 예외가 아니었다. 도널드 에플러 역시 수많은 부작용 사례를 경험했다. 승모판 수술 환자 중 20퍼센트 이상이 뇌졸중을 겪었고 어떤 환자들은 섬망에 빠졌다. 한 환자는 관상동맥질환에 대해 재개통술을 받았는데 수술은 기술적으로는 성공했으며 협심증이 사라졌다. 그러나 수술 후 발생한 뇌졸중으로 인해 그는 실어증과 반신마비에 빠졌다. 에플러는 그의 멘토 아서 바인버그(Arthur Vineberg)에게 이렇게 썼다. "모든 실질적인 측면에서 볼 때 우리는 그를 살려내지 못한 것과 마찬가지입니다."[9]

인공 심폐기가 가는 곳에는 항상 합병증이 따라갔다. 외과의사들이 아이오와시티에 개심 수술을 도입했을 때에도 익숙해진 문제들을 다시 마주하게 되었다. 한 12세 소년은 수술 후 처음에는 비이성적인 언행을 보이고, 몸의 왼쪽에 편마비가 나타났지만 결국 회복했다. 반면 4세 소녀는 깨어나지 못하고 발작을 반복하다 수술 후 3일째에 사망했다. 한 30세 여성은 "오른쪽 반신 불완전 마비*(hemiparesis)와 함께 비이성적이고 다소 방탕한 행동"을 보였지만 1주일 만에 완전히 회복했다. 심각한 합병증을 피한 환자들조차 숙련된 관찰자의 눈으로 볼 때 더 미묘한 문제를 찾아낼 수 있었다. 보스턴의 신경학자 시드 길먼(Sid Gilman)은 하켄이 수술한 환자들을 대상으로 언어, 기억, 시야, 사물 이름 대기, 독서, 그림 그리기, 계산 능력에

* 신체의 한쪽(왼쪽 또는 오른쪽)에 근육 힘이 약해지거나 불완전한 마비가 나타나는 상태. 완전한 마비는 hemiplegia라고 해서 구분함. - 옮긴이

문제가 발생한 사례를 연구하고 기록했다. 신용조사국에서 일했던 한 환자는 수학 연산 능력을 잃었다. 그는 100에서 7을 연속으로 빼라는 테스트에서 "93-91-73-89-87-86"라고 말하다가 절망에 휩싸이며 포기했다. 뉴욕 병원의 신경학자 프레드 플럼(Fred Plum)은 1960년에 이렇게 말했다. "심장수술의 신경학적 합병증은 아마도 이 수술에서 가장 걱정스러운 측면일 것이다."[10]

처음에는 아무도 이 문제들이 수술과 직접 관련되어 있다는 사실을 의심하지 않았다. 1964년 한 영국의 신경과 의사는 이렇게 언급했다. "이들 장애의 가장 흥미로운 특징 중 하나는, 본질적으로 수술 치료로 인해 새로 생겨난 병리적 상태들이라는 점입니다. 이런 문제들은 환자들이 수술을 받지 않았다면 결코 발생하지 않았을 것입니다." 외과적 관행이 새로운 질병 범주를 탄생시킨 셈이었다. 그러나 외과의사들은 뭐가 잘못될 수 있는지 알면서도 수술을 계속할 이유를 여러 가지로 제시했다. 어떤 경우에는 수술 이전에도 신경학적 재앙의 위험은 존재했다. 류머티즘성 심장질환 환자들은 수술을 받지 않더라도 뇌졸중을 흔히 겪었다. 심방 내 혈전이나 판막의 석회화 조각들이 저절로 떨어져 나가면서 색전이 생기는 경우가 있었던 것이다. 엘리스(Ellis)와 하켄, 그리고 그들의 환자들은 이러한 위험을 너무나 잘 알고 있었다. "언제든 죽음이나 영구적 마비가 발생할 수 있다는 위험은 환자들 머리 위에 매달린 다모클레스의 검*(sword of Damocles)과 같았다." 그들은 수술이 단기적으로는 신경계의 위험을 수반하더라도 장기적으로는 자연발생적 색전증의 위험을 줄여줄 수 있기를 기대했다.[11]

다른 외과의사들은 수술이 가져다줄 환자의 심장 기능 회복이야말로 신경학적 합병증 위험을 감수할 가치가 있다고 주장했다. 이들은 수술이 "심장 폐인(cardiac derelicts)"과 "심장 불구자(cardiac cripples)"들을 생산적인 삶으로 복귀시킬 수 있다

* 고대 그리스 디오니시오스 왕의 신하 다모클레스가 왕의 권력을 부러워하던 중, 왕이 다모클레스에게 잠시 왕위를 맡겨준다는 제안을 했다. 다모클레스는 왕좌 위에 위태롭게 걸린 칼을 보고 왕의 권력 뒤에 항상 숨겨진 위험을 깨달았다. 다모클레스의 검은 "항시 존재하는 절박한 위험"을 상징하는 표현으로 쓰임. - 옮긴이

고 생각했다. 이렇게 심각한 질병에 맞서는 모든 노력은 당연히 일정한 위험을 수반할 수밖에 없다. 이들의 삶을 구해낼 수 있다는 희망은 외과의사와 가족 모두에게 이 위험을 정당화시켜주었다. 1964년 런던의 한 외과의사는 이렇게 인정했다. "이러한 수술을 권유할 때, 작은 비율이긴 하지만 무시할 수 없는 신경정신과적 이환율*(morbidity)을 고려해야 합니다." 그러나 그는 덧붙였다. "물론 이러한 이환율은 이 수술이 가져다주는 놀라울 만큼 확실하고도 극적인 신체적, 사회적, 심리적 개선 효과에 비추어서 바라볼 필요가 있습니다."[12] 수술을 결정할 때마다 그들은 이런 모든 고려 사항을 저울질해야 했다.

비슷한 논리로 일부 의사들은 이러한 위험을 일시적인 문제로 치부했다. 의사들은 새로운 수술 기법이 처음 개발될 때는 항상 여러 가지 어려움이 뒤따른다는 사실을 잘 알고 있었다. 그러나 시간이 지나면서 기술은 개선되고 위험은 줄어들 것이라고 믿었다. 1964년 《란셋》의 논설위원은 "뇌 손상(Cerebral Injury)"이라는 칼럼에서 이렇게 설명했다. 새로운 혁신에 수반되는 합병증은 "진보에 필연적으로 따르는 동반자"라는 것이다.[13] 더 나은 미래에 대한 기대가 위험과 나쁜 결과를 정당화했다. 그러나 다음 장들에서 보겠지만, 심장 외과의사들과 중재적 심장 내과 의사들 사이에서는 뇌 합병증이 단지 진보의 역사 속에 잠깐 지나가는 단계에 불과하다는 믿음이 아직까지도 지속되고 있다.

1950년대와 60년대에 외과의사들이 수술의 위험과 합병증에 맞서 싸우는 동안 의사들이 위험을 인식하는 방식에도 변화가 나타나기 시작했다. 비공식적인 위험 개념은 오랫동안 외과의 언어 속에 존재해왔으며 질병의 위험이나 수술의 위험에 대한 논의에서 종종 등장했다. 그러나 제2차 세계대전 이후 새롭게 떠오른 위험에 대한 사고방식은, 프래밍햄 심장 연구에서 보듯, 질병에 걸릴 위험을 측정 가능하고 계산할 수 있는 것으로 받아들이기 시작했다는 점에서 달랐다. 질병 위험이 측

---

* 한 집단 내에서 일정 기간 동안 발생한 환자수의 일정 인구에 대한 비율 – 옮긴이

정 가능한 개념이 되자 외과의사들도 수술 합병증의 위험을 측정하고 계산하기 시작했다. 의사들의 위험 관리에 대한 인식도 그에 맞춰 발전했다. 내과 의사들은 심장병의 위험 요인에 대해 논의하면서 생활 습관 개선이나 약물치료를 통해 이 요인들을 수정하고 줄일 수 있는 방법을 강조했다. 외과의사들도 나름대로 노력을 기울였다. 하켄과 베일리는 경동맥 폐쇄기를 이용해 뇌 색전 발생 위험을 줄이려 했다. 인공 심폐기를 사용하게 되자, 외과의사들은 기계가 초래할 수 있는 위험을 최소화하기 위해 최선을 다했다. 예를 들어 심장의 심실이나 심방을 열었을 때는 수술을 마치고 심장을 다시 작동시키기 전에 모든 공기를 제거하고 심장이 혈액으로 충분히 채워졌는지를 확인하려 애썼다. 또한 대동맥의 가장 높은 지점에 바늘 배출구(needle vent)를 설치해 남아 있는 기포를 방출할 수 있도록 했다.[14] 외과의사들은 위험을 하나의 실체로 인식하고, 이를 규명하고 관리해야 할 대상으로 받아들이기 시작했던 것이다.

개심 수술의 위험을 더 줄일 방법을 찾고자 했던 외과의사들과 그 동료들은 놀라운 에너지와 상상력을 발휘해 뇌 합병증을 연구했다. 이들의 노력은 임상적 현상을 어떻게 시각화하고, 수치화하고, 인지 가능하게 만드는지를 알고자 하는 이들에게 보물 창고와 같은 자료를 제공한다. 이 책 앞부분에서는 병리과 의사들과 심장내과 의사들이 심장마비의 원인을 이해하려 했던 노력을 살펴보았다. 이 연구들 대부분은 문자 그대로의 '시각화'를 필요로 했다. 병리과 의사들은 심장이라는 기관에서 죽상경화 병변이나 관상동맥 혈전을 가장 신뢰성 있게 드러낼 수 있는 방법을 찾으려 했다. 그들은 조직을 직접 보고, 만지고, 절단하고, 염색하면서 질병을 이해하려 했다. 외과의사들도 관상동맥 플라크를 눈으로 보고 손으로 만질 수 있었다. 심장 내과 의사들은 엑스레이, 정맥 주사 조영제, 정교한 조영술 기계를 이용해 살아 있는 사람의 관상동맥을 시각화했다. 의사들과 연구자들이 심장수술의 뇌 합병증을 이해하려 할 때에도 비슷한 시각화 과제에 직면했다. 다만 이번에는 관상동맥 플라크나 혈전보다 훨씬 더 포착하기 어려운 문제, 즉 인간 뇌의 기능과 장애를 드러내고 측정하고 분석해야 했다.

연구는 익숙하고 오래된 의료 면담(medical interview) 기법에서 시작되었다. 의사들은 오래 전부터 환자와 대화를 통해서 증상을 인지하고 병력을 확인해왔다.[15] 신경과 의사들은 환자의 말을 통해서—또는 말하지 못하는 상태를 통해서— 환자가 움직이거나, 느끼거나, 보거나 하는 능력에 대해 많은 정보를 얻을 수 있었다. 정신과 의사들은 면담을 통해 뇌 기능의 다른 측면을 탐구했다. 1950년대와 60년대 미국 정신의학에서 유행한 정신분석학의 영향을 받은 이와 같은 언어적 교환은 심장수술 환자의 수술 전후 심리 상태를 평가하는 데 중요한 기반이 되었다. 정신과 의사들은 이 기법을 사용해 무의식의 숨은 구조를 밝혀낼 수 있다고 믿었다.

의사들이 환자에 대해 정보를 얻는 방법은 면담에 그치지 않았다. 19세기부터, 보는 것, 듣는 것, 만지는 것, 냄새 맡는 것을 결합한 이학적 검사(physical examination)가 의료의 일상적 일부가 되기 시작했다. 면담이 환자 스스로 느끼고 의식하는 것을 묻고 듣는 작업이라면, 신체 진찰은 환자가 의식하지 못하는 맥박, 피부색, 미묘한 병적 징후와 같은 신체 징후로부터 의사가 정보를 추출해내는 작업이었다. 이러한 신체 탐색 방식은 '임상적 응시(clinical gaze)'라고 불렸다. 이것은 환자의 몸을 질병이 자리잡고 있는 장소이자 의료적 관찰의 대상으로 취급하는 접근법이다.[16] 신경과 의사들이 환자의 근력, 감각, 반사작용, 정신 기능을 정교하고 의식적으로 검사하는 복잡하고 의례화된 절차는 이 '임상적 응시'가 가장 정교하게 발휘되는 형태였다. 신경과 의사들은 이런 훈련된 검사법을 통해 신경학적 손상의 결과를 보이거나, 들리게 하거나, 만질 수 있게 만들었다.

의사들은 면담과 신체 진찰에만 의존하지 않았다. 19세기부터, 청진기, 체온계, 혈압계, 엑스레이 같은 장비를 사용해 인간의 감각으로는 직접 접근할 수 없는 몸의 현상을 탐지하고 측정하는 법을 배웠다. 이러한 장치는 숨겨진 구조나 과정을 의사가 지각할 수 있는 형태의 신호나 기록으로 변환해주었다. 관찰자의 개입이나 해석 없이 환자의 몸에서 장치를 통해 직접 데이터가 전환되기 때문에 연구자들과 임상의들은 이 데이터를 객관적 이미지로 신뢰하려 했다. 그러나 새로운 기술을 사용해 생명 과정에 대한 객관적 데이터를 생성하는 일은 결코 단순하지 않다. 오히려 의사들은 이런 장비를 어떻게 사용하는지, 그 결과를 어떻게 신뢰할 것인지, 그리고 장비가 드러내는 정보를 어떻게 해석하고 의미를 부여할 것인지에 대해 배워야 했다. 혈압계나 엑스레이가 의사의 육안 관찰보다 더 나은 정보를 제공한다고 확신하는 데에는 수년이 걸렸다. 의사들은 시각화 기술이 연구 대상 현상을 불완전하게 재현한다는 사실을 종종 인정한다. 그럼에도 불구하고, 임상적으로 유용한 지식을 얻기 위해 이러한 미묘한 차이들은 종종 기꺼이 무시되었다.[17] 심장수술의 뇌 합병증을 시각화하거나 그 밖의 방법으로 재현하려 했던 장치들은 이러한 과정을 잘 보여준다.

심장수술 중 깊은 마취 상태에서도 환자의 뇌 기능을 평가할 수 있는 기술이 도입되었다. 신경과 의사들은 동물과 환자의 수술 중 뇌파를 기록하기 위해 신속하게 뇌파검사(electroencephalogram, EEG)를 활용했다. 1920년대에서 30년대에 걸쳐 개발된 이 장비는 두피에 부착한 전극을 통해 뇌의 전기 활동을 기록했다. EEG의 개척자들은 이 기록을 통해 뇌 활동을 '읽을' 수 있기를 기대했다. 1930년대부터 1950년대까지 연구자들은 이 '뇌 스크립트(brainscript)'를 해독해 성격, 지능, 심지어 특정 사고까지 구별해내려 시도했다. 《라이프》는 알베르트 아인슈타인이 상대성 이론에 대해 사색하는 동안 그의 뇌파를 기록하는 연구를 특집으로 다루기도 했다. 1950년대 개심 수술 프로그램이 시작되자, 신경과 의사들은 이 기술을 (아인슈타인보다는) 덜 매력적인 목적, 즉 수술 중 뇌 활동 장애의 징후를 포착하는 데 적용했다. 메이요 클리닉에서 개심 수술 프로그램을 시작할 때 의사들은 EEG를 일상적으로 사용했다. EEG는 종종 경고 신호를 보냈다. "뇌의 혈류 순환이 원활하지 않을 때 동반되는 뇌파 변화는 뇌의 혈액 공급이 안전한 수치 이하로 떨어졌음을 나타내며, 즉각적이고 적극적인 치료가 필요하다." 에플러는 (수술 후) 환자의 혈액 순환을 인공 심폐기에서 환자 자신의 박동하는 심장으로 전환하는 과정에서 뇌 혈류의 적절성을 모니터링하기 위해 EEG를 사용했다. 몬트리올의 한 신경과 의사는 EEG 변화를 "뇌의 고통(cerebral suffering)"을 표현하는 신호로 해석했다. 수술 후에도 EEG가 정상으로 돌아오지 않는다면 이는 "심각한 뇌 기능 장애를 시사하는 중

대한 신호"였으며, "중추신경계 손상으로 이어질 수 있는 중대한 징후"로 간주되었다.[18] 1950년대에 이르자 신경과 의사들은 EEG 해석을 정교한 과학으로 발전시켰다. 그들은 EEG로 미세한 발작을 탐지하거나, 뇌종양의 위치를 파악하거나, 표면 아래 숨겨진 기능 장애의 징후를 밝혀낼 수 있게 되었다. 그러나 심장수술의 맥락에서는 비전문가조차 읽을 수 있는 가장 두려운 기록, 즉 뇌 활동이 전혀 없는 평평한 선이 최악의 징후였다.

의사들은 뇌 손상의 결과뿐만 아니라 원인을 탐색하기 위해 진단 장비를 사용했다. 영상의학과 의사와 신경과 의사들은 1960년대 군사용 음파 탐지(sonar) 기술을 응용해서 개발된 도플러 초음파를 이용해 경동맥을 지나가는 색전이나 다른 이물질을 탐지했다. 공기 방울은 도플러 초음파 신호에서 휘파람 소리, 짹짹거림, 딸깍거림 같은 소리로 나타났다. 그러나 이들의 임상적 의미는 여전히 불확실했다. 초기 연구에서는 "누적해서 수천 개의 미세 색전(micro-emboli)이 뇌 순환계로 들어가더라도 명백한 중추신경계 합병증이 꼭 발생하지는 않는다"고 보고되었다. 그럼에도 불구하고, 도플러 기술을 개척한 시애틀 팀은 모든 심장외과 의사들이 이 장비

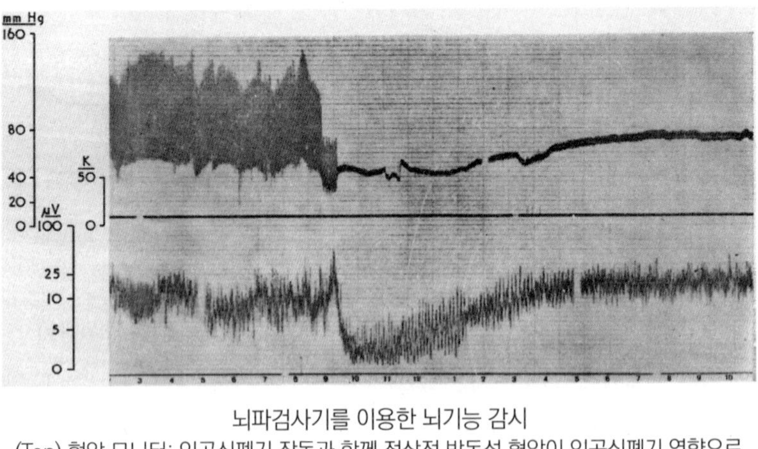

뇌파검사기를 이용한 뇌기능 감시
(Top) 혈압 모니터: 인공심폐기 작동과 함께 정상적 박동성 혈압이 인공심폐기 영향으로 일정한 수치의 압력으로 변화되는 모습이 보인다.
(Bottom) 뇌의 전기적 활동이 인공심폐기 작동과 함께 갑자기 하강하는 모습이 보인다.
이 환자는 수술 후 뇌경색과 반마비를 겪게 된다.

를 사용해야 한다고 권장했다. 이 기계는 "비록 여러분의 안도감을 깨뜨릴 수도 있지만... 때때로 환자가 깨어나지 않거나, 늦게 깨어나거나, 국소 신경학적 변화가 남는 이유를 설명해줄 수 있을 것이다."[19] 도플러가 제공하는 증거는 의사들이 무엇이 잘못됐는지를 파악하는 데 도움을 줄 수 있었다.

의사들은 색전을 '듣는' 것뿐만 아니라, 환자의 눈을 통해 '보는' 방법도 찾아냈다. 안과 의사들은 이미 1850년대부터 환자의 망막을 검사해 고혈압, 당뇨병 등 질병의 징후를 살펴보는 법을 배워 왔다. 망막은 본질적으로 뇌 조직의 연장이기 때문에, 망막에서 관찰되는 현상은 뇌 깊숙한 곳에서 무슨 일이 벌어지고 있는지를 암시할 수 있었다. 심장수술 중 뇌 색전에 대한 우려가 커지면서, 안과 의사들이 수술 중 환자의 망막을 관찰하기 시작했다. 그들은 망막 동맥을 지나가는 흰색의 작은 덩어리(plug), 그리고 "반짝이는 점들(glinting specks)"과 더 큰 "반짝이는 플라크(sparkling plaques)"를 목격했다. 세심한 연구를 통해 작은 덩어리는 혈소판이 뭉친 덩어리로, 반짝이는 점들은 콜레스테롤 또는 실리콘(silicone)일 수 있다는 사실이 밝혀졌다. 안과 의사들은 색전이 혈관을 따라 이동하다가 멈추고, 둘로 쪼개지고, 작은 경색을 일으키는 장면을 직접 목격했다.[20] 심장에서 나온 색전이 특별히 망막 혈관으로만 갈 이유는 없었기에, 의사들은 망막에서 본 현상이 뇌에서도 그대로 일어나고 있으리라고 가정했다.

환자가 수술 후 깨어나면, 신경과 의사와 정신과 의사들은 익숙한 방법으로 손상을 평가할 수 있었다. 섬망이나 대규모 뇌졸중처럼 명백한 경우도 있었지만, 길만이 묘사한 읽기, 쓰기, 계산 능력 서하처럼 더 미묘한 손상도 있었다. 세심한 검사는 환자나 외과의사조차 인식하지 못했던 손상을 드러낼 수 있었다. 이는 어려운 작업이었다. 뇌 기능을 탐사할 수 있는 방법에는 끝이 없었다. 연구자들이 환자의 인지, 기억, 추론, 심지어 성격까지 연구하면서, 그들은 평가를 표준하하고 가능하면 정량화해야 할 필요성을 깨달았다. 1950년대, 신경과 의사, 정신과 의사, 심리학자들은 심장수술을 받은 환자들을 대상으로 광범위한 일련의 인지 검사를 도입하기 시작했다. 사우스캐롤라이나의 한 연구팀은 웩슬러 성인 지능 검사, 트레일스 테스트(Trails

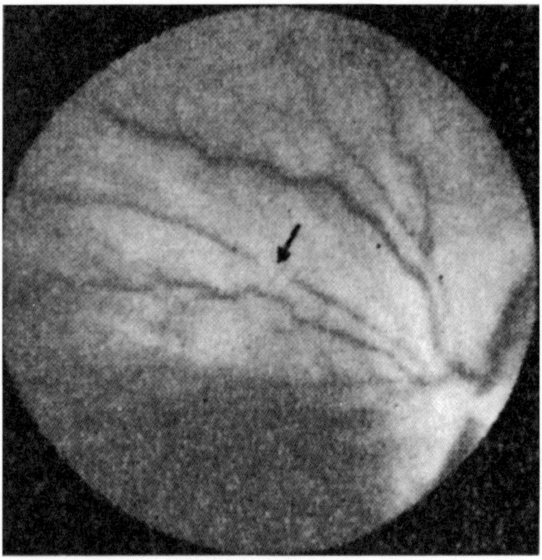

망막 색전증 감시
색전 발생(화살표)으로 동맥혈관으로 피가 통하지 않는 모습이 보인다.
안과의사로 하여금 수술중 색전발생 여부를 체크하게 할 수 있다.

Test), 탭핑 테스트(Tapping Test), 그레이엄-켄달 도형 기억 검사, 미네소타 지각 진단 검사, 미네소타 다면적 인성 검사, 심장 적응 척도 등을 사용했다.[21]

검사가 급속히 늘어나자, 심리학자에서 외과의사에 이르기까지 모든 이들이 어떤 검사를 사용할 것인지, 어떻게 해석할 것인지, 그 결과가 무엇을 의미하는지를 두고 논쟁을 벌였다. 신경심리검사는 인지 기능의 미묘한 측면들을 점수로 전환해 평균을 내고 비교하고 그래프로 시각화할 수 있게 해주었다. 그 결과 이를 통해 환자 집단 간의 차이뿐 아니라, 개인과 집단의 시간에 따른 변화를 파악할 수 있게 했다. 외과의사들은 이런 평가법을 유용하게 여겼다. 인지 기능이라는 눈에 보이지 않는 현상을 구체적인 수치로 바꾸어줄 수 있었기 때문이다. 수술 후 점수가 떨어졌는지 아닌지는 명확했다.

하켄은 사우스캐롤라이나 연구팀의 노력을 칭찬하며 이렇게 말했다. "리 박사님

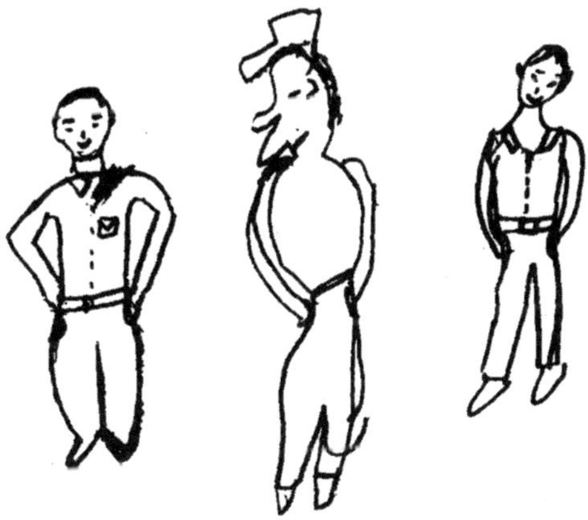

'Draw-a-Person' 테스트
심장수술을 받은 환자가 그린 3개의 그림. 수술 전(left), 수술 직후(middle), 수술 1년 후(right).
39세 공장 근로자로 류마티스성 승모판막협착증 교정 수술을 받은 후 뇌경색을 겪었음.
연구자들은 두 번째 그림이 매우 엉성하며 사람의 통합적 모습을 그리는 능력이 현저하게
감퇴했다는 것을 주목했다. 이 환자는 결국 대부분의 기능이 회복되었다.

과 동료들*의 객관성은 정신의학계에 꼭 필요합니다. 여러분은 우리가 늘 우려해 오던 것들을 명확히 드러내 주셨습니다." 이런 검사는 '기록 장치'로서의 기능을 했다. 인지 기능을 측정 가능한 형태로 변환해 눈으로 읽을 수 있는 흔적으로 바꾸어 놓은 것이다. 어떤 검사에서는 환자 자신이 곧 기록 장치 역할을 수행했다. 예를 들어 'Draw-a-Person Test'는 수술 전과 후에 각각 사람 그림을 그리게 했다. 두 그림 사이의 차이는 환자의 인지 능력 변화의 지표가 되었다.[22] 그러나 이런 검사들이 존재한다고 해서 그 검사들의 의미가 곧 명확해지는 것은 아니었다. 심장수술에서 심리검사의 역할과 해석을 둘러싼 논쟁은 오늘날까지도 이어지고 있다.

환자가 사망한 경우, 병리과 의사들은 부검을 통한 분석을 내놓았다. 뇌를 절개해 본 결과, 뇌 합병증을 겪은 환자들에게서 국소 및 광범위한 저산소 손상, 경색,

* 1969년 "체외순환이 인격과 두뇌기능에 미치는 영향"이라는 연구와 논문을 작성한 사우스캐롤라이나 의대 연구팀을 일컬음 – 옮긴이

부종 등 놀라우리만치 다양한 손상의 흔적이 발견되었다. 많은 경우에 수술 과정에서 혈류로 유입된 이물질이 종종 뇌에 도달했다. 한 환자의 경우 스폰지 조각이 뇌졸중을 일으킨 것으로 드러났다. 많은 환자들은 기포 산소화 장치에 사용된 소포제(antifoam)의 색전으로 인해 손상을 입었다. 가슴뼈를 절단하거나, 수술 중 흉강 내에 고인 혈액을 빨아들여 재사용하는 과정에서도 지방 색전이 혈류에 들어갈 수 있었다. 한 연구에서는 수술 직후 사망한 환자 중 82퍼센트의 뇌에서 지방 색전이 발견되었다. 외과의사들은 놀라지 않았다. 이들은 "심장 절개 부위 안팎의 혈액 위에 떠 있는 유리알 같은 지방 방울의 모습을 이미 익숙하게 알고 있었기 때문"이다.[23] 어떤 경우에 병리과 의사들은 임상적으로 예상한 것보다 훨씬 광범위한 손상을 발견하기도 했다. 이런 결과를 마주하고 연구자들은 다양한 손상의 의미가 과연 무엇인지 의아해했다.

이 모든 기술과 방법을 종합하면, 임상가와 연구자들은 이전까지 보이지 않던 현상을 '볼 수 있게' 되었고, 잠깐 나타났다 사라지는 현상을 포착해 연구하고 이해할 수 있게 되었다. 외과의사들은 검안경*(ophthalmoscope)으로 망막 색전을 관찰할 수 있었고, 도플러 초음파를 이용해 경동맥 속 기포의 소리를 들을 수 있었으며, 현미경으로 병리 표본의 미세한 구조를 볼 수 있었다. 뇌파검사는 뇌의 전기 활동을 읽기 쉬운 선으로 바꾸었고, 심리학자들은 표준화된 인지검사를 통해 미묘한 현상을 숫자나 점수로 환산할 수 있었다. 이 기술들은 파악하기 어렵고 감각에 잡히지 않던 현상들을 측정 가능하고 인식 가능한 것으로 변환시켰다. 이런 작업은 다양한 분야 간의 협업 없이는 불가능했다. 그리고 이런 협업은 다시 지식을 여러 영역으로 확산시켰다. 외과의사, 마취과 의사, 내과 의사, 심장내과 의사, 신경과 의사, 정신과 의사, 신경심리학자들이 모두 심장수술의 뇌 합병증을 연구했다. 이들 다양한 기술은 현상을 기록된 형태로 바꾸어놓았다. 뇌의 활동과 손상은 차트, 그래프, 기

* 눈의 내부를 들여다볼 수 있는 안과용 검사 도구. – 옮긴이

타 도식으로 변환되어 인쇄되고, 출판되고, 별쇄본(reprint)으로 만들어졌다. 《네이처》나 《뉴잉글랜드 저널 오브 메디슨》에서부터 외과, 심장외과, 마취, 정신의학, 신경과학, 심장학의 전문 학술지에 이르기까지 다양한 저널의 독자들이 이 연구 결과에 접근할 수 있었다.

하지만 이처럼 다양한 손상의 증거는 두 가지 종류의 모호함과 긴장 관계 속에 놓여 있었다. 첫째는 신경학적 및 정신과적 합병증이 실제로 나타난다고 하더라도 많은 경우에 합병증이 일시적이라는 점이었다. 미시간 대학교의 대규모 사례 보고에 따르면, 심지어 심각한 증상을 겪었던 환자들조차 모두 완전히 회복되었다. "신경학적 증상은 수술 직후의 과흥분이나 가벼운 환각부터, 특정 신경 부위의 손상을 반영하는 국소적 신경 증상을 동반한 심각한 뇌 손상에 이르기까지 다양하다. 가벼운 증상은 하루 이틀 안에 사라지고, 심한 증상은 1~2주 동안 지속되지만, 다행히도 완전히 회복되고 인지 가능한 영구 손상을 겪은 환자는 없었다."[24] 다른 많은 보고서들도 손상 후 회복이라는 유사한 이야기를 전했고, 이로 인해 의사들은 이 문제가 처음 생각했던 것만큼 심각하지 않을지도 모른다는 희망을 품게 되었다.

둘째는 뇌 합병증의 발생률이 연구 결과에 따라 놀라울 만큼 광범위하게 분포되어 있다는 점이었다. 심장수술 환자 가운데 0퍼센트에서 100퍼센트까지 다양한 수치가 보고되었던 것이다. 연구자들이 이러한 차이를 설명하려 애쓰는 과정에서 한 가지 사실이 분명해졌다. 합병증을 더 열심히 찾으면 찾을수록, 그만큼 더 많이 발견된다는 점이었다. 후향적 의무기록 검토(retrospective chart review)처럼 비교적 간단한 임상 연구 방법을 사용할 경우, 연구자들은 수술 경과 기록이나 퇴원 요약에 기록된 가장 중대한 합병증만을 파악할 수 있다. 그러나 신경과 의사나 정신과 의사들이 환자를 수술 전, 수술 중, 수술 후까지 장기간 관찰할 경우, 훨씬 더 미묘하고 빈번한 결손들을 감지해낼 수 있었다. 수많은 질문들이 뒤따랐다. 두 접근 중 어느 쪽이 더 나은가? 부지런한 조사 방식이 실제 장애의 진짜 규모를 드러낸 것인가, 아니면 임상적으로 별 의미 없는 사소한 문제까지 지나치게 민감하게 측정해버린 것일까? 외과의사나 환자가 아무 문제도 느끼지 못했는데, 정밀 검사에서 나타난 손상이 정말 '의미 있는 것'이라 말할 수 있을까? 일부 연구자들은 그런 손상이 "한 개인이 지적 능력을 최고 수준으로 발휘해야만 하는 드문 상황에서만 문제가 될 정도"라면 그것은 무시해도 될 일이라고 보았다.[25]

엑스레이나 다른 진단 기술을 통해 뇌 기능을 정량화하려는 시도는 시각화가 단순히 '진실을 드러내는' 과정이 아니라는 사실을 보여주었다. 오히려 그것은 조사 범위, 판별 기준, 해석에 대한 끊임없는 논쟁과 관련된 일이었다. 그리고 이런 논쟁이 아직 결론에 이르지 못했더라도 그 존재 자체가 분명한 메시지를 전하고 있었다. 뇌 손상은 많은 경우에 분명히 발생하지만, 대부분의 환자에게는 임상적으로 중요하지 않은 경우도 많다는 것이다.

이런 유보적 시각에도 불구하고, 대부분의 연구자들은 문제가 상당히 심각하다는 데에 동의했다. 의사들은 펌프의 관을 따라 지나가는 공기 방울, 재순환 혈액 표면에 뜨는 기름막, 검안경 불빛 아래서 반짝이는 콜레스테롤 색전, 그리고 EEG에 나타나는 불길한 평평한 선을 보았다. 그들은 수술 도구가 석회화된 판막을 깨뜨릴 때 들리는 빠직대는 소리, 도플러 기기의 찍찍대는 소리, 섬망에 빠진 환자들이 내뱉는 폭언을 들었다. 또한 그들은 뇌 동맥에서 만져지는 커다란 색전, 경색이 일어난 부분의 흐물흐물한 뇌 조직, 뇌졸중을 겪은 환자의 감각을 잃은 사지를 만졌을 때의 감촉을 기억하고 있었다. 이 기술들은 손상의 원인(예: 공기 색전)과 결과(예: 환자의 증상)를 모두 보여주었다. 수많은 도구와 방법들은 합병증과 그 근저에 있는 뇌 손상이라는 실체를 외과팀에게 있어 '눈으로 보고, 귀로 듣고, 손으로 만지는' 다감각적 현실로 만들어주었다. 1977년 한 선도적 연구자가 경고했듯, "임상적으로 관찰되는 것은 빙산의 일각에 불과하다"는 사실이 이 다양한 발견을 통해 입증되었다.[26]

의사들이 논문에서 사용한 언어는 이 문제가 얼마나 심각하게 받아들여졌는지를 보여준다. 이들은 "대뇌의 고통(cerebral suffering)"과 "심각한 대뇌 기능 이상(serious cerebral disturbance)"을 언급했다. "대뇌의 상해(cerebral injury)"와 "뇌 손상(damage to the brain)"을 제목으로 한 논문도 있었다. "심각한 신경학적 결손(gross neurological deficit)", "전면적 신경기능 장애(gross neurological dysfunction)", "명백한 대뇌 기능 이상(overt cerebral dysfunction)" 같은 표현도 사용되었다. 그리고 종종 이들은 가장 직설적이고 익숙한 용어를 선택했다. "뇌 손상(brain damage)"이었다.[27]

이 합병증을 유발한 가장 유력한 원인도 분명했다. 외과의사들과 마취과 의사들은 인공 심폐기가 공기를 발생시키고, 혈장 단백질을 손상시키며, 혈압 변동을 일으킨다는 사실을 알고 있었다. 병리과 의사들은 환자의 뇌에서 부작용과 직접 연결되는 증거들, 즉 공기 색전, 지방 색전, 플라스틱 파편, 기타 이물질을 찾아냈다. 많은 의사들은 이 장비가 문제의 근본 원인이라고 결론 내렸다. 한 영국 팀은 이렇게 설명했다. "수많은 합병증은 심장과 폐의 정상 기능을 완벽하게 대체하지 못하는 불완전한 시스템인 체외 심폐 순환(extracorporeal circulation, ECC)에 내재된 위험에서 비롯되었다." 어느 순간부터인지 의사들은 환자들의 신경학적 후유증을 "펌프 헤드(pump head)[28]"라 부르기 시작했다. 이 속어는 단순히 의사들의 병원식 유머를 드러내는 표현만이 아니라 명백한 인과적 주장을 담고 있었다. 인공 심폐기가 대부분의 손상을 일으켰다는 것이다.

Chapter 11.

섬망에 잘 빠지는 사람은 따로 있다?

Deliriogenic Personalities

외과의사들은 개심 수술 중 뇌가 쉽게 손상될 수 있다는 사실을 바로 알아차리게 되었다. 류머티스성 판막 질환을 치료하기 위해 직접 심장 안에 손가락을 넣어 판막을 넓혀 주는 수술에서부터, 인공 심폐기를 작동해서 마무리할 때까지의 과정 동안에, 심각한 뇌 합병증들이 발생했었다. 이 문제를 반드시 극복하겠다는 다짐으로 그들은 합병증을 시각화하고, 심각도를 측정하며, 원인을 제거하기 위해 온 힘을 쏟았다. 1960년대 후반에 이르러서는 수술의 여러 측면, 특히 인공 심폐기가 혈액의 흐름을 어지럽힘으로써 뇌 손상을 일으킬 수 있음이 명백해졌다.

그러나 인공 심폐기나 수술 조작이 초래한 손상의 확실한 증거들 가운데에서도 책임 문제는 여전히 해석의 여지를 남겼다. 이것은 특히 의사들이 '섬망(delirium)'에 대해 기술한 방식에서 뚜렷하게 드러난다. 수술 후 흔히 발생하는 섬망은 시간이나 장소에 대한 혼란 혹은 병실을 스쳐 지나가는 그림자 같은 미세한 환각처럼 미묘하게 나타날 수도 있지만, 망상, 환각, 흥분 상태 등으로 의료진의 진료 행위를 방해할 정도로 극적이고 무시무시한 형태로 나타나기도 한다. 외과의사들과 정신과 의사들은 개심 수술이야말로 가장 극단적인 섬망을 유발한다고 믿었다. 1971년 뉴욕의 한 연구팀은 이렇게 말했다. "심리적으로 아무리 충격적인 수술이라 하더라도, 보고된 바와 같은 종류와 정도의 정신과적 합병증을 유발하는 수술은 개심 수술 외에는 없다." 그들이 목격한 증상들은 마치 "만화경처럼 다채로운 스펙트럼의 정신

병리 증상들"을 보여주었다. 긴장증(catatonia)이나 혼미 상태(stupor)로부터, 과흥분 상태 혹은 "찬란한 환각적 체험(psychedelic experiences)"에 이르기까지 다양했다. 어떤 환자는 자신의 병실 밖에 무장한 비밀 요원들이 숨어 있다고 생각했다. 또 다른 환자는 자신이 서커스에 와 있다고 믿었으며, 실제로 말의 냄새가 나고 서커스 밴드의 음악까지 들린다고 했다.[1]

1960년대와 70년대의 정신의학 문헌은 환자들의 경험을 생생하게 전달하는 임상 사례들로 가득하다. 실험실의 테크니션으로 일하는 56세 여성은 수술 후 5일째 되는 날 갑자기 로큰롤 음악이 들리기 시작했다. 때로는 파티에서 나는 듯한 웃음소리도 들렸다. 그녀는 점차 편집증적으로 변해서 친구들이 침대 밑에 레코드 플레이어를 숨겨놓았다고 믿기 시작했다. 음악 소리 안에서 누군가 자신을 비웃는 듯한 목소리를 들었고, 점점 이것이 자신을 고문하려는 음모의 일환이라고 확신하게 되었다. 의사들에 따르면, 그녀는 이후에도 기이한 생각들을 나타냈는데, 그 중에는 간호사가 유부남 의사 중 한 명과 바람을 피우고 있다고 의심하는 내용도 있었다. 그러나 며칠이 지나자 이 모든 증상은 갑작스럽게 사라졌다.

《뉴요커》의 소설 편집자였던 레이첼 매켄지는 좌심실의 동맥류를 교정하기 위한 개심 수술을 받았다. 외과의사는 수술 중 사망할 확률이 35퍼센트라고 추산했다. 다행히 매켄지는 살아 남았다. 그러나 회복 과정이 엄청나게 힘들 것이라고 의사와 간호사들이 미리 충분히 설명해주었으나 실제로 겪은 회복 과정은 그녀가 상상했던 것보다 훨씬 더 고통스럽고 혼란스러웠다. 중환자실을 오가며 그녀는 몇 주간 고통과 혼돈 속을 헤맸다. 누군가 자신의 병상 곁에 나타났다는 환상을 보거나, 현실인지 환상인지 분간할 수 없는 공포스러운 대화를 엿들었다. 회복 후 그녀는 《뉴요커》에 그 "악몽 같은 날들"을 장문의 글로 기고했고, 그 글은 나중에 책으로 출간되기도 했다.[2] 수술 후 섬망의 문제는 극적이었고, 공포스러웠으며, 널리 알려져 있었다.

정신과 의사들은 오늘날 섬망을 뇌 질환의 일종으로 본다. 독성 물질, 감염, 산소부족, 그 밖의 수많은 해로운 자극에 대한 반응이라는 것이다. 따라서 심장수술 이후 섬망이 흔히 나타나는 이유를 이해하는 것은 어렵지 않았다. 1960년대 후반이 되면서 의사들은 심장수술 환자의 뇌가 어떤 물리적 손상을 입는지를 충분히 기술하여 기록해 놓았다. 섬망의 높은 발생률은 심장수술과 그로 인한 손상의 직접적인 결과로 설명될 수 있었다. 하지만 이러한 기계론적 설명과는 전혀 다른, 별개의 설명 틀도 존재했다.

가장 주목받았던 가설 중 하나는 섬망이 중환자실(ICU)의 외상(trauma)과 혼란에서 비롯된다는 것이었다. 오늘날의 중환자실은 첨단 기술이 총동원된 가장 극적이고 정교한 의료 현장의 공간 중 하나다. 하지만 1960년대에는 중환자실이 아직 초기 단계에 있었고 그 기능도 제한적이었다. 이 병동은 보스턴의 코코넛 그로브 화재, 소아마비 대유행, 그리고 제2차 세계대전 중의 외상 외과 수요 같은 위기 상황을 계기로 생겨났다. 중환자실은 24시간 지속적인 간호와 의료진의 집중 관찰을 통해서 과거 같으면 살아남지 못했을 환자들을 살려내는 공간으로 발전했다. 1950년대에 대형 병원들에 중환자실이 점차로 만들어지기 시작할 때, 심장수술은 가장 먼저 이 병동을 활용한 분야 중 하나였다.[3] 오직 이런 적극적이고 숙련된 치료만이 개심 수술에서 살아남은 환자들이 회복할 수 있는 길을 열어주었다.

이 새로운 치료 접근법의 초기 시절에 의사들과 간호사들은 일부 환자들을 살려내는 법은 배웠지만 그 생존 경험을 환자들이 견딜 만한 수준이 되도록 하는 법은 아직 배우지 못했다. 수술 후 통증, 끊임없이 울리는 모니터, 밤새 꺼지지 않는 조명, 몇 시간마다 반복되는 상태 확인과 치료는 환자들을 지치게 했다. 한 정신과 의사는 이렇게 썼다. "산소 텐트, 냉각 담요, 감시 장비, 단조로운 소음 배경, 고통스럽고 쇠약해진 신체 상태, 상대적 움직임의 제약, 그리고 빈번한 수면 방해 등이 수술 후의 흐릿한 마취 상태에 겹쳐지면서 최근의 SF 스릴러에 등장하는 세뇌 기술에 비견될 만한 독특한 형태의 심리적 고문을 가한다."[4] 이런 조건들이 정신병적 반응을 유발하는 건 전혀 놀라운 일이 아니었다.

다른 분석에서는 섬망의 원인을 환자들 자신의 내면에서 찾았다. 이 시기는 미국 정신의학계에서 프로이트의 정신역동 이론이 전성기를 구가하던 시절이었다.

19세기 말과 20세기 초 비엔나에서 활동하던 지그문트 프로이트는 인간이 평생 쌓아온 억압된 갈등이 정신병리를 초래한다는 이론을 제시했다. 성욕이나 공격성과 같이 받아들일 수 없는 충동은 무의식 속에 억눌려 있다가 이후 신경증이나 정신병 형태로 '새어 나온다'는 것이다. 프로이트는 자유연상과 정신분석 기법을 통해서 이러한 억압된 충동이 어떻게 정신과적 증상을 만들어내는지를 밝히려 했다. 그의 이론은 미국에서는 비교적 천천히 받아들여졌지만, 1950년대에 이르자, 특히 심장수술이 시작된 주요 의과대학 병원들에서는 정신과 의사들에게 큰 영향을 끼치고 있었다.[5]

이 이론에 영향을 받은 정신과 의사들은 섬망을 수술 후 극단적인 적응 실패의 표현으로 보았다. 그 원인은 결혼 갈등, 오이디푸스적 관계, 지배적인 부모, 혹은 환자가 자신의 질병에 대해 무의식적으로 품고 있는 죄책감 등 다양한 개인 심리 요인으로 설명되었다. 류마티스성 심장질환 환자들은 수십 년 동안 만성질환을 앓으면서 때로는 병을 '신경증적 목적'으로 이용해왔다고 여겨졌다. 예컨대 성숙한 삶의 책임을 회피하는 구실로 질병을 활용한 것이다. 그런데 수술로 신체적 질병이 치유되고 그 '구실'이 사라지자, 이들은 심리적으로 붕괴되었다. 한 여성은 수술 후 타인, 특히 남편에게 격렬한 정신병적 분노를 쏟아냈다. 정신과 의사는 전혀 놀라지 않았다. "이 환자는 심장병을 포기하는 것에 큰 혼란을 느낀 것이 분명합니다. 심장병은 환자에게 의존 욕구를 충족시킬 수 있는 좋은 수단이었고, 동시에 좀 더 성숙하지만 불안을 일으키는 성적 역할을 피하는 수단이기도 했기 때문입니다." 또 다른 여성은 수술 후 5일째에 섬망 상태에 빠졌다. 그녀는 자신이 죽었다고 믿었다. 자신의 혈관이 파괴되고 "살갗이 차갑다"고 느꼈다. 밤마다 신과 악마가 자신을 지배하기 위해 다투는 것 같았다. 정신과 의사들이 불려와 이 섬망의 의미를 해석하려 했고, 가족의 도움을 받아 "환자의 정신 증상은 무의식적 죄책감의 표현"이라는 서사를 만들어냈다. 그녀는 오랫동안 "제멋대로이고 자기 중심적인 삶"을 살아왔으며, 그것을 자신의 '불구 상태'에 대한 보상이라고 정당화해왔다. 그런데 수술로 심장이 회복되자 그녀의 "심리적 균형(psychic equilibrium)"이 무너졌다는 것이다.

그녀의 증상들 역시 이 틀 안에서 해석되었다. "자신의 살갗이 차갑고 혈액이 정체되어 있다는 감각"은 그녀의 성적 불감증을 반영하며, 이는 20년 동안 그녀의 결혼생활을 조롱거리로 만들었다.[6]

남성들 역시 고유한 심리적 취약성을 갖고 있었다. 어떤 남성들은 수술과 입원이 요구하는 의존 상태를 견디지 못했다. "자신과 가족, 환경을 통제해야 한다는 문화적 요구와 수술 자체가 내포하는 거세, 상해, 죽음에 대한 위협은 이러한 남성들을 심리적 붕괴에 더 쉽게 노출시켰을지도 모른다." 1970년대에 들어 관상동맥우회술이 주류가 되면서 이와 같은 남성적 취약성은 더욱 뚜렷해졌다. 당시 관상동맥 질환의 위험군으로 여겨졌던 전형적인 A형 성격의 환자들은 "지배적이고, 공격적이며, 자기 확신이 강한 성향"을 보였다. 이는 인생의 문제들을 능동적으로 해결하려는 전형적인 태도를 반영했다. 이들은 "일반적으로는 장점으로 간주되는 이런 특성들 때문에 오히려 수술 전후로 감정을 표출하거나 예상되는 불안을 표현할 기회를 갖지 못했을 수 있다."[7] 여성과 마찬가지로 남성들 역시 자신을 극단으로 밀어붙여 미친 것과 같은 상태에 이르게 할 수 있었다.

가장 극단적인 경우에는 심리적 부적응이 단순한 섬망을 넘어 죽음에 이르는 결과를 초래하기도 했다. 이는 환자들이 만성질환이 가져다주는 의존 상태를 포기하지 못한 채, 일종의 병적 소망 충족(pathological wish fulfillment)으로 죽음을 선택하는 사례로 해석되었다. 몬테피오레 병원(Montefiore Hospital)의 정신과 의사와 내과 의사는 이런 '궁극적 합병증'을 겪은 36세의 아이 어머니의 사례를 보고했다. 그녀는 승모판협착증으로 수술이 필요하다는 사실을 알게 된 후 극도의 공포에 사로잡혔다. 진단 검사를 위한 도관(카테터) 삽입만으로도 자신이 죽을 것이라고 믿었고, 가능한 한 오랫동안 검사를 미뤘다. 그녀가 병원에 입원했을 때 주치의가 강력한 진정제를 처방해서 겉보기에는 침착해 보였다. 그러나 도관 검사실에서 그녀는 공황 상태에 빠졌고, 심장 내과 의사는 검사를 중단해야 했다. 그 후 그녀는 피를 토했고 급성 정신병 상태로 돌입했으며 다음 날 사망했다. 가족은 그녀가 입원 전에 장례식 준비를 모두 마쳐 두었다는 사실을 장의사를 통해서야 알게 되었다. 컬럼비아 대학교의 도널드 콘펠드(Donald Kornfeld)는 이 사례에 대해 논평하며 이렇게 말했다. “정신적 자극이 심혈관계에 직접적인 효과를 미치기 때문에 정서적 요인이 실제로 삶과 죽음을 가르는 차이를 만들어낼 수 있다.”[8]

지금 와서 되돌아보자면, 우리는 이와 같은 해석들이 의사이자 인류학자인 폴 파머(Paul Farmer)가 말한 “인과 관계에 대한 과도한 주장(immodest claims of causalty)”에 해당한다고 평가할 수 있다. 파머는 환자의 행동이나 건강 결과를 설명하면서, 실제로는 사회 구조 속의 불평등이 결정적인 역할을 하는데도 이를 외면하고 피상적인 원인만을 강조하는 사회과학적 해석을 비판하기 위해 이 용어를 만들었다.[9] 심장수술의 경우에도 마찬가지였다. 정신과 의사들은 수술 후 섬망을 설명하면서 환자 개인의 심리적 요인에 집중했지만, 실은 섬망이 수술로 인해 환자의 뇌가 받은 직접적인 손상의 결과라는 강력한 근거가 존재했다.

그렇다면 섬망에 대한 책임은 도대체 누구에게 있는 것일까? 책임이라는 개념은 의학, 법학, 철학에서 언제나 모호하고 논쟁적인 주제다. 우리는 어떤 경우에 특정 행동이 특정 결과를 초래했다고 말할 수 있을까? 그리고 어떤 경우에 그 행동이 그 후에 일어난 사건에 책임이 있다고 말할 수 있을까?” 20세기 의학의 많은 노력은 바로 이런 질문에 답하려는 시도였다. 연구자들은 특히 질병의 원인(예컨대 폐암, 에이즈, 자폐증)을 구분하거나, 질병의 유병률 변화의 원인(왜 결핵은 줄고, 폐암이나 자폐는 늘었는가?)을 설명하려는 데 관심을 기울여왔다. 그런데 원인을 둘러싼 주장은 서로 다른 요인이 상호작용할 때 더욱 복잡해진다. 수술 후 섬망이 바로 그런 사례였다. 정서 상태 때문인가? 집중치료실의 수면 박탈 때문인가? 아니면 수술 중 발생한 색전 때문인가? 어쩌면 이 모든 것이 원인일 수 있다. 섬망 문제를 다루며 콘펠드는 이렇게 정리했다. “수술 전부터 존재했거나 수술로 인해 발생한 뇌의 생리적 변화, 개심 수술 회복실 환경에서 유발된 수면 박탈과 감각 자극의 단조로움, 그리고 사건 자체와 환경이 유발한 극심한 불안감과 같은 모든 요소가 복합적으로 작용한 결과다.”[10] 하나의 결과에는 여러 원인이 공존할 수 있었다.

이처럼 여러 가지 요인이 복합적으로 작용한다는 사실은 뇌 합병증에 대한 책임을 찾으려는 의사들의 시도를 더욱 복잡하게 만들었다. 무엇인가에 책임이 있다는 말의 의미는 정확히 무엇일까? 책임이라는 개념에는 여러 층위가 있다. 어떤 책임은 의도적 행위에 기반한다. 내가 어떤 행동을 선택했기 때문에, 그에 따른 결과에 책임이 있다. 또 어떤 책임은 구조적 맥락에서 발생한다. 예컨대 가난은 사람을 병들게 만들고, 그 병의 책임은 가난한 사람 개인이 아니라 구조적 빈곤에 있다. 책임의 복잡성은 담배에 대한 소송에서도 잘 드러난다. 흡연자가 담배회사를 상대로 소송을 제기할 때, 그들은 중독성과 치명적인 제품을 마케팅한 회사가 사망의 책임을 져야 한다고 주장한다. 반면 담배 회사는, 소비자가 정보를 알고도 흡연을 선택한 만큼, 그 결과에 대한 책임도 소비자 본인에게 있다고 반박한다.[11] 이런 논쟁이 첨예한 이유는 단순한 금전적 배상 문제뿐 아니라 삶의 의미에 대한 근본적인 질문까지 포함하고 있기 때문이다.

심장수술에서도 이와 비슷한 책임의 모호함이 존재했다. 환자들은 수술과 그 위험성에 동의했다. 외과의사들은 수술을 권유했고, 실제로 수술을 시행했다. 의료기사들이 인공 심폐기를 작동시켰다. 1960년대에 무렵에는 그 기계는 전문적인 의료기기 회사에서 제조한 것이었다. 환자들이 애초에 수술이 필요했던 것은 감염, 생활 습관, 유전, 또는 단순한 불운 때문이었다. 어떤 부작용이 발생했을 때, 책임이 있는 사람은 여러 명이 될 수 있다. 그래서 연구자들이 심장수술이 환자의 뇌에 어떤 손상을 남기는지를 수많은 증거로 밝혀냈는데도 정신과 의사들은 여전히 환자의 해결되지 않은 감정적 갈등에 그 원인을 돌릴 수 있었던 것이다.

여기에서 또 다른 차원의 책임 개념이 중요 해진다. 심장수술에서 발생하는 뇌 합병증 문제에 대해 무언가 조치를 취할 책임은 누구에게 있었는가? 이 문제를 연구할 책임, 연구에 자금을 지원할 책임, 외과의사들이 자신들의 성공을 알리는 논문에 합병증에 대한 적절한 논의를 포함시키도록 보장할 책임은 누구에게 있었는가? 또한, 수술의 안전성을 최대한 보장하기 위해 할 수 있는 모든 노력을 다했는지를 확인할 책임은 누구에게 있었는가?

1962년 피츠버그의 두 의사는 동료 의사들과 의학 저널 편집자들에게 새로운 약물뿐 아니라 수술에 따르는 합병증에도 더 많은 주의를 기울이자고 호소했다. "의사라는 직업의 구성원은 개인으로든 집단으로든 치료에 대한 책임을 수용해야만 한다."[12] 당시 판막 수술이 활발히 이루어지던 시기에 심장외과 의사들은 이 책임을 진지하게 받아들였다. 베일리와 하켄이 시도했던 '보호적 경동맥 폐쇄술' 같은 노력에서부터 다수의 외과의사들이 합병증의 원인을 밝히고 설명하려 했던 연구들에 이르기까지, 그들은 뇌 합병증을 줄이고 수술을 더 안전하게 만들기 위해 분투했다. 하지만 그들은 더 많은 일을 할 수 있지는 않았을까? 환자에게도 일정 부분 책임이 있다고 여긴 그들의 인식은 자신에게 쏟아지는 책임의 압박을 줄이는 방식은 아니었을까? 이것은 간단히 답할 수 없는 질문들이다.

책임에 대한 이러한 물음은 의학이라는 영역의 핵심에 놓인 훨씬 더 일반적인 질문과 맞닿아 있다. 의사가 환자를 위해 가능한 최고의 치료를 제공하기 위해 어디까지 노력해야 하는가? 의료 현장에는 언제나 최선이 아닌 결과들이 존재한다. 의사와 환자는 서로에게 책임을 전가하거나, 자신들이 속한 불완전한 보건의료 시스템을 탓할 수 있다. 하지만 그 경우 다음과 같은 중대한 질문을 회피하게 된다. 더 나은 결과가 가능했을까? 가능했다면, 그것을 실현할 의무는 누구에게 있을까? 의사들은 자신을 소진해가며 헌신적인 진료를 제공할 수도 있고 연구실에서 실험을 반복하거나 의료 제도 개혁을 위한 정치적 목소리를 낼 수도 있다. 환자들 역시 자신의 건강을 지키기 위해 모든 치료 방침을 철저히 따를 책임을 질 수 있다. 그러나 현실에서는 아무도 자신이 할 수 있는 모든 것을 하지는 않는다. 의사와 환자 모두 자신의 책임은 단지 여기까지 라는 듯 행동한다. 이것은 결국 의료 관행 속에 일종의 운명론(fatalism)을 가져온다. 최선이 아닌 결과가 언제나 어느 정도는 당연하게 받아들여지게 되는 것이다.

1960년대에서 1970년대로 접어들면서 개심 수술의 사망률이 계속해서 감소하는 가운데 합병증 발생률도 점차 줄어들었다. 외과의사들과 마취과 의사들은 인공 심폐기의 안전성을 개선하는 데 집중했다. 그들은 초기에 선호되었던 기포 산소화 장치(bubble oxygenator)에 대해 의문을 품고 얇은 멤브레인 방식의 산소화 장치

(membrane oxygenator)를 다시 검토했다. 멤브레인 방식 산소화 장치는 처음에는 덜 안정적인 것으로 평가되었지만, 잠재적으로 더 안전한 해결책이 될 수 있었다. 외과의사들은 색전을 걸러내기 위한 혈액 필터나 수술 중 혈압을 조절할 약물도 실험적으로 활용했다. 한 연구에서는 이러한 노력 덕분에 신경 손상의 발생률이 1972년 19.2퍼센트에서 1975년 7.4퍼센트로 감소했다고 보고했다. 그러나 7.4퍼센트—즉 약 14명 중 1명—라는 수치는 여전히 상당한 비율이었다. 이 문제가 여전히 남아 있는 이유는 외과의사들이 아직 할 수 있는 모든 것을 하지 않았기 때문일까? 아니면 개심 수술이라는 절차 자체에 본질적으로 따르는 위험 때문일까? 1975년 《란셋》에 실린 한 사설은 기준을 높게 설정했다. "심장수술 후에 발생하는 예기치 못한 뇌 손상이 완전히 사라지기 전까지는 안일함이 설 자리는 없다."[13] 하지만 그 무렵 놀라운 일이 일어났다. 1970년대에 관상동맥우회술이 가장 흔한 심장수술이 되자 뇌 합병증 문제는 거의 잊혀지기 시작했다.

Chapter 12. 사라진 합병증 증례들

The Case of the Missing Complications

신장외과 의사들은 신천성 혹은 류머티즘성 심장질환을 가진 환자들을 대상으로 15년에 걸쳐 수술 기법을 다듬은 끝에 1970년대에 이르러 새로운 문제에 도전했다. 바로 관상동맥질환이었다. 관상동맥수술은 1930년대부터 심장수술의 주변부에서 존재해왔지만, 1950년대와 60년대에는 판막 수술의 그늘에 가려 크게 주목받지 못했다. 그러나 일부 외과의사들은 관상동맥우회술의 잠재력을 일찌감치 인식하고 있었다. 당시 관상동맥질환은 미국인 전체의 1/4을 사망에 이르게 하는 질환이었고, 이 유망한 수술의 시장은 실로 방대했다.

1968년 클리블랜드 클리닉의 외과의사들이 우회술 증례 시리즈를 처음으로 발표하자 전국의 외과의사들이 이 수술을 배우고자 몰려들었다. 1977년까지 매년 10만 건 이상의 우회술이 시행되었다.[1] 하지만 이 폭발적인 성장 뒤에는 놀라운 공백이 있었다. 의사들이 판막 수술의 뇌 합병증을 그렇게 집요하게 연구해 왔음에도 불구하고, 정작 관상동맥 우회 혈관 이식술(CABG)에서 생길 수 있는 같은 합병증에 대해서는 거의 관심을 기울이지 않았던 것이다. 이런 일이 어떻게, 왜 일어났는지를 살펴보면 의학에서 합병증이라는 주제가 왜 그렇게 연구되기 어려운지를 여실히 보여준다.

우회술에 대한 초기 기록은 대부분 이 수술의 긍정적인 면에 집중되어 있었다. 예컨대 클리블랜드 클리닉의 외과의사들은 수술이 얼마나 효과적으로 심장에 혈류를 회복시켰는지, 얼마나 협심증을 완화시켰는지, 얼마나 많은 환자가 수술을 무사히 마쳤는지를 강조했다. 이들이 발표한 초기 우회술 관련 논문 10편 중 신경학적 결과를 언급한 것은 단 한 편뿐이었다. 그 마저도 우회술과 다른 수술을 함께 받은 80명의 환자 중 2명이 뇌졸중을 겪었다는 간략한 보고에 불과했다. 외과의사들은 우회술에서 심장마비, 부정맥, 출혈, 심부전, 혈전 관련 문제 등 다양한 합병증에 대해서는 세심하게 주목했지만, 뇌 손상에 대해서는 관심을 두지 않았고(혹은 기록하지 않았고), 그 영향은 거의 문헌에 나타나지 않았다. 밀워키와 뉴욕의 외과 팀들도 초기에 영향력 있는 우회술 증례 보고를 발표했지만, 각 도시에서 발표된 첫 다섯 편의 논문 중 뇌 합병증을 언급한 것은 단 한 편뿐이었다. 수술 경험이 쌓이면서 외과의사들은 점점 더 많은 증례를 발표하며 자신들의 우수한 성과를 강조했다. 텍사스 심장 연구소(Texas Heart Institute)의 덴튼 쿨리 팀은 4,522명의 연속 증례를 보고했다. 이 중 일부가 결국 뇌졸중(또는 암, 궤양, 살인, 자살)으로 사망했다고는 했지만, 수술 후 신경학적이거나 정신과적인 문제에 대해서는 언급하지 않았다.[2]

우리는 이러한 뇌 합병증에 대한 무관심을 정량화해볼 수 있다. 1968년부터 1973년까지 발표된 첫 200편의 우회술 논문 중 거의 모든 논문이 수술이 직접적으로 심장에 미치는 효과에 초점을 맞췄다. 이식 혈관의 개통률(97%), 협심증 완화 효과(84%), 심장 기능에 대한 영향 등이 그 주제였다. 합병증을 다룬 경우도 대부분 수술 사망률(86%), 부정맥, 심근경색에 집중되었고, 신경학적 손상은 일부(19%) 논문에서 사망 원인 목록 중 하나로 간단히 언급되었다. 신경학적 또는 정신과적 결과를 비중 있게 다룬 논문은 단 네 편에 불과했다. 당시의 교과서들 역시 합병증에 대해서는 거의 언급하지 않거나 수술 사망률, 심장마비, 이식 실패 정도만 다루었다.[3]

1971년 미국 흉부내과 학회(American College of Chest Physicians)는 외과의사들을 대상으로 우회술 경험에 대한 설문을 실시했다. 하지만 여기서도 조사 항목은 혈관조영술 결과, 이식 혈관 개통률, 협심증 완화 효과, 입원 중 사망률 등만 포함되었을 뿐, 일반적 합병증이나 특히 뇌 관련 합병증에 대한 항목은 없었다.[4]

이후 미국 재향군인병원 협력 연구진이 우회술에 대한 첫 대규모 무작위 대조시험을 시행했을 때도 초기 보고는 수술 사망률, 조영술 결과, 좌심실 기능, 장기 생존율 등에 집중했다. 이후 발표된 후속 보고들은 삶의 질을 다루었지만, 이 역시 비치명적 심장마비, 협심증, 운동 능력, 직장 복귀 상태 등만 포함했고 신경학적 또는 정신과적 상태는 빠져 있었다. 연구자들은 비교적 넓은 주제를 다루었고 순응하지 않는(noncompliant) 환자의 특성이나 조영술의 뇌 합병증(3,044건 중 4건의 뇌졸중)에 대해서도 논문을 냈지만, 이 연구에서 파생된 46편의 논문 중 우회술과 관련된 뇌 손상을 언급한 논문은 단 한 편뿐이었다. 이 한 논문은 단 한 명의 환자가 수술 후 의식을 회복하지 못한 사례를 보고한 것이다.[5]

국립보건원(NIH)이 주관한 관상동맥수술 연구(Coronary Artery Surgery Study, CASS) 역시 비슷한 경로를 따랐다. 연구진은 환자의 신경학적 병력과 관찰된 신경학적, 정신과적 합병증을 기록하긴 했지만, 주된 보고는 수술 사망률, 장기 생존율, 삶의 질에 초점을 맞췄다. 1980년대에 발표된 수십 편의 보고서들 중 일부는 신경학적 결과를 언급하긴 했지만 대부분 노인, 여성, 흑인 같은 특정 소집단을 대상으로 한 것이었다. 결국 1992년이 되어서야 어느 유명하지 않은 학술지에 뇌졸중 발생률에 관한 연구가 발표되었다. 그러나 이 마저도 연구 설계상 공식적인 신경학적 평가가 없었기 때문에 대부분의 뇌 합병증이 누락되었을 가능성이 높다고 인정했다. "관찰된 뇌졸중 발생률은 오직 가장 명백하고 지속적인 신경학적 결손만을 반영한다. 이로 인해 실제 뇌졸중 발생률이나 더 미묘한 신경 손상은 과소평가되었다."[6]

1950년대와 60년대에 심장수술의 뇌 합병증에 대해 잘 알고 있었던 점을 고려할 때, 외과의사들이 관상동맥우회술의 뇌 합병증을 체계적으로 연구했어야 한다는 것은 너무도 당연한 일이다. 특히 이 수술이 단기간에 심장수술 중 가장 많이 시행되는 시술이 되었던 만큼, 그러한 연구는 더욱 절실했다. 그럼에도 우회술의 첫 10년간 이 문제는 거의 관심을 받지 못했다.

이 같은 무관심은 우회술의 효과에 의문을 품고 그 급속한 확산을 우려한 일부 저명한 의사들이 이 수술을 비판적으로 분석하기 시작했을 때조차도 계속되었다.

논쟁은 주로 수술의 효과와 무작위 대조 임상시험이 외과 수술에 적합한가에 집중되었다. 치열한 논란 속에서도 이 수술이 환자의 뇌에 어떤 영향을 미칠 수 있는지에 대해서는, 심지어 가장 거센 비판자들조차, 침묵을 지켰다. 수많은 사설과 독자 투고는 외과 연구의 한계와 우회술 산업 내 재정적 이해 상충 문제에 초점을 맞췄다. 미국 최고의 심장내과 전문의 중 한 명인 유진 브라운왈트(Eugene Braunwald)는 외과의사들에게 생존율, 향후 심장마비 위험, 이식된 정맥의 예후, 약물치료와의 비교 등 여러 질문에 답하라고 촉구했지만, 합병증, 특히 뇌 관련 합병증에 대한 질문은 포함되지 않았다. 시애틀의 심장내과 의사 토머스 프레스턴(Thomas Preston)은 외과의사들의 금전적 이해 상충을 강도 높게 비판했지만, 합병증에 대해서는 한마디도 하지 않았다. 드베키(Michael DeBakey)가 외과 과장을 맡고 있던 휴스턴 메쏘디스트 병원의 내과 과장 헨리 맥킨토시(Henry McIntosh)는 수술 합병증, 특히 수술 중 심근경색을 우려하긴 했지만, 뇌 합병증에 대해서는 언급하지 않았다.[7] 이처럼, 우회술을 둘러싸고 제기된 수많은 중요한 논쟁들 속에서 뇌 합병증은 거의 논의되지 않은 채 주변부로 밀려나 있었다.

관상동맥우회술의 첫 10년이 끝나갈 무렵 의사들은 아주 기묘한 상황에 놓여 있었다. 매년 10만 건이 넘는 우회술이 시행되고 있었지만, 누구도 이 수술이 환자의 정신과 뇌에 어떤 위험을 초래하는지에 대해 분명한 인식을 갖고 있지 않았다. 클리블랜드 클리닉의 신경과 의사 앤서니 브로이어(Anthony Breuer)의 경험은 이 문제를 특히 잘 드러낸다. 1980년, 클리닉에 갓 부임한 그는 심장 마취에 관한 한 학회에서 발표를 하며 이렇게 말했다. 판막 수술의 신경학적 합병증에 대해서는 많은 연구가 있었고, 심장 이식의 뇌 영향에 대해서도 일부 논의가 있었지만, "관상동맥우회술을 받은 환자 집단에서 발견되는 신경학적 문제에 대해서는 지금까지 문헌상에 알려진 정보가 사실상 전혀 없습니다."[8] 이 발언은 놀라운 것이다. 우회술의 시대가 시작된 지 13년이 지나도록, 미국 최고의 우회술 전문 기관에 있는 신경과 의사가 관련 논문을 찾을 수 없었던 것이다.

그렇다면 환자들은 수술에 동의하기 전에 이 수술이 지닐 수 있는 위험성에 대해 무엇을 들었을까? 수술에서 안전성과 기대 효과에 관한 논의는 오랜 역사를 갖고 있다. 1890년대 마취와 무균 기법의 도입으로 선택적 수술이 빠르게 확산되었을 때, 외과의사들은 수술을 받을 만한 가치가 있다는 점, 즉 위험과 비용보다 기대되는 이득이 크다는 점을 환자에게 납득시켜야 했다. 적어도 일부 사례에서는 외과의사들이 환자에게 충분히 설명했고, 환자들은 수술 여부를 스스로 결정했다. 물론 실제 관행은 외과의사마다 달랐으며, 20세기 초반 당시 이러한 설명이 얼마나 자주, 얼마나 자세히 이루어졌는지는 지금으로서는 알기 힘들다. 그러나 20세기 중반, 뉘른베르크 전범 재판에서 비롯된 국제적인 관심*과 환자 권리 운동의 확산으로 인해, 의학 연구와 진료에서 '사전 동의(informed consent)'에 대한 관심은 급격히 높아졌다.[9]

1960년대가 되어서 사전 동의는 원칙적으로 확고하게 자리 잡았다. 환자들은 자신에게 어떤 치료 선택지가 있는지, 각 선택이 어떤 과정을 수반하는지 알고자 했다. 의사들도 환자가 최종 결정권을 가진다는 사실을 이해하고 있었다. 판례도 환자의 권리를 명확히 지지했다. 그러나 실제 진료 현장에서 사전 동의가 어떻게 이루어졌는지는 매우 다양했다. 관상동맥우회술이 1968년부터 확산되기 시작했을 때, 외과의사들은 이 제도화된 동의 절차의 역할에 대해 불확실한 태도를 취했다.

클리블랜드 클리닉에서는 외과 위원회가 최선의 정책에 관하여 병원 변호사들의 자문을 받아 활발한 논의를 벌였다. 1960년대까지의 표준 관행은 물임 시술, 낙태, 신장 기증, 아동 수술처럼 특히 중대한 선택이거나 취약한 집단이 포함된 경우에만 특정 수술 동의서를 요구하는 것이었다. 그 외의 일반적인 수술에서는 절차가 표준화되어 있지 않았다. 외과의사들은 환자와 수술의 위험성과 이득에 대해 대화

* 나치 독일의 전범들을 심판한 뉘른베르크 재판에서 특히 주목받았던 재판 중 하나는 '의사 재판(Doctors' Trial)'으로 나치 의사들이 유대인, 장애인, 죄수 등을 대상으로 강제적인 생체 실험을 벌인 사실이 심판대에 올랐다. - 옮긴이

를 나누었을 것이며, 아마도 그 내용을 차트에 간략히 적어 두었을지도 모른다. 그러나 실제 그 관행은 환자에 따라서, 또 외과의사에 따라서 천차만별이었다. 1969년 열린 위원회 회의에서는 기존의 방침을 굳이 변경할 이유가 없다는 판단이 내려졌다. 동의서를 사용하고자 한다면 외과의사가 자유롭게 사용할 수 있었지만, 그것은 단지 형식적인 절차일 뿐이었다. 동의서 자체가 "의사가 환자에게 지는 법적 책임의 무게를 변화시키지 않는다"고 간주되었고, 이는 동의서의 유무와 관계없이 환자에게 적절히 설명할 책임이 있다는 전제를 반영했다. 게다가 동의서에 서명을 받았다고 해서 향후 소송으로부터 보호받을 수 있는 것도 아니었다.[10] 암묵적인 결론은 다음과 같았다. 클리블랜드 클리닉의 외과의사들은 앞으로도 '올바른 일'을 할 것이며 환자에게 설명하고 동의를 받는다는 원칙은 지키되 서류 자체는 큰 의미가 없다는 것이었다.

휴스턴에서는 보다 신중한 접근이 이루어졌다. 1968년 11월, 메쏘디스트 병원(Methodist Hospital)의 임상 연구 위원회는 '인간 대상 실험(human experimentation)'의 정의를 명확히 규정했다. 위원회는 특히 "일반 의학계나 해당 전문 분야에서 아직 받아들여지지 않은 새로운 수술이나 기술적 시술의 시행"을 인간 대상 실험으로 간주했다. 이에 해당하는 모든 시술은 위원회의 승인을 받아야 했고, 외과의사는 특정 사전 동의 양식을 사용해야 했다. 인근의 세인트루크 에피스코팔 병원(St. Luke's Episcopal Hospital)은 1970년 3월, 메쏘디스트 병원보다 더 진전된 조치를 취했다. 비응급 수술에서는 모두 의무적으로 동의서를 사용하도록 한 것이다. 이 동의서에는 수술의 위험성과 합병증에 대해 환자에게 설명되었음을 명시하되, "어떤 결과가 나올지에 대해서는 보장이나 확약이 없다"고 기재하게 했다. 이후 작성된 법률 요약문에서는, 특히 새로운 수술의 경우, 형식이 아니라 사전 동의 대화의 실질적 내용이 중요하다는 원칙이 강조되었다.[11]

하지만 이러한 정책과 기대의 존재는 단지 외과의사들이 환자에게 얼마나 주의 깊게 설명했는지를 간접적으로 보여줄 뿐이다. 실제 진료 관행은 매우 다양했음을 보여주는 여러 사례가 있다. 드베키에게 수련을 받은 존 옥스너(John Ochsner)는 우회술 동의서에 출혈, 감염과 함께 뇌졸중 위험도 기재했다. 그러나 모든 외과의사들이 이렇게 신중했던 것은 아니었다. 텍사스 심장 연구소에서 덴튼 쿨리의 첫 관상동맥우회술을 받은 한 환자는 이렇게 회고했다. "쿨리 박사가 방에 들어와 메모지 한 장 꺼내더니 무언가를 그리며 '이게 내가 하려는 수술입니다'라고 말했어요. 마치 매일 하던 일인 것처럼요. 나는 그가 나에게 처음으로 우회술을 시행하는 줄은 꿈에도 몰랐습니다." 또 다른 환자는 수술 위험과 예후에 대한 간단한 대화를 나누긴 했지만, 그 과정은 단순한 형식 절차로 느껴졌다고 말했다. "브라운 박사는 내가 수술을 원하느냐고 묻지 않았어요. 물론 나는 수술이 절실하게 필요하긴 했죠." 우회술에 대한 비판을 《애틀랜틱 먼슬리(The Atlantic Monthly)》에 기고했던 심장내과 의사 토머스 프레스턴(Thomas Preston) 역시 환자들이 뇌졸중과 그 외 수많은 잠재적 합병증에 대해 충분한 설명을 들었다고는 믿기 어렵다고 보았다.[12]

두 연구 팀이 사전 동의의 가치와 효과에 대해 충분히 궁금증을 품고, 환자들의 반응을 직접 연구에 나섰다. 클리블랜드 클리닉의 영상의학과 의사들은 심장이 아닌 다른 장기에 대해 조영술을 처음 시행할 때, 사전 동의 절차를 정식으로 도입할 필요성과 그 효과에 대해 논쟁했다. 대부분은 가능한 합병증 목록을 자세히 제공하면 환자들이 겁을 먹고 시술을 포기할까 봐 우려했다. 그러나 한 영상의학과 의사는 이 우려를 시험해보기로 했다. 그는 132명의 환자에게 상세한 동의서를 제공했고, 이후 동료들의 걱정을 반영해 덜 위협적으로 보이도록(즉, 덜 자세하게) 작성된 동의서를 다음 100명의 환자에게 제공했다. 놀랍게도 위험을 안내받은 후 시술을 거부한 환자는 232명 중 단 4명이었다.[13] 환자들은 이 시술이 제공할 진단 정보를 알고 싶어 했고, 잠재적 합병증에도 불구하고 동의하려는 태도를 유지했다. 때마침 죽상경화증이 점진적으로 진행된다는 이론과 예방적 재개통술에 대한 믿음이 정점에 이르렀던 시대의 일이었다

한편 뉴욕 몬테피오레 병원의 또 다른 연구팀은 사전 동의에 대해 훨씬 더 회의적인 결론을 내렸다. 의료 절차에 대한 설명은 종종 환자에게 가장 힘든 시기에 이루어진다. 환자는 질병이 악화된 상태일 수도 있고, 입원과 수술을 앞두고 스트레

스를 받고 있을 수도 있다. 그렇다면 환자들은 자신이 들은 내용을 정말로 이해하고 기억하고 있을까? 몬테피오레 팀은 이를 직접 확인해보기로 했다. 의사들은 수술 전 환자와 나눈 대화를 녹음했는데, 이 대화에는 진단명, 제안된 수술, 사망 및 합병증의 위험, 대체 치료 방안 등이 포함되어 있었다. 그로부터 4-6개월 뒤, 이들 중 20명의 환자를 선정해 당시 대화를 얼마나 기억하고 있는지를 물었다. 그 결과, 단 두 명만이 합병증에 대한 논의가 있었음을 기억했고, 16명은 중요한 대화 내용이 아예 없었다고 주장했다. 연구진은 이렇게 결론지었다. "이들 환자들은 수술 전에 자신의 상황에 대해 잘 알고 있고 명확하게 이해한 것으로 보였지만, 이후에는 대부분의 내용을 잊어버렸고, 그들이 기억해냈다고 생각한 정보도 오류가 많았다."[14] 이와 같은 결과는 사전 동의 절차를 실제로 실행하는 데 매우 큰 도전이었다. 의사들은 이 문제에 대해 다양한 방식으로 대응할 수 있었다. 몬테피오레 연구진은 그저 동료들에게 동의 대화의 내용을 꼼꼼히 문서화하라고 조언했다. 환자들이 이후에 그 내용을 잊더라도, 의사들은 사전 동의를 제공했다는 증거를 남길 수 있기 때문이다.

이처럼 특정 동의서를 쓸 것이냐 말 것이냐를 두고 벌어진 논쟁에서부터 환자들이 사전 동의에 어떻게 반응하는지를 분석한 연구까지, 이 모든 노력은 사실상 잘못된 전제 위에 쌓아 올려진 것이었다. 의사는 자신이 아는 범위 내에서만 환자에게 고지할 수 있으며, 의사는 자신이 연구해본 것만을 알 수 있다. 만일 의사가 특정 합병증에 대한 지식을 충분히 갖고 있지 않다면, 의사는 환자에게 유의미한 조언을 제공할 수 없다. 이는 특히 새로운 시술이 도입될 때 더욱 그렇다. 이 점은 일화적 사례들에서도 드러난다. 마이클 드베키는 외과의사로서의 경력 초기에 복부 및 흉부 대동맥류를 치료하는 새로운 기법을 개발하면서 환자에게 가능한 한 정직하게 설명하려 노력했다. 1952년 그는 흉부 대동맥류를 처음으로 수술하려 하면서 환자에게 이렇게 말했다. "저는 이 수술을 복부에서는 이미 해봤지만 흉부에서는 처음입니다. 다른 누구도 해본 적이 없습니다. 하지만 같은 수술 방법이 적용될 수 있을 거라고 생각합니다." 그러나 그는 당시 이 수술이 척수로 가는 혈류를 차단할 수 있다는 사실을 알지 못했고, 따라서 이 위험성에 대해서는 환자에게 아무 말도 하지 못했다. 그는 훗날 이렇게 회고했다. "우리는 그 당시 척수 허혈 손상의 가능성에 대해 전혀 경험이 없었기 때문에 그에게 그런 이야기를 해줄 수 없었어요."[15] 문제는 드베키가 아니었다. 그때나 지금이나 문제는 완벽한 지식 없이는 진정한 사전 동의가 불가능하다는 사실이다.

이러한 상황은 관상동맥우회술 초기에도 다시 반복되었다. 의사들이 성실하게 사전 동의를 제공했다 하더라도, 결국 자신들이 '알고' 걱정하던 합병증만을 설명했을 가능성이 높았다. 위에서 보았듯, 1970년대 초반 당시 외과의사들은 우회술의 뇌 합병증에 대해 거의 아는 바가 없었다. 그들은 판막 수술 경험을 바탕으로 뇌 손상의 가능성을 충분히 경고할 수도 있지 않았을까? 아마도 가능했을 것이다. 그러나 만약 그들이 우회술에서의 뇌 손상을 판막 수술 때만큼 걱정했다면, 아마도 그 문제를 연구했을 것이다. 우회술이 시작되고 나서 수년 동안 뇌 합병증을 정밀하게 연구하지 않았다는 사실은 그들이 그것을 걱정하지 않았음을 시사한다. 그리고 그들이 걱정하지 않았다면, 동의 절차에서 굳이 이 문제를 언급했을까? 옥스너를 제외하고는 아무도 언급하지 않았다.

이러한 관심의 불균형은 설명을 필요로 한다. 1968년의 외과의사들은 이미 심장수술이 뇌에 심각한 위협이 된다는 사실을 잘 알고 있었다. 박동 심장수술과 인공 심폐기를 통한 수술에서 쌓은 수년간의 경험이 이를 명확히 보여주고 있었다. 그러나 우회술의 초기에, 외과의사들이 이 새로운 기술을 확립하고 확산시키는 데 몰두하던 그때, 그들의 관심은 딴 데에 가 있었다. 치열한 논쟁의 중심은 수술이 생존율 측면에서 충분한 효과가 있는지, 그리고 그에 따르는 위험과 비용을 정당화할 수 있는지였다. 합병증을 연구한 의사는 많지 않았다. 수십만 명에 이르는 1970년대 우회술 환자들 중 대부분은 뇌 손상이라는 위험에 대해 제대로 설명을 듣지 못했을 가능성이 높다. 이는 당시 의사들이 설명을 게을리했기 때문이 아니라, 그 위험 자체가 당시에는 아직 명확히 규명되어 있지 않았기 때문이었다.

Chapter 13. 선택적 부주의

Selective Inattention

1962년 4월 4일, 존스홉킨스의 외과의사 데이비드 새비스턴(David Sabiston)은 한 41세 남성의 오른쪽 관상동맥폐색 부위를 우회하기 위해 복재정맥*(saphenous vein)의 일부를 사용해 수술을 시행했다. 이 수술은 그에게 국제적인 명성을 안겨줄 수도 있었다. 그가 집도한 이 수술은 이후 외과 수술 역사상 가장 중요한 시술 중 하나가 되었기 때문이다. 하지만 결과는 달랐다. 환자는 수술 후 3일째 되는 날 뇌졸중을 일으켰고, 결국 사망했다. 우회 이식편을 대동맥에 봉합한 부위에서 혈전이 형성되었고, 그중 일부가 떨어져 뇌 혈류를 타고 흘러가 생명에 필수적인 동맥을 막아버렸던 것이다. 이 결과에 낙담한 새비스턴은 이 시술을 6년간 중단했다. 그리고 르네 파발로로가 성공적인 증례 시리즈를 보고한 이후에야 다시 손을 대게 되었다. 새비스턴은 이 기술이나 그에 따른 신경학적 합병증에 대해 1974년이 되어서야 논문을 발표했다. 이미 관상동맥우회술이 다른 외과의사들에 의해 확립된 이후였다.[1]

1975년 4월, 거의 똑같은 사건이 메이요 클리닉에서도 일어났다. 45세 남성 환자가 우회 이식편이 대동맥과 만나는 부위에 생긴 혈전으로 인해 색전성 뇌졸중

* 다리에 위치한 주요 정맥 중 하나 – 옮긴이

을 일으켜 사망했다. 그러나 이번에는 메이요 클리닉의 신경과 의사들이 이 사건을 충분히 의미 있는 사례로 판단하고, 학술지에 증례 보고를 발표했다.[2] 두 사건에 대한 이 상반된 반응은 의학 실천의 중요한 측면을 드러낸다. 합병증은 의료에서 언제나 존재하는 '사실'이지만, 그것이 '중요한 문제'로 간주되느냐는 별개의 문제다. 동일한 나쁜 결과라도 그것이 발생한 맥락에 따라 전혀 다른 의미와 결과를 가질 수 있다.

초기에 심장외과 의사들은 수술 후 환자들에게 발생하는 극심한 정신과적, 신경학적 증상들에 익숙해져 있었다. 다양한 전문가들이 이러한 합병증을 연구했고, 손상의 원인으로 작용할 수 있는 수많은 기전을 문서화해왔다. 따라서 1960년대 후반 우회술이 급속히 확산되던 시점에도 외과의사들은 이 수술 역시 신경학적, 정신과적 합병증을 유발할 수 있으리라는 사실을 충분히 예상할 수 있었을 것이다. 그러나 우리가 앞서 살펴본 바와 같이, 이 합병증들은 우회술이라는 혁신이 도입된 이후 첫 5년 동안 거의 무시되었다. 또한 우회술의 시대가 시작된 지 15년이 지난 1983년에도 심장수술의 대표 기관 중 하나인 클리블랜드 클리닉의 의사들은 "우회술 환자에게 발생하는 신경학적 문제에 대해서는 거의 알려진 것이 없다"고 단언했다.[3]

우회술의 뇌 합병증에 대한 문헌이 판막 수술의 뇌 합병증에 대해 존재하는 방대한 문헌과 비교해 현저하게 빈약하다는 사실은 어떤 현상이 과학적 탐구나 의학적 관심의 대상이 되는 과정을 성찰할 기회를 제공한다. 과학자들이 자연 세계를 이해하려 할 때, 관찰한 모든 것을 연구할 수는 없다. 그들은 종종 자신을 놀라게 하거나 의문을 자아내는 결과에 주목한다. 예상치 못한 결과는 때로는 기존의 믿음을 버리는 계기가 되기도 하지만, 다른 경우에는 중요하지 않은 이상값(anomaly)으로 치부되기도 한다. 과학자들이 어떤 것을 '중요한 문제'로 간주할지 여부는 엄청난 의미를 지닌다. 어떤 관찰이 '연구 대상'이자 단순한 사실(fact)이 아닌 '관심사(matter of concern)'가 되는 데에는 복잡한 이해관계와 우연이 작용한다. 이러한 과정을 이해하려면 그 문제에 관련된 사람들에게 신체적, 사회적, 경제적, 도덕적으로 무엇이 중요한 지를 직시해야 한다.[4] 어떤 현상을 눈으로 보고, 귀로 듣고, 손으로 만질 수 있다는 것만으로는 충분하지 않다. 그 현상에 연구자의 주의를 집중시키는 '무언가'가 추가로 필요하다. 우회술의 뇌 합병증에 대해서는 그 무언가가, 적어도 처음에는, 작동하지 않았던 것이다.

실제로 일어난 일을 설명하는 것도 쉽지 않은 마당에, 무언가가 왜 일어나지 않았는지를 설명하는 일은 언제나 어렵다. 하지만 학자들은 이 과제에 꾸준히 도전해왔다. 1980년대 한 사회학자의 주장에 따르면, 전문가들이 점점 복잡해지는 문제에 직면할 때 자신이 정의한 전문성의 범위 내로 시야를 좁혀 대응한다고 한다. 그렇게 함으로써 그들은 자신의 전문 역량을 더 효과적으로 발휘할 수 있지만, 동시에 "자신의 분류 체계 밖에 있는 데이터에는 선택적으로 무관심해진다"고 했다. 최근 한 역사가도 이 주제를 더욱 정교하게 다루었다. 그는 어떤 사실이나 아이디어가 왜 알려지지 않았는지를 설명하기 위해 '무지(ignorance)'를 세 단계로 분류했다. 첫째는 '본래 상태(native state)로서의 무지' 또는 '자원(resource)'으로서의 무지, 둘째는 '누락된 영역(lost realm)'으로서의 무지' 또는 '선택적 무지', 셋째는 '의도적으로 조작되고 전략적으로 설계된 무지' 또는 '능동적으로 형성된 무지'이다. 즉 어떤 사실은 아직 발견되지 않았거나, 발견되었지만 잊혔거나, 혹은 더욱 악의적인 경우라면 의도적으로 억압되었을 수도 있다. 이러한 역학은 많은 사례에서 분석되어 왔으며, 특히 지구 온난화 논쟁이나 담배의 위험성 은폐 사례에서 잘 드러난다.[5] 1970년대 우회술이 확산되던 시기에 임상의들이 뇌 합병증에 거의 주의를 기울이지 않았다는 역사는 의사들의 일상적인 우려와 실천조차도 치료 합병증을 인식하는 데 장애물이 될 수 있음을 보여준다.

관상동맥우회술과 관련된 뇌 합병증이 오랫동안 무시되었던 이유를 설명하는 몇 가지 가설은 쉽게 반박할 수 있다. 외과의사들이 우회술을 완전히 백지 상태에서 시작한 것은 아니었다. 1960년대 후반과 70년대 초반에 우회술을 시행했던 모든 심장외과 의사들은 판막 수술이 심장외과 분야를 지배하던 시절에 훈련을 받았던 인물들이었다. 이들은 판막 수술 환자들에게 나타났던 심각한 신경정신과적 합병증에 대해 누구보다 잘 알고 있었다. 클리블랜드 클리닉과 매사추세츠 종합병원 같은 일부 기관에서는 외과의사들이 수술 후 환자 관리에 직접 참여했다. 그들에게 뇌졸중이나 섬망을 겪은 환자들은 몇 주간 입원하며 개심 수술의 위험성을 오랜 시간 상기시켜주는 존재였다. 게다가 이런 합병증에 대한 무관심은 외과의사들에게만 국한된 것도 아니었다. 판막 수술의 합병증에 대해 그렇게 많은 글을 썼던 신경과 의사들과 정신과 의사들도 1970년대에는 우회술에 대해 거의 글을 쓰지 않았다. 무지에 대한 세 가지 유형 분류로 보자면, 이와 같은 무관심은 '본래 상태로서의 무지'는 아니었다. 의사들은 위험이 존재한다는 사실을 알고 있었다. 단지 그 위험에 대해 연구하거나 글을 쓰지 않았을 뿐이다.

이 침묵이 의도된 전략이었을 가능성은 없었을까? 외과의사들이 자신의 수술로 인한 합병증을 공개적으로 드러내고 싶어 하지 않았을 이유는 충분히 상상할 수 있다. 예컨대 새비스턴은 자신의 첫 우회술이 실패했을 때 그 결과를 서둘러 발표하지 않았다. 하지만 어떤 외과의사도 무언가 잘못됐을 때마다 증례 보고를 작성하는 것은 아니며, 새비스턴이 의도적으로 결과를 은폐했다는 증거도 없다. 다만, 적어도 한 건의 사례에서는, 외과의사 개인—혹은 그의 평판—이 합병증에 관한 논문의 출판을 복잡하게 만든 적이 있었다.

1969년 9월, 베일러 의과대학(Baylor College of Medicine)의 의대생 오티스 레인(Ottis Layne)과 스튜어트 유도프스키(Stuart Yudofsky)는 메쏘디스트 병원(마이클 드베키의 외과팀)과 세인트루크 에피스코팔 병원(덴튼 쿨리의 외과팀)에서의 수술 환자들을 대상으로 정신과적 합병증에 대한 검토를 완료했다. 이들은 심장수술 환자 57명 중 8명에게서 정신병적 반응이 나타난 반면, 혈관 수술 환자 20명 중에서는 그런 사례가 없었다고 보고했다. 이 차이는 시사하는 바가 컸다. 두 집단은 위험 요인이 비슷했지만, 혈관 수술에서는 인공 심폐기가 사용되지 않았던 것이다. 학생들은 이 결과를 자신들의 지도교수인 정신과 의사 힐더 브러치(Hilde Bruch)와 함께 정리했으며, 브러치는 이 "탁월한 결과"를 드베키에게 보여주었다. 이는 매우 신중한 선택이었다. 미국에서 가장 유명한 외과의사이자, 베일러 의과대학*의 총장이었던 드베키는 누구도 거역할 수 없는 태풍 같은 존재였다. 1965년 《타임》지는 드베키가 그 해 9월 연구 윤리를 둘러싼 논쟁 끝에 자신의 제자였던 쿨리를 사직시킨 이야기를 커버 스토리로 다루면서 그를 "텍사스의 토네이도"라고 묘사했다.[6]

드베키는 1970년 3월에 레인과 유도프스키의 논문 초안을 읽고, "현재 상태로는 이 원고의 출판을 승인할 수 없다"고 말했다. 그는 브러치에게 우려를 전했고, 학생들과 직접 논의하고 싶다는 의사도 밝혔다. 그는 무엇을 걱정했을까? 유도프스키의 기억에 따르면, 드베키는 자신이 돌본 심장수술 환자들에게서 이처럼 높은 정신병 발생률을 본 적이 없다며 결과 자체를 의심했다. 그러나 브러치와 학생들은 가능한 한 엄격한 연구 설계를 위해 최선을 다했다. 그들은 원고를 수정한 뒤, 8월에 《뉴잉글랜드 저널 오브 메디슨》에 투고해버렸다. 브러치는 편집자에게 보낸 커버 레터에서 베일러 내부의 긴장을 간접적으로 언급했다. 그녀에 따르면, "두 명의 외과 교수 사이의 관계에는 다소 이례적인 점이 있습니다"—이는 드베키와 쿨리를 의미하는 것으로 보이며—"두 사람은 같은 논문에 이름이 함께 나오는 것을 원하지는 않지만, 외과를 언급하지 않고 논문이 출판되는 것에는 이의를 제기하지 않았습니다."[7] 그러나 이것이 전부는 아니었다.

논문이 게재 승인을 받았을 때, 브러치는 유도프스키에게 "원고와 관련해 약간의 불편한 부분이 있다"고 알렸다. 그녀의 선배이자 동료 중 한 명인 알렉스 포코르노이(Alex Pokornoy)는 "드베키 박사의 동의 없이 이 논문을 출판하는 것에 대해 우려"를 표했다. 브러치는 고민 끝에 출판 직전 자신의 이름을 저자 명단에서 삭제하기로 했다. 그녀는 학생들에게 "논문의 대부분이 너희 두 사람의 작업이었으니, 나는 저자로 포함될 자격이 없다"고 말했다. 그녀는 학술지 편집자에게도 "내 이름이 포함됐던 것은 젊은 의사들이 나에게 예의를 표하고자 한 것이었다"고 설명했다.

---

* 베일러 의과대학(Bayler College of Medicine)은 1969년 베일러 대학교(Bayler University)와 결별하여 독립적으로 운영되는 별개의 대학이다. - 옮긴이

그러나 그녀가 느낀 드베키에 대한 두려움이 이 결정에 영향을 주었음은 분명하다. 뉴욕에서 인턴을 하던 유도프스키에게 그녀는 이렇게 말했다. "오티스와 너는 이제 베일러를 떠났으니 '최고 존엄의 철권(The Mighty Arm of the Superior Power)'이 너희한테까지는 미치지 않을 거야"[8]

결국 브러치의 걱정은 기우로 끝났다. 그녀가 논문에서 자신의 이름을 삭제해달라고 요청한 지 불과 일주일 만에 드베키는 "논문을 현재 형태 그대로 승인했다"고 전해왔다. 그러나 그녀는 원래의 결정을 그대로 두었고 논문은 그녀의 이름 없이 출판되었다. 드베키의 역할은 여전히 모호하다. 학생들의 입장에서 보면, 그는 언제나 의대생들을 지지하고 격려하는 인물이었다. 그들이 자신의 환자들을 연구하겠다고 제안했을 때도 환영했으며, 비록 결과에 동의하지는 않았지만 출판을 방해하지도 않았다. 그러나 브러치의 입장은 달랐던 것 같다. 그녀는 자신이 저자로서의 기여가 부족하다고 주장했지만, 원래는 자신의 이름을 넣어 논문을 제출했던 사람이었다. 그녀가 정말로 자신의 기여도를 재평가한 것이었을까? 유도프스키에 따르면, 브러치는 연구 설계와 논문 수정에 핵심적인 역할을 했다고 한다. 논문이 세계 최고 수준의 학술지 중 하나에 게재가 확정된 이후 저자가 자신의 이름을 자발적으로 빼는 일은 극히 이례적이며 연구자 자신의 이익에도 어긋난다.[9] 브러치는 드베키가 어떻게 반응할지, 어떤 조치를 취할지 걱정했던 것이 분명하다.

이와 비슷한 이유로, 다른 병원의 의사들 역시 우회술의 뇌 합병증에 관한 자신들의 관찰이나 데이터를 조용히 덮었을 개연성은 충분해 보인다. 여러 병원에서 심장외과 의사들은 막대한 영향력을 행사했기 때문이다. 관상동맥질환을 앓는 미국인이 수천만 명에 달했던 만큼, 관상동맥우회술의 재정적 이해관계는 판막 수술보다 훨씬 컸다. 도널드 에플러나 덴튼 쿨리 같은 기업가적 외과의사들은 이 수술로 매년 수백만 달러를 청구했다. 추측일 뿐이지만, 최근 흔히 발생하는 약물 부작용 은폐 스캔들에 비춰볼 때, 상업적 이해관계는 연구자들이 나쁜 결과를 공개하지 않게 만드는 동기가 될 수도 있다.[10]

그러나 1970년대 초에 재정적 이해관계나 보복에 대한 두려움이 우회술의 뇌 합병증 무시에 결정적 역할을 했다고 보는 가설에 대해서도 회의적인 시각을 가질 필요가 있다. 가장 유명하고 영향력 있는 외과의사들조차 자신들의 환자에 대한 연구를 막지는 않았다. 시드 길먼이 드와이트 하켄에게, 또는 오티스 레인과 스튜어트 유도프스키가 마이클 드베키에게 접근했을 때, 이 외과의사들은 신경과 의사들과 정신과 의사들이 자신들의 환자와 그 합병증을 연구하는 것을 허용했다. 심장외과를 가장 강도 높게 비판했던 유진 브라운왈트, 토머스 프레스턴, 헨리 맥킨토시 조차도 외과의사들이 이 수술로부터 이익을 얻기 위해 합병증 데이터를 의도적으로 은폐했다는 주장을 하지는 않았다. 더구나 비록 외과의사들이 1970년대 초반 우회술의 뇌 합병증 연구에 주도적으로 나서지는 않았지만, 1970년대 말 클리블랜드나 런던 등지에서 신경과 의사들이 접근했을 때—곧 보게 되겠지만—이들은 협조적인 태도를 보였다.

그렇다면 만일 이런 무관심이 본래 상태(native state)도, 의도적으로 억압된(active suppression) 것도 아니었다면, 무엇이었을까? 1970년대 초반 환자들을 돌봤던 외과의사들과 마취과 의사들과 이야기를 나눠보면, 그들은 당시 우회술이 판막 수술과 달리 뇌 합병증을 피할 수 있으리라 생각했다고 말한다. 파발로로가 처음 시행한 방식의 수술은 인공 심폐기 없이도 가능했기 때문이다. 외과의사들은 심장의 내강을 열지 않았고(우회술은 심장 표면을 감싸고 있는 관상동맥만을 다뤘다), 따라서 공기 색전이 환자의 혈류에 유입될 가능성도 판막 수술보다 낮다고 여겼다. 게다가 두 수술을 받는 환자군 자체에 차이가 있었다. 대부분의 판막 수술은 류마티스성 심장질환 환자들에게 시행되었는데, 이 질환은 과거 류마티스열의 후유증이며, 수술 없이도 뇌 손상을 동반하는 경우가 많았다. 류마티스열 자체가 신경정신과적 합병증을 유발할 수 있었고, 수년간 지속된 심부전 또한 마찬가지였다. 이미 여러 방면으로 손상된 이 환자들은 심장수술의 뇌 합병증에 특히 취약한 집단처럼 보였다.[11] 이런 설명에 따르면, 1970년대 초반 외과의사, 마취과 의사, 신경과 의사들의 무관심은 나름대로의 '이성적 판단'에 기반한 것이었다. 문제가 없을 것이라 기대했기 때문에 연구하지 않았다는 것이다.

하지만 이러한 기억을 복잡하게 만드는 것이 바로 1970년대 초반에 발표된 학술 문헌들이다. 파발로로 자신조차 곧 우세 좌관상동맥*(dominant left coronary artery)을 수술할 때에는 인공 심폐기가 필수적임을 깨닫고 우회술에 심폐기를 사용하기 시작했다. 1975년까지 조사 대상이 된 관상동맥을 수술하는 외과의사 401명 중 398명이 대부분의 수술에서 인공 심폐기를 사용한다고 답했다. 이런 변화가 일어난 이상, 관상동맥우회술은 판막 수술과 거의 동일한 위험을 동반하게 되었다. 1976년, 메이요 클리닉의 신경과 의사들은 이렇게 지적했다. "개심 수술 도중 뇌 증상을 유발하는 병태생리 기전(저혈압, 저체온, 저산소증, 미세 색전 등)은 관상동맥 우회 혈관 이식술 중에도 동일하게 작동한다."[12] 게다가 외과의사들은 곧 우회술 환자들 상당수가 대동맥, 경동맥, 뇌혈관에 광범위한 죽상경화증을 가진 상태였고, 수술 이전부터 뇌졸중의 위험 인자를 지니고 있음을 인식하게 되었다.

그 당시 일부 의사들은 심장수술의 신경 합병증이 잘 알려져 있었고, 우회술이 판막 수술과 비슷한 위험도를 가졌으며, 죽상경화가 심한 환자를 수술하는 것이 특히 위험한데도 의료계가 이 문제에 주의를 기울이지 않았다는 사실을 언급했다. 메이요 클리닉의 신경과 의사들은 자신들의 증례 보고서에서, 1976년이 되어서도 이러한 합병증이 "여전히 알려지지 않았거나, 간과되었거나, 무시되고 있다는 점은 놀라울 따름"이라고 밝혔다. 이후 인공심장을 최초로 이식하며 유명해진 외과의사 윌리엄 드브리스(William DeVries)는, 당시를 회고하며 솔직하게 말했다. "처음 환자에게 뇌졸중이 발생했을 때 우리는 깜짝 놀랐어요. 지금 생각해보면 우리가 어떻게 그렇게까지 어리석을 수 있었나 싶은데 그때는 정말로 그 문제에 대해서 우리가 어리석었죠."[13] 만약 당시의 의사들조차, 자신들이 그 문제를 알고 있었어야 했고 관심을 가졌어야 했다고 생각한다면, 왜 그렇게 하지 않았는지를 계속해서 탐구할 가치가 있을 것이다. 1970년대 중반, 최소한 두 가지 요소가 이 무관심에 중요한 영향을 미

---

* 좌관상동맥이 심장근육에 혈액 공급을 더 많이 담당하는 경우를 말함. 보통 우관상동맥이 우세한 경우가 더 많지만, 좌관상동맥이 우세한 경우도 있음. – 옮긴이

쳤다. 바로 관련 의료진의 시간과 주의력에 대해 가해진 과중된 요구, 그리고 의사들이 '심장'과 '뇌' 중 어떤 것이 더 중요한지를 의식적으로 판단한 결과였다.

1970년대 의사들은 시간과 예산이라는 현실적인 제약에 발목을 잡혔다. 어떤 시술이든 그 뇌 합병증을 제대로 연구하려면 엄청난 노력과 비용이 필요했다. 신경과 의사들이 관상동맥우회술을 앞둔 환자 100명을 공들여 평가한다 해도, 실제로 수술 후 중대한 뇌졸중을 겪는 환자가 5명 정도라면 의미 있는 연구 결과를 도출하기에는 너무 적은 숫자에 불과하다. 한편 신경심리학 검사는 사용해야 할 검사와 자료를 분석하는 방식에 대한 논쟁으로 인해 그 신뢰성이 흔들리기도 했다. 따라서 설사 의사들이 합병증을 연구하고 싶어 했다 하더라도, 연구의 실현 가능성에 대한 회의 때문에 주춤했을 수도 있다.

1970년대 초반 클리블랜드 클리닉의 경험은 이 점을 잘 보여준다. 1960년대 후반에서 70년대 초까지 심장수술이 급증하자 외과의사들은 늘어난 환자 수를 감당하기 위해 고군분투했다. 간호 인력 부족으로 병실을 전부 활용하지 못했고, 외과 수술 스케줄을 확보하려면 수술실 담당자와 협상해야 했다. 업무 증가는 심장내과에도 영향을 미쳤다. 그들은 혈관조영술과 임상 평가를 수행해야 하는 환자의 숫자가 계속해서 늘어나는 상황에 직면했다. 공간 부족과 간호 인력 부족은 이들의 업무에도 방해가 되었다. 혈관조영술과 수술을 기다리는 대기자 명단이 길어지면서 매일의 수술에 스트레스를 가중시켰다. 외부 요인도 문제를 일으켰다. 클리블랜드 클리닉에서는 수십 년간 꾸준히 증가하던 심장 내과와 심장 외과 환자 수가 1977년을 기점으로 정체되다가 감소세로 돌아섰다. 그해 1월 눈보라로 수술실이 일주일간 폐쇄되었고, 지역 병원의 경쟁, 침체된 경기, 그리고 9월에 발표된 미국 국가보훈부의 우회술 연구 결과에 대한 부정적 언론 보도까지 겹쳤기 때문이다. 혈관조영술과 수술 건수는 그 다음 해 봄이 되어서야 회복되었다.[14]

클리블랜드 클리닉에서는 매년 수천 건의 우회술이 시행되었다. 그런데 1970년대 초 당시 상근 신경과 의사는 단 4명뿐이었고, 이들 모두는 이미 자기 환자들을 돌보느라 바빴다. 게다가 외과의사들과 신경과 의사들 사이에는 심장수술의 뇌 합병증을 다룬 협업 연구의 전통이 없었다. 신경과 의사들의 연구는 기면증, 간질, 뇌파 기록, 뇌혈관 질환 등 다른 주제에 집중되어 있었고, 그 누구도 새로 등장한 시술의 신경학적 합병증을 연구하는데 앞장서지 않았다.[15] 그러나 이 상황은 단순히 '모두가 너무 바빠서 할 수 있는 일을 다 하지 못했다'는 보편적인 문제로만 치부할 수 없다. 그런 상황은 모든 대형 병원에서 흔한 일이기 때문이다. 하지만 우회술이 본격적으로 확산되던 초기 시기에는 기존의 바쁜 일정이 더욱 극단적인 부담으로 악화되었다. 이것은 '대성황(boom)'의 아이러니라고 할 수 있다. 우회술의 대성황은 그 합병증을 연구할 수 있는 기회를 열어주었지만 정작 그 당사자들은 차분히 한 발 떨어져서 이를 연구할 시간이 없었다.

그렇다고 해서 연구가 전혀 없었던 것은 아니다. 판막 수술의 합병증에 대한 초기 연구든 우회술에 대한의 훗날의 연구든, 대부분은 바쁜 임상의사들이 틈틈이 시간을 내서 자기 돈으로 진행해야 했다. 신경과 의사들은 연구 목적으로 저녁이나 주말 같은 여가 시간에 환자들을 진료해야 했다. 이런 어려움은 연구를 시작하는 것조차 어렵게 만들었고, 연구를 완수하기란 더더욱 어려웠다. 1969년, 피터 벤트 브리검 병원(Peter Bent Brigham Hospital)과 매사추세츠 공과대학교(MIT) 간의 협업 프로젝트가 그 대표적인 사례다. 이들은 개심 수술이 인지 기능에 미치는 영향을 연구하려 했다. 미국 국립정신보건원(National Institute of Mental Health, NIMH)과 병원의 외과의 자금 지원도 있었고, 연구 보조원도 고용해서 2년간 환자를 평가하도록 했지만, 그 분석 결과는 끝내 정리되거나 출판되지 못했다.[16] 게다가 당시 신경과와 정신의학 분야에서는 새 질병의 기전을 규명하거나 새로운 치료법을 개발하는 연구에 학문적 보상이 집중되었기 때문에 특정 수술의 합병증을 분류하는 연구는 큰 학문적 명성을 얻기 어려웠다.

이처럼 외과의사와 신경과 의사, 그 밖에 의료진 사이의 업무와 시간 분담의 어려움 속에서 합병증에 대한 연구는 어느 진료과에도 속하지 못하고 미루어지기 십상이었다. 어떤 단일 집단도 연구를 신속히 수행하기 위한 전문성, 관심, 책임 의식을 동시에 갖추고 있지 않았다. 물론 이런 상황이 필연적인 것은 아니었다. 실제로

1960년대에는 바로 이 전문가 그룹들이 함께 모여 판막 수술의 합병증에 대한 대규모 연구를 수행한 바 있고, 이후 1970년대 후반에도 다시 우회술에 대한 연구를 위해 협력하게 된다. 이 전문가 집단들이 협의를 통해 공통의 관심사를 찾고 연구를 가능하게 만드는 방식을 마련할 수도 있었겠지만, 1970년대 초반에는 뭔가 그런 협업을 가로막았다.[17] 그 중 하나는 어쩌면 단순한 우연이었을지도 모른다. 만약 당시 우회술의 선도 기관이던 클리블랜드 클리닉에 이 연구를 맡을 수 있는 신경과 의사가 없었다면, 다른 병원들에서도 유사한 구조적 불일치가 있었을 가능성이 크다.

우회술의 뇌 합병증에 대한 생산적인 연구를 가로막았던 또 다른 장애물은 개념적인 문제였을 수도 있다. 심장과 뇌 사이의 이해 관계의 균형을 맞추어야 한다는 오래된 요구가 문제에 직면한 의료진의 우선 순위에 영향을 미쳤을 수도 있다. 1970년대 초에 외과의사들은 우회술을 생명과 직결된 문제로 여겼다. 관상동맥질환에 대한 인식은 협심증을 겪는 사람이라면 누구든 심근경색으로 곧 사망할 것처럼 여겨지게 했다. 《클리블랜드 매거진》은 1973년 커버스토리에서 독자들에게 "너무 늦기 전에" 우회술을 받으라고 촉구했다.[18] 외과의사들이 환자의 생명을 구하기 위해 고장 난 심장을 수리하는 데 집중하고 있을 때, 다른 문제들은 부차적인 것으로 보였을 수 있다.

때로는 이러한 상충되는 요구가 분명하게 드러났다. 우회술에서는 외과의사가 정맥 또는 동맥 이식편을 정확한 위치에 정밀하게 봉합해야 했다. 이식된 혈관의 장기적 예후를 생각한다면, 이식 부위를 꼼꼼하고 정교하게 봉합하는데 시간을 들이는 것이 최선이라는 사실을 외과의사들은 잘 알고 있었다. 그러나 동시에 외과의사들은 인공 심폐기에 환자가 오래 노출될수록 합병증이 증가한다는 사실도 알고 있었다. 수술 시간이 2시간을 넘기면 신경학적 손상 위험이 "가파르게 상승"했다. 에플러는 이 점을 단도직입적으로 표현했다. "환자가 인공 심폐기를 견딜 수 있는 시간은 한정되어 있다. 수술 중에 멍하니 서서 다음에 뭘 할지를 고민하고 있을 여유 따위는 없다." 가장 손재주가 뛰어나고 효율적인 심장외과 의사로 명성을 날렸던 쿨리는 기준을 더욱 엄격하게 세웠다. "심폐우회술에서 가장 중요한 것은 환자를 가능한 한 빨리 펌프에서 떼어내는 것이다. 환자가 살아 있기를 원한다면, 15-20분 안에 수술을 마치는 것이 이상적이다."[19] 시간은 곧 생명이었다.

외과의사들은 어려운 선택을 강요받았다. 신경학적 합병증을 줄이기 위해 최대한 빠르게 수술할 것인가? 아니면 심장 기능의 최적화를 위해 더 천천히 정밀하게 수술할 것인가? 사실 그들은 이런 밀고 당기기를 수십 년 전부터 해오고 있었다. 1840-50년대 마취가 도입되면서 처음으로 외과의사들은 꼼꼼하고 주의 깊게 수술을 할 수 있게 되었지만, 수술 시간이 길어질수록 출혈과 감염의 위험도 높아졌다. 의사들은 수술 기법의 정밀함과 환자의 안전 사이에서 균형을 잡는 법을 배워야 했다.[20] 그러나 이와 같은 타협에 익숙하다고 해서 그것이 쉬운 선택이 되는 것은 아니다. 특히 우회술 초기에는 좋은 결과의 예측 지표도, 합병증의 위험 요인도 명확하지 않았기 때문에 더욱 어려웠다.

산소화 장치를 선택하는 문제에서도 외과의사와 마취과 의사들은 비슷한 고민에 직면했다. 1960년대에는 단순하고, 신뢰할 수 있으며, 비용이 저렴한 기포 산소

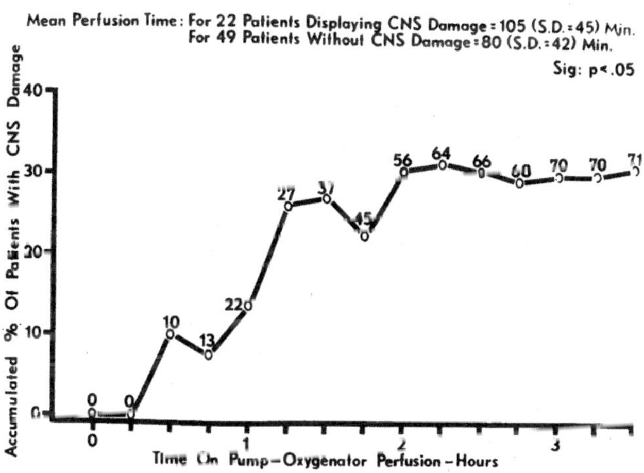

펌프 타임과 뇌 손상의 상관 관계
인공심폐기 작동 1-2시간 사이에 뇌손상이 급격하게 증가함을 보여준다.

화 장치(bubble oxygenator)가 심장수술의 표준이었다. 그러나 외과 팀들은 점차 만족하지 못하게 되었다. 어떤 팀은 "미세하거나 심각한 중추신경계 장애"가 절반에 이른다고 보고하며 우회술의 확산이 "심폐 인공 순환으로 인한 질병 상태를 줄이려는 노력"을 더욱 필요하게 만들었다고 주장했다. 일부 팀은 멤브레인 산소화 장치를 다시 도입했다. 이 장치는 더 복잡하고 성능이 안정적이지 못했지만, 뇌에 가해지는 위험은 줄일 수 있었다. 서로 다른 산소화 장치의 합병증을 비교한 연구(판막 수술이나 우회술 모두 포함)는, 비록 우회술 그 자체의 합병증을 다룬 연구는 아니었지만, 멤브레인 산소화 장치가 실제로 신경학적 합병증을 덜 유발한다는 것을 보여주었다. 각 병원은 신경학적 손상의 위험과 장비의 신뢰성 사이에서 균형을 잡아야 했다. 클리블랜드 클리닉을 포함한 일부 기관은 대부분의 개심 수술에서 멤브레인 산소화 장치를 사용하기로 결정했다. 어떤 증례 보고에서는 해당 장치 사용 비율이 87%에 달했다. 그러나 다른 병원들에서는 1990년대까지도 기포 산소화 장치를 계속 사용했다.[21]

외과의사들은 수술 중 자신의 '시야'를 어디에 둘지도 선택해야 했다. 일부 우회술의 개척자들은 매우 작은 관상동맥을 제대로 수술하려면 수술용 현미경이 필수라고 주장했다.[22] 현미경은 수술 기법을 최적화하는 데 필요한 배율을 제공했다. 다수의 외과의사들은 특수 확대 렌즈가 부착된 안경을 사용했다. 하지만 이런 장비들은 말 그대로 외과의사의 시야를 관상 동맥에만 집중시키고, 다른 문제는 눈에 들어오지 않게 만들었다. 수술 기법의 완성도에 모든 노력과 주의가 집중되면서, 관상동맥 외의 문제에는 관심이 덜 쏠릴 수밖에 없었다.

현실적인 문제는 상황을 더욱 악화시켰다. 수술 수요가 너무 많았기 때문에, 유명 외과의사들은 하루에도 여러 건의 우회술을 시행해야 했다. 이들은 환자의 수술 후 경과를 자세히 관찰할 시간이 거의 없었다. 베일러 대학의 의대생 레인과 유도프스키는 당시 외과의사들이 개심 수술 후 정신병 유병률을 과소평가했던 이유가 수술 후 진료 회진 중에는 그런 증상이 드러나지 않았기 때문일 수도 있다고 추정했다. 외과의사들은 빠르고 구조화된 방식으로 환자를 평가했다.[23] 그들은 "환자가 안정적인가?", "감염 징후는 없는가?"와 같은 기본적인 질문에 집중했다. 이런 상황에서 신경학적이나 정신과적 합병증이 외과의사의 주의를 끌 여지가 별로 없었다.

사실 이 문제는 단순히 우회술의 신경학적, 정신과적 합병증에 국한되지 않는다. 어떤 주요 치료 개입이든 환자에게 중요할 수 있는 다양한 결과들이 존재하지만, 외과의사에게는 그것이 덜 시급하고 덜 중요한 것으로 보일 수도 있다. 의사이자 의료 의사결정 분석가인 데이비드 에디(David Eddy)는 1984년 의학적 의사결정의 어려움을 논하며 이렇게 말했다. "대부분의 시술에는 여러 가지 결과가 따르며, 그중 하나만 살펴봐서는 충분하지 않다. 예를 들어, 관상동맥우회술은 삼중 혈관 질환을 가진 60세 남성의 기대수명을 변화시킬 수 있지만, 동시에 수술 직후 몇 주간의 삶의 즐거움, 가슴 통증의 정도와 빈도, 일과 성생활이 능력, 아들과의 관계, 가슴의 외형, 그리고 그의 경제적 부담까지 영향을 미친다. 고통, 장애, 불안, 가족 관계 등도 이 시술로 인해 영향을 받는 중요한 결과들이며, 이들 역시 고려되어야 한다. 그러나 그 목록은 너무 길어서 현실적인 연구로는 모두 다룰 수 없고, 그 중 상당수는 측정이 불가능하거나 아예 직접적으로 눈에 보이지도 않는다."[24] 의사들이 치료의 모든 가능한 결과를 연구한다는 것은 처음부터 현실적인 일이 아니었던 것이다.

그렇다면 도대체 그 당시 어떤 일이 있었던 걸까? 우회술 초창기에 외과의사들은 새로운 수술의 가치를 입증하고 싶었고, 수술을 받으려는 환자들로 넘쳐났다. 다른 진료과의 동료들 역시 각자의 업무만으로도 벅찼다. 이런 상황에서 수술과 관련된 많은 중요한 결과들을 연구하지 못한 채 남겨두었다. 이 역시는 치료의 합병증에 대한 지식의 생산과 사용을 가로막는 여러가지 요인을 드러낸다. 의료 기관의 특성과 전문가 사이의 관계는 서로 다른 진료과 사이에 최적의 협력을 방해하기도 한다. 의사들은 특히 중증 환자일수록 합병증을 '피할 수 없는 일'로 받아들이는 경향이 있다. 또한 시간이 흐르고 치료법이 발전하면서 합병증도 자연히 줄어들 것이라 가정한다. 의학계의 보상 시스템은 특정 유형의 연구에는 인센티브를 제공하지만, 다른 유형에는 제공하지 않는다. 이 모든 요소들이, 수많은 다른 요인들과 함께, 의사들의 시선을 '치료의 합병증'이라는 문제에서 멀어지게 만든다.

이제 우리가 현재 시점에서 되돌아볼 때, 만약 누군가가 이 문제에 진지하게 마음을 쏟았다면 역사는 달라졌을 수도 있다는 사실을 알 수 있다. 외과의사들과 마취과 의사들은 인공 심폐기를 사용하는 우회술에서 가장 흔히 발생할 수 있는 합병증을 미리 예측하고 측정할 수도 있었을 것이다. 신경과 의사들과 정신과 의사들은 심장수술 중환자실에서 이뤄지는 반복적인 협진 요청에서 어떤 패턴을 인식할 수도 있었을 것이다. 병원들은 합병증 발생률을 감시하고, 환자 결과를 최적화하기 위한 조치를 취할 수도 있었을 것이다. 국립보건원(NIH)과 같은 연구 지원 기관은 이 문제에 특화된 연구비를 배정할 수도 있었고, 판막 수술의 뇌 합병증 보고서를 꾸준히 출판해오던 학술지 편집자들은 우회술 관련 논문에도 그런 합병증 보고를 요구할 수 있었을 것이다. 규제 당국은 신약 허가 절차와 비슷하게 새로운 수술과 의료기기의 안전성과 효과를 검토할 수도 있었을 것이다. 하지만 우회술의 초기에는 이들 어떤 집단도 체계적인 근거를 찾으려 하지 않았다. 외과의사들은 우회술을 시행하기 위해 어떤 공식적인 연구나 승인 절차가 필요하지 않았다. 병원에서 허가를 받고, 심장내과 의사들로부터 환자 의뢰만 받으면 충분했다. 논문을 심사한 동료 의사나 학술지 편집자들도 신경학적 결과에 대한 자료가 없다고 해서 수술 증례 논문을 거절하지 않았다. 이 문제는 너무 많은 틈 사이로 빠져버렸다.

Chapter 14. 관상동맥우회술의 뇌 합병증

The Cerebral Complications of Coronary Artery Bypass Surgery

외과의사들이 1960년대 미국 의료계에서 심장수술을 가장 주목받는 전문 분야로 만드는 데 성공했을 때, 그들은 뇌졸중, 발작, 인지 기능 장애, 성격 변화 등 환자들이 겪는 합병증을 직접 목격했다. 그런데 그들은 심장수술이 환자의 뇌에 위험을 초래한다는 사실을 잘 알고 있었음에도 관상동맥 우회 혈관 이식술CABG) 초기에는 이러한 뇌 합병증에 거의 관심을 두지 않았다. 그러나 우회술이 도입되고 10년쯤 지나자 상황은 바뀌기 시작했다. 1970년대에는 조금씩, 1980년대에 들어서면서는 더 빠른 속도로 이 수술의 뇌 합병증에 대한 데이터가 등장했다. 이 변화는 하나의 시금석이 된다. 만일 앞 장에서 설명한 요인들이 1970년대에 의사들의 관심을 이 문제로부터 빗겨가게 만들었다면, 1980년대에는 그 요인들에 어떤 변화가 생겨서 뇌 합병증이 관심의 대상이 되었을까? 그 변화의 핵심에는 1970년대와 80년대에 걸쳐서 급격히 증가한 우회술의 규모와 의사들이 그 합병증을 연구할 수 있는 새로운 기회와 유인이 있었다.

우회술의 신경학적, 정신과적 합병증에 대한 보고는 처음에는 매우 드물게 시작되었다. 예를 들어 데이비드 새비스턴은 1974년이 되어서야 비로소 1962년 자신의 환자에게 발생한 치명적 뇌졸중을 언급했다. 그것도 관상동맥 순환에 대한 일반적인 강연 도중 짧게 언급한 것이었다. 이 사례는 이후 존스홉킨스 의학저널에 실렸다. 이후 1976년 메이요 클리닉이 유사한 증례를 보고했다. 그리고 1975년에는 우회술의 정신과적 합병증을 다룬 첫 논문이 등장했다. 이후 우회술 환자들도 점차 더 큰 증례 보고서의 일부로 포함되기 시작했다. 예를 들어 1974년 스웨덴의 외과 의사와 심리학자가 심장수술을 받은 환자 144명의 신경심리학적 검사 결과를 발표했는데, 이 중 18명은 우회술 환자였다. 수술이 뇌에 미치는 결과가 우회술의 전반적인 영향을 분석하는 보다 포괄적인 연구들에서 등장하기 시작했다. 1979년 클리블랜드 클리닉의 심장외과 의사들은 자신들이 치료한 우회술 환자 9,000명을 검토했으며, 연도별 뇌졸중 발생률이 0.9%에서 2.1% 사이였다고 보고했다.[1]

우회술의 뇌 합병증에 대한 문헌이 뒤늦게 등장한 데에는 서로 연결된 여러 가지 요인들이 작용했다. 이 연구의 등장이 늦춰졌던 부분적인 이유는 우선 일부 연구들이 우회술을 단지 소극적으로만 다루었기 때문이다. 예를 들어 뇌 합병증에 관심이 있던 일부 연구자들은 연구의 초점을 인공 심폐기의 합병증에 맞추었고, 그때그때 이용 가능한 환자들을 대상으로 연구했다. 1960년대에는 판막 질환 환자들이 많아서 그들을 주로 연구했고, 1970년대 초중반에 심장수술의 중심축이 판막 수술에서 관상동맥우회술로 이동하면서 자연스럽게 우회술 관련 데이터가 더 많이 등장하게 되었다.

물론 우회술 환자에 대해 특별한 관심을 갖고 연구한 이들도 있었다. 의사들은 판막 수술과 우회술이 서로 다른 병태 생리를 가진다는 점을 알고 있었다. 판막 수술은 류머티즘성 심장질환, 우회술은 관상동맥질환을 대상으로 한다. 뉴욕의 한 정신과 팀은 두 시술이 "질병의 원인, 경과, 수술의 성격"에서 다르기 때문에 합병증 발생률에도 "상당한 차이"가 있을 수 있다고 판단했다. 우회술 환자들을 대상으로 한 별도의 연구가 필요하다고 보았다. 메이요 클리닉의 일부 신경과 의사들은 기존 외과 문헌에서 우회술의 합병증 발생률이 매우 낮다고 언급된 것에 회의적 시선을 보냈다. 그들은 "보다 비판적인 평가," 즉 "뇌 합병증의 실제 발생률을 밝혀내기 위한" 면밀한 전향적 연구가 필요하다고 주장했다.[2]

우회술의 규모가 빠르게 커진 것도 중요한 동기가 되었다. 1980년, 클리블랜드 클리닉의 신경과 의사들은 한 초록에서 1978년 한 해에만 7만 2천 명의 환자가 우회술을 받았지만, 그 뇌 합병증은 아직까지 "널리 인식되거나 체계적으로 연구되지" 않았다고 주장했다. 1983년 그들이 전체 논문을 발표했을 때, 정보의 공백은 오히려 더 커져 있었다. 1980년대 초반에는 매년 10-20만 건의 우회술이 시행되었지만 우회술이 뇌에 미치는 영향에 대한 정확한 정보는 여전히 부족했다. 우회술의 규모가 커지면서 신경과 의사들이 합병증 연구에 뛰어든 데에는 몇 가지 이유가 있었을 것이다. 수술이 늘면 합병증도 늘고, 신경과와 정신과에 들어오는 협진 요청도 증가한다. 그에 따라 연구를 위한 소재도 많아진다. 성실하고 책임감 있는 임상 의사로서, 신경과 의사들은 이 중요한 시술의 합병증을 체계적으로 파악하고 싶었을 것이다. 어쩌면 그들은 심장외과 의사들의 인기에 편승해서 자신의 연구에 대한 관심을 높이고자 했을 수도 있다. 한편 일부 신경과나 정신과 의사들은 관상동맥우회술이 너무 과도하게 시행되고 있다고 느껴서 이 시술에 대한 열풍을 진정시키고자 의도적으로 그 합병증을 연구 대상으로 삼았을 수도 있다.[3]

이런 가설들은 다분히 추정에 불과하지만 분명한 동기가 하나 있었다. 신경과와 정신과 연구자들은 우회술의 위험성을 파악하는 것 이상으로 그 수술이 신경학적, 정신의학적 질환의 병태생리와 치료를 밝히는 데 줄 수 있는 통찰에 관심을 가졌다. 이들은 우회술이 매우 유용한 기회를 제공한다는 사실을 깨달았다. 개심 수술은 뇌 손상의 위험을 수반하면서도, 일정한 날짜에 실시하기로 계획되어 실시하는 이벤트인 만큼, 연구자들은 수술 전후로 환자들을 체계적으로 평가하면서 뇌 합병증의 원인과 경과를 탐색할 수 있었다. 뉴욕의 한 연구팀은 이렇게 설명했다. "심장 수술 환자는 병리적인 정신 증상들이 어떻게 발생하는지를 최적의 관찰 환경 속에서 연구할 수 있는 독특한 기회를 제공한다." 클리블랜드 클리닉의 신경과 의사들도 동의했다. "개심 수술 중 발생하는 뇌졸중은 국소 및 전반적 뇌 허혈의 발병 기전과 그 변형을 연구할 수 있는 독특한 기회를 제공한다." 연구자들은 이 연구로부터 많은 것을 기대했다. "CABG(관상동맥우회술)-뇌졸중 모델은 항뇌졸중 치료를 연구할 수 있는 특별한 기회를 제공한다."[4] 아무리 유감스러운 합병증이라 하더라도 연구 목적에는 얼마든지 유용하게 활용될 수 있었다.

우회술이 제공하는 연구 기회를 본격적으로 활용한 최초의 대규모 연구에서 수술 후 정신과적 합병증의 원인을 규명하고자 했다. 뉴욕의 정신과 의사 팀은 수술 전후로 51명의 환자를 관찰했다. 그리고 그중 16%에게서 섬망, 우울증, 환각, 편집증 등 다양한 증후군이 나타났다. 이는 이전의 판막 수술 환자 집단에서 관찰된 41%보다 낮은 수치였다. 연구팀은 이 차이에 대한 여러 가능한 원인을 추정했다. 예컨대 판막 환자에서는 류머티즘열로 인한 뇌 손상이 있었을 수 있고, 우회술 환자들의 인공 심폐기 사용 시간이 평균적으로 더 짧았으며, 두 집단의 성격 차이도 영향을 미쳤을 수 있다는 것이었다. 이들은 특히 우회술 환자들의 "강인하고 진취적이며 공격적인 관상동맥 환자 성격"이 섬망을 막는 데 어떤 역할을 하지 않았을지 궁금해했다. "이러한 공격적이고 경쟁적인 삶의 자세는 현실 인식을 강화하는 데 도움이 되었을 수 있다"는 것이었다. 그러나 다른 연구들에서는 우회술 환자들이 오히려 다른 심장수술 환자들보다 정신과적 합병증을 두 배나 더 많이 겪었다는 결과도 나왔다.[5] 이러한 불일치는 수십 년간 뇌 합병증 연구에서 반복되어 온 문제였다.

신경과 의사들도 유사한 연구에 착수했다. 그중 하나는 클리블랜드 클리닉에서 진행된 최초의 대규모 전향적 연구였다. 1960년대 후반에서 1970년대 초까지 단 네 명뿐이던 신경과 인력은 1979년까지 13명으로 늘어났다. 그중 새롭게 합류한 앤서니 브로이어(Anthony Breuer)와 앤서니 펄란(Anthony Furlan)은 뇌졸중 전문가였다. 연구 주제를 찾던 이들은 해마다 2,000건 이상의 관상동맥우회술이 이루어지는 병원에서 연구 기회를 포착했다. 그들은 "눈앞의 기회를 활용했다"고 말했다. 그들은 마취과 의사들로부터 어느 정도 도움을 받고 심장외과 의사들(훗날 병원장이 될 두 사람을 포함)의 격려를 받아서 421명의 우회술 환자를 대상으로 전향적 연구를 설계했다. 연구팀은 환자의 인구통계학적 정보, 수술 전 신경학적 평가, 수술과 마취의 세부사항(산소화 장치는 버블형이 52명, 멤브레인형이 369명), 그리고 수술 후 경과 등을 포함하는 수백 개의 변수를 체계적으로 정리할 수 있도록 복잡한 기록 양식을 고안했다.[6] 이들은 1980년에 초록 두 편을 발표했고, 이어 세 편의 주요 논문을 출판했다.

브로이어와 펄란은 환자의 11.6%에서 섬망, 5.2%에서 뇌졸중(이 중 2%는 중증)을 확인했다. 또 다른 13%는 수술 중 자세로 인해 말초신경 손상을 겪었다. 인지 기능 검사는 병원에 신경심리학자가 없어 포함하지 못했는데, 이 점은 연구 과정에서 큰 아쉬움으로 지적되었다. 신경과 과장은 이 점을 이사회 연례 보고서에서 강조하며 "이 문제는 반드시 해결해야 할 과제"라고 밝혔다. 결과가 모두 취합되기도 전에 연구는 병원 내에 실질적인 영향을 미치기 시작했다. 예를 들어 외과의사들은

TABLE 3 *Clinical Features of 24 CNS Infarcts in 22 Patients*

Patient	Age	Sex	Infarct location	Severity
1	46	M	R cerebral hemisphere	mild
2	55	M	R cerebral hemisphere	mild
3	56	M	R cerebral hemisphere	mild
4	59	M	R cerebral hemisphere	moderate
5	67	M	R cerebral hemisphere	moderate
6	59	M	R cerebral hemisphere	severe
7	64	M	R cerebral hemisphere	severe
8	44	M	L cerebral hemisphere	mild
9	52	M	L cerebral hemisphere	mild
10	64	M	L cerebral hemisphere	severe
11	64	F	L cerebral hemisphere	severe
12	65	M	L cerebral hemisphere	severe
13	55	M	brainstem	mild
14	55	M	brainstem	mild
15	49	M	brainstem	moderate
16	70	M	brainstem	moderate
17	60	M	brainstem	severe
18	39	M	retina	mild
19	53	M	retina	mild
4	59	M	retina	mild
20	64	M	retina	mild
10	64	M	retina	moderate
21	61	M	optic nerve	severe
22	63	M	optic nerve	severe

클리블랜드 클리닉 스터디로 드러난 뇌졸중의 특징
환자 나이와 뇌졸증 중증도가 상관있음을 보여주며 중증 환자는 모두 59세 이상이었다.

복재정맥 이식편을 봉합하기 위해 대동맥에 겸자를 밀어 넣을 때 나는 '와작' 하는 소리도 그냥 보통으로 넘겼었지만, 이제는 신경과에서 환자들을 정밀하게 평가하고 이상을 찾아낼 것이라는 사실에 신경 쓰느라, 대동맥을 훨씬 더 얌전하게 다루기 시작했던 것이다.[7] 이는 마치 하이젠베르크의 불확정성 원리처럼, 어떤 현상을 관찰하기 시작하면 그 현상 자체가 바뀐다는 것을 보여주는 사례였다.

우회술의 합병증에 대한 이 연구는 클리블랜드 클리닉에서 신경과와 심장외과 간의 지속적인 협력 관계를 형성하는 계기가 되었다. 이후 두 과는 다른 심장질환과 시술의 신경학적 결과에 대해서도 다수의 논문을 공동으로 발표했다. 어느 병원 매거진에서는 오즈의 마법사에 나오는 양철 나무꾼과 허수아비 그림을 표지에 실으며, 이 두 과의 의사들이 "심장과 뇌의 관계를 찾아 미지의 길을 탐험하는" 것을 칭찬했다. (오즈의 마법사에서 양철 나무꾼은 사람처럼 감정을 느낄 수 있는 심장을, 허수아비는 현명해지기 위해서 뇌를 얻기 위해 도로시와 함께 오즈의 마법사의 명령에 따라 모험을 떠난다. -옮긴이).[8]

1980년대에는 다른 연구팀들도 유사한 대규모 전향적 연구를 수행했다. 예컨대 영국 뉴캐슬의 신경과 의사들은 클리블랜드 팀과 마찬가지로 우회술의 급속한 확산과 그에 비해 턱없이 부족한 합병증 정보에 주목했다. 당시 영국 내에서 우회술 예산을 대폭 늘려야 한다는 논의가 한창이었기에 이 연구는 더 긴박하게 진행되었다. 신경과 의사 네 명은 심장내과 의사, 마취과 의사와 팀을 이루어 312명의 우회술 환자를 추적했다. 그들은 클리블랜드 팀보다 더 철저한 선별 기준과 더 포괄적인 손상의 정의를 적용했다. 그 결과, 61%의 환자에게서 신경학적 이상이 발견되었다. 구체적으로는 뇌졸중 15명, 의식 장애 10명, 시야 문제 78명, 정신병적 증상 4명, 이상 반사 123명, 말초신경 손상 37명이었다. 수술 후 6개월에도 여전히 85명의 환자에게서 뚜렷한 신경학적 이상이 남아 있었다. 뉴캐슬 팀은 클리블랜드 팀과 달리 298명의 환자에게 신경심리학적 검사도 실시할 수 있었고, 그 결과 79%에서 수술 후 인지 기능 저하가 확인되었다.[9]

영국 연구자들은 이 결과를 통해 "심장과 폐의 기능을 완벽하게 대체하지 못하

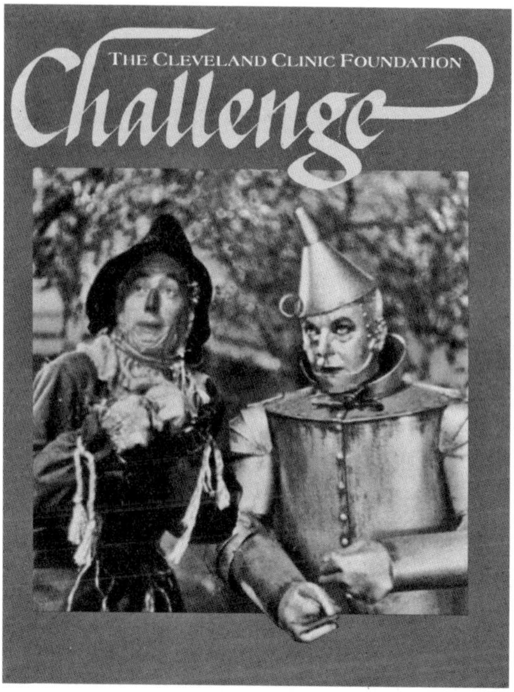

클리블랜드 클리닉의 신경과-심장외과 협진 홍보 포스터
영화 "오즈의 마법사"의 한 장면을 이용한 클리블랜드 클리닉 홍보 잡지의 표지 그림.
허수아비는 뇌, 나무꾼은 심장을 형상화하고 있어 신경과-심장외과의 상호협력을 표현.

는 체외 순환(인공 심폐기) 그 자체에 위험성이 내재되어 있다는 점"을 강조하고자 했다. 이들은 우회술 환자의 결과와 대조군으로 말초혈관 수술을 받은 환자(인공 심폐기 미사용) 50명의 결과를 비교했는데, 신경학적 이상은 61% 대 17%, 인지 저하는 79% 대 38%로 우회술 집단에서 훨씬 높게 나타났다. 결론은 분명했다. "양 집단 간 중추신경계 합병증의 빈도와 중증도의 차이는 인공 심폐기 순환이 유발하는 뇌 손상을 반영하는 것으로 보인다."[10] 비록 거의 20년이 걸리기는 했지만, 연구자들이 1920년대부터 우려해 왔고, 실제로 1960년대에도 어느 정도 인식하고 있었던 사실, 즉 심장수술이 뇌에 해를 끼칠 수 있다는 점이 마침내 방대한 데이터를 통해 확인되었다.

우회술의 합병증에 대한 근거를 찾기 시작하자 이와 관련된 연구가 점점 쌓여갔다. 이 분야가 성숙해지고 있다는 사실은 1996년 《뉴잉글랜드 저널 오브 메디슨》에 실린 대규모 다기관 연구에서 잘 드러난다. 이 연구의 연구진은 익숙한 문제의식을 갖고 출발했다. 재개통술의 시술 건수가 끊임없이 늘고 있었지만, 외과의사들과 환자들은 여전히 심각한 뇌 합병증에 대한 지식이 충분하지 않다는 점을 우려했다. 연구진은 1991년 9월부터 미국 전역 24개 병원에서 2,108명의 환자를 등록하고 추적 관찰했다. 당시까지 수행된 우회술 합병증에 관한 연구 중 가장 큰 규모의 연구였다. 결과가 수집되자 연구자들은 환자 중 3.1%가 뇌졸중, 혼수, 혼미 상태를 겪었고, 또 다른 3%는 발작이나 인지 저하를 경험했다고 보고했다. 뿐만 아니라 연령에 따른 위험도가 가파르게 증가했다. 60세 미만 환자에서는 2% 미만이었던 위험이 80세 이상 환자에서는 8%에 달했다. 연구진은 이 결과에 깊은 우려를 표하며 이렇게 썼다. "관상동맥우회술 후 나타나는 뇌 손상은 비교적 흔하며 중대한 문제이다. 이는 사망률, 입원 기간, 중기 또는 장기 요양기관 이용률을 현저히 증가시키는 것으로 나타났다. 이러한 손상을 줄이기 위해 새로운 진단 및 치료 전략이 개발되어야 한다."[11] 이들은 합병증의 발생 빈도를 줄이는 노력이 환자들의 고통과 사망을 줄일 뿐 아니라 의료 자원을 절약하는 데도 기여할 수 있을 것이라 기대했다.

1990년대에 이르자 우회술의 뇌 합병증 문제는 1960년대 판막 수술의 합병증과 매우 유사한 양상을 띠게 되었다. 이 문제의 심각성에 대한 인식이 신경과, 정신과, 외과, 마취과, 병리과 등 관련 전문과 전체에 걸쳐 널리 퍼졌고, 국제 학술대회, 전문 서적, 학술지 특집호 등으로 이어질 만큼 연구자들의 관심을 끌었다. 연구비도 훨씬 풍부 해졌다. 클리블랜드 팀은 초기 연구를 외부 지원 없이 진행했지만, 뉴캐슬 팀과 다기관 공동연구는 심장질환 치료 개선에 관심을 가진 여러 재단의 지원을 받았다. 국립보건원(NIH)도 마침내 관련 연구를 지원하기 시작했다.[12] 늘어난 관심과 재정 지원, 더욱 풍부해진 데이터는 우회술의 뇌 합병증 문제를 다양한 분야의 의사들과 연구자들의 주요 의제로 정착시키는 데 큰 역할을 했다.

판막 수술 연구 때와 마찬가지로 연구자들은 이번에도 여러 기술들을 동원해서 합병증을 다중감각적(polysensory) 현실로 구현하고자 했다. 도플러 기술이 발전하면서 의사들에게 익숙했던 찍찍거리는 소리를 시각적 신호로 변환시켰다. 그 결과 "우회술 시작과 대동맥 삽관 시점에 수많은 미세 색전이 탐지된다"고 보고되었다. 연구자들은 색전이 경동맥을 타고 흐르는 모습을 실시간으로 관찰할 수 있었다. 한 신경과 의사는 "비디오로 보면 마치 눈보라 같다"고 표현했다. 안과 의사들은 망막을 "뇌의 미세순환을 연구하기 위한 창"으로 삼았다. 60명의 환자를 대상으로 한 연구에서는 모든 환자에게서 망막 폐색이 발견되었다. 영상 기술이 발전함에 따라, 영상의학과 의사들은 CT에 이어 MRI를 통해 뇌 손상을 시각화 할 수 있게 되었는데, MRI 소견은 인지 기능 검사 결과와 상관관계를 보였다. 이는 뇌 손상 증거가 실제로 기능적 의미를 가진다는 점을 시사했다. 심지어 명백한 신경학적 이상이 없는 환자에게서조차 MRI는 비정상 소견을 보이기도 했다. 혈액이나 뇌척수액에서 뇌 손상의 화학적 지표를 찾으려는 노력도 병행되었다. 그 결과 수술 후 인지 기능 저하 환자들에게서 염증 관련 지표가 상승한 사실이 보고되었다. 병리과 의사들도 방법을 정교화해서 '작은 모세혈관과 세동맥의 확장(small capillary and arteriolar dilatations, SCADs)'이라는 미세혈관 손상을 찾아내기 위한 특수 염색 기법을 개발했다. 정밀 분석 결과 어떤 수술 후 뇌에서는 이 SCAD가 무려 1,350만 건이 관찰되기도 했다.[13]

역사는 반복되었다. 심장외과 의사들이 1950년대와 60년대에 판막 수술, 1970년대와80년대에 관상동맥우회술이라는 새로운 수술법을 개척하면서 이들은 환자들에게서 충격적인 수준의 신경학적, 정신과적 합병증을 마주해야 했다. 이들은 그런 뇌 손상을 문자 그대로, 혹은 은유적으로 시각화하기 위해서 다양한 기술을 개발했다. 색전을 보고 들을 수 있었고, MRI나 혈액검사를 통해 손상된 조직을 찾아냈으며, 현미경으로 뇌 조직을 분석해서 겉보기에는 멀쩡했던 환자에게서도 광범위한 손상의 흔적을 찾아낼 수 있었다. 물론 환자들과의 대화와 임상 관찰도 있었다. 이렇게 다양한 증거들이 축적되면서 뇌 합병증은 임상 의사들에게 더 이상 외면할 수 없는 실체로 다가왔다. 이는 명백한 '사실'이었다. 그리고 처음에는 분명히

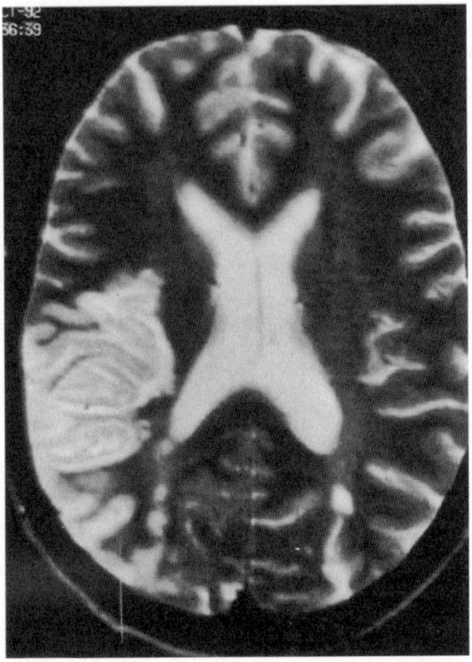

심혈관우회술 후 발생한 뇌 손상의 MRI 증거
뇌영상의 좌측편에 보이는 커다란 경색 부위를 근거로 뇌졸증이 발생했음을 진단한다.

'관심의 대상'이기도 했다. 여러 연구자들이 주목하고 연구에 몰두했다. 그러나 증거의 기반이 점점 확고해졌음에도 1990년대에 들어서면서 이 문제에 대한 관심은 다시금 흐려지기 시작했다.

Chapter 15. 부주의의 분류

Taxonomy of Inattention

1991년 심상실환 분야에서 가장 영향력 있는 두 조직인 미국심장협회(American Heart Association, AHA)와 미국심장학회(American College of Cardiology, ACC)는 손을 맞잡고 관상동맥우회술에 관한 첫 번째 공식 지침을 발표했다. 이 지침은 당시 이용 가능한 가장 신뢰도 높은 정보를 바탕으로 의사와 환자가 이 수술에 대해 최선의 결정을 내릴 수 있도록 돕고자 했다. 이들이 다룰 수 있는 정보는 매우 방대했다. 거의 25년에 걸친 연구 끝에 관상동맥우회술은 "외과 수술 역사상 가장 철저히 연구된 수술"로 자리매김했다. 외과의사들은 어떤 환자가 협심증의 완화 또는 기대수명 향상을 기대할 수 있는지를 밝혔고, 우회술과 혈관성형술의 상대적 장단점을 비교하기 시작했으며, 우회술의 뇌 합병증에 대해서도 마침내 상당한 데이터를 확보하게 되었다. 하지만 ACC/AHA 공동 지침은 이러한 합병증의 중요성을 낮춰서 평가했다. "이 시술에 일반적으로 필요한 심폐 우회 순환(인공 심폐기)에 의한 손상은 일부 환자에게 신경행동학적 장애를 일으킨다. 그러나 이들은 충분히 경미하기 때문에 특별히 검사를 하지 않는 한 드러나지 않을 수도 있다." 그렇다면 뇌졸중 같은 중대한 합병증은 어떨까? 지침은 이점에 대해서도 안심시켜 주었다. 뇌졸중 같은 "심각한 신경학적 이상"은, 적어도 70세 미만 환자에서는, "상당히 드문 편"이다.[1]

이러한 ACC/AHA 지침의 태도는 특이한 것이 아니었다. 뇌 합병증을 규명하고자 한 여러 연구팀들의 노력에도 불구하고, 뇌 합병증은 종종 우회술이라는 과학의 주변부에 머물렀다. 1970년대부터 1980년대에 걸쳐 의학 및 외과학 교과서에서 우회술에 대한 설명은 점점 늘어났지만, 1990년대에 이르러서도 주요 교과서 중 다수는 뇌 합병증을 아예 언급하지 않거나 아주 간략하게 언급하는 데 그쳤다.[2] 지식이 생산되었다는 사실만으로 그것이 의료의 사고와 실천에 영향을 미치는 것을 보장하지는 않는다.

1970년대 초반에는 우회술의 뇌 합병증을 연구하는 데 방해가 되는 다양한 요인들이 존재했다. 환자의 생명을 구하기 위해 심장을 고치는 데 집중하던 외과의사들에게 뇌의 문제는 부차적인 것으로 보였다. 한편 수술의 급속한 확산은 외과의사, 신경과 의사, 정신과 의사 모두에게 적응을 요구했다. 바쁜 임상 일정에 시달리던 이들은 수술 초창기에는 뇌 합병증에 주의를 기울일 여력이 없었다. 본격적인 연구 결과가 나오기 시작한 것은 수술 도입 10년이 지나고 나서였다. 그런데 1990년대에 이르러 또 다른 흐름이 나타났다. 이제 뇌 합병증에 대한 지식은 존재했지만, 의사들이 그에 대해 글을 쓸 때 종종 그 중요성을 축소하는 방식으로 표현했다.

합병증을 면밀히 조사하는 상황과 그렇지 않은 상황을 살펴보면 의료 지식의 형성과 사용을 복잡하게 만드는 수많은 직업적, 제도적, 방법론적, 심리적, 경제적 요인을 파악할 수 있다. 심장수술 관련 문헌을 면밀히 읽어보면, 뇌 합병증 문제를 무시하거나 축소하기 위해 사용된 다양한 논리들을 확인할 수 있다. 이 논리들은 대체로 다섯 가지 범주 중 하나로 분류된다. 첫째, 뇌 합병증은 최근에 들어서야 인식된 문제라고 말한다. 둘째, 합병증의 심각성이 여전히 불확실하다고 주장한다. 셋째, 뇌 손상이 일어나더라도 잘 회복된다는 점을 강조한다. 넷째, 손상의 영향을 가급적 축소해서 묘사한다. 다섯째, 수술의 이점이 위험을 정당화한다고 계속해서 주장한다.

첫째, 1990년대부터 2000년대에 많은 심장질환 연구자들은 자신들이 연구하는 문제의 역사를 축소해서 바라보았다. 그들은 관상동맥우회술의 뇌 합병증을 비교적 최근에야 등장한 문제처럼 묘사했다. 구체적으로 말하자면 뇌 합병증이 의학적 관심을 받기 시작한 것은 수술 사망률과 심장 관련 합병증이 현저히 감소한 이후라는 주장이었다. 1993년 어느 전문가는 이렇게 썼다. "사망률이 낮아지면, 자연스럽게 관심은 이환율로 옮겨간다." 이식된 우회 혈관이 제대로 기능하더라도 환자가 수술 중 뇌 손상을 입어 수술 후 성격이나 지적 능력에 변화가 생긴다면 "오늘날에는 그런 수술을 '성공적'이라고 부를 수 없다"고 말했다.

또 다른 연구자는 외과의사가 환자의 인지 기능 장애처럼 미묘한 문제에까지 관심을 둘 수 있게 된 것 자체가 사치라고 생각했다. "사망과 뇌졸중이 워낙 드물어져서 고차원적인 대뇌 기능을 측정하는 정교한 검사가 새로운 치료법을 평가하는 데 필요하게 되었다는 사실 자체가 심혈관 연구자와 관련 의료진의 헌신의 증거"라는 것이다. 많은 저자들은 1990년대에 이르러서야 뇌 합병증이 비로소 인식되었고, "그 발생률과 영향에 대한 본격적인 연구는 아직 이루어지지 않았다"[3]고 주장했다. 이러한 서사에는 분명 일정 부분 사실이 담겨 있다. 수술 기법과 마취 기술이 개선되었고, 실제로 사망률도 낮아졌다. 그러나 이런 주장은 문제에 대한 오래된 인식을 은폐하거나 축소한다. 개심 수술의 위험성은 이미 1960년대에 규명되었고, 우회술의 구체적인 뇌 위험은 1980년대에 집중적으로 연구된 바 있다.

이와 같은 역사 왜곡은 의사들에게 일종의 위안을 제공했을지도 모른다. 오랜 시간에 걸쳐 합병증에 대한 방대한 연구가 존재해왔다는 사실을 인정하기보다는 그걸 잊어버리는 편이 더 편했을 수도 있다. 다만 소수의 의사들은 합병증 연구의 긴 역사를 인정했고, 그 안에서 흥미로운 수수께끼를 탐색했다. 1970년대부터 1990년대에 이르기까지 연구자들은 서로 다른 진단 기법을 사용했고, 그 결과 합병증의 유병률에 대한 추정치는 연구마다 달랐다. 초기 증례 보고에서는 낮게 나타났고, 클리블랜드의 전향적 연구에서는 더 높았으며, 뉴캐슬 그룹은 가장 높은 수치를 보고했다. 그러나 문헌 전체를 통틀어 유독 자주 반복된 하나의 숫자가 있다. 바로 2-3%라는 뇌졸중 위험률이다.

일부 전문가는 이 수치를 완벽한 균형의 '끼워 맞춘 이야기*(just-so story) 식으로 해석했다. 즉 수술 기법이 발전하면서 합병증 발생률은 원래 감소했어야 했다. 그러나 동시에 더 안전해진 수술 덕분에 연령이 높은 환자들도 수술을 받게 되었다. 그런데 이들은 부작용의 위험이 더 크다. 그렇기 때문에 이 두 흐름이 결합되면서 결과적으로 발생률은 일정하게 유지되었다는 것이다.[4] 하지만 이러한 안정성은 또 다른 종류의 균형 효과일 수도 있다. 1960년대부터 연구자들은 합병증 발생률의 추정치는 얼마나 꼼꼼하게 환자를 검사하느냐에 따라 달라진다는 사실을 알고 있었다. 그렇다면 이 일정한 뇌졸중 비율은 연구자들이 "그 정도 수치를 찾을 만큼만" 환자를 들여다본 결과일 수도 있다.

둘째, 수십 년에 걸쳐 데이터가 축적되었음에도, 의사들은 합병증의 발생률과 중증도에 대해 여전히 확실한 것이 없다는 점을 강조하곤 했다. 1990년대 연구자들은 마치 주문을 외듯 "합병증의 발생률은 여전히 명확하게 정의되지 않았다"고 반복해서 말했다. "심장수술 후 섬망의 발생률과 위험 요인에 관해 30년 이상, 50편이 넘는 연구가 있었음에도 불구하고, 이 질문은 아직도 답을 얻지 못했다." 10년이 더 지나도 상황은 나아지지 않았다. "임상적 경험이 40년을 넘긴 지금까지도 관상동맥우회술이 문제 해결 능력이나 기억력 같은 기본적인 정신 기능에 영향을 미치는지는 여전히 불분명하다." 연구자들은 이 지속적인 불확실성의 원인을 정보의 출처에서 찾기도 했다. 어느 연구팀은 환자들이 자신의 인지 기능에 대하여 스스로 평가하는 말을 신뢰하기 어렵다고 지적했다. "환자가 자신의 인지 능력이 나빠졌다고 느끼는 경우에도 정작 신경심리학적 검사를 실시해보면 기능 저하가 나타나지 않는 경우가 많았다." 신경심리학적 검사 역시 완전하지 않았다. 인지 기능 저하의 추정치는 0%에서 79%까지 분포했으며, 1995년 어느 전문가 그룹은 이렇게 불만

---

* 영국의 작가 루디야드 키플링의 유명한 동화책 Just So Stories에서 유래한 표현으로 겉보기에는 논리적으로 그럴듯해 보이지만, 실험적 증거나 검증 없이 사후적으로 꾸며낸 설명을 비꼬아 말할 때 주로 사용하는 표현. - 옮긴이

을 표했다. “오늘날에도 다양한 연구 집단이 사용하는 신경심리검사 도구의 구성, 분석 방법, 결과 해석에 일관성이 없었다.”[5]

만약 이런 불확실성에 대한 호소가 외과의사들에게서만 나왔다면, 어떤 이들은 그것이 환자를 안심시키고 수술을 권하기 위한 전략은 아니었는지 의심했을 수도 있다. 그러나 불확실성과 연구 방법론에 대한 이런 고민은 문제를 축소할 동기가 없는 신경과 의사와 심리학자들 사이에서도 광범위하게 나타났다.[6] 오히려 이들에겐 문제의 심각성이 강조될수록 자신들의 전문성이 더 주목받을 가능성이 있었다. 이런 점에서 보자면 불확실성에 대한 담론은 뇌 합병증이라는 복잡한 문제의 본질을 정직하게 반영한 것이었을 수도 있다. 뇌와 그 기능은 단순한 실험실 검사나 영상 기법으로 환원될 수 있는 것이 아니다. 여기에는 복잡한 신경심리학 검사를 포함한 정교한 연구가 요구되었으며, 이 과정은 필연적으로 해석과 재해석의 여지를 남겼다. 그러나 그 정당성 여부와는 별개로, 계속 반복된 ‘불확실성’의 담론은 전문가가 아닌 일반인, 환자, 언론에게는 문제의 심각성이 덜한 것으로 비춰질 수도 있었다.

셋째, 연구자들이 심장수술이 뇌에 가하는 위험을 분명히 인정했을 때조차 그들은 뇌가 손상을 견디고 회복해 내는 뛰어난 능력을 가졌다고 강조하곤 했다. 도플러 초음파를 개발한 연구팀은 수술 중 얼마나 많은 공기 방울이 감지되었는지에 놀랐지만 동시에 뇌가 이런 공기 방울의 폭격에 놀라울 만큼 잘 견딘다는 사실에도 놀랐다. “조직별로 기포 색전에 대한 내성이 어느 정도인지는 알 수 없지만, 우리의 경험상 누적해서 수전 개의 미세 색전이 뇌 혈류로 들어가더라도 명백한 중추신경계 합병증이 생기지 않는 경우가 많았다.” 클리블랜드 클리닉의 외과의사들은 수술 중 도플러 기기로 수천 개의 색전이 탐지되는데도 환자가 신경학적으로 멀쩡히 회복되는 경우를 보고하며 이렇게 말했다. “인체는 미세입자에 대한 일정 수준의 내성을 지니고 있으며, 대부분의 경우 이 같은 지속적인 공격을 견뎌낸다.” 런던의 한 마취과 의사는 대부분의 환자들이 완전히 회복되는 모습을 보고 안심하며 이렇게 반문했다. “수술 후 환자의 뇌에 손상되어 죽은 뉴런이 거의 없다는 의미일까? 아니면 뉴런이 상당 부분 죽었어도 정상적인 기능을 수행하는데 무리가 없을 정도로 충분한 잉여 뇌조직을 가지고 있다는 뜻일까?" 무릇 뇌손상이라는 것이 생명유지의 특정 필수 기능을 관장하는 뇌 영역 정도에서는 일어나 줘야 그나마 표가 난다는 소리다.[7] 이 말의 함의는 분명하다. 뇌가 손상될 수는 있지만, 뇌는 워낙 회복력이 뛰어난 기관이며, 애초에 우리가 뇌의 전부를 필요로 하는 것도 아니라는 것이다.

넷째, 합병증을 보고하는 문헌에서도 그 손상이 일시적이라고 강조하거나 일상생활에 미치는 영향이 작다고 축소하는 경우가 많았다. 이는 가장 높은 합병증 비율을 보고한 뉴캐슬 연구팀의 논문에서도 확인된다. 이들은 312명의 환자 중 191명에게서 신경학적 이상을 확인했다. 하지만 실제로 일상생활 수행에 어려움을 겪은 환자는 48명에 불과했다. 6개월 후 추적에서도 85명에게 여전히 "확인 가능한 신경학적 징후"가 있었지만, 대부분은 "경미하고 기능적으로 큰 의미가 없는 수준"이었다. 연구팀은 실제로 신경학적 장애를 겪은 사람은 10명에 불과하다고 보았다. 이와 유사하게 인지 기능 검사에서는 235명에게서 이상이 확인되었지만, 스스로 인지 기능 저하를 호소한 사람은 89명뿐이었고, 실제로 "지적 능력 저하로 분명한 장애를 겪는" 사람은 23명에 불과했다. 신경심리학 검사는 수술 후 결함의 발견 비율이 가장 높았던 검사였지만 한편으로 가장 쉽게 무시되는 검사였다. 옥스퍼드의 한 저명한 외과의사는 이렇게 말했다. "인지 기능 장애의 기능적 의미는 불확실하다. 일상생활의 많은 활동들은 신경심리학 검사가 요구하는 높은 수행 수준을 필요로 하지 않기 때문이다."[8] 이것은 마치 '숲에서 나무가 쓰러졌는데 그 소리를 들은 사람이 아무도 없다면, 과연 나무는 소리를 낸 것일까?' 하는 질문과도 같다. 여기서 의사들은 뇌 손상이 있었다는 사실을 부정하지는 않았다. 대신 그 손상이 "별로 중요하지 않다"고 주장한 것이다.

마지막으로 다섯째, 외과의사들과 환자를 외과에 의뢰하는 내과 의사들은 위험이 실재하며 손상이 분명하다는 사실을 인정하더라도 여전히 수술의 이점이 그 위험을 정당화한다고 주장했다. 이는 1960년대 판막 수술을 두고 했던 주장을 그대로 반복하는 것이었다. 즉 뇌 손상은 우회술로 인한 심장 기능 회복이라는 이득을 위해 치러야 할 정당한 대가라는 것이다. 1993년 한 정신과 의사는 이렇게 썼다. "심장수술은 생명을 구하고 심장 기능을 향상시키기 위해 필수적이지만 때로는 뇌 기능에 손상을 줄 수도 있다." 이런 믿음은 언론 보도에도 영향을 미쳤다. 2001년 《타임》지는 듀크 대학의 한 연구를 보도하며 관상동맥우회술을 받은 환자의 42%가 수술 5년 후에도 인지 기능 장애를 보였다고 전했다. 그러나 연구자들은 "이런 결과가 꼭 필요한 수술을 받는 것을 주저하게 만드는 일이 없기를 바란다"고 덧붙였다. 어차피 어떤 환자들은 수술을 받지 않았다면 5년을 살아남지 못했을 것이므로 "기억력이나 주의력이 조금 떨어지는 정도는 감수할 만하다"는 것이다. 기사에 딸린 Q&A란은 더 노골적이었다. "왜 사람들은 그런 위험을 무릅쓰고 우회로 수술을 받으려 할까?" 타임지는 이렇게 설명했다. "죽는 것보단 낫기 때문이다."[9] 심장과 뇌 사이에서 타협하려는 담론은 인공 심폐기의 50년 역사 속에서도 여전히 건재했다.

의사들이 합병증을 문서화하다가도 그 중요성을 축소하는 식으로 서술하는 와중에 오래된 성향 하나가 다시금 고개를 들었다. 1960년대와 70년대의 정신분석학자들이 섬망의 원인을 환자의 해결되지 않은 정신적 갈등에서 찾았던 것처럼 1990년대 이후의 연구자들도 흔히 환자의 고유한 특성과 그 책임에 주목했다.

이것은 기본적이고 친숙한 질문이었다. 왜 어떤 환자들은 뇌 합병증을 겪는 반면, 다른 이들은 무사한가? 심각한 장애는 일부 환자에게만 발생했다. 그렇다면 이 결과의 다양성은 수술 및 마취 기법의 차이에서 비롯된 것인가, 아니면 환자 사이의 차이 때문인가? 1970년대에 의학 분야에 도입된 다변량 분석 기법은 이 질문에 답할 수 있는 수단을 제공했다. 정교한 통계 알고리즘 덕분에 연구자들은 수십 개, 심지어 수백 개의 변수 중 어떤 하위 집합이 결과에 가장 큰 영향을 미치는지를 파악할 수 있었다. 이 분석 기법은 뇌 합병증의 결과뿐 아니라 그 가능한 원인까지 가시화하는 또 하나의 수단이 되었다.

예를 들어 클리블랜드 클리닉은 우회술에 대한 전향적 연구의 일환으로 환자 및 수술에 관한 451개의 특성을 수집·분석했다. 그 결과 수술 시간, 산소화 장치의 종류, 환자의 나이, 동반 질환이 뇌 합병증의 중요한 예측 인자임을 확인했다. 이는 의사들이 인공 심폐기와 환자 뇌 사이의 상호작용에 대해 알고 있던 바와도 부합했다. 존스홉킨스의 연구자들은 이와 유사하게 전체 위험의 74%가 환자의 특성에서 기인한다고 결론 내렸다. 특히 과거 뇌졸중 병력, 고혈압, 경동맥질환, 고령, 당뇨병이 주요 요인이었다. 펜실베이니아의 한 연구팀은 더 과감한 예측을 내놓았다. 심장벽 내 혈전, 당뇨, 흡연, 대동맥 석회화라는 네 가지 위험 요인을 가진 환자의 경우, 영구적인 신경학적 손상을 입을 확률이 93%에 달한다는 것이다.[10] 다시 말해, 대부분의 위험은 각 개인 고유의 특성에 내재해 있었다.

유전학 연구들도 비슷한 방향의 결과를 내놓았다. 1990년대는 인간 게놈 프로젝트의 시기였다. 외과의사와 신경과 의사들이 환자의 위험 분포를 이해하기 위해 유전학에 관심을 갖는 것은 너무나 자연스러운 일이었다. 당시는 미국 과학계와 사회 전반에서 유전학에 대한 관심과 신뢰가 전례 없이 높았던 시기였다. 거의 모든 분야의 연구자들이 자신이 연구하는 현상과 관련된 유전적 대응물(correlates)을 찾고자 했고, 심장외과 의사들과 신경과학자들도 예외가 아니었다. 이들은 왜 특정 환자들만 우회술 이후 뇌 합병증을 겪는지를 설명하기 위해 유전학에 눈을 돌렸다. 듀크대학의 한 연구는 알츠하이머병 위험과 관련된 Apo E-ε4 유전자와 수술 후 인지 기능 저하 사이에 유의미한 연관성을 발견했다. 특히 학력이 낮은 환자들에게서 이 연관성이 강하게 나타났다. 연구자들은 이렇게 추정했다. "심장수술 환자들은 유전적으로 결정된 신경세포 유지 및 회복 기전이 손상되어 있어 생리적 스트레스를 받은 이후 퇴행에 더 취약할 수 있다." 또 다른 연구는 42명의 환자를 대상으로 첨단 유전자 칩으로 4만 개의 유전자 마커를 검사했다. 연구자들은 인지 기능 저하가 있었던 환자들과 그렇지 않은 환자들 사이의 유전자 발현 차이를 확인했다. 연구팀은 "수술 후 신경 인지 기능이 저하된 환자는 그렇지 않은 환자들과 심폐 우회 순환(인공 심폐기)에 대해 유전적으로 다른 반응을 보인다"고 결론 내렸다.[11]

이러한 연구들의 함의는 명확해 보였다. 대부분의 환자들은 개심 수술을 아무 문제없이 견뎠지만, 특정 취약성을 가진 소수는 합병증을 겪었다. 이런 관점에서 보면, 문제는 수술이 아니라 수술을 받아야 했던 환자에게 있었다. 이 분야에서 중요한 연구들을 발표했던 존스홉킨스의 신경과 의사들과 외과의사들도 다음과 같이 말했다. "신경학적 관점에서 볼 때 현재 시행되고 있는 심장수술은 대부분의 환자에게 안전하고 효과적인 시술이다. 다만 뇌혈관 질환에 대한 기존 위험 요인이 있는 일부 환자들은 뇌졸중이나 뇌병증의 고위험군에 속한다."[12] 문제는 환자의 유전적 취약성이나 나이, 또는 환자가 가지고 있는 기저 질환일 수도 있었다. 대동맥 석회화 같은 일부 요인은 뇌 손상의 위험 자체를 높였고, 염증이나 손상 반응과 관련된 유전자 마커 같은 다른 요인은 손상을 받았을 때 뇌가 어떻게 회복하는지를 결정했다. 어떤 경우든 문제의 원인은 환자 내부에 있는 것으로 간주되었다. 이런 개인적 취약성이 없다면 수술은 안전했을 것이라는 논리였다.

수술 위험의 원인을 특정하려는 의사들의 노력은 다시 한 번 책임이라는 문제를 제기한다. 1960년대에는 인공 심폐기가 뇌에 병리학적 손상을 남긴다는 증거가 넘쳐났음에도, 정신과 의사들은 섬망을 유발하는 성격 유형이라는 개념을 제시할 여지를 찾았다. 1990년대 외과 팀들은 도플러 기기를 통해 경동맥을 따라 흘러가는 색전성 이물질을 확인하고 수술 후 MRI에서 그에 따른 경색까지 목격할 수 있었다. 하지만 이로 인해 수술(그리고 수술을 집도한 외과의사, 마취과 의사, 체외순환 기사)이 모든 책임을 져야 하는 건 아니었다. 임상 의사들은 치료 합병증을 설명할 때 다양한 방향으로 시선을 돌릴 수 있다. 어떤 시술은 본질적으로 문제가 있을 수도 있다. 예를 들어 기포 산소화 장치를 소포제 없이 사용하면 뇌와 다른 장기에 치명적인 손상을 줄 수밖에 없다. 또 어떤 시술은 원칙적으로는 안전하지만, 특정 사례에서 실수나 단순한 불운으로 인해 문제가 발생할 수도 있다. 또는 어떤 시술은 완벽하게 시행되었지만, 고위험 환자의 특이성 때문에 실패할 수도 있다.

치료의 발전을 추구하는 데 있어, 의사들은 반드시 이런 질문들을 던져야 한다. 위험 요인 분석은 의사로 하여금 치료 합병증의 병태생리를 이해하고 결과를 개선할 전략을 설계할 수 있게 해준다. 이는 모든 환자가 제각기 다르다는 의료 실천에서의 특이성(idiosyncrasy)에 대한 인식에서 비롯된다. 다변량 분석은 어떤 차이가 치료 반응을 좌우하는 주요 인자인지를 밝혀내는 데 도움을 준다. 이는 환자에게 보다 정밀한 예후 정보를 제공하고 사전 동의를 위한 개별화된 위험 평가에도 활용된다. 그 의도는 환자에게 책임을 돌리는 것이 아니라 문제를 이해하는 데 있다. 그러나 책임 전가는 종종 불가피하게 따라오는 부작용이 되기도 한다. 다변량 분석이든 유전학 연구든, 이들 모두는 문제의 원인이 수술이 환자에게 가한 작용이 아니라, 환자가 수술실로 가지고 들어온 취약성에 있다는 결론으로 수렴하는 경향이 있다. 따라서 의사들은 이러한 위험과 책임의 전가가 자신들의 치료 안전성 향상을 위한 노력과 성실성을 결코 약화시키지 않도록 항상 경계해야 한다.

Chapter 16. 경쟁의 합병증

Competition's Complications

미국 전역에서 하루에도 수천 번씩 벌어지는 다음과 같은 대화를 상상해보자. 심장외과 의사가 환자에게 관상동맥우회술을 받을 것을 권유한다. 환자가 "합병증은 없을까요?"라고 묻는다. 여기에 대해 임상 근거로 뒷받침할 수 있는 대답은 매우 다양하다. 어떤 외과의사는 이렇게 말할 수 있다. "네, 인공 심폐기를 써야 하는데, 이건 심장을 완벽하게 대체하지 못하는 장치입니다. 따라서 뇌졸중, 인지 기능 저하, 성격 변화 같은 위험이 따릅니다." 다른 외과의사는 이렇게 말할 수도 있다. "수술을 받은 환자와 받지 않은 환자의 장기적 인지 기능은 대체로 비슷하거나 오히려 수술을 받은 쪽이 더 좋습니다." 각 진술은 모두 우회술의 뇌 합병증에 관한 최근의 연구 결과에 근거하고 있기에, 환자와 의사 모두에게 진정한 딜레마를 안겨준다. 동시에 이 딜레마는 의료 지식의 본질에 관심을 둔 학자들에게는 중요한 수수께끼이며, 근거중심의학을 신봉하는 이들에게는 비판적인 도전 과제가 된다.

앞서 살펴본 장들에서는 치료의 합병증이 왜 때때로 임상 의사들이나 연구자의 주의를 끌지 못했는지를 설명했다. 그러나 여기서 다루는 문제는 조금 다르다. 1990년대 중반부터 우회술의 뇌 합병증은 특정 영역에서 그 어느 때보다 강한 관심을 받기 시작했다. 이러한 노력을 이끈 동기는 바로 경쟁적인 치료법들의 등장이었다. 특히 1990년대에 스텐트가 도입되면서 혈관성형술의 시술 빈도가 우회술을 뛰어넘게 되었다. 그러자 혈관성형술의 장점 중 하나로 뇌 합병증 발생률이 낮다는 점이 부각되었다. 이에 맞서기 위해 외과의사들은 여러 형태의 최소 침습적 우회술을 개발했다. 그리고 이 방법들이 제각기 뇌졸중 위험을 줄인다고 주장했다. 경쟁하는 연구자들이 뇌 합병증에 집중적인 조명을 비추었지만 그 발생률이나 중증도에 대한 결정적 근거는 여전히 얻지 못했다. 이들의 노력은 지금까지도 단 하나의 사실만을 입증했다. 확정적인 지식을 만들어내는 일은 결코 쉽지 않다는 것이다. 우회술이 시행된 지 50년이 지났지만, 이 수술이 뇌에 어떤 영향을 미치는지에 대해서는 여전히 많은 부분에서 불확실하다. 이 상황을 개선할 책임은 누구에게 있는가? 이는 의료 지식과 실천 모두에 있어 결정적인 질문이다.

1960년대부터 1990년대까지 관상동맥우회술의 뇌 합병증은 종종 의학 문헌의 주변부로 밀려났다. 그러나 단 하나의 맥락에서는 이 문제가 중심으로 부상했다. 바로 관상동맥 재개통술 기술들 사이의 경쟁 구도 속에서였다. 1970년대에 우회술이 확산되면서 관상동맥질환의 외과적 치료라는 방대한 틈새 시장이 열렸다. 이 수술은 1960년대 말에 시작되어 1977년에는 연간 10만 건, 1984년에는 20만 5천 건, 1991년에는 40만 7천 건, 마침내 1997년에는 60만 7천 건으로 정점을 찍었다.[1] 그러나 이처럼 눈부신 성장 속에서도 의사들은 여전히 이 수술이 재개통술이 필요한 환자 집단 전체 중 일부에게만 시행되고 있다고 판단했다. 매년 수백만 명의 환자가 관상동맥질환 진단을 새롭게 받는다는 점에서, 그 잠재적 수요는 훨씬 더 클 것으로 보였기 때문이다. 바로 이 틈을 파고든 것이 경쟁 기술인 관상동맥 혈관성형술이었다.

혈관성형술이 처음 등장했을 때, 심장내과 의사들의 기대는 소박했다. 1979년 안드레아스 그룬직은 이 시술이 우회술 대상자의 10-15% 정도에만 적합할 것이라고 예측했다. 그러나 이런 겸손함은 오래가지 않았다. 시간이 지나며 자신감을 얻은 심장내과 의사들은 혈관성형술의 적응증을 빠르게 확장했다. 안정형 단일 혈관 질환 환자에서 시작하여, 다발성 병변을 가진 환자, 심지어 급성 심근경색 중인 환자까지 적용 대상이 확대되었다. 혈관성형술의 성장 속도는 우회술보다 훨씬 가팔랐다. 1986년 13만 3천 건, 1988년 22만 7천 건, 1994년 42만 8천 건, 그리고

마침내 1996년에는 66만 6천 건으로 우회술 건수를 능가하게 되었다.[2]

혈관성형술의 등장은 약물치료, 혈관성형술, 우회술 중 어떤 치료가 관상동맥질환 환자에게 가장 적합한지를 둘러싼 격렬한 논쟁을 촉발시켰다. 비교 임상시험들은 주로 사망률과 장기 생존율에 초점을 맞춘다. 이 지표들을 기준으로 비교할 때 대부분의 경우, 특히 경증(mild) 또는 중등도(moderate) 환자군에서는 혈관성형술과 우회술의 생존율에 큰 차이가 없다는 결과를 보여주었다. 덕분에 환자와 의사들은 치료 결정을 내릴 때 다른 요소들—예컨대 비용, 편의성, 재시술 가능성 등—을 함께 고려할 수 있게 되었다. 이런 측면에서는 혈관성형술이 유리한 것이 자명해보였다. 심장내과 의사들은 환자의 갈비뼈를 톱으로 절개해서 심장에 접촉할 필요가 없었다. 또한 인공 심폐기 사용도 필요 없었다. 심장내과 의사들과 환자들은 위험성이 더 낮고 회복도 더 빠를 것이라는 기대를 가질 만했다. 실제로 1979년 그룬직이 처음 자신의 결과를 발표했을 때, 그는 50건의 시도와 3건의 재시술 사례에서 "사망도 없었고, 색전증이나 중추신경계 이상도 없었으며, 대퇴부 혈종*(femoral hematoma) 한 건만 배액이 필요했다"고 보고했다.[3]

1980년대 혈관성형술의 부상은 우회술의 뇌 합병증을 다룬 대규모 전향적 연구들의 등장과 시기를 같이했다. 이 두 발전은 모두 관상동맥우회술의 급격한 확산에 대한 반응이었다. 앞서 살펴본 바와 같이, 신경과 의사들과 정신과 의사들은 우회술의 유행에 대응하여 이 시술을 면밀히 분석하기 시작했다. 심장내과 의사들은 경쟁 치료법을 개발함으로써 대응했고, 신경과 의사들의 연구에서도 어느 정도 수혜를 입었다. 신경과 의사들이 보고한 우회술 후 뇌졸중 발생률이 5.2%(클리블랜드 연구), 신경학적 이상 소견이 61%(뉴캐슬 연구)였다는 점을 고려하면, 혈관성형술이 더 안전하다는 인식이 지속되는 한, 경쟁에서 유리할 수밖에 없었다.

혈관성형술 역시 우회술과 마찬가지로 등장과 동시에 그 위험과 이점을 면밀하

* 혈액응고 장애나 외상 등으로 대퇴골 주변 조직에 출혈이 축적된 상태. – 옮긴이

게 조사해야 한다는 요구에 부딪혔다. 1970년대 초 우회술에 대해 더 나은 데이터를 요구했던 회의론자들이, 이르게는 1979년 무렵부터, 혈관성형술에도 똑같이 비판적 시선을 보내며 "이 시술의 부작용과 손상 범위를" 더 면밀히 조사할 것을 요구했다. 이후 점차 규모가 커지는 사례 보고들이 등장했고, 이들 대부분은 시술의 안전성을 입증하는 결과를 내놓았다. 예를 들어, 미국 국립심장폐혈액연구소는 혈관성형술 결과를 추적 관찰하기 위한 등록 체계를 만들었다. 1,500명의 환자를 대상으로 한 한 보고서에서는 314건의 합병증이 나타났다. 그러나 이 중 신경학적 합병증은 단 5건(0.3%)에 불과했다. 한 명은 뇌졸중, 세 명은 일과성 허혈 발작, 한 명은 섬망이었다. 클리블랜드 클리닉의 신경과 의사들은 "혈관성형술 중 신경학적 사건의 유병률은 사실상 무시되어 왔다"고 지적하며, 1,968명의 혈관성형술 환자를 분석한 결과를 발표했다. 이들은 네 건의 뇌졸중(0.2%)을 확인했다. 이 중 두 건은 카테터 끝이 대동맥 내벽을 긁으면서 생긴 플라크 색전 때문이었고, 한 건은 실수로 카테터를 통해 공기가 주입된 것이 원인이었으며, 마지막 한 건은 시술 후 저혈압 상태에서 발생했다.[4] 이런 연구들은 심장내과 의사들에게 안도감을 주었다. 하지만 이들 연구는 모두 병원 의무기록에 근거한 후향적 분석에 기반한 것이었다. 이런 분석은 심장수술 후 뇌 합병증 발생률을 과소평가할 수 있다는 점에서 이미 문제로 지적된 방식이었다.

1990년대에 접어들면서 혈관성형술과 우회술을 직접 비교한 대규모 무작위 임상시험 결과들이 발표되기 시작했다. 1970년대와 80년대 우회술에 대한 초기 연구와 마찬가지로, 이들 연구 역시 생존율, 협심증 완화, 운동 능력 개선을 주요 지표로 삼았다. 대부분의 연구들이 뇌졸중을 언급하긴 했지만 지나가는 수준에 그쳤다. 좀 더 미묘한 신경학적 또는 정신과적 변화를 들여다본 연구는 전혀 없었다. 결과는 놀라웠다. 우회술 환자에서 뇌졸중이 더 자주 발생하긴 했지만, 그 차이는 통계적으로 유의미하지 않았다. 우회술과 혈관성형술에서의 뇌졸중 빈도 차이는 어떤 연구에서는 1.5% 대 0.5%, 또 다른 연구에서는 1.2% 대 0%, 세 번째 연구에서는 0.8% 대 0.2%였다. 23개 임상시험에서 5,019명의 환자 데이터를 모은 메타분석에서 비로소 뇌졸중 발생률의 차이가 통계적으로 유의미하게 나타났다(우회술 1.2% vs. 혈관성형술 0.6%). 이들 연구는 전향적 연구였기 때문에, 1세대 후향적 보고서들의 한계를 어느 정도 극복했다. 그러나 우회술 후 뇌졸중 발생률이 1996년 다기관 연구에서 보고된 3.0%보다 낮았다는 점을 고려할 때, 이 연구들은 가장 심각한 손상만을 탐지했거나, 위험도가 낮은 환자군(예: 상대적으로 젊은 환자)을 등록했을 가능성이 높다.[5]

이 연구들의 결과가 다소 엇갈렸음에도, 그러니까 우회술 후 뇌졸중 위험이 낮았고 혈관성형술의 경우 그보다 조금 더 낮다는 결과가 나왔음에도, 혈관성형술의 직관적인 이점이 결국 승기를 잡았다. 외과의사와 환자 모두 혈관성형술의 편의성과 낮은 합병증 발생률을 큰 장점으로 인식했다. 한 심장외과 의사와 마취과 의사는 2007년 이렇게 썼다. "우회술 이후 인지 기능 저하는 관상동맥질환의 치료가 경피적 중재로 전환된 주된 요인으로 인식되어 왔다."[6] 치료법 사이의 경쟁에서는 합병증이 중요해졌던 것이다.

외과의사들도 순순히 물러서진 않았다. 덴튼 쿨리는 외과의사들에게 혁신을 촉구했다. 특히 그는 오랫동안 의존해온 인공 심폐기를 다시 생각해볼 것을 제안했다. "우리는 지금 너무 편안함에 젖어서 모든 우회술을 깨끗하고 조용한 환경에서 진행하고 싶어합니다. 하지만 우리가 그 조용한 환경에서 수술을 하려면, 환자는 그만큼의 외상을 감내해야 합니다. 이제는 심장이 뛰는 상태에서도 이런 수술을 할 수 있도록 우리의 기술을 향상시켜야 합니다."[7] 우회술에서 인공 심폐기가 대부분의 위험을 초래한다고 판단한 외과의사들은, 심장이 뛰는 상태에서 시행하는 옛 수술 기법, 즉 오늘날 이른바 '무심폐기 관상동맥우회술(off-pump CABG)'이라 불리는 방식을 다시 꺼내 들었다.

르네 파발로로는 1967년에서 1968년 사이에 인공 심폐기 없는 우회술을 시작했다. 그것이 가능했던 것은 그가 처음에는 주로 우관상동맥에 집중했기 때문이었다. 이 오른쪽 관상동맥은 심장의 수술 시 드러나는 앞쪽 표면에 존재해서 외과의사들이 접근하기 쉬웠다. 우회술에서 인공 심폐기의 사용이 보편화된 것은 의사들이 주로 심장의 뒤쪽 표면을 따라 이어지면서 접근하기가 훨씬 어려운 좌관상동맥을 수술하기 시작하면서였다. 여러 외과 팀들이 무심폐기 수술을 시도하는 데 관심을 이어갔다. 쿨리의 텍사스 심장연구소 외과 팀은 1969년에서 1983년 사이에 191건의 무심폐기 우회술을 실시했다. 그러나 주로 만족스러운 결과를 얻은 것은 우관상동맥에서였다. 한편 상파울루의 한 팀은 1980년대에 이 기술 개발에 본격적으로 나섰다. 이들은 뇌 합병증을 줄이기 위한 목적과 혈관성형술과의 경쟁에서 우위를 확보하고자 하는 동기를 함께 내세웠다. 이들은 대부분 좌관상동맥에 혈관을 이식한 593명의 환자를 대상으로 연구를 진행했고, 전통적 우회술을 받은 환자군에서는 3.8%에서 뇌신경계 합병증이 발생한 반면, 무심폐기 우회술 환자군에서는 단 1.1%에서만 발생했다고 보고했다. 이들이 뮌헨에서 열린 유럽 심장외과 학회에서 결과를 발표하자, 우회술의 뇌 합병증 전문가로 알려진 한 영국 외과의사는 처음엔 "놀랍고도 믿기 어렵다"고 반응했다. 그러나 이들의 세심한 보고서를 면밀히 검토한 뒤, 그는 결국 "이런 뛰어난 결과가 실제로 가능하다는 점을 인정하게 되었다"고 말했다.[8]

혈관성형술의 압박이 거세지자, 미국의 많은 외과의사들이 무심폐기 관상동맥 우회술 또는 최소 침습 우회술 같은 새로운 변형 수술로 방향을 틀었다. 1997년 미국 식품의약국(FDA)은 '옥토퍼스(Octopus)'라는 장치를 승인했다. 이 장치는 흡착컵을 이용해 심장의 벽 중 한 부위를 고정시켜 뛰는 심장 위에서도 정밀한 봉합이 가능하도록 도와주었다. 외과의사들은 무심폐기 수술을 열정적으로 받아들였다. 특히 이 접근법이 우회술에서 가장 우려되던 뇌졸중 문제를 해결해줄 수 있기를 기대했다. 온타리오의 한 연구팀은 이렇게 설명했다. "박동하는 심장 상태에서의 수술은 대동맥 삽관 및 제거 과정에서 생기는 색전의 가능성뿐 아니라, 펌프 회로에서 발생하는 미세 기포나 미세 입자의 색전 발생을 피할 수 있으므로, 뇌 색전 부하를 상당히 줄이고 결과를 개선할 수 있을 것으로 기대된다."

초기 연구들은 이러한 기대를 뒷받침했다. 한 연구에서는 도플러로 측정한 색전 수(3954.5개 vs. 11개), 신경손상 지표(3.76 vs. 0.13), 인지 기능 장애 발생률(90%

vs. 0%)을 비교해 무심폐기 수술의 타당성을 주장했다. "이는 미세 색전과 인지 기능 장애가 인공 심폐기와 강하게 연관되어 있음을 보여준다. 이런 맥락에서 무심폐기 수술이 신경인지 결과에 미치는 이점은 매우 유망해 보인다."[9]

외과의사들의 기대는 대중 매체로도 확장되었다. 《뉴요커》는 이 기술의 가능성을 높이 평가하며 "플러그를 뽑은 심장수술(Heart Surgery, Unplugged)"이라는 제목으로 보도했다. 이 기사에서 제롬 그루프먼(Jerome Groopman)은 외과의사들이 이제 "불과 얼마 전까지는 상상도 못했던 일을 하고 있다. 그것은 바로 박동하는 심장을 바로 수술하는 것이다"라고 썼다. 기사 전체는 대담하고 급진적인 혁신을 중심으로 구성되었다. 펑크 록 밴드에서 베이스 기타를 연주하던 경력을 가진 심장외과의사 빌리 콘(Billy Cohn)은 자신의 보스턴 병원에 이 수술법을 도입했다. 콘은 처음에는 슈퍼마켓 '스탑앤숍(Stop & Shop)'에서 구입한 수프 숟가락으로 만든 장치로 심장을 고정시켰다고 한다. 왜 무심폐기 우회술을 시도했는가? 콘은 '펌프 헤드(pump head)', 즉 심폐기 사용으로 인한 인지 기능 합병증을 문제 삼았다. 그의 동료는 이렇게 말했다. "박동하는 심장 상태로 수술을 받은 환자들의 [인지 상태는] 풍경소리마냥 청아하고 맑습니다(as clear as a bell)." 콘은 새로운 우회술 시대와 자신이 개발한 콘 심장 고정기(Cohn Cardiac Stabilizer)(젠자임 서지컬 프로덕트(Genzyme Surgical Products) 제조)에 대한 기대에 가득 차서 전통적인 인공 심폐기 기반 우회술을 "완전히 야만적"이라고 표현했다.[10] 이처럼 "펌프 헤드"라는 표현이 처음 등장한 시점도 무심폐기 우회술을 기존 수술과 구분하기 위한 전략적 매락 속에서였다.

터키의 한 연구팀은 더 나아가 전신 마취의 위험조차 제거하고 환자를 깨어 있는 상태에서 무심폐기 수술을 시행하기까지 했다. 이들의 동기는 명확했다. "이 전략은 경피적 재개통 시술(혈관성형술)이 주는 환자의 편안함과 동맥 이식 기반 우회술의 장점을 결합할 수 있다." 이들은 환자들이 흉골을 절개할 때의 소음과 진동 등 개심 수술의 고통을 놀랍도록 잘 견디는 것에 감명을 받았다. "우리 사례 중 깨어 있는 상태에서 정중 흉골 절개술*(median sternotomy)을 못 견뎌서 전신 마취로 전환한 환자는 한 명도 없었습니다." 그러나 대부분의 미국 및 유럽 외과의사들은 이 접근을 지나치다고 보았다. 스탠퍼드의 한 마취과 의사는 날카롭게 평했다. "심장 마취과 전문의의 도구함에 이런 요상한 묘기가 들어설 자리는 없다."[11]

새로운 치료법을 시장에서 차별화하기 위해 합병증 발생률을 활용한 것은 심장내과 의사와 심장외과 의사들이 처음이 아니었다. 의사들, 제약사들, 의료기기 회사들은 새로운 치료가 기존 치료보다 훨씬 비싸지만 효과 차이는 크지 않을 때, 합병증 감소라는 논리를 자주 꺼내든다. 예를 들어 제약회사는 로페콕시브(rofecoxib, Vioxx)가 아스피린이나 이부프로펜보다 위장 자극이 적다고 주장했다. 비전형 항정신병제들은 할로페리돌(Haldol)이나 클로르프로마진(Thorazine)에서 나타나는 운동장애를 피할 수 있다고 홍보했다. 항암제 시장에서는 '디자이너 약물'이 기존 화학요법과 같은 효과를 갖되 끔찍한 부작용은 줄여줄 것이라고 했다. 그러나 이런 논리는 실제 결과가 예측과 다르게 나오는 경우가 잦다. 로페콕시브는 예상치 못했던 심근경색 위험을 높여 악명을 얻었다. 비전형 항정신병제는 운동장애는 줄였지만 당뇨병 위험을 증가시킬 수 있는 것으로 밝혀졌다.[12] 희망으로 출발하지만 실망으로 이어지는 이런 패턴은 치료 혁신에서 흔히 나타나는 문제이다.

우회술, 무심폐기 수술, 혈관성형술 간의 경쟁에서도 비슷한 일이 벌어졌다. 우회술과 혈관성형술을 비교한 무작위 임상시험(BARI)의 6년 추적 결과에서는 인지 기능의 차이를 발견하지 못했다. "관상동맥 우회 혈관 이식술(CABG)은 수술 직후 인지 기능에 뚜렷한 영향을 미치긴 하지만, 장기적으로 보면 그 영향은 크지 않거나 흔하지 않다." 무심폐기 수술과 인공 심폐기를 사용한 수술의 비교에서도 인지 기능 저하 및 회복의 양상은 비슷했다. 연구자들은 다음과 같이 결론내렸다. "인공 심폐기는 수술 후 인지 기능 저하의 주요 원인이 아니다."[13] 초기 사례 보고

* 이는 가슴 정중앙에 있는 흉골을 절개하여 심장이나 폐에 접근하는 수술. - 옮긴이

서에서 전통적인 관상동맥우회술보다 혈관성형술이나 무심폐기 수술이 더 나은 결과를 보였던 것과 달리, 장기 추적 연구들은 인지 기능에서의 뚜렷한 차이를 입증하지 못했다. 즉, 혈관성형술 대 관상동맥우회술, 무심폐기 대 인공 심폐기 우회술 중 상대적으로 어느 쪽이 더 안전한지 밝히고자 했던 시도는 결실을 얻지 못했다.

뇌졸중 측면에서도 상황은 복잡했다. 2009년에 발표된 관상동맥우회술과 혈관성형술 비교 임상시험 결과에서는 비침습 시술인 혈관성형술이 더 나은 결과를 보였다. 우회술에서는 뇌졸중이 2.2% 발생한 반면, 혈관성형술에서는 0.6%에 불과했다. 무심폐기 수술에 대한 결과는 좀 더 불분명했다. 2009년 발표된 대규모 연구에서는 무심폐기 수술의 뇌졸중 발생률이 기존 우회술보다 오히려 높았다(1.3% vs. 0.7%). 다만 이 차이는 통계적으로 유의미하지 않았다. 연구자들은 왜 이런 결과가 나왔는지 명확한 설명을 내놓지 못했고, 대신 이렇게 결론지었다. "인지 기능 저하 혹은 향상 빈도를 평가하기 위해 향후에는 신경심리학적 대조군을 포함한 추가 연구가 필요하다." 분명한 수수께끼다. 인공 심폐기는 뇌 손상의 다양한 위험을 초래하며 수십 년에 걸친 연구들이 이를 잘 입증해왔다. 그렇다면 이를 피하는 수술 방식은 뇌 손상 발생률을 낮춰야 마땅하다. 그러나 임상시험들은 일관된 결과를 내놓지 못했다. 연구 설계에 문제가 있는 걸까? 아니면 수술 기법과 손상 기전의 이해에 오류가 있는 걸까? 존스홉킨스 연구자들은 또 다른 가능성을 제시했다. 무심폐기와 인공 심폐기 수술 사이에 큰 차이가 없는 이유는 "기술적인 요소보다는 환자 관련 위험요인, 예컨대 기존 뇌혈관 질환 및 전신 혈관질환의 정도가 수술 후 단기 및 장기적 신경학적 결과에 훨씬 더 큰 영향을 미치기 때문"일 수 있다는 것이다.[14] 이렇게 해서 수십 년간 심장수술과 심폐기의 위험성을 입증해 온 연구들이 있음에도 불구하고, 그 책임은 다시금 환자에게로 되돌아왔다.

심장수술의 뇌 합병증에 관한 정보가 50년간 축적되어 왔음에도, 외과의사들과 환자들은 여전히 해결되지 않은 불확실성과 마주하고 있다. 최근의 일부 연구들은 이 문제의 심각성을 다시 한 번 보여준다. 예를 들어 2001년 듀크 대학교의 한 연구는 우회술을 받은 환자의 42%에서 수술 5년 후 장기적인 인지기능 저하가 나타났다고 보고했다. 연구진은 이러한 저하를 미묘(subtle) 하거나, 일시적이거나, 전임상적(subclinical) 변화라고 치부하는 시각을 강하게 비판했다. "그러한 표현은 임상의사, 환자, 가족에게 이 변화의 중요성을 축소시키는 결과를 낳는다." 다른 연구들은 색전 개수와 인지 기능 결과 사이의 상관관계를 발견했다. 이것은 둘 사이에 인과관계가 있을 가능성을 시사한다. 자기공명영상(MRI)은 뇌 손상이 겉으로 드러나기 전에 이미 발생하고 있었음을 보여주었다. 눈에 보이는 증상이 빙산의 일각이라면, MRI는 "수면 아래 감춰진 병변의 양"을 보여주는 도구가 된 셈이다. 이것은 이미 수술 후 손상의 흔적이 여러 해 전부터 입증되어온 우회술 환자뿐만 아니라 관상동맥조영술을 받은 환자에서도 동일하게 나타났다. MRI는 조영술 후 환자의 최대 15%에서 병변을 찾아냈다. 저명한 기관들의 연구 또한 여전히 우회술 이후 높은 뇌졸중 및 섬망 발생률을 보고하고 있다. 존스홉킨스의 연구자들은 2004년 발표한 논문에서 뇌졸중 4.5%, 섬망 13.8%라는 수치를 제시했다. 이는 2000년 이후 발표된 다른 연구들보다 높은 수치였다. 뇌졸중이나 섬망을 겪은 환자들은 그런 합병증이 없었던 우회술 환자에 비해 장기 생존율이 낮았다. 미국심장학회와 미국심장협회가 공동으로 발표한 진료 지침뿐만 아니라, 의학 및 외과 교과서들도 이 문제에 점차 더 많은 관심을 기울이고 있다.[15]

2000년, 미국 외과 학회 전 회장 C. 롤린스 핸론(C. Rollins Hanlon)은 한 인터뷰에서 당시 분위기를 잘 요약했다. "내 나이 정도의, 아니 심지어 더 젊은 사람들도 45분간 심폐우회 상태(인공 심폐기)에 놓으면 신경계에 온갖 일이 일어납니다. 이건 100에서부터 7을 빼 나가는 셈*을 못하는 정도로 뚜렷한 문제는 아니에요. 원인은 정확히 모르지만, 지방 때문이든 기포 때문이든, 무언가가 사람을 수술 전과는 조금 다른 사람으로 만들어 놓습니다. 인공 심폐기 사용이 심장에도 뇌에도 무해하다

* 인지검사로 많이 사용되는 방법 – 옮긴이

(benign)는 생각은 이제 점점 더 잘못된 것으로 드러나고 있어요. 이건 결코 무해한 수술이 아닙니다." 사실 이 현상은 수십 년 전부터 알려져 있었다. 심장수술을 받은 환자들의 증언 역시 수술이 초래할 수 있는 어두운 면모를 생생하게 그려낸다. 《내츄럴 히스토리(Natural History)》의 전 편집장이었던 브루스 스터츠(Bruce Stutz)는 인공 심폐기를 이용한 판막 수술 이후 "마치 51세의 나이에 갑작스럽게 주의력결핍장애나 초기 치매가 찾아온 것 같은 상태에 빠져서 길고도 곤혹스러운 싸움"을 겪었다고 회고했다.[16] 그는 자신의 고통을 《사이언티픽 아메리칸(Scientific American)》에 기고해, 이 문제에 대한 대중의 관심을 촉발시켰다.

그러나 정반대의 결론을 뒷받침하는 훌륭한 근거도 존재한다. 한 연구에서는 우회술 이후 혈관 위험 인자를 철저히 관리한 52명의 환자를 분석했다. 이들 중 다수는 흡연을 중단했고, 스타틴을 복용했으며, 고혈압과 당뇨를 엄격히 관리했다. 이들은 5년이 지난 후에도 인지기능 저하를 겪지 않았다. 또 하나의 연구는 제2차 세계대전 참전용사들을 대상으로 한 미국국립과학원(NAS)과 국가연구위원회(NRC)의 쌍둥이 등록 자료를 이용했는데, 쌍둥이 형제 중 우회술을 받은 사람이 수술을 받지 않은 형제보다 치매 발생률이 낮았다. 이는 수술 후 심기능이 향상되면서 뇌로 가는 혈류가 개선되었기 때문이라고 해석할 수 있다. 뉴욕의 한 외과의사는 수술 이후 인지 기능이 오히려 좋아진 환자도 있다고 했다. 그는 《뉴욕타임스》에 이렇게 말했다. "많은 환자들이 자신이 훨씬 더 창의적이고 생산적이며 인지 저하 같은 건 전혀 겪지 않았다고 말합니다."[17] 나 역시 이런 사례를 직접 목격한 바 있다. 나의 동료 중 한 사람은 80대 초반까지 인지력이 점점 떨어진다고 느꼈고, 이를 노화 탓으로 여겼다. 그러던 중 정기 검진에서 심각한 관상동맥질환이 발견되었고 관상동맥우회술을 받았다. 회복 후 그는 자신의 에너지와 인지력이 수년 전 수준으로 회복되었다고 느끼고 기뻐했다.

지금까지 이뤄진 가장 정교한 연구는 1997년 존스홉킨스에서 시작된 것이다. 연구자들은 관상동맥질환을 가진 두 집단—우회술을 받은 집단과 받지 않은 집단—을 추적 관찰했다. 그 결과 수술 후 3개월, 12개월, 3년, 6년의 모든 시점에서 인지기능 차이가 나타나지 않았다. 두 그룹 모두 시간이 지나며 비슷한 정도로 인지기능이 저하되었는데, 이는 뇌혈관 질환의 위험 요인을 두 그룹이 공통적으로 가지고 있었기 때문으로 보였다. 결론은 명확했다. "우회술 이후 나타나는 장기적인 인지기능 저하는 인공 심폐기 사용에 따른 특이적인 결과가 아니다." 우회술이 필요한 사람들, 즉 고도의 혈관 질환을 앓는 사람들은 수술을 받든 받지 않든 시간이 지나며 인지기능 저하를 겪을 가능성이 높다는 것이다. 더불어 약물치료를 받든 수술을 받든 인지적 결과는 유사했다. 존스홉킨스 연구팀은 아예 이 합병증을 "뇌손상(brain damage)"이 아니라 "인지 변화(cognitive change)"로 명명하자는 제안까지 내놓았다.[18]

이 문제가 얼마나 심각한지를 둘러싼 불확실성은 때때로 대중의 주목을 받았다. 2004년 빌 클린턴 전 대통령이 관상동맥우회술을 받았을 때, 언론은 혼란스러운 상황을 묘사했다. 어떤 외과의사들은 펌프 헤드를 우려했지만, 다른 이들은 그 가능성에 "콧방귀를 뀌었다(pooh-pooh)". 2008년 힐러리 클린턴의 유세에서 빌 클린턴이 다소 기이한 언행을 보이자, 기자들은 우회술로 인한 인지기능 저하 가능성을 거리낌 없이 제기했다. 클린턴 측은 이에 강력하게 반박했다.[19] 과연 클린턴은 2004년 이후 인지 저하를 겪었을까? 그렇다면 그것은 우회술 때문일까? 이 두 질문은 언뜻 보아 명확하게 답할 수 있는 문제처럼 보인다. 그러나, 인지 기능 저하 여부와 그 원인은 단순한 사실 문제처럼 보이지만, 실제로는 그렇지 않다. 지금 클린턴이 인지 검사를 받는다고 해도 수술 전 검사가 없다면 변화 여부를 입증할 수 없다. 수술의 위험성이 잘 알려져 있음에도 불구하고, 뇌기능을 정밀하게 사전, 사후로 모니터링하는 것은 여전히 심장수술의 일상적인 일부가 아니다. 설령 검사 자료가 있다 하더라도, 그 해석 방식에 대한 논쟁은 여전히 존재할 것이다. 따라서 실제 인지 저하가 확인된다 해도 그 원인을 정확히 특정하기란 쉽지 않다.

신뢰할 만한 데이터들이 상반된 결론을 가리킨다는 사실은 환자와 의사 모두를 곤란한 상황에 빠뜨린다. 수술이 필요한 환자가 향후 인지 기능에 어떤 변화가 있을지를 의사에게 묻는다면, 의사는 각각 과학적 근거에 기반한 전혀 다른 예상치를 제시할 수 있다. 성격 변화와 같은 더 미묘한 문제에 대한 위험은 그보다 훨씬 더 불확실하다. 대부분의 연구는 뇌졸중에 집중했지만, 뇌졸중조차 아직 많은 의문을 남긴다.

이와 관련해 다음 세 가지 주장은 어느 정도 합리적인 것이라는 합의에 이르렀다. 첫째, 수술 중이나 수술 후 뇌졸중의 위험은 대형 수술에 본질적으로 내재된 위험이라는 점, 둘째, 심폐 우회(인공심폐기 사용)가 이 위험을 증가시킬 수 있다는 점, 셋째, 죽상경화로 손상된 뇌혈관은 그 자체로 취약하다는 점이다. 하지만 그 이후부터는 합의가 무너진다. 논리적으로 보자면 혈관성형술, 우회술, 무심폐기 우회술 사이에서는 뇌졸중 위험이 상당히 달라야 할 것 같지만, 연구 결과는 여전히 불확실하다. 물론 위험은 낮아 보인다. 심각한 뇌졸중의 가능성이 2-3%라면 심장 기능 회복을 위한 대가로 수용 가능한 수준일 수 있다. 하지만 이 '거래(trade-off)'의 타당성은 여러 요소, 특히 환자 개인의 뇌 손상 위험도에 대한 추정과 해당 수술이 실제로 환자에게 가져올 이득에 대한 현실적인 예측에 달려 있다. 환자 입장에서는, 생명을 연장할 수만 있다면 약간의 인지 기능 손상 정도는 감수할 만한 가치가 있을지도 모른다. 하지만 만약 수술이 단지 협심증을 완화하는 데 그친다면? 이처럼 바라는 결과가 실현될 가능성은, 이 책의 앞부분에서 설명했듯, 많은 경우에 불확실하다. 이런 불확실성은 환자와 의사가 수술의 이득과 위험을 충분히 평가하는 능력을 약화시킨다.

다행히 상황을 개선할 수 있는 방법은 많다. 예를 들어, 흉부외과학회(Society of Thoracic Surgeons)는 심장수술의 질을 향상시키기 위한 노력의 일환으로 수술 결과를 모니터링하고 있다. 모니터링 대상에는 수술 중 또는 수술 후 뇌졸중 발생률도 포함된다. 뇌 합병증의 빈도와 중증도에 대한 불확실성이 여전함에도 불구하고, 일부 수술팀은 이 문제를 줄일 수 있을 만큼의 정보는 이미 확보되었다고 판단하고 개입 전략을 실행하기 시작했다. 미국 북동부의 한 협업 그룹은 "임상 치료 과정과 색전 발생 요인 간의 연관성을 면밀히 분석하고, 이를 바탕으로 임상 치료를 재설계하여 이런 사건을 줄이고 예방해야 한다"고 제안했다. 하지만 간단한 조치들조차 종종 빠져 있다. 보스턴의 저명한 신경과 전문의 루이스 캐플런(Louis Caplan)은 신경학적 병력 청취나 경동맥 및 대동맥의 죽상경화 여부를 선별하는 기초적 예방 조치조차 일관되게 시행되지 않는다는 점을 우려한다. 그는 이렇게 말한다. "이러한 조치만으로도 뇌 조직과 생명을 구하고, 신경학적 합병증의 빈도와 중증도를 줄이며, 심지어 비용 절감에도 도움이 될 수 있습니다." 그럼에도 불구하고 수술 전 신경학적 위험도에 대한 철저한 선별검사는 아직 표준 진료의 일부로 정착되지 않았다.[20] 왜 필요한 조치들이 모두 시행되지 않았을까? 그 이유는 비용, 복잡성, 이득과 위험 간의 균형 문제 등이 복합적으로 작용한 결과일 것이다. 어쩌면 의사들이 이 문제의 심각성에 대해 여전히 확신을 갖지 못했기 때문일 수도 있다.

이러한 도전은 단지 임상 치료의 문제가 아니라 의료 지식의 생산 그 자체의 문제이기도 하다. 의료 혁신이 등장할 때마다 우리는 그 안전성과 효과에 대해 배워야 할 것이 많다. 그러나 이 작업은 본질적인 인식론적 도전에 직면한다. 연구자들은 연구를 시작할 때 어떤 결과 지표를 측정할지 미리 정한다. 이는 치료가 환자에게 어떤 영향을 줄 것이라고 예상한 바에 기반한다. 정교하게 정립된 임상시험의 규칙에 따르면, 사전에 정의된 지표를 중심으로 분석하는 것이 가장 신뢰할 수 있는 결과를 도출하는 방법이다. 또한 연구자들은 사후적으로 데이터를 분석하는 방식(post hoc analyses), 즉 처음부터 정의되지 않았던 결과를 뒤늦게 발굴하는(mining) 분석에 대해 비판적 태도를 취하도록 교육받는다. 이러한 기준들은 타당한 이유를 갖고 있지만 동시에 문제를 야기한다. 연구자들이 모든 가능한 합병증을 사전에 예상하고 연구할 수 있을까? 이는 대개 현실적으로 불가능하다.

의사들은 치료가 기대하는 바를 사전에 정의하고 그에 맞는 임상적 결과나 대리지표(surrogate marker)를 통해 목표를 달성했는지를 확인하는 데에는 익숙하다. 그러나 그에 상응하는 합병증 연구 전략은 존재하지 않는다. 약물이든 수술이든 의료 개입은 예기치 못한 부작용을 자주 초래한다. 일부 합병증은 치료 작용 기전에 대한 이해를 바탕으로 예측할 수 있지만, 또 다른 많은 합병증은 전혀 예상되지 않는다. 예기치 못한 합병증이 연구 중에 포착되는 경우도 있지만, 항상 그런 것은 아니다. 시판 후 감시 체계(postmarketing surveillance)조차 중대한 합병증의 증거를 놓치는 경우가 있다.

합병증이 예상되더라도 방법론적, 경제적, 사회적 장벽이 끼어드는 경우도 있다. 그 결과, 어떤 합병증은 계속해서 충분한 주목을 받지 못한다. 이와 같은 상황을 극명하게 보여주는 사례가 최근 등장했다. 1990년대 들어 중환자실(ICU)에서는 회복 가능한 심장이나 폐 손상 환자들의 생명을 구하기 위한 수단으로 체외막산소공급(extracorporeal membrane oxygenation, ECMO) 장치를 사용하기 시작했다. 이 기술은 인공 심폐기와 원리가 비슷하다. 환자를 외부 펌프와 산소 공급기에 연결해서 폐가 회복될 때까지 산소화된 혈액의 순환을 유지하는 것이다.* ECMO 사용이 확대되었지만, 연구자들은 ECMO의 신경학적 합병증에 거의 관심을 기울이지 않았다. 2011년까지도, 일부 연구에서는 뇌사 발생률이 21%에 달했음에도, 메이요 클리닉의 신경과 전문의들은 "아마도 성인에서의 ECMO가 신경학적 영향을 미치는 사례가 흔히 나타나는 듯하지만 여전히 제대로 규명되지 않았다"고 했다. 이들이 87명의 환자를 조사한 연구에서는 절반에서 신경학적 사건이 발견되었다. 또한 사후 부검을 통해 10개의 뇌를 조사했는데 이 중 9개에서 저산소성 손상이나 출혈성 손상의 흔적이 드러났다.[21] 심장수술의 역사와 놀랍도록 유사한 이 사례는 많은 질문을 던진다. 이 합병증들은 예상 밖의 일이었을까? 심폐우회 장치(인공 심폐기)의 역사를 고려하면 그럴 가능성은 낮다. ECMO는 거의 죽어가는 환자들에게 시도되는 '최후의 수단'이기 때문에 합병증이 덜 중요하게 여겨졌던 걸까? 어쩌면 그럴지도 모른다. 이 사례의 역할을 온전히 이해하려면 수의 깊은 연구가 필요하다.

의료 시술의 합병증을 연구자들이 얼마나 일관성 없이 파악하고 있는지를 보여주는 흥미로운 증거가 최근 제시되었다. 하버드 대학교의 한 연구팀은 여러 약물

---

* ECMO는 심폐 기능을 일시적으로 대신하는 장치로 심장과 폐가 모두 기능을 잃은 중환자에게 산소화된 혈액을 공급해 생명을 유지하게 해주는 장치. 인공 심폐기와 원리는 비슷하지만 좀 더 정교하고 장기간 사용에 적합하도록 내구성 있게 만들어진 장치이다. – 옮긴이

임상시험을 비교하며, 특히 위약을 투여 받은 환자들이 어떤 부작용과 합병증을 겪었는지 살펴보았다. 이론상 한 연구에서의 위약이 다른 연구에서의 위약보다 독성이 더 클 리는 없기 때문에, 위약군의 부작용 발생률은 각기 다른 연구들 사이에서 대체로 비슷하게 나와야 한다. 그러나 연구 결과는 달랐다. 위약을 받은 환자들의 부작용 발생률은 연구마다 큰 차이를 보였다. 이는 결국 환자와 의사들이 부작용을 얼마나 잘 감지하고 보고했는지가 연구마다 달랐다는 사실을 뜻한다.[22]

이처럼 합병증을 연구하는 데 따르는 방법론적 어려움과 연구자들이 그 문제에 쏟는 관심의 편차는 의료 의사결정에 근본적인 도전을 제기한다. 의사, 연구자, 제약회사와 의료기기 제조업체는 치료 효과를 입증하는 증거를 찾는 데에는 큰 열의를 보이지만, 치료의 부작용을 문서화하는 데에는 그만큼의 집요함을 보이지 않는다. 이로 인해 치료의 효능에 대한 지식은 풍부하지만 위험에 대한 지식은 부족한, 불균형한 의료 지식 구조가 형성된다. 이러한 지식의 비대칭 아래에서 환자와 의사가 의사결정을 내릴 경우, 그 결정은 개입(치료)을 향해 기울 수밖에 없다.

그렇다면 치료 합병증에 대한 책임은 누구에게 있는가? 그리고 이러한 부작용에 대해 충분한 지식이 생산되고 공유되도록 보장할 책임은 누구에게 있는가? 또 그것을 줄이기 위한 실질적인 노력을 수행할 의무는 누구에게 있는가? 이러한 질문에 명확히 답해야만 의사는 그에 걸맞은 책임을 지고, 환자는 보다 현실적인 기대를 가질 수 있다. 이를 위해 여러 조치를 취할 수 있다. 연구자들이 모든 가능한 결과를 측정하는 것은 불가능할지 모르지만, 치료가 환자의 삶과 몸에 어떤 영향을 미치는지를 보다 폭넓게 포착하도록 연구 방향을 재설정할 수는 있다. 특정 주요 결과 지표나 대리 지표에만 집중하기보다는, 환자들에게 다양한 부작용 가능성에 대해 직접 질문하는 방식으로 접근할 수도 있다. 이런 접근은 임상 연구자들에게 더 많은 부담을 주겠지만, 매우 큰 보상, 즉 더욱 정확한 치료 안전성에 대한 지식을 얻도록 해 줄 것이다.

의료 지식의 질에 대한 책임은 연구자들에게만 있는 것이 아니다. 학술지 역시 책임을 져야 한다. 예를 들어, 《뉴잉글랜드 저널 오브 메디슨》은 1996년 우회술의 뇌 합병증에 대한 영향력 있는 다기관 연구를 게재했다. 그리고 2012년에는 이 합병증에 대한 종합 리뷰를 실었다. 그 사이 이 저널은 우회술에 관한 주요 임상시험 16편을 게재했는데, 그중 6편은 뇌 합병증에 대해 전혀 언급하지 않았고, 2편은 뇌졸중을 가볍게 언급하고 넘어가는데 그쳤으며, 7편은 이를 보조적 결과나 복합 1차 결과의 일부로 다루었고, 단 1편만이 뇌 합병증을 주요 주제로 다뤘다.[23] 이들 논문 가운데 어떤 논문도 인지 기능, 성격 변화, 그 밖의 수십 년간 언급되어온 미묘한 현상들에 대해 충분한 자료를 제시하지 않았다. 학술지 편집자들이 기준을 높여서 중요한 결과가 포함되지 않은 연구는 게재를 거부할 수도 있다. 국립보건원(NIH)이나 식품의약국(FDA) 같은 기관들도 마찬가지로 연구 지원과 치료 승인에 있어 합병증에 대한 적절한 연구가 전제되어야 한다는 기준을 세울 수 있다. 또한 정부 기관, 전문 학회, 의료 기관 역시, 합병증 연구에 진지하게 헌신하는 임상 의사와 연구자들에게 보상을 제공하는 인센티브 구조를 만들 수 있다. 만약 의료진과 연구자들이 합병증을 모니터링하고 분석하며 예방하는 데 명확한 기대치를 공유한다면, 현재의 효능 중심 지식 비대칭 구조를 바로잡을 데이터가 보다 많이 생산될 것이다.

치료의 이점과 위험에 대한 충분한 증거가 없다면, 사전 고지된 동의(informed consent)와 근거중심의학(evidence-based medicine)의 전망은 위태로워진다. 의료 지식이 효능에 대해서는 풍부하면서도 합병증에 대해서는 부족한 채로 남아 있는 한, 의료 의사결정은 환자와 의사 모두가 기대하는 이상적 수준에 미치지 못할 것이다. 이 같은 문제 제기는 우회술이나 혈관성형술 자체를 비판하려는 것이 아니다. 우선, 이 시술들이 수많은 환자에게 중요한 혜택을 제공한다는 점은 분명하다. 둘째, 합병증에 대한 지식 부족은 특정 시술에 국한된 문제가 아니라 의학 전반에 걸쳐 나타나는 구조적 문제다. 내가 강조하고자 하는 것은 모든 환자에게 치료 효과에 대한 보다 현실적인 기대, 그리고 위험에 대한 보다 섬세한 설명이 제공되어야 한다는 것이다. 특히 뇌졸중, 인지 기능 저하, 성격 변화처럼 환자의 삶과 정체성에 깊은 영향을 미치는 합병증에 대해서는 더욱 그렇다. 이렇게 기준을 높이는 일은 임상 연구를 더 복잡하고, 더 많은 시간과 비용이 드는 일로 만들 것이다. 사전 고지 대화 역시 더욱 광범위하고 깊이 있는 논의를 필요로 하게 될 것이다. 하지만 의사와 연구자들은 반드시 이 일을 감당해야만 한다. 심장치료와 마찬가지로 연구에서도 우선순위 간의 다툼은 항상 존재한다. 그러나 연구 설계에 관한 결정이 신중하고 투명하게 이루어진다면, 의사와 환자는 적어도 어떤 치료법이 정말로 안전한지, 또는 진짜 위험이 제대로 특정되었는지를 알게 될 것이다. 이런 것만 알게 되어 의사와 환자는 보다 현명한 의료적 의사결정이 가능해질 것이다.

Conclusion

결론

Puzzles and Prospects

퍼즐과 전망

Conclusion 퍼즐과 전망

Puzzles and Prospects

오늘도 미국 전역에서 수많은 환자들이 가슴 통증을 호소하며 구급차에 실려서 응급실로 들어온다. 의사들은 병력을 듣고, 진찰을 하고, 필요한 검사를 시행한 뒤, 심근경색이 의심되면 환자를 관상동맥조영술 검사실로 보낸다. 검사 결과가 나오면, 의사와 환자는 임상시험 결과, 진료 지침, 그리고 기타 근거중심의학의 도구들을 검토하며 향후 치료 방향을 논의한다. 예컨대 아스피린, 혈전용해제, 혈관성형술, 또는 관상동맥우회술과 같은 치료법에 관해 올바른 결정을 내리기 위해서이다. 만약 의학이 사실과 데이터만으로 이루어진 영역이라면, 정보가 충분한 환자와 의사는 가장 합리적인 결정을 당연히 도출해 낼 수 있을 것이다.

하지만 현실은 다르다. 환자가 처한 의료 환경, 즉 어떤 병원에 가고 어떤 의사를 만나느냐에 따라 접근성이나 진료의 질은 크게 달라진다. 예를 들어 2003년 오하이오주의 한 도시에서는 관상동맥 미용술의 시행률이 호놀룰루보다 10배, 불과 30마일 떨어진 클리블랜드보다도 3배나 높았다. 이처럼 지역에 따른 진료 패턴의 차이가 의료 전반에 만연해 있다. 같은 병원 안에서도 의사들 사이에, 같은 도시 안에서도 병원들 사이에, 심지어 같은 보험 시스템 안에서도 지역들 사이에 의료 행위의 차이가 발생한다. 다트머스의 한 연구팀은 이를 간결하게 표현했다. "의료 시장에서 지리적 위치는 곧 운명이다."[1]

만약 이러한 차이가 단순히 각 지역의 질병 유병률 차이를 반영하는 것이라면 큰 문제가 되지 않을 것이다. 하지만 연구자들은 원인이 유병률 차이가 아님을 입증해왔다. 이 차이는 '정당화할 수 없는 편차(unwarranted variation)'이다.[2] 이는 의사들에게 심각한 고민 거리를 던진다. 환자들은 자신의 상태와 치료법을 의사가 신중히 고려한 뒤 최선의 치료를 권해줄 것이라 기대한다. 하지만 이 책에서 살펴본 것처럼, 질병과 치료에 대한 의학적 지식은 환자와 의사가 생각하는 것만큼 완벽하지 않다. 어떤 경우에는 의사들이 자신 있는 지식을 바탕으로 치료 결과를 정밀하게 예측할 수 있지만, 대다수의 경우에는 치료의 효과나 안전성에 대한 불확실성이 여전히 흔하다. 근거중심의학이 빈틈을 보이는 순간, 다양한 비임상적 요소들이 의료 의사결정을 좌우하게 된다.

이러한 '정당화할 수 없는 편차'의 문제는 이 책 전반에서 반복된 핵심 주제들을 하나로 아우르며, 앞으로 해결해야 할 과제들을 드러낸다. 지역별, 인종별 의료 차이는 단순히 의학적 일관성의 문제를 넘어, 실제로 의료 결정이 어떻게 내려지는지를 파악하는 일이 얼마나 어려운지를 보여준다. 언제 어떤 치료를 시행해야 하는가? 어떤 치료적 절차가 어떤 빈도로 시행되어야 하는가? 이러한 질문에 가장 적절하게 답하는 방식은 무엇인가? 이런 물음에는 단지 미국뿐 아니라 전 세계적으로, 의학적 합리성뿐 아니라 의료의 형평성과 정의라는 더 큰 가치들이 달려 있다.

관상동맥우회술은 처음부터 지역 편차가 심하게 나타난 대표적인 시술이었다. 1960년대에 뉴욕, 볼티모어, 휴스턴, 앤아버, 레닌그라드 등지의 외과의사들이 이 수술을 시도했다. 그러나 클리블랜드 클리닉의 르네 파발로로와 도널드 에플러의 업적이 주목을 받으면서 비로소 우회술이 널리 알려지게 되었다. 파발로로가 1969년 흉부외과학회의 연례 회의에서 최신 결과를 발표했을 때, 휴스턴의 외과의 에드워드 디에트리히(Edward Diethrich)는 이렇게 말했다. "수술 건수에 있어서는 남부럽지 않은 우리 텍사스 외과의사들조차 클리블랜드 클리닉의 관상동맥수술 건수에는 부러움을 느낍니다." 1970년대 초반에 우회술의 분포를 지도에 표시해봤다면, 몇몇 주요 병원만이 수백 건의 수술을 집도하고 대부분의 병원에서는 거의 시도하지 않는 매우 국지적인 양상을 보여주었을 것이다. 그러나 수많은 개척자들이 곧 전국으로 영향력을 확장했다. 파발로로는 1971년 이렇게 썼다. "우리는 그저 앉아서 기다릴 수 없습니다. 우리 앞에는 엄청난 과제가 놓여 있습니다. 이 미국의 기술은 반드시 진단과 치료를 지역사회 수준으로 확산시켜야 합니다." 그 결과 1975년에는 미국 내 거의 400개 병원이 관상동맥우회술을 시행하고 있었다.[3]

하지만 진료 패턴의 지역별 차이는 여전히 존재했다. 우회술의 급속한 확산을 조사하던 앨라배마 대학교의 연구자들은 서부 지역의 수술 시행률이 북동부 지역보다 열 배나 높다는 사실을 발견했다. 후속 연구들은 혼란을 일으키는 변수들을 줄이며 분석을 정교화했다. 한 가지 접근법은 동일한 보험 체계 안에서 지역 간 차이를 살펴보는 것이었다. 이 경우에도 여전히 지역 격차는 존재했다. 1986년 메디케어 가입자를 대상으로 한 분석에서는 우회술 시행률이 가장 높은 지역과 가장 낮은 지역 간에 3.1배의 차이를 보였다. 1993년 또 다른 메디케어 데이터 분석에서는 우회술 격차가 다소 줄어든 반면, 새로운 기술이던 관상동맥 미용술에서는 지역별 차이가 뚜렷이 나타났다.

민간 보험사도 예외는 아니었다. 캘리포니아의 카이저 퍼머넌트(Kaiser Permanente) 의료 시스템 소속 16개 병원에서 관상동맥조영술 시행률은 30%에서 77%까지 다양했다. 국가 임상시험에 참여한 환자들 사이에서도 격차가 나타났다. 혈전용해제 치료를 받은 심근경색 환자들을 대상으로 한 연구에서 관상동맥조영술은 지역에 따라 52%에서 81%까지 시술되었으며, 가장 낮은 곳은 뉴잉글랜드, 가장 높은 곳은 미국 남부였다. 혈관성형술은 22%에서 35%, 우회술은 9%에서 17%까지 차이를 보였다.[4]

의료 행위의 지역적 차이에 대한 유사한 증거는 수십 년 전부터 연구자들에 의해 보고되어 왔다. 1938년 왕립의학회(Royal Society of Medicine) 연단에 선 J. 앨리슨 글로버(J. Alison Glover)는 런던의 각 지역 간 편도절제술 시행률이 무려 27배나 차이난다는 사실을 발표했다. 1952년의 한 연구는 뉴욕주 북부의 11개 카운티에서 맹장 수술률이 두 배 차이를 보인다고 밝혔다. 이런 의료 행위의 편차에 대한 지속적인 관심은 1960년대 후반부터 본격화되었다. 1968년 국제 공동 연구팀은 리버풀, 웁살라, 뉴잉글랜드의 수술률을 비교했는데 흥미로운 지역 차이를 발견했다. 미국 외과의사들은 편도절제술, 전립선 수술, 탈장 수술을 가장 많이 시행했고, 스웨덴 의사들은 맹장과 담낭을 가장 많이 제거했다. 수술 행위의 편차는 더 미세한 수준에서도 드러났다. 캔자스 블루크로스(Kansas Blue Cross) 자료 분석에서는 맹장 수술률이 네 배, 다른 수술도 두세 배 차이가 났다.

존 웬버그(John Wennberg)와 앨런 기텔존(Alan Gittelsohn)은 버몬트 주의 의료 행태를 분석해 13개 진료권역 간 수술률에 큰 차이가 있다는 사실을 발견했다. 편도절제술은 지역에 따라 시행률이 열 배 넘게 차이가 났고, 다른 수술들도 세 배 이상의 편차를 보였다. 이들은 메인 주에서도 유사한 양상을 확인하고 다음과 같이 결론 내렸다. "작은 지역 단위에서 외과적 처치의 시행률이 다르게 나타나는 것은 예외 없이 반복되는 규칙이다."[5]

초기 연구는 대부분 외과 수술에 집중했다. 스탠퍼드대의 한 마취과 의사가 '불필요한 수술'이 이루어지고 있다고 결론 내리자, 보스턴의 피터 벤트 브리검 병원의 외과 과장이자 당시 의료계에서 가장 영향력 있는 인물 중 하나였던 프랜시스 무어(Francis Moore)는 강력히 반박했다. "단지 진료 행태의 차이가 존재한다고 해서 어느 쪽이 더 나은지 정성적 판단을 할 수는 없다"는 것이었다. 물론 "불필요한 과잉" 수술이 존재할 수는 있지만, 단순한 지역 편차만으로 그런 결론을 내릴 수는 없다고 주장했다. 무어는 또한 이 문제는 수술에만 국한된 것이 아니라고 지적했다.

곧이어 많은 연구들이 무어의 직관을 뒷받침했다. 웬버그는 수십 년간 이 문제에 천착했고, 마침내 다트머스 의대에서 경제학자와 보건 연구자들과 함께 팀을 꾸렸다. 그들은 메디케어 데이터를 취합해서 전국 단위의 진료 패턴을 도출했다. 그리고 그 결과를 1996년 《다트머스 헬스케어 아틀라스(Dartmouth Atlas of Health Care)》로 출간했다. 이 아틀라스는 지역별 의료 지출, 의사 분포, 시술률을 보여주는 화려한 색상의 지도로 구성되어 의료 행위의 지역 편차 문제를 누구나 한눈에 볼 수 있게 했다. 물론 다트머스 팀의 분석 방식과 결과를 두고 학계의 격렬한 비판도 뒤따랐다.[6] 그러나 연구자들 사이에서 편차의 정확한 정도에 대해서는 이견이 존재할 지 몰라도 지역별 편차가 존재한다는 사실과 그것이 문제라는 사실에는 모두 공감했다.

의료 행위의 편차를 지도 형태로 만든 자료들의 등장, 특히 다트머스 아틀라스의 영향력 있는 이미지들은 다시금 시각화 기술의 중요성을 일깨운다. 이 책 전반에서 다룬 바와 같이, 임상 의사와 연구자들은 죽상경화성 플라크에서부터 수술 후 인지기능 장애에 이르기까지, 다양한 질병 현상을 시각화하는 기술을 개발해왔다. 이런 시각화는 보이지 않던 것을 보이게 만들고, 그렇게 만들어진 이미지는 때때로 매우 강력한 인상을 준다. 관상동맥조영술에서 협착 부위가 드러나면 무의식적인 '안구협착반사(oculostenotic reflex)'가 유발되듯, 진료 편차 지도를 본 사람들은 그 문제의 심각성에 주목하게 되고 설명을 요구하게 된다.

지역 편차가 분명히 존재하고 "우리가 제공하는 의료의 질이 고르지 않다"는 증거를 우려한 미국심장학회와 미국 흉부외과학회는 1999년《다트머스 심혈관 헬스케어 아틀라스》를 발족했다. 288쪽에 달하는 지도와 도표로 구성된 이 아틀라스는 문제를 형형색색의 이미지로 낱낱이 드러냈다. 지역에 따라 심장외과 의사의 수는 캘리포니아 샐리너스와 뉴저지 리지우드 사이에 다섯 배 차이를 보였다. 중재 심장내과 의사의 수는 루이지애나 주 호마와 뉴욕주 버펄로 사이에서 여섯 배까지 차이 났다.[7]

관상동맥우회술과 혈관성형술의 지역별 편차는 특별한 주목을 받았다. 1996년판《다트머스 헬스케어 아틀라스》에서 캘리포니아 레딩은 전국 평균보다 42% 높은 우회술 시술률로 주목을 받았다. 1999년판 두 번째 판에서는 전국에서 가장 높은 시술률을 기록한 지역으로 지목되었다. 이곳의 우회술은 2001년에 정점을 찍었다가, 2003년에는 전국 227위로 급락했다. 대체 무슨 일이 있었던 것일까? 두 명의 지역 의사가 부적절한 수술을 시행했다는 오랜 의혹이 FBI의 형사 수사로 이어졌다. 연방 수사국은 불필요한 수술을 고의로 시행했다는 혐의를 입증하지는 못했지만, 테넷 헬스케어(Tenet Healthcare)와 해당 의사들은 민사 합의금으로 수백만 달러를 지불해야 했다.

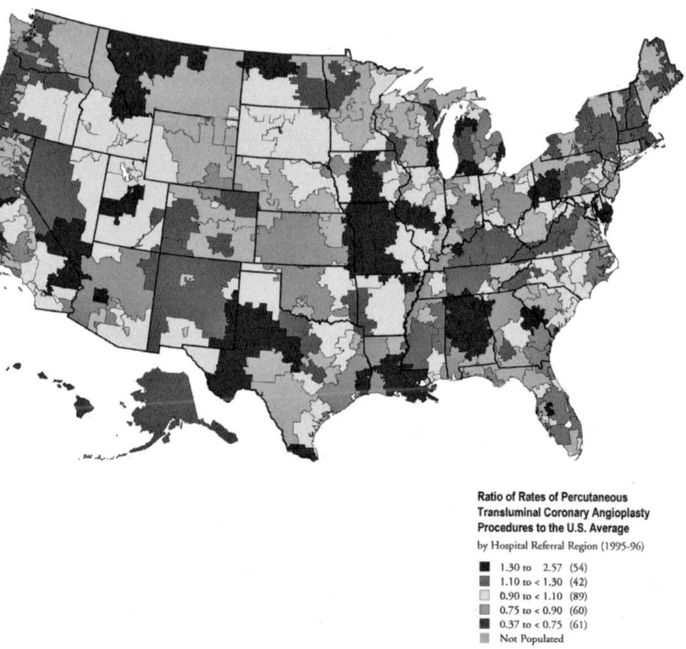

관상동맥 미용술 실시의 지역적 편차
가장 높은 지역들(캘리포니아 북부 해안, 텍사스 중서부)과
가장 낮은 지역들(샌프란시스코, 뉴멕시코)이 인접해 있다.

한편, 1999년판 《아틀라스》에서는 오하이오 주의 일라이리아(Elyria)가 전국에서 가장 높은 혈관성형술 시술률을 기록한 지역으로 나타났다. 2003년에는 그 비율이 전국 평균의 4배에 달했다. 이러한 수치를 바탕으로 《뉴욕 타임스》는 2006년 특집 기사를 게재했다. 노스오하이오 심장센터(North Ohio Heart Center)의 원장은 이들의 적극적인 치료 전략을 이렇게 옹호했다. "단 한 명의 예외도 없이, 적극적인 치료를 받은 환자가 더 나은 결과를 얻습니다." 그러나 외부의 시선은 냉담했다.

루이지애나주 라파예트의 사례는 보다 명확했다. 이곳은 2003년 당시 혈관성형술 시술률이 전국 2위였는데, 2006년 한 심장내과 전문의가 진료 기록을 조작해 정상적인 관상동맥에 불필요한 스텐트를 삽입한 혐의로 기소되었다. 그는 2009년 유죄 판결을 받고 10년형을 선고받았다.[8]

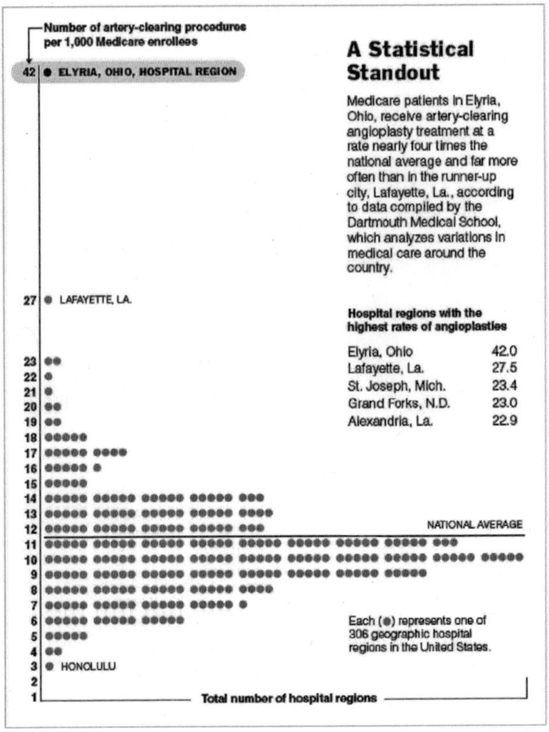

혈관성형술 비율의 지역 편차
방추형 그래프로 나타낸 여러 지역 간의 중재시술 실시의 극심한 차이

의료 행위의 지역 편차에 대한 연구가 쌓여가는 가운데, 그와 병행해서 인종 간 치료 편차를 다룬 연구도 진행되었다. 우회술의 역사 초기에 이미 인종이 치료 결정에 어떤 영향을 미치는지에 대한 긴장감이 감지되기 시작했다. 첫번째 증거는 1982년에 등장했다. 심혈관 역학자 리처드 길럼(Richard Gillum)은 백인과 흑인의 우회술 시행률에 격차가 있음을 발견했다. 그는 흑인과 백인 환자들에게 시행된 모든 수술을 비교했는데 전체 수술 건수의 흑인 대 백인 비율은 0.14로 당시 미국 인구 구성 비율과 유사했다. 그런데 우회술의 경우는 0.02로 뚝 떨어졌다. 이것은 "분명히 백인이 아닌 유색 인종, 주로 흑인 환자들이 관상동맥 재개통 시술에 접근하기 어렵다는 사실을 보여주는 결과이다."

1984년 앨라배마 대학교 연구팀은 이와 같은 경향을 다시 확인했다. 이 병원에 의뢰된 환자 중에서 백인은 2/3에 불과했지만, 전체 관상동맥조영술을 받는 환자의 96% 이상이 백인이었다. 질병의 중증도를 보정한 후에도 인종 간 차이는 계속 나타났다. 특히 여러 혈관에 병변을 가진 환자 집단에서는 백인이 흑인보다 2.5배 이상 우회술을 받을 가능성이 높았다.

이 같은 격차는 엄격하게 관리되는 임상시험에서도 사라지지 않았다. 국립보건원이 주관한 『관상동맥우회술 연구(Coronary Artery Surgery Study)』는 동일한 조영술 소견을 가진 환자들 중 백인은 59.4%가 우회술 권고를 받은 반면, 흑인은 46.5%에 불과하다는 사실을 밝혀냈다.[9]

연구자들이 어디를 살펴보든, 심장질환 치료에서 인종에 따른 차이는 존재했다. 매사추세츠 주의 자료에 따르면 임상적, 인구통계학적, 사회경제적 특성을 보정한 뒤에도 백인은 흑인보다 더 많은 조영술, 혈관성형술, 우회술을 받았다. 전국 메디케어 자료에서도 백인은 흑인보다 우회술을 받을 가능성이 세 배 높았다. 남부 여섯 개 주(아칸소, 조지아, 루이지애나, 미시시피, 노스캐롤라이나, 사우스캐롤라이나)에서는 그 비율이 여섯 배였고, 앨라배마에서는 여덟 배에 달했다.

이러한 인종 간 치료 격차에 대한 우려는 1980년대와 1990년대에 걸쳐 광범위한 연구를 촉진시켰다. 이 흐름은 2003년 미국 의학 연구소(Institute of Medicine)의 획기적인 보고서 '불평등한 치료(Unequal Treatment)'로 결실을 맺는다. 총 764쪽에 달하는 이 보고서는 치료 접근성과 결과에서 드러나는 전반적인 격차를 다루었다. 여기에서 심장학과 심장수술은 가장 비중 있게 다루어진 분야였다. 보고서의 요약본에서는 다음과 같이 단언한다. "심장질환 치료에서의 인종 간 차이는 의료 불평등의 가장 설득력 있는 증거 중 하나를 제공한다."[10]

1960년대부터 1990년대까지 지역 및 인종에 따른 의료 행위의 편차를 보여주는 증거가 쌓이자 의사들과 다른 관찰자들은 그 의미를 이해하려 애썼다. 어떤 편차의 원인은 자명했다. 왜 초기 관상동맥우회술 건수에서 클리블랜드 클리닉이 압도적이었는지는 굳이 설명할 필요가 없다. 루이지애나 주 라파예트에서 관상동맥 미용술 빈도가 갑자기 유행병처럼 번진 원인에 대해서도 배심원단이 고민할 필요가 없었다. 그러나 의학 전반에서 반복적으로 나타나는 두 배에서 세 배에 달하는 시술률 차이는 어떻게 설명해야 할까?

1983년, 미국의 권위 있는 학술기관인 국립의학원(Institute of Medicine)은 지역 간 의료 차이를 연구하기 위해 한 학술회의를 개최했다. 당시 원장이었던 프레더릭 로빈스(Frederick Robbins)는 "이 엄청난 격차가 보여주는, 잠재적으로 치명적인 증거"에 대해 우려했다. 그는 동료들에게 강하게 경고했다. "당신들이 아무리 숨기려 해도 이건 안 좋게 보입니다. 그리고 안 좋게 보이는 이유는 실제로 안 좋기 때문입니다. 전문 직역이 이처럼 행동한다는 건 적절하지 않습니다." 한편 10년 뒤, 의사이자 보건 정책 전문가인 데이비드 블루멘탈(David Blumenthal)은 퉁명스럽게 말했다. 그는 차이가 발생하는 것이 '자연스럽고 불가피한 일'이라며, "모든 아이가 평균 이상이라는 가상의 도시, '레이크 워비건*(Lake Wobegon)' 같은 곳에서나 가능한 일이지, 똑같은 질환을 가진 모든 환자가 모든 장소에서, 모든 의료 제공자에게, 모든 순간에 똑같이 치료받는다는 것은 현실적으로 상상할 수 없는 일"이라고 했다. 그럼에도 그는 이렇게 덧붙였다. 지역적 차이는 의학의 '과학적 정당성'을 약화시킨다. "겉보기에는 유사한 환자들을 의사들이 이렇게도 다르게 치료한다는 사실은 그들이 갖고 있는 지식의 기반이나 그 지식을 해석하는 능력, 혹은 그 둘 모두에 의문을 던진다."[11] 이처럼 날로 거세지는 비판에 직면한 연구자들은 의료에서 '정당화할 수 없는 편차'가 발생하는 원인을 이해하고자 나섰다. 그들이 수행한 연구는 효과나 안전성에 대한 판단만으로는 설명되지 않는 다양한 요인들이 실제 진료 결정에 영향을 미친다는 사실을 밝혀냈다.

많은 의사들은 이런 편차가 단지 기저 질환의 유병률 차이를 반영한 것일 거라

---

* 게리슨 케일러의 라디오 쇼 A Prairie Home Companion에서 배경으로 사용된 가상의 마을. 이 마을은 모든 남성이 멋있고, 모든 여성이 강하며, 모든 아이들이 똑똑하다는 식으로 묘사됨. 사람들이 자신의 능력을 평균보다 과대평가하는 심리적 경향을 나타내는 '워비건 호수 효과(Lake Wobegon Effect)'라는 용어도 있음. – 옮긴이

고 믿고 싶어했다. 하지만 이는 애초부터 설득력이 없었다. 글로버의 1938년 보고서에서도 편도선염은 여자아이에게 더 흔했지만, 편도절제술은 남자아이에게 더 많이 시행되고 있다고 밝혔다. 이후 영국, 스웨덴, 미국 간의 비교 연구는 물론 뉴욕 북부나 캔자스주 내의 소지역 간 비교에서도 비슷한 결과가 반복되었다. 의사들은 지역 간 질병 유병률 차이로는 의료 이용의 차이를 설명할 수 없다는 점을 깨달았다.

우회술 자체가 이러한 단절을 보여주는 대표적인 사례였다. 길럼은 이렇게 지적했다. "관상동맥우회술과 조영술의 지역별 이용률은 관상동맥질환으로 인한 사망률 및 이환율과 반대의 양상을 보인다." 의사들은 수술이 많이 시행된 지역에서 심장마비가 적게 발생했기를 바랐겠지만, 실제로 우회술은 선제 인구의 극히 일부분에게만 시행되었고, 예방 효과도 인구 전체의 사망률에 영향을 줄 만큼 크지 않았다. 다른 연구에서는 같은 아이오와주의 아이오와 시티보다 데모인에서 우회술이 두 배나 더 자주 시행되었지만, 관상동맥질환의 유병률은 두 지역 간 차이가 없다는 점이 확인되었다. 이런 불일치는 미국 남부 캘리포니아부터 북동부 뉴잉글랜드에 이르기까지 곳곳에서 나타났다.[12]

그렇다면 이러한 차이를 만들어낸 원인은 무엇일까? 의사들은 '재정적 이해 상충'의 유령을 걱정했다. 미국의 행위별 수가제(fee-for-service) 보험 체계는 특히 많은 비판을 받았다. 평소 동료 의사들을 적극적으로 옹호했던 프랜시스 무어조차도 문제를 인정했다. "이윤을 중시하는 내과 의사나 외과의사, 정신과 의사, 소아과 의사에게 미국은 정말 탐나는 사냥터다." 1970년대 혈관조영술과 관상동맥우회술이 급속히 퍼지자 이런 우려는 더욱 커졌다. 1979년, 애리조나의 한 의사는 의심스러운 조영술 사례들을 수집하고, 경제적 유인이 이 시술의 남용을 부추겼다고 지적했다. 앨라배마 대학 연구팀이 지역 간 우회술 이용률의 차이를 처음 보고했을 때도 그들은 수가 구조가 한 원인일 수 있다고 추정했다. 캐나다는 흥미로운 비교 사례였다. 캐나다에서는 병원이 수익을 올리는 대신 시술을 할수록 제한된 예산을 소모하게 된다. 당연히 우회술 시행률은 훨씬 낮았다.[13] 그러나 금전적 유인만으로는 모든 것이 충분한 설명이 되지는 않았다. 캔자스 블루크로스, 카이저 퍼머넌트, 메디케어처럼 내부적으로 재정적 인센티브가 존재하지 않는 보험 체계에서도 여전히 상당한 격차가 관찰되었기 때문이다.

이에 연구자들은 유사한 개념인 '공급자 유도 수요(supplier-induced demand)' 문제에 주목했다. 캔자스에서 수술 수용 능력(capacity)과 수술 이용률 사이에 뚜렷한 상관관계가 나타나는 것을 보고 보스턴의 의사 찰스 루이스는 다음과 같이 썼다. "병상, 수술실, 외과의사의 시간이 남아 있으면, 수술 건수가 늘어난다." 1960년대 후반 리버풀에는 이비인후과 의사가 12명이 있었지만 비뇨기과 의사는 단 1명뿐이었다. 연구자들은 이것이 리버풀에서 편도 절제 수술 비율이 높은 반면 전립선 절제 수술의 비율이 낮은 이유인지 반문했다. "이 도시에서 편도는 포식자에게 쫓기고 있는 한편, 전립선은 무방비 상태로 방치되고 있는 것일까?"

관상동맥 재개통술 사례 역시 이 점을 잘 보여준다. 우회술과 혈관성형술의 이용률은 모두 조영술의 시행률과 밀접하게 연관되어 있었다. 이는 당연했다. 조영술이 두 시술의 전제 조건이기 때문이다. 그렇다면 조영술의 이용률은 무엇으로 결정될까? 접근 가능성이 결정적이었다. 한 연구는 시애틀 지역의 19개 병원을 비교했다. 어떤 병원에는 조영술 장비가 있었고, 어떤 병원에는 없었다. 만약 환자가 심장마비로 응급실에 실려 온다면, 그 병원이 조영술 장비를 갖추고 있는지 여부가 매우 중요했다. 조영술이 가능한 병원에 실려 온 환자는 조영술을 할 수 없어서 다른 병원으로 의뢰해야 하는 병원에 도착한 환자보다 시술을 받을 확률이 3.21배 더 높았다. 이 연구에서는 심지어 두 종류의 병원에 모두 근무한 의사들의 의사결정을 들여다보았다. 같은 의사라도 조영술이 가능한 병원에서는 조영술을 의뢰할 확률이 두 배 더 높았다.[14]

하지만 경제적 이해관계 상충의 경우와 마찬가지로 공급자 유도 수요 가설을 뒷받침하는 근거 역시 일관되지 않았다. 의료경제학만으로는 충분한 설명이 되지 않자, 연구자들은 의료 철학으로 눈을 돌렸다. 버몬트 주의 진료 행태 차이를 연구한 존 웬버그(John Wennberg)는 1973년 의사들 사이에 '시술의 적응증과 효능에 대한 믿음에 차이'가 존재한다고 결론 내렸다. 많은 연구자들이 이에 동의했다. 캐나다의 한 연구팀은 매니토바의 특정 지역에서 자궁절제술 비율이 높은 이유를 '자궁절제술을 선호하는 외과 진료 스타일(hysterectomy-prone surgical practice style)'에서 찾았다. 또 다른 연구자들은 뉴잉글랜드 지역에서 수술 비율이 높은 이유를 '행동주의적 사회(activist society)'라는 미국 특유의 문화적 성향으로 설명했다. 미국과 영국을 비교한 존 벙커(John Bunker)는 "태도에 있어서 분명한 철학적 차이가 있다"며, "국민적 기질에 걸맞게 미국 외과의는 더 공격적인 경향이 있다"고 덧붙였다.

그렇다면 이러한 외과 철학의 차이는 어떻게 생긴 것일까? 또래 집난의 압력이 하나의 원인으로 지목됐다. 미국 국가보훈부(Department of Veterans Affairs) 소속 병원들을 보자. 환자 구성은 비교적 동질적이고, 의사들은 봉급을 받으며, 중앙의 통제력도 강한 시스템이라 연구자들은 이 병원들에서 뚜렷한 진료 행태 차이가 나타나지 않을 것이라 예상했다. 그러나 놀랍게도, 각각의 재향군인병원에서의 진료 관행은 지역 사회의 일반적인 진료 패턴을 그대로 반영하고 있었다.[15]

그렇다면 지역별 열의의 차이는 어디서 비롯되는 걸까? 의사결정 분석과 근거중심의학의 선구자인 데이비드 에디는 1984년 이 문제에 대한 자신의 진단을 내놓았다. 그는 이 현상이 '확실성'과 '불확실성' 사이의 미묘한 균형에서 비롯된다고 설명했다. "어떤 공동체의 표준이 존재하는 이유는 해당 사항에 대하여 충분한 지식이 있어서 공동체의 지도적인 인물들이 자신의 의견을 동료들에게 공유하고 그 의견이 공동체 전체의 표준으로 자리잡기 때문이다. 공동체 사이에 표준이 다른 이유는 어떤 의견이 옳은지를 확증할 만큼 충분히 알려진 것이 없기 때문이다."

의사들은 오래전부터 불확실성이 의료 결정을 뒤흔든다는 점을 알고 있었다. 1970년 한 연구팀이 메릴랜드 주의 의사들에게 임상 사례를 제시하고 치료 방안을 물었을 때, "수술 필요성에 관한 의견이 현저히 갈렸다." 연구팀은 이에 따라 "외과적 의사결정은 부분적으로만 정확한 과학 절차(semi-exact scientific process)"라고 결론지었다. 프랜시스 무어는 이 연구에 대해 외과의사들을 변호하는 대신 생물학 전체로 비판의 범위를 확장했다. "오늘날 생명과학의 본질은 불확실성이다." 에디 역시 "불확실성은 의료 행위의 모든 구석구석을 파고든다"고 덧붙였다. 복잡하고 불확실한 정보를 마주했을 때, "정직한 사람들조차 서로 다른 결론에 이르게 되는 것"은 어쩌면 자연스러운 일이다. 실제로 지역별 변이 양상을 면밀히 분석해보면, 의료적 합의가 가장 약한 분야에서 지리적 변이가 가장 크게 나타나는 경향이 있었다. 예를 들어 편도절제술처럼 의사들의 의견이 분분한 시술이 가장 큰 변이를 보인 반면, 충수절제술이나 탈장 수술처럼 비교적 의료적 합의가 확고한 수술에서는 변이 폭이 작았다.[16]

불확실성은 다른 차원에서도 드러났다. 진료 행태의 차이를 연구하는 이들이 원인을 추가로 탐색할수록, 그 원인 중 어떤 것이 진짜 중요한지를 판단하는 데 대한 불확실성도 커졌다. 1987년 지역적 진료 편차에 과한 논문 250편을 검토한 리뷰 논문은 임상 측정값부터 인종, 소득, 혼인 여부, 거주 형태, 의사 수, 지역 세수, 인구 이동률, 심지어 기후까지 다양한 변인을 살펴보았다. 이 압도적인 설명적 요인의 홍수 속에서 연구자들은 결국 "이 주요 구성 요소 중 어느 것이 진료 이용률에 영향을 미치는지 정확히 판단하기 어렵다"고 결론 내렸다.

일부 연구자들은 가장 유의미한 원인을 계량화하고자 다변량 분석에 의존했으나, 그 결과는 실망스러웠다. "회귀 분석 모델의 설명력은 낮았고, 방정식에 포함된 모든 변수를 합쳐도 진료 이용률의 상당 부분을 설명하지 못했다." 유럽의 혈관성형술의 변이를 분석한 연구자들도 비슷한 실망을 경험했다. "관상동맥 심장병 발생률, 1인당 소득, 시설과 의료진의 수 같이 명백해 보이는 설명 변수들도 유효하지 않은 것으로 나타났다"는 것이다. 결국 이들은 '정량화하기 어려운 다른 설명 변수들'을 찾아 나서야 했다.[17]

수십 년의 연구에도 이 원인에 대한 명확한 해답을 아직 찾지 못했다. 분명 영향을 미치는 요인들은 있다. 진료 패턴은 배출되는 의사의 수, 보상 정책, 지역 내 치료 기준, 치료법에 대한 확실성 정도 등에 의해 영향을 받는다. 그러나 각 요인의 영향력은 지역마다 다르며, 이 외에도 무수한 요인이 복합적으로 작용한다. 정책 입안자들이 '정당화할 수 없는 편차'를 없애기 위해 정 조준할 수 있는 단일 원인은 존재하지 않았다.

인종에 따른 의료 격차 문제 역시 답답하기는 마찬가지였다. 초기 연구들에서는 질병의 중증도를 보정했는데도 뚜렷한 격차가 관찰되었다. 널리 회자된 한 이론은 이 같은 차이를 백인과 흑인 환자의 '수술 의뢰 수용 의향 차이'에서 찾았다. 관상동맥우회술 연구(Coronary Artery Surgery Study)에 따르면, 수술을 권유했을 때 백인 환자의 90.4%가 수용한 반면, 흑인 환자는 수용 비율이 80.5%에 그쳤다. 이 결과는 환자의 선호도의 차이를 보여주는 대표적 사례로 자주 인용되었다. 그러나 연구자들이 흑인과 백인 환자들을 직접 인터뷰했을 때는 전혀 다른 결과가 나왔다. 양 집단 사이에 선호도 차이가 없거나, 흑인 환자들이 해당 시술에 익숙하지 않아서 회의적인 태도를 보였다는 것이었다. 이는 악순환이었다. 우회술을 받은 흑인 환자의 수가 적었기 때문에, 흑인 사회 내에서 우회술에 대한 친숙도가 낮을 수밖에 없었고, 그로 인해 수술을 받으려는 환자도 적었다.

인종적 편견에 대한 의문도 제기되었다. 리처드 길럼 1982년, "현재 미국에서 활동 중인 흑인 심혈관외과 의사는 30명 미만이고, 흑인 심장내과 전문의도 200명 정도로 추정된다"며, "흑인 환자에게 시행되는 관상동맥조영술과 수술은 거의 전적으로 백인 의사의 손에 맡겨져 있다"고 지적했다. 이 점이 문제일까? 많은 전문가들이 그렇다고 우려했다. 대다수가 백인인 전문의료 집단이 흑인 환자에게 상대적으로 열악한 치료를 제공할 수 있다는 것이었다. 미국 의사회의 윤리 사법 위원회는 1990년 보고서에서 "1960년대 이후 일정한 진전이 있었지만, 의료 시스템은 이 편견을 완전히 없애지 못했다"고 경고했다.[18]

하지만 분명히 편견이 존재한다고 의사들이 우려했을 때조차 그것을 실제로 입증하는 일은 여전히 어려웠다. 예컨대 1999년 한 연구에서 인종과 성별에 따라 관상동맥조영술 의뢰율에서 40%의 격차가 있다는 결과를 발표했다. 이는 언론의 큰 주목을 받았다. 그러나 이후 재분석 결과, 해당 연구가 결과를 오해의 소지가 있게 제시했으며, 실제 격차는 단 7%에 불과했고, 그것도 흑인 여성에게만 나타났을 뿐 흑인 남성에게서는 차이가 없었다는 사실이 드러났다.[19] 재분석을 실시한 연구자들은 조심스럽게 입장을 밝혔다. 의료계에 인종차별이 존재한다는 점은 부인하지 않았지만, 해당 연구가 그 근거를 과장했다고 지적한 것이다. 이렇게 불평등을 다룬 연구 역시 다시금 불확실성 속으로 빠져들곤 했다.

지리적 혹은 인종적 격차가 단지 학문적 질문에 그쳤다면, 그에 대한 불확실한 답변도 과학의 본래 특성으로 이해되었을 것이다. 이 책이 반복해서 보여준 것처럼 과학에서 어떤 질문은 답을 내리기 어렵다. 그러나 심장마비의 원인이나 우회술의 뇌 합병증 유병률을 둘러싼 논쟁처럼, 의료 행위의 지역 간 편차 문제는 매우 실용적인 함의를 갖는다. 의료 전반, 그 중에서도 관상동맥 재개통술은 거대한 산업이다. 이상적인 시술률을 설정하고, 적절한 환자에게 적절한 치료가 제공되도록 하는 것은 의료계의 핵심 과제다. 이는 의료의 합리성, 정책, 건강의 형평성과 직결된 문제이기도 하다.

의료 행위에 대한 보다 합리적인 기준을 세워야 한다는 주장은 시대를 막론하고 늘 존재해 왔다. 제2차 세계대전 이후 수십 년 동안 이러한 주장은 다양한 방식으로 제기되었다. 일부 개혁가들은 미국 식품의약국(FDA)의 후원을 받아 무작위 임상시험을 가장 신뢰할 수 있는 치료 지침으로 삼았다. 이와 병행해 임상역학이라는 새로운 과학 분야도 등장했다. 이 분야는 통계학적 사고를 임상 의사결정에 적용하고자 했다. 1970년대와 80년대에 이러한 접근법은 점차 주목을 받았고, 마침내 1990년대에는 '근거중심의학'이라는 새로운 영역이 등장했다.

하지만 근거중심의학은 기대만큼 실현되기 어려웠다. 무작위 임상시험은 사회적, 경제적, 정치적 이해관계의 영향을 받으며, 의도와는 달리 오히려 논쟁을 더 키우는 경우도 많았다. 후속 연구들이 앞선 연구의 결과를 뒤집는 경우도 빈번했으며, 이는 식이요법, 호르몬 대체 요법, 암 치료 등의 연구에서 반복적으로 나타났다. 설령 어떤 시험이 명확한 결론을 낸다 해도, 비판자들은 격렬하게 반대했다. 많은 경우에 비판자들이 내세우는 논리도 그럴 듯했다. 예컨대 1977년 처음 발표된 관상동맥우회술 무작위 임상시험에서 우회술이 극히 중증인 환자에게만 제한적인 이득을 준다는 결론이 나왔다. 그러자 외과의사들은 강하게 반발하며 이 결과를 인정하지 않았다. 더 최근에는 스타틴의 효과를 입증한 한 연구의 결과를 두고 미국, 캐나다, 유럽 각국이 서로 다른 해석을 내렸고, 각국의 진료 지침도 서로 다르게 구성되었다. 이들 모두가 '근거 기반'이라는 이름 아래 만들어진 것이었다.[20]

근거중심의학이 뿌리내리기 시작한 1970년과 80년대는 마침 '정당화할 수 없는 편차' 문제가 널리 주목받기 시작한 시기이기도 했다. 한편으로는 의료 행위의 지역별 편차에 대한 증거들이 개혁론자들의 입지를 더욱 굳건히 해주었다. 어떤 시술의 경우 그 시행 비율이 지역에 따라 열 배나 차이 나는 사례가 존재한다는 사실은 의학적 판단에 더 나은 합리성과 일관성이 필요하다는 점을 극명하게 보여주는 신호였다. 그러나 다른 한편으로 보자면 이러한 편차가 수십 년간 줄어들지 않고 계속되었다는 사실은 근거중심의학의 이상에 대한 일종의 도전이자, 의학이 여전히 완전히 합리적인 체계와는 거리가 멀다는 현실을 증명하는 것이기도 했다.

그럼에도 연구자들은 시도를 멈추지 않았다. 가장 끈질기게 노력한 집단 중 하나가 바로 랜드(RAND) 연구소였다. 원래는 냉전 시기 미국의 군사 전략, 특히 '상호확증 파괴'라는 핵 억제 전략을 설계하기 위해 만들어졌던 이 싱크탱크는 1960년대부터 그 분석 역량을 보건의료 문제에도 적용해왔다. 1980년대에 이르자 랜드 연구소는 '무엇이 적절한 치료인가'를 보다 정밀하게 정의하려는 시도에 착수했다. 연구진은 기존 문헌을 검토하고 전문가 패널을 구성하여 수백 개의 임상 상황별로 시술의 적정성에 대한 합의를 도출하려 했다.

이렇게 정립된 가상 기준을 실제 의료 현장의 관행과 비교한 결과는 충격적이었다. 관상동맥조영술의 경우 17.4%가 '부적절'한 시술로, 또 다른 8.5%는 '판단 유보(equivocal)'로 분류되었다. 관상동맥우회술은 14%가 부적절, 30%가 판단 유보였다. 하지만 이 접근법은 답보다 더 많은 질문을 낳았다. 시술의 적절성을 합의 기반으로 판정한다는 이 랜드 방식은 오히려 그런 합의가 얼마나 어려운지를 반증하고 말았다. 전문가들 간의 의견 일치율은 절반 수준에 불과했고, 1/3에 가까운 사례에서는 아예 서로 반대되는 의견이 나왔다.[21]

의사들과 정책 입안자들에게는 보다 실용적인 관심사도 있었다. 1960년대부터

1990년대 사이에 의료는 1조 달러 규모의 산업으로 성장했다. 이 같은 성장은 의료 행위 전반에 대한 감시의 눈길을 불러왔다. 의료 행위의 지역적 편차가 문제로 인식되자, 여러 차례 구체적인 정책 개입이 요구되었다. 예컨대, 메디케어*(Medicare)와 메디케이드**(Medicaid)의 도입과 고가의 신기술이 의료비를 급격히 상승시킨 1960년대 후반, 미국 의회는 건강보험 비용과 의료 서비스 효율성을 감시하기 위한 제도를 마련했다. 이들 감시 프로그램이 바로 의료 행위의 편차에 관한 초기 데이터를 생산해낸 주체였다.

1990년대 초 클린턴 행정부가 의료 개혁을 논의하던 시점에 이 문제는 다시 수면 위로 떠올랐다. 일부 연구자들은 의료비 통제 모델로 캐나다를 주목했다. 심장질환 치료는 이를 검증하기에 적절한 시험대였다. 수많은 연구들이 캐나다에서 조영술, 혈관성형술, 우회술의 시행률이 미국보다 훨씬 낮음에도 불구하고, 캐나다 심장 환자들의 건강 결과는 미국 환자들과 거의 차이가 없다는 사실을 보여주었다.[22]

오바마 행정부가 의료 개혁을 본격적으로 추진하면서, 지역 간 편차 문제는 다시 한 번 조명을 받게 되었다. 주목을 받은 곳은 텍사스주의 매캘런(McAllen)이었다. 다트머스 아틀라스는 매캘런을 미국 내 메디케어 지출이 가장 많은 지역 중 하나로 지목했다. 등록된 가입자 1인당 지출이 인근 엘파소(El Paso)의 두 배에 달했다. 매캘런 주민들은 전문의 진료를 더 많이 받고, 진단검사를 더 많이 받고, 수술도 더 자주 받았다. 그러나 더 나은 결과를 만든다는 증거가 없었다. 외과의사이자 《뉴요커》 필진인 아툴 가완디(Atul Gawande)는 이렇게 결론 내렸다. "매캘런의 과도한 의료비 지출의 주요 원인은 아주 간단하게 말하자면, 모든 면에서 불필요한 과잉 의료이다." 가완디의 에세이 《비용의 수수께끼(The Cost Conundrum)》는 백악관에서

* 미국 연방 정부가 운영하는 노령 인구 및 특정 장애인을 위한 건강보험 제도로 65세 이상이면 누구나 가입할 수 있음. - 옮긴이

** 미국 연방 및 주정부가 공동으로 운영하는 의료 보험 프로그램으로, 소득이 제한된 사람들을 위한 의료 지원을 제공. - 옮긴이

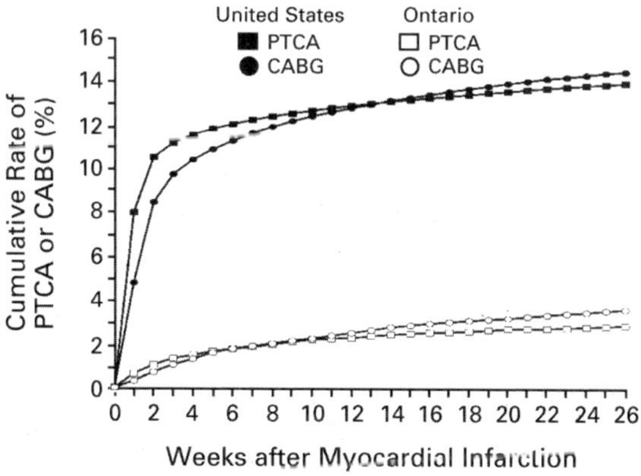

미국과 캐나다의 심근경색 후 혈관 재개통술 빈도
1991년, 미국과 온타리오주, 급성심근경색 발생 노인 환자 대상으로 실시한 경피적관상동맥 비용술(PTCA)과 관상동맥우회이식술(CABG)의 누적 발생률. 두 지역 간 혈관재개통술 실시 빈도는 미국이 온타리오에 비해 5-6배가 높았으나 심근경색 후 생존율은 두 지역 간에 비슷했다.

큰 관심을 받았다.[23]

오바마 정부는 다트머스 연구팀이 1997년에 처음 제시한 주장, 즉 과잉 의료 행위를 없애기만 해도 미국인의 건강을 해치지 않으면서 메디케어 지출의 20-30%를 줄일 수 있다는 주장에 주목했다. 그러나 이 제안은 격렬한 비판에 부딪혔다. 《월스트리트 저널》의 한 사설은 "메디케어는 의학의 전반을 비추는 거울이 아니라 놀이동산의 일그러진 거울에 가깝다"고 비난했다. 존 케리*(John Kerry)는 의료비가 많이 드는 매사추세츠 병원을 옹호하고 나섰다. 그 병원들이 '집중적인 혁신의 중심'이라고 주장하면서, 비용이 많이 드는 건 사실이지만 그 덕분에 온 나라가 혜택을 본다고 반박했다.[24] 2009년 여름, '배급제(rationing)'와 '죽음 패널(death panels)' 논쟁이 거세지자, 오바마 행정부는 지출 삭감과 지역 간 변이 해소라는 목표에서

* 2004년 미국 대선에서 민주당 대통령 후보로 나섰던 미국의 정치인이자 법조인. - 옮긴이

한발 물러섰다.*

합리성과 정책적 효율성에 대한 관심 뒤에는 공정성에 대한 우려가 따랐다. 특히 메디케어 내부에서 나타나는 정당화할 수 없는 의료 관행의 편차는 자원이 불공정하게 배분되고 있음을 의미했다. 다트머스 아틀라스는 다음과 같은 질문을 던졌다. "1인당 의료비 지출이 낮은 지역의 시민들이 자원이 풍부하고 의료 이용률이 높은 지역 주민들의 더 많은(그리고 더 비싼) 의료 비용을 보조하는 것이 공정한가?"[25] 개혁가들은 단지 '좋은' 의료를 바라는 게 아니었다. '공정한' 의료를 바랐다. 그렇다면 공정한 의료란 무엇인가? 시술 비용을 전국적으로 균일하게 정해야 할까? 그런 일이 가능하긴 한 걸까? 흑인 환자의 과소 이용을 개선할 것인가, 백인 환자의 과잉 이용을 줄일 것인가? 시술의 효과와 부작용에 대한 지식이 정말 명쾌한 길잡이가 되어줄 수 있을까? 이 책 전반에 걸쳐 살펴봤듯, 시술의 효과와 안전성에 대한 확실한 지식을 갖는 일은 생각만큼 간단하지 않다.

지역 및 인종 간 변이가 미치는 영향은 글로벌 규모에서도 불편한 진실을 드러낸다. 이는 미국에서 이 기술들이 갖는 의미 자체에 대해서도 다시 생각해보게 만든다. 관상동맥우회술은 클리블랜드에서 시작되어 빠르게 퍼져나갔다. 르네 파발로로는 1971년 고국 아르헨티나로 돌아가 심장수술 센터를 설립했다. 클리블랜드 클리닉은 1992년 우회술 25주년을 기념하며 자신들이 훈련시킨 외과의사들이 '세계 곳곳에서' 활동하고 있다고 자랑했다. 여기에는 캐나다, 에콰도르, 가이아나, 수리남, 페루, 브라질, 부에노스아이레스, 칠레, 남아프리카공화국, 이집트, 이스라엘, 시리아, 그리스, 이탈리아, 영국, 네덜란드, 폴란드, 일본, 대만, 인도, 파키스탄, 태국, 말레이시아, 호주 등이 포함되었다.[26]

* 2009년 오바마 행정부가 건강보험 개혁을 추진하던 중, 일부 보수 진영에서 정부가 치료의 우선순위를 정해 생사를 결정한다는 이른바 '죽음의 패널(death panels)' 주장을 제기해 논란이 일었다. 이 표현은 환자가 생전 유언이나 말기 치료에 대해 자발적으로 상담받을 수 있도록 하는 조항을 왜곡한 것이었다. 이 논란과 '의료 배급(rationing)'에 대한 거센 반발로 오바마 행정부는 초기 정책 목표에서 후퇴하게 되었다. – 옮긴이

그러나 어떤 나라도 처음에 미국만큼 우회술을 열정적으로 받아들이진 않았다. 예를 들어 1982년 기준으로 인구 10만 명당 우회술 시행 건수는 영국 10.7건, 호주 41건, 미국은 무려 75건이었다. 혈관성형술도 마찬가지였다. 이 시술은 스위스에서 활동하던 독일계 의사에 의해 개발되었지만, 실제로 가장 먼저 널리 시행된 곳은 미국이었다. 1991년 기준으로 미국의 시술률은 2위인 벨기에의 거의 두 배에 달했다. 유럽 내에서도 차이가 컸는데, 벨기에는 포르투갈보다 14배 높은 시술률을 보였다. 이후에도 이 격차는 계속되었다. 2009년에는 벨기에와 독일의 시술률이 미국보다 높은 반면 아일랜드, 영국, 포르투갈은 여전히 한참 뒤처져 있었다.[27]

하지만 이보다 훨씬 더 충격적인 격차는 거의 주목받지 못한 채 남아 있었다. 경제 협력 개발 기구(OECD)는 매년 각국의 관상동맥 재개통술 시술률을 그래프로 제

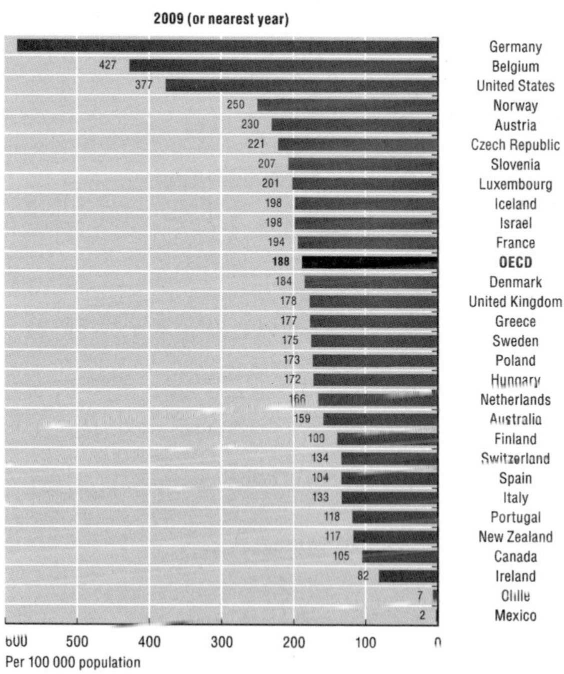

관상동맥 미용술 실시의 국제적 실태
혈관성형술 실시 빈도는 아일랜드와 독일 간에는 7배 차이, 미국과 멕시코는 거의 200배 차이가 난다.

시하는데, 2009년 통계를 보면, 독일은 10만 명당 582건, 미국은 377건, 아일랜드는 82건이었다. 도표 맨 아래, 거의 눈에 띄지 않을 정도로 작은 수치가 기록된 국가는 멕시코였다. 미국의 0.5%에 불과한 10만 명당 2건의 시술률. 이는 중저소득 국가들이 이 시술에 접근하는 데 큰 제약이 있음을 단적으로 보여준다. 인도의 경우, 1986년에 관상동맥 확장술이 도입되어 지금은 400곳이 넘는 병원에서 가능하지만, 그 절반이 불과 여섯 개 도시에 몰려 있다. 심근경색 환자의 10%도 이 시술을 받을 수 없다. 중국은 인구가 14억이 넘지만 2010년 기준 시술 건수는 2만 건에 불과했다. 같은 해 미국은 3억 인구에 100만 건이었다. 나이지리아는 2009년에야 처음으로 관상동맥 확장술을 시행했다.[28]

이런 나라들의 시술률이 낮은 것이 타당하려면 관상동맥질환 자체도 적어야 한다. 그러나 현실은 그렇지 않다. 우리는 일반적으로 심장병 하면 중국이나 인도를 떠올리지는 않지만, 20세기 후반의 도시화와 산업화는 전 세계적으로 인구 구조, 식생활, 생활습관, 질병 양상을 급격하게 바꾸어 놓았다. 인도의 심장내과 전문의 스리나스 레디(Srinath Reddy)는 이런 변화가 "개도국을 세계 심혈관질환 유행의 소용돌이 한가운데로 밀어 넣었다"고 설명했다.

세계은행이 1993년 발표한 세계 보건 통계를 보면, 심혈관질환은 전 세계 사망원인의 28.8%를 차지했고, 그중 관상동맥질환은 10.3%로 단일 질병 기준으로는 가장 많았다. 1999년 세계심장연맹은 '다가오는 세계적 팬데믹'을 경고했다. 2002년에는 인도가 심근경색 사망자 수 1위 국가가 되었고, 이어 러시아, 중국, 미국(54만 명) 순이었다. 심근경색 사망률이 가장 높은 나라는 우크라이나였으며, 상위 10개국 중 9곳이 옛 소련권 국가였다. 미국은 33위에 머물렀다. 2011년에는 유엔이 비감염성 질환에 관한 정상 회담을 열었는데, 이는 유엔 역사상 국가 원수들이 모여 질병을 논의한 두 번째 사례였다.[29]

저소득 및 중산층 국가에서 관상동맥질환과 심장마비의 증가에도 불구하고 관상동맥 혈관 재개통술의 증가가 뒤따르지 않는 이유는 무엇일까? 관상동맥 혈관 재개통술의 적절성에 대한 논쟁은 수십 년 동안 계속되었지만, 1990년대에 이르러

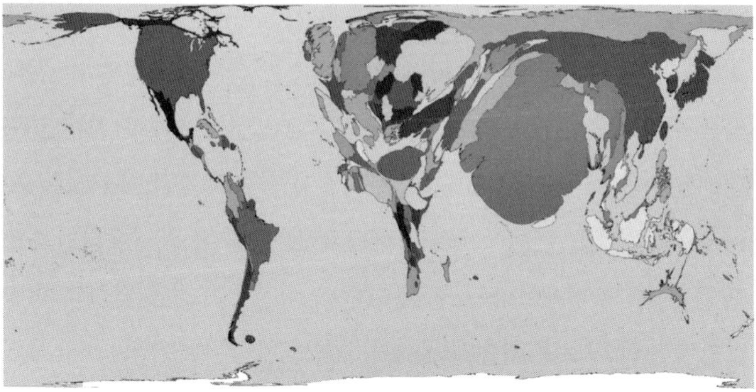

2002년 심장마비 사망 통계
각국의 면적과 모양을 심장마비 사망률에 비례하여 변화시켜 그린 지도. 놀랍게도 인도가 제일 높다.

심장마비 환자가 증상 발생 후 90분 이내에 혈관성형술을 받으면 생존율이 향상된다는 사실에 관해서는 안정적인 합의가 도출되었다. 의사들은 이 점에 동의한 후 비용과 실현 가능성에 대한 문제에 집중했다. 1990년대 유럽의 보건당국자들은 심장마비를 겪는 모든 환자에게 혈관성형술을 제공하는 데 엄청난 비용이 들 것이라고 우려했다.[30] 의료 자원이 부족한 다른 국가에서는 혈관성형술과 우회술이 완전히 무시되었다. 1992년 세계은행은 고혈압이나 고콜레스테롤혈증 치료와 함께 심장수술을 "공적 자금이 투입되기에는 매우 매력적이지 않은 투자"라고 했다. 1993년에는 아스피린이나 혈압약과 같은 "상대적으로 비용 효율적인 조치"의 가치를 인정하면서 입장을 완화했지만, 심장수술에 대해서는 선을 그었다: "많은 의료서비스는 비용 대비 효과가 매우 낮기 때문에 정부는 필수 임상 패키지에서 제외하는 것을 고려해야 할 것이다. 저소득 국가에서는 심장수술이 여기에 포함될 수 있다." 1998년 미국 의학 연구소는 예방과 저비용 약물을 권장하고 가난한 국가에 혈관조영술, 혈관성형술, 우회술 등 "정교하고 값비싼 기술"을 피하라고 조언했다. 보스턴의 한 심장 전문의는 예방된 장애 보정 생존 연수*(averted disability-adjusted life-year) 당 비용에 따른 시술 순위를 매겼다. 담배세 인상은 3달러에서 52달러, 심장마비 예방을 위한 아스피린은 9달러에서 20달러, 트랜스 지방 금지는 25달러에서 2300 달러, 혈전용해술은 16,000달러, 우회술과 약물의 전체 패키지는 24,000달러에서 72,000달러에 이르는 것으로 나타났다. 2011년 유엔 정상회의의 보고서는 당연히 예방, 행동, 라이프스타일, 특히 담배와 식단에 초점을 맞췄다: "예방은 비전염성 질병에 대한 글로벌 대응의 초석이 되어야 한다."[31]

이 모든 집단은 사실상 생명을 구하는 치료법은 자원이 부족한 환경에 적합한 기술이 아니라고 주장했다. 적정 기술이라는 개념은 제2차 세계대전 이후 등장했다. 당시 원자폭탄의 충격은 과학과 기술 진보의 가치에 대한 오랜 믿음을 산산조각 냈다. 의학계에서도 비슷한 환멸이 나타났다. 특히 새로운 생명 유지 기술이 임종 과정을 어떻게 혼란스럽게 만들었는지에 대한 우려가 컸다. 학자와 활동가들은 기술을 인간 관계와 재조정할 방법을 모색했다. 특히 어떤 기술이 특정 사회에 적합한지 궁금해했다. 예를 들어, 1950년대와 1960년대에 나바호 보호구역에서 일한 코넬대 의사 팀은 최첨단 의료기술이 빈곤한 보호구역에 적합하지 않다는 결론을 내렸다. 의학이 제공할 수 있는 것과 건강 상태를 개선하는 데 필요한 것 사이에는 '기술적 불일치'가 있었다. '적정 기술'을 지지하는 사람들은 기술에 대한 결정이 그 가치에 대한 솔직한 토론을 통해 이루어지기를 바랐다.[32] 그러나, 1990년대 이후 회의론자들은 이 아이디어가 자원이 부족한 사람들에게 값비싼 기술을 제공하지 않는 구실로 악용되고 있다고 점점 더 우려하고 있다.

HIV/AIDS를 생각해 보자. 1990년대 후반부터 2003년까지 의사와 공중보건

---

* 우선 장애 보정 생존 연수(DALY)는 질병으로 인한 사망과 장애발생을 통합하여 질병에 대한 부담을 측정할 수 있도록 WHO에서 개발된 개념으로, 질병으로 인한 조기 사망에 따른 손실 수명 년수를 말한다. 반대로 예방된 장애 보정 생존 연수(ADALY)는 조기 사망이나 질병, 장애로 인해 상실되었던 건강 년수(DALY)를 예방하거나 줄인 것을 의미한다. 즉, 건강 문제를 해결하거나 예방하여 DALY가 줄어든 정도를 나타내는 지표. – 옮긴이

전문가들은 1인당 연간 2만 달러의 비용이 드는 항레트로바이러스 치료제를 저소득 국가에 도입할지 여부를 놓고 논쟁을 벌였다. 많은 사람들은 그렇게 해서는 안 된다고 주장했다. 예방이 훨씬 더 비용 효율적이라는 주장이었다. 엄청난 약값을 고려할 때 항바이러스 치료는 적절한 기술이 아니었다. 치료 활동가들은 이 논리를 거부했다. 그들은 '적정 기술'이라는 수사는 가난한 나라 사람들에게 의료서비스를 제공하지 않을 핑계거리를 줄 뿐이라고 주장했다. 이들은 생명을 구하는 치료법에 대한 접근은 인권이라고 주장하며 예방 합의에 이의를 제기했다. 또한 에이즈 치료제의 비용을 1인당 연간 100달러 미만으로 낮출 수 있다는 것을 보여주었다. 이러한 가격 하락은 비용 효율성에 대한 계산을 바꾸고 적정성에 대한 이해를 변화시켰다. 2003년 미국과 세계보건기구는 에이즈 구호를 위한 대통령 긴급 프로그램과 에이즈, 결핵 및 말라리아 퇴치를 위한 글로벌 기금 등 대규모 치료 프로그램을 시행했다.[33]

전 세계적 HIV 치료의 성공은 미래의 도전에 대한 문을 열어준다. 관상동맥질환은 전 세계적으로 주요 사망 원인이 되었지만 치료를 위한 자원은 거의 존재하지 않는다. 2007년 국제 보건 지원 중 비전염성 질병에 사용된 비율은 3% 미만이었다. 2011년 유엔 정상회의에서 비감염성 질환에 대한 지원을 촉구하는 목소리가 높았지만 그들은 자원이 충분하지 않다는 것을 알고 있었다. 예를 들어 미국은 전반적인 보건 지원을 늘릴 계획이 없었고, 자원을 HIV/AIDS와 모자 보건과 같은 기존 우선순위에서 다른 곳으로 돌리는 것을 원하지 않았다. 상대적인 소홀함은 이해하기 어렵지 않았다. 국제 보건계는 전통적으로 관상동맥질환을 부유하고 나이 든 인구의 문제로 보고 가난한 국가에서는 큰 문제가 되지 않을 것이라고 생각했다. 관상동맥질환은 식습관, 흡연, 운동 등 개인의 선택에 따른 결과로 간주되어 정부의 개입이 필요하지 않은 경우가 많았기 때문이다. 한 심혈관 질환 옹호자 그룹은 심장질환은 "국제적인 동정이나 지지를 이끌어낼 수 있는 특징이 거의 없다"고 결론지었다.[34]

가능성의 조건이 다시 바뀔 수 있을까? 에이즈 운동의 역사에 자극을 받은 일부 심장 전문의와 공중 보건 당국자들은 최근 몇 년 동안 개발도상국의 심장치료에 대한 보다 진지한 노력을 촉구하기 시작했으며, 이는 예방과 저렴한 약물치료에 그치지 않을 것이다.[35] 수천 달러의 비용으로 손상된 심장판막을 교체하면 환자의 수명을 15년 또는 20년 연장할 수 있다. 시기적절한 혈관성형술은 심장마비 환자의 생명을 구할 수 있다. 그러나, 전 세계적으로 건강 형평성에 대한 요구가 높아지는 가운데서도 심장수술이나 중재 시술에 대한 전 세계적인 접근을 진지하게 촉구하는 사람은 아무도 없었다. 심장마비, 고혈압, 류마티스성 심장질환에 대한 글로벌 기금이나 대통령 긴급 프로그램도 없다. 에이즈, 결핵, 말라리아를 합친 것보다 심장질환으로 매년 더 많은 사람이 사망하는 만큼 그 필요성은 매우 크다. 매년 수백만 명의 생명을 구할 수 있는 기술이 존재한다. 하지만 혈관성형술이나 심장수술에 대한 접근성을 인권의 위기로 인식하는 사람은 아무도 없다.

분명 많은 장애물이 존재할 것이다. 인력을 교육하고 필요한 인프라를 구축하려면 많은 비용이 들 것이다. 모든 환자에게 적시에 치료를 제공할 수 있는 의료시스템과 응급 의료서비스를 설계하는 것도 쉽지 않을 것이다. 미국에서 문제가 되고 있는 의료서비스의 남용과 지속 불가능한 비용을 막는 것은 매우 중요한 문제이다. 하지만 심장수술 및 중재적 심장시술에 대한 높은 비용은 좀 싸질지도 모른다. 비용은 혈관성형술의 급성기 개입과 짧은 입원에 집중되어 있다. 이 비용의 대부분은 카테터와 스텐트를 제조하는 의료기기 회사들이 엄청난 이윤을 남기며 가져간다. 인도나 중국의 장치 회사들이 인도와 중국 제약회사의 선례를 따라 제네릭 스텐트를 생산하기 시작하면 비용이 크게 떨어질 수 있다.

이 제안은 귀중한 사고 실험을 제공한다. 전 세계 보건 전문가들에게 이 아이디어를 제안했을 때 아무도 열광하지 않았다. 어떤 이들은 에이즈 피해자는 더 젊기 때문에 치료받아 마땅하지만 심장마비는 그보다 우선 순위가 떨어진다고 주장한다. 다른 이들은 개발도상국의 심장질환은 전염성이 없고 공여국에 직접적인 위협이 되지 않기 때문에 지속적인 국제 원조의 동기가 되지 못한다고 주장한다. 또 다른 사람들은 자금 지원은 제로섬 게임이므로 투자금을 더 나은 투자처에 사용해야 한다고 말한다. 혈관 재개통에 회의적인 사람들은 이 시술이 미국에서 남용되고 있으며 이러한 남용을 다른 곳으로 수출하는 것은 잘못된 일이라고 덧붙인다.

그러나 이러한 주장은 근본적인 문제를 회피한다. 미국과 다른 부유한 국가들은 심장치료, 특히 혈관성형술에 막대한 투자를 하고 있지만, 다른 곳에서는 이러한 치료에 자금을 지원하지 않고 있다. 이런 불일치는 두 가지 중 하나를 의미한다. 우리가 관상동맥 혈관 재개통술에 전념하고 있지만 자원이 부족한 환경에 있는 사람들이 그에 상응하는 치료를 받을 자격이 있다고 생각하지 않거나, 치료를 제공할 책임이 없다고 생각한다는 의미일 수 있다. 또는 자원이 부족한 환경에 필수적인 의료서비스를 제공하기 위해 최선을 다하고 있지만 혈관성형술과 우회술을 필수적인 치료로 간주하지 않는다는 의미일 수도 있다. 두 가지 설명 모두 우리에게 와 닿지 않는다. 관상동맥 재개통술의 적정 수가는 어느 정도일까? 형평성과 사회 정의를 고려할 때 미국뿐만 아니라 전 세계 모든 사람을 대상으로 하나의 목표를 설정하는 것이 좋다. 그 비율이 높을지 낮을지는 아직 미지수이다.

심장질환에 대한 정당화할 수 없는 편차와 전 세계적 대응에 내재하는 긴장은 의학적 의사결정의 오랜 과제를 보여준다. 미국에서의 진료 편차는 의사결정에 영향을 미치는 경제적, 사회적 압력의 불안정한 구성을 보여준다. 저소득 및 중간 소득 국가에서 혈관 재개통술에 대한 결정은 효능과 안전성에 대한 지식이 아니라 다른 가치, 특히 사회가 부족한 의료 자원에 투자하는 방식과 기부 국가가 기꺼이 제공하려는 자원에 따라 달라진다. 일부 정책 전문가들은 그와 같은 편차는 피할 수 없는 것이라고 주장한다. 그러나 이 경우에는 상황을 있는 그대로 받아들이는 태도를 지양해야 할 수도 있다. 문제를 해결하려면 문제의 기원에 대한 복잡한 이해와 창의적인 해결책을 찾기 위한 진지한 노력이 필요하다.

존 헌터는 수십 년 동안 자신을 괴롭혀온 협심증을 멈출 힘이 없다고 느꼈다. 그는 병의 경과를 바꿀 수도, 자신을 둘러싼 못된 인간들의 행동을 통제할 수도 없었다. 오늘날 관상동맥질환을 앓고 있는 사람들은 20세기에 의사들이 개발한 놀랍도록 다양한 치료법 덕분에 훨씬 더 나은 전망을 가지고 있다. 빌 클린턴과 그를 담당한 의사들은 선제 공격을 감행하여 관상동맥의 플라크를 우회하기 위해 4개의 이식편을 삽입하기로 결정했다. 그들은 이 새로운 혈액 공급로를 구축함으로써 클린턴이 심장마비를 연이어 겪다가 결국 심부전으로 사망한 또 다른 전직 대통령 드와이트 아이젠하워의 운명을 피할 수 있기를 바랐다. 그러나 일부 전문가들은 클린턴의 결정에 의문을 제기했다. 한 심장 전문의는 공개 서한을 통해 플라크 파열 가설과 뇌 합병증 위험을 모두 언급하며 클린턴이 식단 및 기타 생활습관 변화에 노력을 집중했어야 한다고 주장했다.[36]

클린턴이 직면한 어려움은 쉽게 공감할 수 있다. 의사와 환자들은 이제 치료의 풍요로움에 대한 당혹감에 직면해 있다. 사람의 몸, 질병, 치료법이 복잡하기 때문에 선택 가능한 치료법에 대한 충분한 지식이 부족한 경우가 많다. 의사들도 같은 정보를 제공하더라도 환자마다 선호도가 다를 수 있다는 점을 존중하게 되었다. 일부 여성은 임신 결정에 도움이 되는 적극적인 산전 검사를 원하지만 모두가 그런 것은 아니다. 일부 암 환자는 가장 적극적인 치료만을 원하는 반면, 다른 암 환자는 '감시적 관망(watchful waiting)'이라는 모호함을 기꺼이 감내한다.[37]

최근의 발전은 의학적 의사결정의 광범위한 궤적에 대해 상반된 메시지를 주고 있다. 미국 질병예방 특별위원회(USPSTF)는 2009년에 유방암 검진을 덜 공격적으로 실시할 것을 권고하면서 말벌집을 걷어찼다. 하지만 2011년 전립선암에 대해서도 비슷한 권고를 내렸을 때는 큰 반향을 불러일으키지 못했다. 의료 문화가 가능한 모든 것을 하는 것에서 의료기술을 보다 신중하게 사용하는 방향으로 미묘하게 변화한 것일까?[38] 다른 분야에서는 그 반대의 현상이 나타났다. 심장외과 의사와 심장내과 의사들의 주도로 신경외과 전문의, 신경과 전문의, 중재 방사선 전문의가 경동맥과 뇌동맥의 죽상경화성 플라크를 치료하여 뇌졸중 예방을 위한 우회술과 풍선혈관성형술을 사용하기 시작했다. 혈관 재개통술의 직관적인 매력은 효과에 대한 명확한 증거가 없는 상황에서 공격적인 개입을 유도했다. 이제 대규모 임상시험에서 뇌혈관 재개통술에 대한 의구심이 제기되었으므로 환자와 의사가 이러한 치료에서 물러날지 여부는 아직 지켜봐야 한다.[39]

이 책은 의학적 결정이 왜 그렇게 어려운지를 보여준다. 치료법이 효과가 있을 거라고 생각하는 이유는 무엇일까? 치료 효과에 대한 기대는 개인적인 경험, 임상시험 또는 질병 기전에 대한 가설에서 비롯된다. 설상가상으로 의사와 환자는 경쟁하는 질병 모델과 일관성 없는 임상시험의 결과와 씨름해야 한다. 치료 효과에 대한 믿음은 순환을 거듭하며 의사가 질병 기전에 대해 생각하는 방식을 바꿀 수 있다. 이로 인해 의학지식이 치료 열정의 변덕에 노출될 수 있다. 우리는 무엇을 할 수 있을까? 환자와 의사는 건강한 회의주의를 가지고 의학지식에 접근해야 한다. 근거중심의학을 지지하는 사람들은 효능에 대한 다른 사고방식의 힘을 이해해야 한다. 특히 우회술이나 혈관성형술과 같이 눈에 보이는 기계적인 치료법이 널리 알려진 질병 모델을 직접적으로 해결한다면, 그 치료법은 의심의 여지없이 그 효과를 인정받게 될 것이다. 효능에 대한 사고의 복잡성을 이해해야만 치료 결정을 내리는 방법을 안내할 수 있다.

우리는 왜 어떤 치료가 안전하다고 생각하는 것일까? 의사는 치료 기전에 대한 지식을 바탕으로 일부 합병증을 예측할 수 있지만, 이는 불완전한 과학이다. 그리고 합병증이 예측되더라도 그다지 주목을 받지 못하는 경우도 있다. 많은 요인이 연구자들의 관심을 치료 합병증에서 멀어지게 하고 불확실성을 해결하지 못하도록 방해한다. 해결책은 설계하기는 쉽지만 구현하기는 어렵다. 연구자들은 측정 가능한 모든 생리적 매개변수에 대한 데이터를 수집할 수 있다. 연구자들은 편의적인 대리 지표에 초점을 맞추던 방식에서 벗어나 개방형, 환자 중심의 결과로 전환할 수 있다. 임상연구에 참여한 모든 환자에 대한 장기 추적 데이터를 수집할 수 있다. 하지만 어떤 연구도 이렇게까지 하고 있지는 않다. 문제는 환자와 의사의 가치와 병원, 전문 학회, 학술지 편집자, 정부 규제 기관이 설정한 요구사항을 반영하는 우선순위 결정의 문제이다.

올바른 의학적 결정을 내리려면 단순히 효능과 안전성에 대한 지식을 향상시키는 것 이상이 필요하다. 의사결정에 영향을 미치는 가치를 명확히 하고, 의사결정 프로세스를 개선해야 한다. 보다 합리적인 의료 행위의 근거를 마련하기 위해 많은 모델이 제안되었다. 의사들은 근거중심의학 및 비교 효과 연구를 통해 치료 개혁을 모색했다. 사용자와 보험사는 의료행위를 규제(및 제한)하기 위해 관리 의료 기법을 도입했다. 경제학자와 정책입안자들은 환자 개인의 의학적 이익뿐만 아니라 더 넓은 사회의 재정적 건전성을 고려하는 비용 효과 분석의 경제적 합리성을 도입했다. 환자 중심 치료를 지지하는 사람들은 환자에게 현실적인 치료 결과에 대한 최선의 지식을 제공하기 위한 진지한 노력을 바탕으로 공동 의사결정 모델을 제안했다. 연구에 따르면 환자에게 충분한 정보를 제공하면 공격적인 개입을 추구할 가능성이 줄어드는 것으로 나타났다. 안타깝게도 다른 연구에 따르면 의사가 환자에게 치료 옵션에 대한 완전한 정보를 제공하지 않는 것으로 나타났으며, 한 설문조사에 따르면 혈관성형술 환자의 16%만이 치료 선호도에 대한 질문을 받은 것으로 나타났다.[40]

이러한 모든 개혁은 저항을 불러 일으켰다. 근거중심의학은 임상시험의 불완전한 결과에 의존한다. 관리형 의료는 이용률 검토자의 개입에 분개하는 환자와 의사들의 분노를 샀다. 비용 효율성 분석은 의료 배급에 대한 두려움을 불러일으킨다. 공유의사결정(SDM)은 환자에게 부담을 주며, 일부 환자들은 의사에게 결정을 맡기고 싶어 한다. 개혁은 의사와 환자가 안전성, 유효성, 비용 등 올바른 정보를 알면 올바른 결정을 내릴 것이라는 공통의 희망에 기반하고 있다. 하지만 상황은 이보다 더 복잡하다.

질병 모델부터 임상시험에 이르기까지 효능에 대한 다양한 정보 출처가 존재한다. 어느 것에 더 가중치를 두어야 할까? 치료 합병증의 관련성을 평가하는 방법에도 여러 가지가 있다. 결정을 내리는 방법도 다양하다. 근거 기반 결정, 비용 효율적 결정, 환자 중심 결정 중 어떤 결정이 최선의 결정일까? 이는 가치관의 문제이다. 합리적인 사람들이라도 서로 동의하지 않을 수 있다. 따라서, 개혁은 단순히 그 물망의 실 한 가닥만 대상으로 해서는 안된다. 의사와 정책입안자들은 의학적 결정을 보다 안정적인 토대 위에 놓기 위해 질병과 치료법의 복잡성에 대한 정교한 사고 방식을 개발해야 한다. 역사적 분석은 의학적 결정에 영향을 미치는 각 당사자들의 이해관계와 그들에게 동기를 부여하는 가치를 명확히 함으로써 중요한 역할을 할 수 있다.

앞으로 어떤 일이 벌어질까? 적어도 미국과 유럽에서는 앞으로 관상동맥 재개통술 비율이 감소할 가능성이 높다. 감소할 것이라고 보는 데는 여러 가지 이유가 있다. 한 가지 중요한 요인은 관상동맥질환의 감소이다. 미국의 심장 사망률은 1960년대에 정점을 찍은 이후 60% 이상 감소했다. 식습관, 운동, 흡연, 의료 서비스의 변화, 그리고 사회와 경제의 광범위한 변화가 모두 기여했다. 이러한 추세가 계속된다면 심장질환은 가까운 장래에 주요 사망 원인의 지위를 잃게 될 것이다. 관상동맥질환에 대해 이미 알려진 사실, 특히 식습관, 운동, 흡연 및 기타 위험요인의 역할을 잘 활용하여 질병의 부담을 줄이면 더 감소할 수 있다.[41] 혈관 재개통에 대한 압력은 나른 방향에서 올 수도 있다. 점점 더 제한적인 자원으로 인해 현재의 건강 관리 우선순위를 재평가하고 비용 효율성을 고려해야 할 수도 있다. 이렇게 되면 관상동맥 혈관 재개통술에서 다른 치료 및 예방 전략으로 자원이 이동하게 될 것이다.

중저소득 국가들의 미래는 더욱 불투명하다. 한때 역학자들은 개발도상국이 만성 및 퇴행성 질환에 대한 부담 없이 전통적으로 문제가 되었던 감염병에 대한 부담을 덜 수 있는 대안적인 역학 전환을 꿈꿨다. 하지만 그런 일은 일어나지 않았다. 대신 문명의 이기가 뿌리를 내리는 동안 한편으로 오래된 전염병은 사라지지 않고 있다.[42] 심혈관 질환이 마침내 세계 보건 정책 입안자들의 관심을 받기 시삭했지만, 치료 접근성에 엄청난 격차가 존재함에도 그것이 불공평하다는 인식을 아직 불러일으키지 못하고 있다. 심장질환의 유행이 심화됨에 따라 관상동맥 혈관 재개통술에 대한 수요는 필연적으로 증가할 것이다. 이는 건강과 사회 정의에 어려운 딜레마를 야기할 것이다. 개발도상국이 예방과 저비용 제약 요법을 위해 고가의 기술 집약적인 심장질환 치료법을 포기하기를 정말로 기대한다면, 우리는 우리 자신의 선택이 어떤 선례를 남겼는지 깊이 생각해야 할 것이다.

우리 자신을 위해 내리는 결정과 글로벌 커뮤니티의 일원으로서 내리는 결정은 의학과 질병에 대해 알려진 모든 것을 활용해야 한다. 분자생물학에서 비교 효과 연구에 이르기까지 생물의학 연구는 많은 것을 제공하지만, 그것이 전부가 될 수는 없다. 질병과 치료법은 우리 사회의 구조와 가치에 영향을 미치는 사회적 과정이다. 우리가 살고 있는 복잡한 세상의 어수선한 세부 사항 때문에 의사와 정책입안자들은 존 헌터가 나쁜 놈들에게 당했던 것처럼 괴로워한다. 그렇다고 그 복잡성을 외면해서는 안 되는 것이다. 우리의 질병, 가능한 치료법, 그 차료의 결과, 그리고 그 모든 과정을 통해 알게된 것들에 영향을 미치는 복잡한 사회적 상호관계를 잘 이해해 내야만 한다. 심장질환이라는 전 세계적 도전에 가장 잘 대응하기 위해, 우리가 하게 되는 '의사결정'이 21세기, 미래를 위한 '의사결정'은 어떠해야 하는 가를 보여주게 될 것이다. 우리는 그 '의사결정'을 더욱 확실하게 잘 해 두어야 할 필요가 있는 것이다.

Notes

Notes

도입: 풍요 속의 고민

1. Heberden, "Some Account" (1772). See also Proudfit, "Origin of Concept" (1983); Proudfit, "John Hunter" (1986).
2. Quoted in Sanders, "Inner World" (1962): 691.
3. Proudfit, "John Hunter" (1986); Heberden, "Some Account" (1772); Alberti, "Bodies, Hearts, and Minds" (2009): 799.
4. McFadden and Altman, "Clinton Is Given Bypass" (2004) [cigar, cliff]; McFadden, "Clinton Suffers Pains" (2004) [potentially].
5. Baker and Macropoulos, "Bill Clinton" (2010).
6. Effler, comment in Favaloro and others, "Myocardial Revascularization" (1967): 370.
7. Stallones, "Rise and Fall" (1980).
8. Early history: Michaels, Eighteenth-Century Origins (2002). Mortality data: CDC, "Leading Causes" (2009). American disease: Leary, "Mallory Institute Dedication" (1933): 7. Skeptics: Bolduan and Bolduan, "Is the 'Appalling Increase' Real?" (1932).
9. NHI: Fye, American Cardiology (1996). Eisenhower: Lasby, Eisenhower's Heart Attack (1997). Reversal: Havlik and Feinleib, Proceedings (1979); Jones and Greene, "Contributions of Prevention and Treatment" (2012). Global burden: Mathers and Loncar, "Projections" (2006).
10. Evans, "Losing Touch" (1993); Greene, "Releasing the Flood Waters" (2005); Jones, Podolsky, and Greene, "Burden of Disease" (2012).
11. Rosenberg, "Pathologies of Progress" (1998).
12. Rosenberg, "Disease and Social Order" (1986); Brandt, No Magic Bullet (1987); Hacking, Social Construction (2000): 125-62; Duffin, "Disease Game" (2005).
13. Erickson, Language of the Heart (1997); Blair, Victorian Poetry (2006); Alberti, Matters of the Heart (2010), especially pp. 140-56. The shift in attention is paralleled by the paucity of work on the history of heart disease compared with that of other ailments. This is a blindspot in the medical social sciences. The few good works on the subject include Aronowitz, Making Sense of

Illness (1998); Fye, American Cardiology (1996); Howell, Heart Attack (forthcoming).
14. Effler, "Surgery" (1968): 43.
15. Fye, "History of the Origin" (1994).
16. Histories: Fye, "Coronary Arteriography" (1984); King, "Development" (1998). Early attempts: Radner, "Attempt" (1945); Lemmon and others, "Suprasternal" (1959).
17. Sones and Shirey, "Cine Coronary Angiography" (1962); Sones to Roy (1963); Mearns, "Effler and Sones" (1973).
18. Shumacker, Evolution (1992): 129-42; Jones, On the Origins (in preparation).
19. Favaloro, "Saphenous Vein Autograft" (1968); Grüntzig, "Transluminal" (1978).
20. Lawrence and Hall, 1997 Summary (1999); Hall and others, National Hospital—2007 (2010).
21. Ford and others, "Explaining the Decrease" (2007); Jones and Greene, "Contributions of Prevention and Treatment" (2012).
22. Therapeutics in context: Rosenberg, "Therapeutic Revolution" (1977); Pernick, Calculus of Suffering (1985); Warner, Therapeutic Perspective (1986); Pressman, Last Resort (1998); Lerner, Breast Cancer Wars (2001). Social efficacy: Rosenberg, Our Present Complaint (2007): 9-10; Aronowitz, "Converged Experience" (2009). Therapeutics gone astray: Scull, Madhouse (2005).
23. Surveys and oral histories: Baldry, Battle Against Heart Disease (1971); Shumacker, Evolution (1992); Weisse, Heart to Heart (2002); Stoney, Pioneers (2008). Transplantation and pacemakers: Fox and Swazey, Courage to Fail (1974); Jeffrey, Machines in Our Hearts (2001); Pollock, "Internal Cardiac Defibrillator" (2008). Angioplasty: Monagan and Williams, Journey into the Heart (2007). Critics: Millman, Unkindest Cut (1977); Ozner, Heart Hoax (2008). Patient memoirs: MacKenzie, "Risk" (1970); Stutz, "Pump Head" (2003). The literature remains much thinner than that on many other medical topics.
24. Jones, "Visions" (2000).
25. Eight-five percent: Feldman and others, "Comparison of Outcomes" (2006): 1336. Fifteen percent: Chan and others, "Appropriateness" (2011).
26. McGlynn and others, "Quality of Health Care" (2003).
27. Overuse: Brownlee, Overtreated (2008); Hadler, Worried Sick (2008); Lenzer and Brownlee, "Reckless Medicine" (2010); Freedman, "Lies, Damned Lies" (2010). Angioplasty survey: Fowler and others, "Decision-Making Process" (2012). Clinical cascade: Epstein, "Use of Diagnostic Tools" (1998): 1197; Topol and Nissen, "Our Preoccupation" (1995).
28. Nostalgia: Brandt and Gardner, "Golden Age" (2000). Evidence-based medicine: Timmermans and Berg, Gold Standard (2003); Daly, Evidence-Based Medicine (2005); Weisz and others, "Emergence" (2007); Marks, "What Does Evidence Do?" (2009). Other authorities: Isaacs and Fitzgerald, "Seven Alternatives" (1999). Shared decision making: Sepucha and Mulley, "Perspective on the Patient's Role" (2009). Insider perspectives: Thomas, Youngest Science (1983); Gawande, Complications (2002); Groopman, How Doctors Think (2007); Gawande, Checklist Manifesto (2010); Groopman and Hartzband, Your Medical Mind (2011).
29. Institute for Motivational Research, Research Study on Pharmaceutical Advertising (1955), quoted in Greene and Podolsky, "Keeping Modern" (2009): 342 [misery]; Dartmouth Atlas 1998

(1998): 114 [dilemma].

30. Rapp, Testing Women (1999): 220-36.
31. Brandt, Cigarette Century (2007): 159-210; Proctor and Schiebinger, Agnotology (2008); Conway and Oreskes, Merchants of Doubt (2011). See also Jasanoff, "Songlines of Risk" (1999).
32. As demonstrated well by organ transplantation and reproductive technology: Fox and Swazey, Courage to Fail (1974); Lock, Twice Dead (2002); Thompson, Making Parents (2005).
33. "Doctor-Owned Specialty Hospitals" (2003); Casalino and others, "Focused Factories?" (2003); Desmon and Little, "St. Joe's" (2009).
34. Bosk, Forgive and Remember (1979); Good, "How Medicine Constructs" (1994); Mol, Body Multiple (2002); Schlich, "Emergence of Modern Surgery" (2004); Saunders, CT Suite (2008).
35. Sheldon to Farmer (1979); Sheldon, "1979 Annual Report" (1980); Monagan and Williams, Journey into the Heart (2007).
36. Clough, To Act as a Unit (2004); Sweeney and Lautzenheiser, Neuroscience (2006); Sheldon, Pathfinders of the Heart (2008).

Chapter 1. 심장마비라는 수수께끼

1. Kee and others, "Risks and Benefits" (1997); Whittle and others, "Understanding the Benefits" (2007); Rothberg and others, "Patients' and Cardiologists' Perceptions" (2010).
2. Mount Sinai Hospital, "Ironic" (2011). For a parallel discussion of disease model and therapeutic mechanism, see Duffin and Campling, "Therapy and Disease Concepts" (2002).
3. Robbins, "Cardiac Pathology" (1974): 9, 21.
4. Fleck, Genesis and Development (1935); Kuhn, Structure (1962); Latour and Woolgar, Laboratory Life (1979); Shapin and Schaeffer, Leviathan (1985); Collins, Changing Order (1985); Galison, How Experiments End (1987); Latour, Pasteurization (1988); Biagioli, Galileo, Courtier (1994); Shapin, Social History of Truth (1995); Daston, "Coming into Being" (2000); Shapiro, A Culture of Fact (2000); Winter, Mesmerized (2000); Secord, Victorian Sensation (2000); Browne, Charles Darwin (2002).
5. Egyptian Mummies: Allam and others, "Atherosclerosis" (2011). Osler, Principles and Practice (1892): 640-41, 655-59, 669.
6. "Heart attack" appeared in passing in various medical reports: Minard, "Pathological Anteflexion" (1891); Winslow, "Outbreak of Tonsillitis" (1911); "Therapeutics: Disturbances of the Heart" (14 Dec. 1912); "Therapeutics: Disturbances of the Heart" (21 Dec. 1912). It appeared frequently in doctors' obituaries, for example Emerson, "William Palmer Bolles" (1917): 363. "Heart attack" also appeared in general periodicals. For examples from the New York Times, see "Early Tricks on the Comstock" (1895); "His Joy Killed Him" (1903). It is difficult to know whether any of these early instances correspond to the modern diagnosis. In 1927 the Boston Medical and Surgical Journal published its first article devoted to heart attacks (no earlier one appeared in JAMA). The

author protested the "multitude of various diagnoses" all lumped under that term. See Sprague, "'Heart Attacks'" (1927): 472. For the problem of changing disease names over time, see Aronowitz, Making Sense of Illness (1998); Rosenberg, "Tyranny of Diagnosis" (2002).

7. Herrick, "Clinical Features" (1912); Herrick, "Thrombosis" (1919): 389 [doctor], 388 [Atlantic City]. Herrick did not use "heart attack"; instead he described coronary thromboses or obstructions. Although Americans often credit Herrick for describing the phenomenon of nonfatal myocardial infarction, priority belongs to two Russian physicians, V. P. Obraztsov and N. D. Strazhesko, who described the syndrome in 1910. Herrick cited a German translation of this Russian article in his 1912 account. See Muller, "Diagnosis" (1977).
8. Herrick, "Thrombosis" (1919), 387 [doctor]; Herrick, "Clinical Features" (1912) [literature review].
9. Blumgart and others, "Studies" (1940): 81 [site]; Blumgart and others, "Angina Pectoris" (1941): 96 [there is no].
10. Hamman, "Symptoms" (1926).
11. Braunwald, "Heart" (1966).
12. Gofman and others, "Role of Lipids" (1950); Constantinides, "Experimental Atherosclerosis in the Rabbit" (1965); Steinberg, "Interpretive History" (2004); Konstantinov and others, "Nikolai N. Anichkov" (2006); Li, Triumph of the Heart (2009): 11–13.
13. By 1965 researchers had published case reports of spontaneous myocardial infarctions in many species, including dogs, a chimpanzee, a bald eagle, a white collared mangabey, and even a sperm whale. But it was not always clear if the report was credible or if atherosclerosis was the cause. See Strauss and others, "Spontaneous Myocardial Infarcts" (1965). For the rabbit case, see Taylor and others, "Fatal Myocardial Infarction" (1959); Taylor and others, "Atherosclerosis" (1962): 32 [undomesticatable]; Taylor, "Experimentally Induced Arteriosclerosis" (1965).
14. Leary, "Research in the Hospital" (1939): 6.
15. Leary, "Coronary Spasm" (1935): 342–43 [violinist, bookie]; Leary, "Pathology" (1935): 333 [other triggers]. Boston doctors: Fitzhugh and Hamilton, "Coronary Occlusion" (1933). Details of the "unusual sexual activity" were deliberately left vague: "Questioning on this subject was not done in a routine manner because we feel that the difficulties in obtaining full information would not yield enough useful instruction to justify the effort and annoyance of collecting it" (p. 480).
16. Leary, "Coronary Spasm" (1935): 342–43. Skeptics: Master and others, "Activities Associated" (1939)—this is discussed in detail in chapter 5.
17. Friedberg and Horn, "Acute Myocardial Infarction" (1939).
18. Clark and others, "Thrombosis" (1936).
19. Paterson, "Vascularization and Hemorrhage" (1936); Paterson, "Capillary Rupture" (1938); Paterson, "Capillary Rupture" (1939).
20. The lesions: Leary, "Pathology" (1935): 334 [cysts], 337 [rupture]. Rabbit atherosclerosis: Leary, "Experimental Atherosclerosis" (1934). As he explained, "If a lesion of similar degree were discovered in the left coronary artery of a human being who was found dead with evidence of

indigestion there is little doubt that the cause of death would be properly referred to [as] coronary sclerosis and insufficiency" (p. 489). Disasters: Leary, "Cocoanut Grove Club" (no date); Leary, "Disasters" (no date).

21. Praise: Timmins to Leary (1934); Banting to Leary (1934). Critiques: Leary, "Vascularization" (1938).
22. Periodic wars: Forrester and others, "Perspective" (1987): 505. Naming: Master and others, "Coronary Occlusion" (1944): 814.
23. Vague consensus: American Heart Association, "Report of the Committee" (1962): 615. Vexation: Robbins, "Cardiac Pathology" (1974): 11.

Chapter 2. 플라크 파열 가설을 지지하는 사례들

1. For Thorvaldsen's death, see Falk, "Why Do Plaques Rupture" (1992): III-30. As with "heart attacks," the terminology is tricky here. Over the decades, researchers have used different terms to describe what a modern medical scientist would see as the same process: plaque fissures, plaque ruptures, fragile plaques, vulnerable plaques, and others. I use "plaque rupture" as the umbrella term but pay close attention to the words in use at a particular time.
2. For the conference, see Roberts and others, Comparative Atherosclerosis (1965). For orcas and dolphins, Roberts and others, "Spontaneous Atherosclerosis" (1965): 153-55. For the emotional monkey, Taylor, "Experimentally Induced Atherosclerosis" (1965): 229.
3. Constantinides and others, "Production" (1960); Constantinides, Experimental Atherosclerosis (1965); Constantinides, "Cause of Thrombosis" (1990): 37G [detail].
4. Constantinides and Lawder, "Experimental Thrombosis" (1963); Constantinides, "Experimental Atherosclerosis in the Rabbit" (1965): 285 [violent].
5. "Coronary Thrombosis" (1964): 35 [mystery], 37 [while fissures]; Constantinides, "Plaque Fissures" (1966): 1 [speculation], 5 [since we did not].
6. Friedman, Pathogenesis (1969). See also Aronowitz, Making Sense of Illness (1998): 145-55.
7. Friedman, Pathogenesis (1969): 172.
8. Friedman and van den Bovenkamp, "Pathogenesis of Coronary Intramural Hemorrhages" (1966): 347-48 [opinions], 348 [luminal catastrophe]; Friedman and van den Bovenkamp, "Pathogenesis of a Coronary Thrombus" (1966); Friedman, Pathogenesis (1969): 75 [animal models], 164-94; Friedman, "Coronary Thrombus" (1971).
9. Constantinides: "Coronary Thrombosis" (1964): 37 [only a few]; Constantinides, "Plaque Fissures" (1966): 16 [Miller]. Friedman: Friedman, Pathogenesis (1969): 173 Other groups: Chapman, "Morphogenesis" (1965); Bouch and Montgomery, "Cardiac Lesions" (1970).
10. Roberts, "Coronary Arteries" (1972): 221 [even by this, interpretation]; Roberts and Buja, "Frequency and Significance" (1972): 435 [cracks].
11. Roberts and Buja, "Frequency and Significance" (1972): 427; Roberts, "Coronary Arteries" (1972):

223 [chance]; Friedman, "Pathogenesis" (1975): 39.

12. Latour and Woolgar, Laboratory Life (1979); Lynch, "Discipline" (1985); Lynch, "Science in the Age" (1991); Rasmussen, Picture Control (1997); Galison, Image and Logic (1997); Daston and Galison, Objectivity (2007).
13. Clinical gaze: Foucault, Birth of the Clinic (1973). Medical visualization: Saunders, CT Suite (2008), especially pp. 15-17 [autopsy].
14. Friedman, "Pathogenesis" (1975): 39.

Chapter 3. 플라크 파열 가설의 반례들

1. Galison, How Experiments End (1987); Collins and Pinch, Golem (1998); Jones, "Virgin Soils Revisited" (2003); Jones, Rationalizing Epidemics (2004); Jones, "Persistence" (2006).
2. Leary, "Coronary Spasm" (1935): 344.
3. Variant asthma: Prinzmetal and others, "Angina Pectoris" (1959). Nitrates: Sewell, "Coronary Spasm" (1966).
4. Lange and others, "Nonatheromatous Ischemic Heart Disease" (1972).
5. Reviews: Davis, "Incidence" (1970); Robbins, "Cardiac Pathology" (1974). Edinburgh: Branwood and Montgomery, "Observations" (1956): 368. Oxford: Mitchell and Schwartz, "Relation" (1963).
6. Baroldi, "Lack of Correlation" (1969): 520.
7. Initial study: Spain and Bradess, "Relationship" (1960). Follow up: Spain and Bradess, "Sudden Death" (1970): 110.
8. Erhardt and others, "Incorporation" (1973).
9. Ibid., 390.
10. Lerner, "Perils" (1992); Howell, Technology (1995); Dumit, Picturing Personhood (2004); Saunders, CT Suite (2008).
11. Effler, "Operative Report" (1962); Effler, "Surgical Treatment" (1969): 8 [frequently].
12. Mayo: Eusterman and others, "Atherosclerotic Disease" (1962). Minnesota: Vlodaver and others, "Correlation" (1973). Cleveland: Zimmerman and Demany, "Coronary Artery Visualization" (1966): 725.
13. Sones, "1963 Annual Report" (no date). For photographic realism, see Daston and Galison, Objectivity (2007).
14. Safari: Mearns, "Effler and Sones" (1973): 4. Effler's assessment: Effler, "Surgery" (1968): 38 [printing press], 39 [visual diagnosis]; Effler, "Surgical Treatment" (1969): 3 [select patients]. Lasker Award: DeBakey, "Albert Lasker" (1983). Patient education: Richards, Heart to Heart (1987): 99, which echoes Sones: see Mearns, "Effler and Sones" (1973): 5.
15. The 1967 study: Likoff and others, "Paradox" (1967). The 1974 study: Khan and Haywood, "Myocardial Infarction" (1974). Denver studies: Oliva and others, "Coronary Arterial Spasm"

(1973); Oliva and Breckinridge, "Arteriographic Evidence" (1977).

16. Anarchy: Prioreschi, "Myocardial Infarction" (1966): 370. Discord: Friedberg, "Symposium" (1972): 181. Ignorance: Robbins, "Cardiac Pathology" (1974). Heretics: Baroldi, "Reply" (1977): 392.

Chapter 4. 실천으로 배우기

1. Classification in science: Foucault, Order of Things (1966); Hacking, Social Construction (2000); Bowker and Star, Sorting Things Out (2000). Classification of disease: Sicherman, "Uses of a Diagnosis" (1977); Hacking, Mad Travelers (1998); Rosenberg, "Tyranny of Diagnosis" (2002).
2. Herrick, "Clinical Features" (1912): 2016 [clinical manifestations]; Herrick, "Thrombosis" (1919): 387 [other quotations].
3. For example, Miller and others (1951); Robbins and Cotran, "Heart" (1979): 653-56.
4. Wide estimates: Davis, "Incidence" (1970); Robbins, "Cardiac Pathology" (1974). First series: Davies and others, "Pathology" (1976): 659 [hardly credible]. Sudden death series: Davies and Thomas, "Thrombosis" (1984): 1140 [virtually all].
5. Littman, "The Second" (1972); Lasby, Eisenhower's Heart Attack (1997): 113-54; Reiser, "Intensive Care Unit" (1992).
6. For the prehistory, see Jones, On the Origins (forthcoming). For surgery for heart attacks, see Cohn and others, "Aorto-coronary Bypass" (1972), especially comments by Floyd Loop (p. 510) and Favaloro (pp. 512-13).
7. Many names: Braunwald, "Unstable Angina" (1989). Preinfarction: Harrison and Shumway, "Evaluation and Surgery" (1972): 50 [presupposes, clinical state]. Los Angeles meeting: Favaloro, comment in Cohn and others, "Aorto-coronary Bypass" (1972): 513. Cleveland series: Loop, comment in Cohn and others, "Aorto-coronary Bypass" (1972): 510.
8. Effler, in discussion in Johnson and Kayser, "Expanded Indication" (1973): 6. See also Lin and others, "Why Physicians Favor" (2008).
9. Old fears of acute angiography: DeWood and others, "Prevalence" (1980): 897. "Sine qua non": Effler, "New Era" (1966): 1311. Cleveland series: Favaloro and others, "Acute Coronary Insufficiency" (1971): 598; Loop, comment in Cohn and others, "Aorto-coronary Bypass" (1972): 510. Other centers: Cohn and others, "Aorto-coronary Bypass" (1972).
10. DeWood and others, "Prevalence" (1980): 901.
11. Ibid., 899.
12. Fletcher and others, "Maintenance" (1959): 1112; Sikri and Bardia, "History of Streptokinase" (2007).
13. One study: Rentrop and others, "Selective Intracoronary Thrombolysis" (1981): 315 [in agreement]. Italian trial: Gruppo Italiano, "Effectiveness" (1986). Success: Ganz and others, "Intracoronary Thrombolysis" (1981): 10.
14. Rentrop and others, "Selective Intracoronary Thrombolysis" (1981).

15. Heart attack angioplasty: Rentrop and others, "Initial Experience" (1979). Comparison: O'Neill and others, "Prospective Randomized Trial" (1986): 812.
16. Leinbach and Gold, "Coronary Angiography" (1982): 771.
17. Glagov, Preface (1990): xii; Harker, in "Roundtable Discussion" (1995): 97B.
18. For a discussion of clinical practice as experiment, see Fox and Swazey, Courage to Fail (1974), especially pp. 60-83.
19. Gregory, "Cell Antagonism" (1887): 647.
20. Nutton, "From Medical Certainty" (1991).
21. Many atheroscleroses: Mol, Body Multiple (2002). Galison, "Trading Zone" (1999).
22. O'Connor and others, "Azithromycin" (2003).
23. Collins, Changing Order (1992).
24. Healy, Antidepressant Era (1997); Healy, Creation of Psychopharmacology (2002); Carlat, Unhinged (2010).

Chapter 5. 플라크 파열에 대한 컨센서스

1. Falk, "Plaque Rupture" (1983); Gorlin and others, "Anatomic-Physiologic Links" (1986); Fuster and others, "Atherosclerotic Plaque Rupture" (1990); Fuster and others, "Pathogenesis [Part 1]" (1992); Fuster and others, "Pathogenesis [Part 2]" (1992).
2. Falk, "Unstable Angina" (1985): 706.
3. Success story: Libby, "Molecular Bases" (1995). Thermal probes: Casscells and others, "Thermal Detection" (1996).
4. Forrester and others, "Perspective" (1987): 505.
5. Kuhn, Structure (1962). For discussions, see Fuller, Thomas Kuhn (2000); Baake, Metaphor and Knowledge (2003).
6. Obrzatov and Strazhesko: Muller, "Diagnosis" (1977); Muller and others, "Circadian Variation and Triggers" (1989). Against triggering: Master and others, "Activities Associated" (1939); Master, "Role of Effort" (1960).
7. Muller and others, "Circadian Variations in Frequency" (1985): 1315.
8. Muller and others, "Circadian Variation and Triggers" (1989): 741.
9. Falk, "Plaque Rupture" (1983): 133. Muller and Tofler, "Triggering" (1992): 400-401. Macrophages: Lendon and others, "Atherosclerotic Plaque Caps" (1991). Molecular mechanisms: Libby and others, "Inflammation and Atherosclerosis" (2002).
10. Muller and others, "Circadian Variation and Triggers" (1989): 739; Muller and others, "Triggers" (1994).
11. Naghavi and others, "From Vulnerable Plaque [Part 1]" (2003): 1665.
12. Identifying patients: Naghavi and others, "From Vulnerable Plaque [Part 1]" (2003), especially p. 1665 [future genomic]; Naghavi and others, "From Vulnerable Plaque [Part 2]" (2003): 1777

[bioinformatics]; Muller and others, "New Opportunities" (2006).

13. Fortun, "Mediated Speculations" (2001); Fortun, Promising Genomics (2008); Hedgecoe, "Terminology and the Construction" (2003).
14. Prominent reviews: Fuster and others, "Atherosclerotic Plaque Rupture" (1990); Fuster and others, "Pathogenesis [Part 1]" (1992). Authorial authority: Naghavi and others, "From Vulnerable Plaque [Part 1]" (2003).

Chapter 6. 플라크 파열 치료하기

1. Facts become most interesting when they become relevant. Daston examines salience, productivity, and embeddedness: Daston, "Coming into Being" (2000). Latour suggests leaving aside debates about the reality of facts to focus on what makes them "matters of concern": Latour, "Why Has Critique" (2004); Latour, What Is the Style (2005); Latour, Reassembling (2007), 114-15. This echoes Kleinman's call for anthropologists to focus on what is "at stake" for people: Kleinman, Writing at the Margin (1995).
2. Aspirin's potential: Mustard, "Platelets and Thrombosis" (1972). Disappointing results: Aspirin Myocardial Infarction Study Research Group, "Randomized Controlled Trial" (1980).
3. Unstable angina: Lewis and others, "Protective Effects" (1983). Heart attack treatment: "Randomised Trial of Intravenous Streptokinase" (1988). Heart attack prevention: Hennekens and others, "Aspirin" (1989); Ridker and others, "Low-dose Aspirin" (1991). Broad efficacy: Fuster and others, "Aspirin" (1993).
4. Alternatives: FitzGerald, "Ticlopidine" (1990). Clopidogrel: CAPRIE Steering Committee, "Randomized, Blinded Trial" (1996). Marketing Plavix: Iskowitz, "Cardiovascular" (2011): 39.
5. Early interest: Boyd, "Inflammatory Basis" (1928). Cholesterol's shadow: Crawford, "Morphological Aspects" (1961). Renewed interest: Moreno and others, "Macrophage Infiltration" (1994); Falk and others, "Coronary Plaque Disruption" (1995).
6. Inconclusive trials: Marks, Progress (1997); Greene, Prescribing by Numbers (2007): 164-67. Modest results: Rafflenbeul and others, "Quantitative" (1979).
7. Statin history: Steinberg, "Interpretive History" (2006); Greene, Prescribing by Numbers (2007): 177-219; Li, Triumph of the Heart (2009). Statin results: Brown and others, "Regression" (1990). Medicating life: Greene, "Abnormal and the Pathological" (2007); Dumit, "Pharmaceutical Witnessing" (2010); Dumit, "Prescription Maximization" (2012).
8. Brown and others, "Regression" (1990).
9. Statin mechanisms: Loscalzo, "Regression" (1990); Brown and others, "Lipid Lowering" (1993); Rabbani and Topol, "Strategies" (1999). Statin sales: "1988 Midyear" (1988); "1992 Midyear" (1992); Madden and others, "Business Watch 2000" (2001); Liebman, "DTC's Role" (2001); Iskowitz, "Cardiovascular" (2011): 39.
10. Rosenberg, "Therapeutic Revolution" (1977); Pellegrino, "Sociocultural Impact" (1979); Warner,

Therapeutic Perspective (1986); Paul, "Relentless Therapeutic Imperative" (2004).

11. Early textbooks: Ross, "Ischemic Heart Disease" (1974); Julian, "Myocardial Infarction" (1979); Braunwald and Cohn, "Ischemic Heart Disease" (1983). Interested reviews: Fuster and others, "Pathogenesis [Part 1]" (1992); Sobel, "Acute Myocardial Infarction" (1992); Libby, "Molecular Bases" (1995); Libby, "Atherosclerosis" (1998); Fuster, "Atherosclerosis-Thrombosis" (2000). "recent": Libby and others, "Current Concepts" (1998): 14S. "new and emerging": Kolata, "New Heart Studies" (2004).
12. Molecular therapies: Rabbani and Topol, "Strategies" (1999). Five strategies: Forrester, "Prevention" (2002), especially p. 830 [Cell biology].
13. Daston, "Coming Into Being" (2000).
14. Germ theory: Warner, Therapeutic Perspective (1986); Tomes, Gospel of Germs (1998); Barnes, Great Stink (2006). Hypertension: Evans, "Losing Touch" (1993); Porter, "Life Insurance" (2000); Greene, "Releasing the Flood Waters" (2005).
15. Physicians have long used "therapeutic enthusiasm" to label unsubstantiated faith in the effectiveness of treatments: Gregory, "Cell Antagonism" (1887); Woods, "Use of Diaphoresis" (1904); D., "Therapeutic Enthusiasm" (1911). Concerns became more pronounced in the 1970s: Cornfield, "Approaches to Assessment" (1972): 1126; Haggerty, "Effectiveness" (1973): 372; Kaplan, "Support of Continuing" (1979); McKinlay, "From 'Promising Report'" (1981). For historical analyses, see Pellegrino, "Sociocultural Impact" (1979); Kawachi and Conrad, "Medicalization" (1996); Greene, Prescribing by Numbers (2007); Greene and Podolsky, "Keeping Modern" (2009). Case studies: Pressman, Last Resort (1998); Lerner, Breast Cancer Wars (2001); Watkins, Estrogen Elixir (2007).

Chapter 7. 치료적 파열

1. Plumbing job: Sones or Effler [unclear from context], quoted in Mearns, "Effler and Sones" (1973): 6. Mearns also writes about "repairing the plumbing in hearts" (p. 4). Critique: Sanghavi, "Plumber's Butt?" (2007). Advertisement: Mount Sinai Hospital, "Ironic" (2011). The real irony is that the New York Times had described persistent belief in progressive obstruction as a "popular misconception." See Kolata, "How It Happens" (2007).
2. Surgeon's confidence: Effler, "Role of Surgery" (1969): 377. The debates: Murphy and others, "Treatment" (1977); Jones, "Visions" (2000).
3. Cohn and others, "Aorto-coronary Bypass" (1972): 506.
4. Prophylaxis: Favaloro, in discussion of Cohn and others, "Aorto-coronary Bypass" (1972): 513. Zapped: Mearns, "Effler and Sones" (1973). For the spread, see the range of authors in the discussion of the Cohn article, pp. 509–13.
5. Cosgrove and others, "Should Coronary Arteries" (1981): 525.
6. Early hopes: Grüntzig, "Transluminal" (1978): 263 [the atheroma]; Grüntzig and others,

"Nonoperative Dilatation" (1979): 65 [comparatively]. Broadening indications: Ischinger and others, "Should Coronary Arteries" (1983): 148 [preventive], 152 [timely].

7. Bypass peak: Lawrence and Hall, 1997 Summary (1999). Most recent data: Hall and others, National Hospital—2007 (2010).
8. Cleveland: Kramer and others, "Segmental Analysis" (1983). Dutch: Bruschke and others, "Dynamics" (1989): 296.
9. Shub and others, "Unpredictable Progression" (1981): 158 [almost], 155 [our findings]. For unpredictability and cancer, see Aronowitz, Unnatural History (2007).
10. Autopsies: Davies and Thomas, "Thrombosis" (1984): 1139. Prior angiograms: Ambrose and others, "Angiographic Progression" (1988): 56. Small plaque: Falk and others, "Coronary Plaque Disruption" (1995).
11. Comparisons: Vlodaver and others, "Correlation" (1973). Ultrasound: McPherson and others, "Delineation" (1987): 304. Luminograms: Topol and Nissen, "Our Preoccupation" (1995).
12. White and others, "Does Visual Interpretation" (1984): 823.
13. Maseri and Fuster, "Is There" (2003): 2068.
14. Little and others, "Can Coronary Angiography" (1988): 1165-66.
15. Bypass trials: Murphy and others, "Treatment" (1977); CASS Principal Investigators, "Coronary Artery Surgery Study: Survival Data" (1983); Jones, "Visions" (2000). A recent angioplasty trial: Boden and others, "Optimal Medical Therapy" (2007). Responsible plaques: Little and others, "Cause of Acute" (1990); Libby, "Molecular Bases" (1995).
16. Disturbing: White and others, "Does Visual Interpretation" (1984): 822. Dogma: Libby, "Molecular Bases" (1995). Fixation: King, "Development" (1998): 80B. Illusion: Forrester and Shah, "Lipid Lowering" (1997). Koestler wrote about communism; I do not know whether Forrester and Shaw meant to invoke such connotations.
17. Reflex: Topol, "Coronary Angioplasty" (1988): 975. Other comments: Topol and Nissen, "Our Preoccupation" (1995).
18. Proliferation: Casscells and others, "Thermal Detection" (1996): 1449. Image analysis: Brown and others, "Quantitative Coronary" (1977). Eccentric lesions: Ambrose and others, "Angiographic Morphology" (1985). Intravascular ultrasound: Nissen and others, "Application" (1990): 665. Angioscopy: Forrester and others, "Perspective" (1987). Spectroscopy: Waxman and others, "Detection and Treatment" (2006). Thin-capped plaques: Stone and others, "Prospective" (2011); this study was funded by Volcano Corporation to demonstrate the value of its imaging catheters.
19. Lerner, Breast Cancer Wars (2001); Aronowitz, Unnatural History (2007).
20. Focal enough for surgery: Bailey and others, "Survival" (1957); Blumgart and others, "Discussion" (1959). Diffuse enough to be problematic: Szilagyi and others, "Applicability" (1958); Crawford and others, "Coronary-Artery Pathology" (1961). Effler's operative notes could be evocative: "By palpation, the coronary arteries, both right and left, feel like uncooked noodles. There is obvious extensive atherosclerosis in all of the vessels." See Effler, "Operative Report" (1962). See also

Jones, On the Origins (forthcoming).

21. Michigan: Goldstein and others, "Multiple Complex" (2000): 920. Macrophages: Buffon and others, "Widespread" (2002): 5. AHA: Smith, "Risk-Reduction" (1996).
22. Hot spots: Cheruvu and others, "Frequency" (2007); Serruys and others, "From Postmortem" (2007). Buy time: Casscells and others, "Vulnerable" (2003): 2073. Entire tree: Little and others, "Can Coronary Angiography" (1988): 1157. Whack-a-mole: Feder, "In Quest to Improve" (2006).
23. The exchange: Boden and others, "Optimal Medical Therapy" (2007); Wharton and others, "PCI" (2007); Boden and others, "Authors Reply" (2007). High estimate: Feldman and others, "Comparison of Outcomes" (2006). Low estimate: Chan and others, "Appropriateness" (2011).
24. International Study of Comparative Health Effectiveness with Medical and Invasive Approaches (2012).
25. Kee and others, "Risks and Benefits" (1997); Whittle and others, "Understanding the Benefits" (2007); Rothberg and others, "Patients' and Cardiologists' Perceptions" (2010). "Therapeutic autonomy" has many meanings, from patient autonomy in a world of informed consent to physicians' efforts to preserve autonomy in a world of managed care. See Starr, Social Transformation (1982); Weisz, "Origins of Medical Ethics" (1990). I focus on how treatments achieve inertia that buffers them as medical theories change.
26. Effler's income: Mearns, "Effler and Sones" (1973): 10. Surgeon's fees: McIntosh and Garcia, "First Decade" (1978): 406. Cooley's income: "In re: Denton A. Cooley" (1988): 48. Cooley's estates: Conniff and Dominis, "Profiles" (1987).
27. Angioplasty fees: Preston, "Marketing" (1984): 36. Rising salaries: Monagan, "American Cardiac Surgeons" (2002). One-third of revenue: "Doctor-Owned Specialty Hospitals" (2003); Casalino and others, "Focused Factories?" (2003), 62; Desmon and Little, "St. Joe's" (2009). Stone's consulting: Herper and Langreth, "Dangerous Devices" (2006). By 2011, Stone could list paid consultancies with twenty-three pharmaceutical and medical device companies. See the ICMJE Form for Disclosure of Potential Conflicts of Interest included in the Supplementary Material to Stone and others, "Prospective" (2011).
28. California: "Tenet Physicians" (2005); Klaidman, Coronary (2007). Louisiana: Abelson, "Heart Procedure" (2006); "Louisiana Cardiologist" (2009).
29. Harris, "Doctor Faces Suits" (2010).
30. Lin and others, "Cardiologists' Use" (2007): 1606-7. See also Lin and others, "Why Physicians Favor" (2008). Powerful emotions also motivate cancer surgeons to make sure they leave no tumor cells behind. See Aronowitz, Unnatural History (2007).
31. Swiss: Goy and Eeckhout, "Intracoronary Stenting" (1998): 1948. Adrenaline: Pande, quoted in Kolata, "How It Happens" (2007). Financial rush: Sanghavi, "Plumber's Butt?" (2007).
32. Heroic bleeding: Sullivan, "Sanguine Practices" (1994). Heroic oncology: Lerner, Breast Cancer Wars (2001): 76-77. Daring surgeons: Fox and Swazey, Courage to Fail (1974); Ratcliff, "'Stopped Heart'" (1956). American psyches: David Hillis, quoted in Kolata, "New Heart Studies" (2004).

33. Morality: Brandt, No Magic Bullet (1987). Responsibility: Knowles, "Responsibility" (1977); Brandt, Cigarette Century (2007); Brownell and others, "Personal Responsibility" (2010); Ingelfinger, "Bariatric Surgery" (2011). Difficulty of change: Friedman, Pathogenesis (1969): 223. What was Friedman's tongue-in-cheek advice? "If Western man (1) ate the very low cholesterol-fat diet of the Japanese villager, (2) smoked no cigarettes, (3) indulged in as much physical activity as the Masai Negroes, and (4) lived in a milieu similar to that of the Navajo and responded to this milieu as the latter does (i.e., with a minimum of competitive zeal, aggressive drive, and sense of time urgency), his chances of suffering from clinical coronary artery disease would be almost nil until his eighth or ninth decade."
34. Stanford surgeons: Harrison and Shumway, "Evaluation and Surgery" (1972): 57 [three quotations]. Clinton: Martin, "From Omnivore to Vegan" (2011). Statin adherence: Kulik and others, "Adherence to Statin Therapy" (2011).

Chapter 8. 공포와 비예측성

1. Rosenberg, "Pathologies of Progress" (1998); Rothstein, Public Health (2003); Greene, Prescribing by Numbers (2007); Aronowitz, "Converged Experience" (2009); Dumit, "Pharmaceutical Witnessing" (2010). A broader anxiety in response to the many new risks introduced by modern, technological society has fostered the emergence of a "risk society." See Beck, Risk Society (1992). By focusing on fear, I hope to capture the visceral experience of patients and doctors rather than just the calculated, rationalized notions of risk.
2. Sudden death: Eggleston, "Diseases" (1928): 1021. Unexpectedly: Harrison and Resnik, "Etiologic Aspects" (1950): 1286. Distressing: Robbins, "Heart" (1967): 518. Dramatic: Libby, "Atherosclerosis" (1998): 1346.
3. For example, Millman, "Top 10 Reasons" (2000).
4. Morbus medicorum: Osler, "Angina Pectoris" (1910): 698. Herrick's physician patient: Herrick, "Thrombosis" (1919): 389. Met Life: Dublin and Spiegelman, "Longevity" (1947): 1215. Hazard: Thompson and Plachta, "Experiences" (1953): 678.
5. Braunwald, "Direct Coronary Revascularization" (1971): 9.
6. Harbringer: Kattus, "Physiologic Management" (1973): 47. Risk factor advice: Council on Foods and Nutrition (AMA), "Diet" (1965). For context, see Rothstein, Public Health (2003). Researchers continue to produce ever more precise forecasts based on risk factors, for example Berry and others, "Lifetime Risks" (2012).
7. Prima facie: Effler, "Role of Surgery" (1969): 377. Anxiety management: Lin and others, "Cardiologists' Use" (2007); Lin and others, "Why Physicians Favor" (2008).
8. Schoen and Contran, "Blood Vessels" (1999): 507 [may develop]; Schoen, "Heart" (1999): 551 [unpredictable], 553 [asymptomatic]; Schoen, "Heart" (2005): 573 [regrettably].

9. Fissures: Falk, "Plaque Rupture" (1983): 133. Smoldering: de Boer and others, "Leucocyte Recruitment" (1999): 448. Diagrams, for example, in Friedman and van den Bovenkamp, "Pathogenesis of a Coronary Thrombus" (1966): 25; Libby, "Current Concepts" (2001): 366; Libby and others, "Inflammation and Atherosclerosis" (2002): 1136; Libby and Theroux, "Pathophysiology" (2005): 3484. Sometimes the analogy is explicit. One pathologist, describing how plaques could erode, noted that "the term 'erosion' is appropriate in both geologic and pathologic senses." See Flory, "Arterial Occlusions" (1945): 549.
10. The company: Casscells and others, "Vulnerable" (2003): 2072. One of the founders, David Brown, told me that the name was chosen "to evoke the comparison of a rupturing plaque to an erupting volcano" (e-mail message to author, 2 June 2011). Santorini: Schaar and others, "Terminology for High Risk" (2004): 1077. Deliberate choice: Ton van der Steen, e-mail message to author (26 July 2011).
11. Paris Constantinides described how thrombi "can mushroom to occlude the whole lumen" ("Atherosclerosis" [1984]: 486), though this usage is admittedly ambiguous. For "vulnerable plaque," see Muller and others, "Circadian Variation and Triggers" (1989); Muller and others, "Triggers" (1994). For the linkage, see: Miller, "Anti-Arms Groups" (1982); "Warfare, Medicine Converge" (1999); Muller, conversation with the author (7 July 2011).
12. Little bombs: Sanghavi, "Plumber's Butt?" (2007). Walking bombs: Roger S. Newton, quoted in Rozhon, "Pfizer to Buy" (2003). Scare tactic: David Hillis, quoted in Kolata, "New Heart Studies" (2004).
13. Greene, Prescribing by Numbers (2007); Dumit, "Pharmaceutical Witnessing" (2010). Aronowitz has described this process as "a problematic, self-reinforcing cycle of fear promotion followed by the marketing of tests and products that promise some means to reassert control over fear." See Aronowitz, "Converged Experience" (2009): 437.
14. Marks, "What Does Evidence Do?" (2009).

Chapter 9. 외과적 야망과 공포

1. Effler to Vineberg (Dec. 1960); Vineberg to Effler (1960).
2. Billroth, quoted in Monagan and Williams, Journey into the Heart (2007): 13. Some authorities doubt this quotation. See Blatchford, "Ludwig Rehn" (1985); Paget quoted on 492. For an overview, see Schlich, "Emergence of Modern Surgery" (2004), especially pp. 75-87.
3. Blatchford, "Ludwig Rehn" (1985); Wi, "History" (2003); Shumacker, Evolution (1992): 11-17.
4. Moore, "Rheumatic Fever" (1909).
5. Amenable, mechanical: Souttar, "Surgical Treatment" (1925): 603. Unjustifiable: Souttar to Harken (1961). No special risk: Cutler and Levine, "Cardiotomy" (1923): 1027. Nine deaths: Glover and others, "Commissurotomy" (1950): 330. Heroic, disrepute: Levine, Clinical Heart Disease (1937): 313, 314. See also Shumacker, Evolution (1992): 31-40.

6. Shumacker, Evolution (1992): 66-71; Wi, "History" (2003); Stoney, Pioneers (2008): 12-18.
7. War: Harken and Zoll, "Foreign Bodies" (1946). Valvuloplasty: Harken and others, "Surgical Treatment" (1948); Shumacker, Evolution (1992): 107-14.
8. Bailey's mortality: Miller, King of Hearts (2000): 57-60; Stoney, Pioneers (2008): 20-21. Harken's experience: Harken and Curtis, "Heart Surgery" (1967). Harken's son: Alden Harken, "Oral History [2001]" (2008): 341, 348.
9. Overviews: Romaine-Davis, John Gibbon (1991): 19-61; Shumacker, Evolution (1992): 242-53; Stammers, "Historical Aspects" (1997); Stoney, Pioneers (2008): 24-27. Unfitted: O'Shaughnessy, "Future" (1939): 971.
10. 200%: Conrad Lim, quoted in Gott, "Oral History [1997]" (2008): 333. First attempt: Lillehei and others, "Direct Vision Closure" (1955). Significant stroke: Gott, "Oral History [1997]" (2008): 333. See also Shumacker, Evolution (1992): 262-65; DeWall, "Oral History [2003]" (2008): 102-5; Stoney, Pioneers (2008): 31-33.
11. Miller, King of Hearts (2000): 147-48.
12. DeBakey, "Oral History [1998]" (2008): 153; Lillehei, "Oral History [1998]" (2008): 91-92; Miller, King of Hearts (2000): 92; DeWall, "Oral History [2003]" (2008): 104-7; Stoney, Pioneers (2008): 33-34.
13. Oxygenator options: Shumacker, Evolution (1992): 266-79. Plasma foam: Roe Wells, "Cardiovascular Lab," in Thorn, "Report" (1967): 28.
14. Gibbon and Kirklin: Romaine-Davis, John Gibbon (1991): 66-131, 138-42; Shumacker, Evolution (1992): 253-55; Shumacker, Dream of the Heart (1999): 175-90; Stoney, Pioneers (2008): 24-30. Detroit: Dodrill and others, "Temporary Mechanical Substitute" (1952); Shumacker, Evolution (1992): 258; Wi, "History" (2003).
15. Lillehei, "Oral History [1998]" (2008): 92; DeWall, "Oral History [2003]" (2008): 106-7; Stoney, Pioneers (2008): 33-34.
16. Monster: Favaloro, "Oral History [1997]" (2008): 362. Blood: Fraser, "Retrospective" (2003).
17. Surgery-industry collaborations: Romaine-Davis, John Gibbon (1991): 147-54; see also Jeffrey, Machines in Our Hearts (2001). Can opener: Cooley (1986), quoted in Stoney, Pioneers (2008): 34. Exporting cardiac surgery: Stoney, Pioneers (2008): 36, 54.
18. Reader's Digest: Ratcliff, "'Stopped Heart'" (1956): 29 [required, Effler quotation], 31 [fluttery]. Time: Cooley, quoted in "Surgery in the Heart" (1956).
19. Dogs: Magovern, "Oral History [1997]" (2008): 297. Houston mortality: Ochsner, "Oral History [2000]" (2008): 393-94.
20. Derrida, "Plato's Pharmacy" (1981).
21. Anesthesia: Pernick, Calculus of Suffering (1985). Lobotomy: Pressman, Last Resort (1998).
22. Cardiac cripples: Bailey and others, "Exploratory Surgery" (1952): 640; Effler and others, "Surgical Repair" (1965): 42; Effler and others, "Heart Valve" (1965): 21. Cardiac derelicts: Mason, "Myocardial Ischemia" (1951): 366. Wait-list mortality: Wooler, "Oral History [1997]" (2008): 143.

Effler's experience: Ratcliff, "'Stopped Heart'" (1956): 33 [poor score, desperate cases, Effler quotation].

23. Courage to fail: "Cooley Criticizes" (1970); Fox and Swazey, Courage to Fail (1974): xl. Mortality of 15-35%: Dexter, "Surgery" (1956).
24. "Letters to the Editors" (1970).
25. Mortality under 5%: McGoon and others, "Decreased Mortality" (1964). Effler's success: Effler to LeFevre and others (1966). Effler's complaint: Effler to Hewitt (1966). Stanford: Pillsbury and others, "Four Hundred and Fifty" (1965): 181.

Chapter 10. 고통받는 대뇌

1. Never justifiable: Souttar, "Surgical Treatment" (1925): 603. No incentive: O'Shaughnessy, "Future" (1939): 969.
2. Bailey's first 235: Bailey and others, "Commissurotomy" (1952): 1086. Chicago: Altano and others, "Visual Loss" (1957). Harken's patients: Fox and others, "Psychological" (1954). Math teacher: Priest and others, "Neurologic" (1957): 159.
3. Olsen and others, "Cerebral Embolization" (1952): 171.
4. Gentle motions: Harken and others, "Surgery" (1951): 734. Dire consequences: Olsen and others, "Cerebral Embolization" (1952): 173; see also Bailey and others, "Commissurotomy" (1952): 1090. Harken's failure: Ellis and Harken, "Clinical Results" (1955): 638.
5. Harken and Black, "Improved" (1955): 671.
6. Real key: O'Shaughnessy, "Future" (1939): 969. Terrible danger: Lillehei, "Oral History [1998]" (2008): 91.
7. Dog and cat: O'Shaughnessy, "Future" (1939): 971. Case Western: Clowes and others, "Factors Contributing" (1954): 559. Pennsylvania: Swank and Hain, "Effect" (1952): 294. Lillehei's exam: DeWall, "Oral History [2003]" (2008): 107.
8. Importance: O'Shaughnessy, "Future" (1939): 969. John Gibbon's "Postoperative Note": reprinted in Romaine-Davis, John Gibbon (1991): 121-22. Kirklin's team: Patrick and others, "Effects" (1958): 272.
9. Cleveland outcomes: Effler and others, "Heart Valve" (1965): 17. Lost to us: Effler to Vineberg (April 1960).
10. Iowa City: Ehrenhaft and Claman, "Cerebral Complications" (1961): 505-6. Boston: Gilman, "Cerebral Disorders" (1965): 490. New York: Fred Plum, in discussion of Silverstein and Krieger, "Neurologic Complications" (1960): 153.
11. New illnesses: Miller, "Some Neurological" (1964): 143. Hazard: Ellis and Harken, "Arterial Embolization" (1961): 611. Long-term danger: Ellis and Harken, "Clinical Results" (1955).
12. Cohen, "Neurological" (1964): 578.
13. "Cerebral Injury" (1964): 90.

14. Operative risk: Harken and others, "Surgery" (1951); Bailey and Likoff, "Surgical Treatment" (1955). At risk of disease: Rothstein, Public Health (2003); Greene, Prescribing by Numbers (2007), especially pp. 7-14. Risk factors: Oppenheimer, "Becoming" (2005). Aortic vents: McGoon and others, "Decreased Mortality" (1964).
15. Van Schaik, "'Taking'" (2010).
16. Physical exams: Atwater, "Touching" (1985). Clinical gaze: Foucault, Birth of the Clinic (1973); Taussig, "Reification" (1980).
17. Tracings and inscriptions: Latour and Woolgar, Laboratory Life (1986); Lynch, "Externalized Retina" (1988); Latour, "Drawing Things Together" (1990). Image and objectivity: Daston and Galison, Objectivity (2007); see also: Brain, "Representation" (2002); Kaiser, "Stick-Figure Realism" (2000). Clinical imaging: Evans, "Losing Touch" (1993); Howell, Technology (1995); Dumit, Picturing Personhood (2004); Greene, "Releasing the Flood Waters" (2005); Saunders, CT Suite (2008).
18. EEG history and brainscripts: Brock, "Recording" (2008). Mayo: Theye and others, "Electro-encephalogram" (1957): 714. Effler: Effler and others, "Elective Cardiac Arrest" (1957): 506. Montreal: Davenport and others, "Electroencephalogram" (1959): 679, 683.
19. Air bubbles, micro-emboli: Spencer and others, "Use of Ultrasonics" (1969): 491, 495. Complacency: G. Hugh Lawrence, in discussion of Javid and others, "Neurological Abnormalities" (1969): 508.
20. Williams, "Intravascular Changes" (1971): 690.
21. Lee and others, "Effects on Personality and Cerebration" (1969).
22. Surgeon's appreciation: Lee and others, "Effects on Personality and Cerebration" (1969); Harken's discussion on p. 567. Draw-a-Person: Zaks and others, "Neuropsychiatric" (1960). For a discussion of the ambitions and limits of psychological testing, see Galison, "Image of the Self" (2004).
23. Sponge: Theye and others, "Electro-encephalogram" (1957). 714. Antifoam: Penry and others, "Cerebral Embolism" (1960). Fat: Hill and others, "Neuropathological Manifestations" (1969): 414.
24. Sloan and others, "Open Heart Surgery" (1962): 135.
25. Zero to 100%: Sotaniemi, "Cerebral Outcome" (1983). Prospective studies: Kornfeld and others, "Psychiatric Complications" (1965); Javid and others, "Neurological Abnormalities" (1969). Relevance: Gilberstadt and Sako, "Intellectual" (1967): 213.
26. Aberg and Kihlgren, "Cerebral Protection" (1977): 525.
27. Cerebral suffering, disturbance: Davenport and others, "Electroencephalogram" (1959): 679, 683. Injury, damage: "Cerebral Injury" (1964): 89. Deficit, dysfunction: Lee and others, "Effects on Personality and Cerebration" (1969): 563. Brain damage: Gilberstadt and Sako, "Intellectual" (1967): 213; Brierly, "Brain Damage" (1967).
28. British team: Shaw and others, "Early Neurological" (1985): 1386. It is difficult to determine when this use of "pump head" began. The phrase has been used since the seventeenth century to

describe the top piece of a water pump: see the Oxford English Dictionary. As surgeons and engineers developed heart-lung machines, they described the pump heads in their devices: Dennis and others, "Development" (1951): 711; Liddicoat and others, "Membrane vs. Bubble" (1975): 748; Stammers, "Trends" (1992). In one case, a pump head malfunction nearly caused a catastrophic air emboli: Kurusz and others, "Runaway Pump Head" (1979). In others, pump heads did contribute to harmful emboli: Orenstein and others, "Microemboli" (1982); Neema and others, "Systemic Air Embolization" (2007). The phrase is not used in the medical literature to describe the cerebral complications of heart-lung machines (at least not in the full-text searchable runs of Circulation, the American Heart Journal, the Journal of Cardiothoracic and Vascular Anesthesia, the New England Journal of Medicine, or JAMA). The earliest occurrence I have found is a 1999 New Yorker article—Groopman, "Heart Surgery, Unplugged". Such familiar usage between two doctors (the author and the informant) suggests that the phrase had become common by that time. It subsequently appeared regularly in articles by science journalists: Jauhar, "Saving the Heart" (2000); Stutz, "Pump Head" (2003); Foreman, "Heart Patients' Mental Decline" (2004).

Chapter 11. 섬망에 잘 빠지는 사람은 따로 있다?

1. Freyhan and others, "Psychiatric Complications" (1971): 194 [no other], 187 [kaleidoscopic, psychedelic].
2. Lab technician: Kornfeld and others, "Psychiatric Complications" (1965): 288. MacKenzie's memoir: MacKenzie, "Risk" (1970); MacKenzie, Risk (1971).
3. Reiser, "Intensive Care Unit" (1992).
4. Lazarus and Hagens, "Prevention" (1968): 1191.
5. Lunbeck, Psychiatric Persuasion (1994); Hale, Rise and Crisis (1995).
6. First patient: Kaplan, "Psychological Aspects" (1956): 222 [neurotic], 226 [sexual role]. Second patient: Galdston, "Psychotic Reaction" (1970): 371.
7. Cultural demands: Danilowicz and Gabriel, "Postcardiotomy Psychosis" (1971): 310. Dominance: Kornfeld and others, "Personality" (1974): 251. Ordinarily assets: Heller and others, "Delirium" (1980): 159.
8. Kennedy and Bakst, "Influence" (1966): 816; Kornfeld, "Influence" (1966): 846.
9. Farmer, "Social Scientists" (1997).
10. Kornfeld, "Influence" (1966): 847.
11. Brandt, "Cigarette, Risk" (1990); Brandt, Cigarette Century (2007).
12. Sheps and Shapiro, "Physician's Responsibility" (1962): 406.
13. Membrane oxygenators: Carlson and others, "Total Cardiopulmonary" (1972); Carlson and others, "Landé-Edwards" (1973). Filters: Dutton and others, "Platelet Aggregate" (1974); Patterson and others, "Effect" (1974). Reduced incidence: Branthwaite, "Prevention" (1975). No complacency:

"Brain Damage" (1975): 400.

Chapter 12. 사라진 합병증 증례들

1. McIntosh and Garcia, "First Decade" (1978).
2. Cleveland's single mention: Favaloro and others, "Combined Simultaneous" (1969): 23. Other complications: Favaloro and others, "Direct Myocardial Revascularization" (1969). Milwaukee: Johnson and others, "Direct Coronary Surgery" (1970). New York: Green and others, "Anastomosis" (1970). Texas: Reul and others, "Long-Term Survival" (1975).
3. The full list of two hundred is available from the author. The four: Urschel and others, "Combined Gas" (1970); Hallin and others, "Revascularization" (1971); Vontz and others, "One Hundred Consecutive" (1972); Wilson and others, "Increased Safety" (1972). Textbooks—No mention: Killip, "Angina Pectoris" (1975): 1005-6. No cerebral complications: Sabiston, "Coronary Circulation" (1972): 2034-35.
4. May and others, "1971 Reflection" (1972): 475.
5. Main report: Murphy and others, "Treatment" (1977). Quality of life: Hultgren and others, "Medical versus Surgical" (1976). Non-compliance: Parisi and others, "Characteristics" (1984). Angiogaphy: Takaro and others, "Analysis of Deaths" (1973). One mention: Takaro and others, "The VA Cooperative" (1976): 111-13.
6. Primary reports: CASS Principal Investigators, "Coronary Artery Surgery Study: Survival Data" (1983); CASS Principal Investigators, "Coronary Artery Surgery Study: Quality of Life" (1983). Stroke: Frye and others, "Stroke" (1992): 218.
7. Bypass surgery debates: Jones, "Visions" (2000). Editorials, for example: Spodick, "Revascularization" (1971). Critics: Braunwald, "Direct Coronary Revascularization" (1971); Preston, "Hazards" (1978); McIntosh and Garcia, "First Decade" (1978).
8. Breuer and others, "Neurologic Complications" (1980): 109. See also Breuer and others, "Brain and Nerve" (1980): 42; Breuer and others, "Neurologic Complications" (1981): 205.
9. Pre-WWII consent: Wilde, "Truth, Trust" (2009); Lederer, Subjected to Science (1995). Postwar changes: Faden and Beauchamp, History and Theory (1986): 53-113; Weindling, "Origins" (2001).
10. Did not alter: Surgical Committee, "Minutes" (1969). Not protect: Hoerr to Members (1969).
11. Methodist: Committee for Clinical Investigation, Memo (1968). St. Luke's: Konnagan to Blattner and Seybold, "Patient Consent" (1970).
12. Ochsner's form: Ochsner and Mills, Coronary Artery Surgery (1978): 103. Cooley's patient: Gene Austin, quoted in "Gene Austin Undergoes" (1987): 12. Brown's patient: Derrick, "How Open Heart" (1979): 278. Preston's critique: Preston, "Marketing" (1984): 36.
13. Alfidi, "Informed Consent" (1971).
14. Robinson and Merav, "Informed Consent" (1976), quotation on p. 212.

15. DeBakey, "Oral History [1998]" (2008): 153.

Chapter 13. 선택적 부주의

1. Sabiston, "Coronary Circulation" (1974): 320-21.
2. Bounds and others, "Fatal Cerebral" (1976).
3. Breuer and others, "Central Nervous System" (1983): 682.
4. Anomalies: Kuhn, Structure (1962). Relevance: Daston, "Coming into Being" (2000); Latour, What Is the Style (2004); Latour, "Why Has Critique" (2004). Stakes: Kleinman, Writing at the Margin (1995); Kleinman, What Really Matters (2006). Sickle cell anemia offers an interesting case study: only when the disease served the purpose of both the new field of medical genetics and the burgeoning civil rights movements of the 1960s did it receive substantial attention. See Wailoo, Dying in the City of Blues (2000).
5. Selective inattention: Schön, Reflective Practitioner (1983): 44. Taxonomy of ignorance: Proctor, "Agnotology" (2008): 3. Creating controversy: Brandt, Cigarette Century (2007); Proctor and Schiebinger, Agnotology (2008); Conway and Oreskes, Merchants of Doubt (2011). Another example of such "nonknowledge": Petryna, Life Exposed (2002).
6. The study: Layne and Yudofsky, "Postoperative Psychosis" (1971). Notifying DeBakey: Bruch to DeBakey (1969). Firing Cooley: DeBakey to Cooley (1969). National attention: "Surgery: The Texas Tornado" (1965); Thompson, "Texas Tornado vs. Doctor Wonderful" (1970). See also Fox and Swazey, Courage to Fail (1974): 135-98.
7. DeBakey's response: DeBakey to Bruch (1970). Yudofsky's perspective: Yudofsky, "Hilde" (1987); Yudofsky, conversation with author (8 Nov. 2011). Cover letter: Bruch to Ingelfinger (1970).
8. Damper, misgivings, "Mighty Arm": Bruch to Yudofsky (1970). Telling the students: Yudofsky, "Hilde" (1987). Telling the journal: Bruch to Malt (1970).
9. DeBakey's approval: [Note, no identifiers] (1970). Yudofsky's recollection: Yudofsky, conversation with author (8 Nov. 2011). Even this is ambiguous: in his 1987 account, Yudofsky noted that DeBakey "recommended that the paper not be submitted in its present form to a juried journal" (Yudofsky, "Hilde" [1987]). DeBakey evidently held no grudge: in 1991 he actively recruited Yudofsky to return to Houston to be chair of the Department of Psychiatry at the Baylor College of Medicine. For a more recent case of an author being forced to remove her name from a paper, see the story of Carolyn Cannuscio and rofecoxib: Avorn, "Introduction" (2005): xv; Solomon and others, "Relationship" (2004); Burton, "Merck Takes Author's Name" (2004).
10. Surgeon's incomes: Mearns, "Effler and Sones" (1973); In re: Denton A. Cooley (1988). Recent scandals: Avorn, "Dangerous Deception" (2000).
11. Rheumatic brains: Dencker and Sandahl, "Mental Disease" (1961); Rabiner and others, "Psychiatric Complications" (1975); Meyendorf, "Causes" (1993).

12. Favaloro's move to heart-lung machines: Favaloro and others, "Direct Myocardial Revascularization" (1970). Survey: Miller and others, "Current Practice" (1977). Comparable risks: Bounds and others, "Fatal Cerebral" (1976): 611.
13. Mayo: Bounds and others, "Fatal Cerebral" (1976): 611. Reminiscences: DeVries, "Oral History [1999]" (2008): 475.
14. Nursing: Effler to Hoerr (1969). Scheduling: Effler to Hoffman (1970). Cardiologists: Proudfit to the Board of Governors (1971). Waitlists: Department of Cardiology, "1976 Annual Report" (1977). Slowdown: Sheldon, "1977 Annual Report" (1978). Recovery: Shirey, "1978 Annual Report" (1979).
15. Four neurologists: Sweeney and Lautzenheiser, Neuroscience (2006): 51. Their research: Williams to the Board of Governors (1971).
16. Unsupported research: Gilman, "Cerebral Disorders" (1965); Breuer and others, "Central Nervous System" (1983). Brigham-MIT project: Thorn, "Report" (1969): 205-6; Thorn, "Report" (1970): 82.
17. For a discussion of how physicists found common ground, see Galison, "Trading Zone" (1999).
18. Mearns, "Effler and Sones" (1973).
19. Two hours: Javid and others, "Neurological Abnormalities" (1969): 506. Effler's advice: quoted in Mearns, "Effler and Sones" (1973): 8. Fifteen to twenty minutes: Cooley, "Oral History [1997]" (2008): 249. It is noteworthy that major studies often did not report pump times. See: Reul and others, "Long-Term survival" (1975); Murphy and others, "Treatment" (1977); Loop and others, "11-Year Evolution" (1979); Breuer and others, "Central Nervous System" (1983); CASS Principal Investigators, "Coronary Artery Surgery Study: Survival Data" (1983). Breuer and others did note that some of their patients had pump times in excess of two hours, far beyond Cooley's fifteen-to-twenty-minute ideal.
20. Pernick, Calculus of Suffering (1985).
21. Fifty percent incidence: Carlson and others, "Landé-Edwards" (1973): 894. For another comparative study, see Liddicoat and others, "Membrane vs. Bubble" (1975). Cleveland's choice: Breuer and others, "Central Nervous System" (1983). Persistence of bubble oxygenators: Pokar, "Study of Equipment" (1990); McKhann and others, "Cognitive Outcome" (1997).
22. Green, "Microvascular Technique" (1970).
23. Yudofsky, conversation with the author (8 Nov. 2011).
24. Eddy, "Variations" (1984): 80-81.

Chapter 14. 관상동맥우회술의 대뇌 합병증

1. 1962 stroke: Sabiston, "Coronary Circulation" (1974). Mayo: Bounds and others, "Fatal Cerebral" (1976). Psychiatric: Rabiner and others, "Psychiatric Complications" (1975). Swedish series: Aberg, "Effect" (1974). Cleveland series: Loop and others, "11-Year Evolution" (1979).
2. Distinct pathologies: Rabiner and others, "Psychiatric Complications" (1975): 342. Mayo Clinic:

Bounds and others, "Fatal Cerebral" (1976): 611.

3. 1980 abstract: Breuer and others, "Brain and Nerve" (1980): 42. 1983 report: Breuer and others, "Central Nervous System" (1983): 682. Concern about overuse: Braunwald, "Coronary-Artery" (1977).
4. New York: Freyhan and others, "Psychiatric Complications" (1971): 181. Cleveland: Furlan and Breuer, "Central Nervous System" (1984): 915. CABG-stroke model: Mangano, "Cardiovascular Morbidity" (1995): 367.
5. First study: Rabiner and others, "Psychiatric Complications" (1975): 347. Other study: Merwin and Abram, "Psychologic Responses" (1977).
6. 13 neurologists: Sweeney and Lautzenheiser, Neuroscience (2006): 59-63. Advantage: Breuer and others, "Neurologic Complications" (1980): 109. Templates: Breuer and others, "Neurology of Open Heart Surgery" (1979), Computer Record Codes A-L. See also Breuer and others, "Central Nervous System" (1983): 682.
7. Results: Breuer and others, "Central Nervous System" (1983); audible crunch on p. 686. Neuropsychologist: Department of Neurology, "1980 Annual Report" (1980): 5.
8. Cleveland Clinic Foundation, Challenge (1986): cover, 2 [exploring].
9. Newcastle study: Shaw and others, "Early Neurological" (1985). Six-month follow-up: Shaw and others, "Neurological Complications" (1986): 165. Cognitive dysfunction: Shaw and others, "Early Intellectual" (1986).
10. Hazards: Shaw and others, "Early Neurological" (1985): 1386. Comparison: Shaw and others, "Neurologic and Neuropsychological" (1987): 700.
11. Roach and others, "Adverse Cerebral Outcomes" (1996): 1857.
12. Special issue: Murkin, "Introduction" (1996). Book: Newman and others, Brain and Cardiac Surgery (2000). Funded research: McKhann and others, "Stroke and Encephalopathy" (2006).
13. Doppler flurries: Barbut and Gold, "Aortic Atheromatosis" (1996): 26. Snowstorm: Barbut, quoted in Jauhar, "Saving the Heart" (2000). Retina as window: Blauth and others, "Retinal Microembolism" (1986): 839. Retina findings: Blauth and others, "Cerebral Microembolism" (1988). MRI findings: Restrepo and others, "Diffusion- and Perfusion-Weighted" (2002): 2909. Blood markers: Ramlawi and others, "C-Reactive Protein" (2006). SCADs: Moody and others, "Brain Microemboli" (1990).

Chapter 15. 부주의의 분류

1. Kirklin, chair, "ACC/AHA Guidelines" (1991): 1126 [become], 1132 [damaging, gross]. But many bypass surgery patients—31.9% in the largest study—were older than 70: Roach and others, "Adverse Cerebral Outcomes" (1996): 1859.
2. No mention: Davis and Sabiston, "Coronary Circulation" (1997): 2091-92; Selwyn and Braunwald, "Ischemic Heart Disease" (1998): 1372-73. Passing: Galloway and others, "Acquired Heart

Disease" (1994): 862; Cohn, "Surgical Treatment" (1996): 318.

3. Falling mortality: Taylor, "Cardiac Surgery" (1993): 1. Testimony: Stump, "Selection" (1995): 1344. Roach and others, "Adverse Cerebral Outcomes" (1996): 1857.
4. Stable estimates: Aberg and Kihlgren, "Cerebral Protection" (1977); Loop and others, "11-Year Evolution" (1979); Ivert, "Coronary Bypass" (1981); Furlan and Breuer, "Central Nervous System" (1984); Gardner and others, "Stroke Following" (1985); Roach and others, "Adverse Cerebral Outcomes" (1996). Balanced changes: Selnes and McKhann, "Neurocognitive Complications" (2005). The stroke rate, however, may have decreased in the past decade. See Selnes and others, "Cognitive and Neurologic" (2012).
5. Complaint: Kuroda and others, "Central Nervous System" (1993): 222. 30 years: van der Mast and Roest, "Delirium" (1996): 27. 40 years: Elkins and Johnston, "Twinning" (2004): 2211. Unreliable patients: Newman and others, "Subjective Reports" (1989): 227. Imperfect tests: Smith, "Cerebral Dysfunction" (1995): 1360.
6. Perhaps neurologists had an interest in the success of bypass surgery because revenues from cardiac surgery sustained so many medical centers.
7. Tolerance: Spencer and others, "Use of Ultrasonics" (1969): 495. Bombardment: Loop and others, "Events" (1976): 415. London anesthesiologist: Gilston, "Brain Damage" (1986): 1323. Eloquent: Bendszus and Stoll, "Silent Cerebral" (2006): 369.
8. Daily activities: Shaw and others, "Early Neurological" (1985). Six-month importance: Shaw and others, "Neurological Complications" (1986): 165. Overtly disabled: Shaw and others, "Early Intellectual" (1986): 59. Oxford surgeon: Taggart and Westaby, "Neurological and Cognitive" (2001): 274.
9. 1993 psychiatrist: Willner, "Use of Neuropsychological Tests" (1993): 195. Time: Gorman, "Hearts and Minds" (2001).
10. Cleveland: Breuer and others, "Central Nervous System" (1983). Hopkins: McKhann and others, "Predictors" (1997). Pennsylvania: Lynn and others, "Risk Factors" (1992): 1522.
11. Genetic interests: Nelkin and Lindee, DNA Mystique (2004). Duke study: Tardiff and others, "Preliminary Report" (1997): 715. Gene chip: Ramlawi and others, "Genomic Expression Pathways" (2007): 996.
12. McKhann and others, "Stroke and Encephalopathy" (2006): 568. See also Selnes and others, "Cognitive and Neurologic" (2012).

Chapter 16. 경쟁의 합병증

1. Lawrence and Hall, 1997 Summary (1999).
2. Modest ambitions: Grüntzig and others, "Nonoperative Dilatation" (1979). 1996 data: Graves and Owings, 1996 Summary (1998).
3. Comparative studies: King and others, "Randomized Trial" (1994); Hamm and others,

"Randomized Study" (1994); Bypass Angioplasty Revascularization Investigation, "Comparison" (1996); Bravata and others, "Systematic Review" (2007). 1979 outcomes: Grüntzig and others, "Nonoperative Dilatation" (1979): 64.

4. Skeptics: Spodick, "Percutaneous" (1979): 1659. Registry report: Dorros and others, "Percutaneous" (1983). Cleveland experience: Galbreath and others, "Central Nervous System" (1986): 616.
5. Three trials: King and others (EAST), "Randomized Trial" (1994) [1.5% vs. 0.5%]; Hamm and others (GABI), "Randomized Study" (1994) [1.2% vs. 0%]; Bypass Angioplasty Revascularization Investigation, "Comparison" (1996) [0.8% vs. 0.2%]. Meta-analysis: Bravata and others, "Systematic Review" (2007). The age distributions of patients in the trials are unclear. The 1996 multicenter study of bypass surgery noted only that 31.9% of the patients were older than 70 (Roach and others, "Adverse Cerebral Outcomes" [1996]: 1859). In the EAST comparison of angioplasty and surgery, the mean age of each group was 61.4 and 61.8; in GABI, all patients were under 75; in BARI, 39% were older than 65. With such age distributions, it is possible that cerebral complication rates were low, making a difference between the two treatments difficult to detect.
6. Rubens and Nathan, "Lessons Learned" (2007): 153.
7. Cooley, "Oral History [1997]" (2008): 254.
8. Favaloro's early surgeries: Favaloro, "Saphenous Vein Graft" (1969): 182-84. Texas: Archer and others, "Coronary Artery Revascularization" (1984). Sao Paolo motivations: Buffolo and others, "Direct Myocardial Revascularization" (1985). Their results: Buffolo and others, "Myocardial Revascularization" (1990); see p. 507 for Thomas Treasure [amazement].
9. Surgeon's hopes: Murkin and others, "Beating Heart Surgery" (1999): 1500. Early results: Diegeler and others, "Neuromonitoring" (2000): 1166.
10. Groopman, "Heart Surgery, Unplugged" (1999): 43 [inconceivable], 51 [others]. As noted earlier (chapter 10, note 28), this New Yorker article is the first occurrence of "pump head" that I have found in the medical or popular literature.
11. Karagoz, Sönmez, and others, "Coronary Artery" (2000): 95 [strategy]. Patient toleration: Karagoz, Kurtoglu, and others, "Coronary Artery" (2003): 1404. Stanford rebuttal: Mora Mangano, "Risky Business" (2003): 1206.
12. Complications and distinctions: Aronowitz, "Converged Experience" (2009): 437. Rofecoxib: Avorn, "Dangerous Deception" (2006). Antipsychotics: Wilson, "Side Effects" (2010).
13. BARI: Hlatky and others, "Cognitive Function" (1997): 13. On- and off-pump: Taggart and others, "Is Cardiopulmonary Bypass" (1999): 414.
14. Bypass vs. angioplasty: Serruys and others (SYNTAX), "Percutaneous Coronary Intervention" (2009). On- vs. off-pump: Shroyer and others (ROOBY), "On-Pump" (2009), quotation on p. 1838. Patient factors: Selnes and others, "Cognitive and Neurologic" (2012): 255.
15. Duke study: Newman and others, "Longitudinal Assessment" (2001): 400. Critics argue that

this study, which lacked a control group, "reinforced misconceptions." See Selnes and others, "Cognitive and Neurologic" (2012): 254. Emboli and outcomes: Stygall and others, "Cognitive Change" (2003). MRI: Bendszus and Stoll, "Silent Cerebral" (2006): 370. Hopkins rates: McKhann and others, "Stroke and Encephalopathy" (2006): 563. Lower survival: Gottesman and others, "Delirium" (2010). Consensus guidelines: Eagle and Guyton, co-chairs, "ACC/AHA" (2004). One textbook: Lytle, "Surgical Treatment" (2004): 429.

16. Former president: Hanlon, "Oral History [2000]" (2008): 171. Testimonial: Stutz, "Pump Head" (2003): 78.
17. Fifty-two patients: Müllges and others, "Cognitive Performance" (2002). Twin study: Potter and others, "Age Effects" (2004). Cognitive improvement: Jeffrey Gold, quoted in Jauhar, "Saving the Heart" (2000): F4.
18. No differences: Selnes and others, "Cognition 6 Years" (2008): 581. Comparisons: Selnes and others, "Do Management Strategies" (2009). Rebranding: Selnes and others, "Determinants of Cognitive Change" (1999).
19. Media debates: Foreman, "Heart Patients' Mental Decline" (2004); Vedantam, "Clinton's Heart" (2004). Speculations: McDougall, "Bill Clinton's Madness" (2008); Purdum, "Bubba Trouble" (2008). Rebuttal: Smith, "Clinton Attacks" (2008).
20. STS monitoring: Shahian and others, "Quality Measurement" (2007). The STS does not, however, specify how information about surgeons' outcomes should be ascertained. Moreover, the STS guidelines do not mention cognitive dysfunction or other cerebral complications. New England collaborative: Likosky and others, "Determination" (2003): 2834. Lack of precautions: Caplan, "Translating" (2009): 1064. Not standard of care: Selnes and others, "Cognitive and Neurologic" (2012): 250.
21. Mateen and others, "Neurological Injury" (2011).
22. Rief and others, "Medication-Attributed" (2006); Rief and others, "Differences" (2009).
23. Multi-center study: Roach and others, "Adverse Cerebral Outcomes" (1996). The review: Selnes and others, "Cognitive and Neurologic" (2012). No mention: Khan and others, "Randomized Comparison" (2004); Desai and others, "Randomized Comparison" (2004); Hannan and others, "Long-Term Outcomes" (2005); Hannan and others, "Drug-Eluting Stents" (2008); Velazquez and others, "Coronary-Artery" (2011); Bonow and others, "Myocardial Viability" (2011). In passing: Diegeler and others, "Comparison" (2002); Cohen and others, "Quality of Life" (2011). Secondary or composite endpoints: Serruys and others, "Comparison" (2001); Nathoe and others, "Comparison" (2003); Seung and others, "Stents versus Coronary-Artery" (2008); Serruys and others (SYNTAX), "Percutaneous Coronary Intervention" (2009); Jones and others, "Coronary Bypass" (2009); Shroyer and others (ROOBY), "On-Pump" (2009); Park and others, "Randomized Trial" (2011). Focused report: Newman and others, "Longitudinal Assessment" (2001).

결론: 퍼즐과 전망

1. Ohio: Abelson, "Heart Procedure" (2006). Destiny: Dartmouth Atlas (1996): 2. See also Wennberg, Tracking Medicine (2010); Brownlee, Overtreated (2008): 13-42.
2. Torch and others, "Timing of Neonatal Discharge" (2001); Wennberg, "Unwarranted Variations" (2002); Mulley, "Need to Confront" (2009).
3. Early attempts: Mueller and others, "History of Surgery" (1997). Cleveland's prowess: Edward Diethrich, in discussion of Favaloro and others, "Combined Simultaneous" (1969): 27. Community hospitals: Favaloro, "Surgical Treatment" (1971): 495. Four hundred hospitals: Hiatt, "Protecting the Medical Commons" (1975).
4. Ten times: Cutter and others, "Epidemiologic Study" (1982). 1986 Medicare: Chassin and others, "Variations in the Use" (1986): 297. 1993 Medicare: Boutwell and Mitchell, "Diffusion of New Technologies" (1993). Kaiser: Selby and others, "Variation among Hospitals" (1996). Thrombolytic trial: Pilote and others, "Regional Variation" (1995).
5. London: Glover, "Incidence of Tonsillectomy" (1938). New York: Lembcke, "Measuring the Quality" (1952). International: Pearson and others, "Hospital Caseloads" (1968). Kansas: Lewis, "Variations" (1969). Vermont: Wennberg and Gittelsohn, "Small Area Variations" (1973). Maine: Wennberg and Gittelsohn, "Health Care Delivery" (1975): 127.
6. Moore, "What Puts the Surge" (1970): 163. Dartmouth Atlas (1996). Critiques: Bach, "Map to Bad Policy" (2010); Chernew and others, "Geographic Correlation" (2010); Epstein, "Geographic Variation" (2010).
7. Dartmouth Atlas of Cardiovascular Care (1999): preface [the quality], 18-19, 22-23.
8. Redding: "Dartmouth Atlas of Health Care: Studies of Surgical Variation—Cardiac Surgery" (2005): 13; "Tenet Physicians Settle Case" (2005); Klaidman, Coronary (2007). Elyria: Dartmouth Atlas of Cardiovascular Care (1999), on p. 76; "Dartmouth Atlas of Health Care: Studies" (2005): 16; Abelson, "Heart Procedure" (2006) [quotation from John W. Schaeffer]. Lafayette: Abelson, "Heart Procedure" (2006); "Louisiana Cardiologist" (2009).
9. Gillum, "Coronary Heart Disease" (1982): 849. Alabama group: Oberman and Cutter, "Issues in the Natural History" (1984): 688. CASS Trial: Maynard and others, "Blacks in the Coronary Artery Surgery Study" (1986): 1447.
10. Massachusetts: Wenneker and Epstein, "Racial Inequalities" (1989). National data: Goldberg and others, "Racial and Community Factors" (1992). Institute of Medicine: Smedley and others, Unequal Treatment (2003): 1-3, 5 [convincing evidence], 39-74.
11. Robbins, quoted in Iglehart, "From the Editor" (1984); Blumenthal, "Variation Phenomenon" (1994): 1017.
12. Glover, "Incidence of Tonsillectomy" (1938): 1223. "Regional differences": Bunker, "Surgical Manpower" (1970): 141. "Regional patterns": Gillum, "Coronary Artery Bypass Surgery" (1987): 1258. Iowa and California: Wennberg, "Which Rate is Right" (1986). Northern New England:

Wennberg and others, "Relationship between Supply" (1997). Continuing debate on this point: Zuckerman and others, "Clarifying Sources" (2010).

13. Fee-for-service: Bunker, "Surgical Manpower" (1970). Defense: Moore, "What Puts the Surge" (1970): 163. Bypass critics: Braunwald, "Coronary-Artery" (1977); Preston, "Hazards" (1978); McIntosh and Garcia, "First Decade" (1978). Arizona physician: Phibbs, "Abuse" (1979): 1394. Alabama group: Cutter and others, "Epidemiologic Study" (1982). Canada: Rouleau and others, "Comparison of Management" (1993).
14. Kansas: Lewis, "Variations" (1969): 884. Liverpool: Pearson and others, "Hospital Caseloads" (1968): 564. Relation of angiography and revascularization: Wennberg and others, "Association" (1996); Kuhn and others, "Correlation of Rates" (1995). Seattle: Every and others, "Association" (1993).
15. Inconsistent evidence: McPherson and others, "Regional Variations" (1981). Vermont: Wennberg and Gittelsohn, "Small Area Variations" (1973): 1105. Manitoba: Roos, "Hysterectomy" (1984): 332. New England: Pearson and others, "Hospital Caseloads" (1968): 565. Aggression: Bunker, "Surgical Manpower" (1970): 140. VA System: Ashton and others, "Geographic Variations" (1999); Ashton and others, "Hospital Use and Survival" (2003).
16. Community standards and uncertainty: Eddy, "Variations" (1984): 86 [community standards], 75 [uncertainty creeps, honest people]. Maryland physicians: Rutkow and others, "Surgical Decision Making" (1970): 409 [marked divergence, semi-exact], 419 [Moore comment]. Variation and uncertainty: Wennberg and others, "Professional Uncertainty" (1982); Barnes and others, "Report on Variation" (1985).
17. Review: Paul-Schaheen and others, "Small Area Analysis" (1987): 765 [ascertain]. Multivariate analysis: Holahan and others, "Area Variations" (1990): 170 [explanatory power]. Europe: van den Brand and the European Angioplasty Survey Group, "Utilization" (1993): 395.
18. Patient preference: Maynard and others, "Blacks in the Coronary Artery Surgery Study" (1986). Citations of this: Wenneker and Epstein, "Racial Inequalities" (1989); Goldberg and others, "Racial and Community Factors" (1992). Patient interviews: Crawford and others, "Do Blacks and Whites Differ" (1994); Whittle and others, "Do Patient Preferences Contribute" (1997). Black physicians: Gillum, "Coronary Heart Disease" (1982): 849. Prejudice: Council on Ethical and Judicial Affairs, "Black-White Disparities" (1990): 2346.
19. Elusive prejudice: Hannan and others, "Interracial Access" (1991); Ayanian and others, "Racial Differences" (1993). Referral disparity: Schulman and others, "Effect of Race and Sex" (1999). Reanalysis: Schwartz and others, "Misunderstandings" (1999).
20. Bodewitz and others, "Regulatory Science" (1987); Richards, Vitamin C and Cancer (1991); Epstein, Impure Science (1996); Marks, Progress (1997); Berg, Rationalizing Medical Work (1997); Timmermans and Berg, Gold Standard (2003); Daly, Evidence-Based Medicine (2005); Carpenter, Reputation and Power (2010). Reversed findings: Lerner, Breast Cancer Wars (2001); Watkins, Estrogen Elixir (2007); Taubes, Good Calories, Bad Calories (2007). Bypass surgery:

Jones, "Visions" (2000). Statin standards: Ridker, "Tale of Three Labels" (2011).

21. The RAND Project: Chassin and others, "Does Inappropriate Use" (1987). Angiography: Chassin and others, "How Coronary Angiography" (1987). Bypass surgery: Winslow and others, "The Appropriateness" (1988). Expert disagreement: Park and others, "Physician Ratings" (1986); Mulley and Eagle, "What Is Inappropriate Care?" (1988).
22. Medicare costs: Gornick, "Medical Patients" (1975). Costs and scrutiny: Wennberg, Tracking Medicine (2010); Weisz and others, "Emergence" (2007): 706-9. Canada studies: Rouleau and others, "Comparison of Management" (1993); Anderson and others, "Use of Coronary Artery Bypass" (1993); McGlynn and others, "Comparison of Appropriateness" (1994); Mark and others, "Use of Medical Resources" (1994); Tu and others, "Use of Cardiac Procedures" (1997).
23. Gawande, "Cost Conundrum" (2009): 39. White House interest: Pear, "Health Care Spending" (2009). The McAllen story may be more complicated than Gawande suggest: it is not a high-spending region for private insurance: Chernew and others, "Geographic Correlation" (2010).
24. Cutting Medicare: Skinner and Fisher, "Regional Disparities" (1997); Fisher and others, "Implications of Regional Variations [Part 1]" (2003); Fisher and others, "Implications of Regional Variations [Part 2]" (2003). Critiques: Pear, "Health Care Spending" (2009) [Kerry quotation]; "Obama's Health Cost Illusion" (2009) [funhouse mirror]; Bach, "Map to Bad Policy" (2010); Zuckerman and others, "Clarifying Sources" (2010).
25. Dartmouth Atlas (1996): 4.
26. Department of Thoracic and Cardiovascular Surgery, "1995 Calendar."
27. England and Australia: English and others, "UK Cardiac Surgical Register" (1984). Angioplasty disparities: van den Brand and the European Angioplasty Survey Group, "Utilization" (1993). 2009 data: Organization for Economic Co-operation and Development, Health at a Glance 2011 (2011): 90-91. See also: Widimsky and others, "Reperfusion Therapy" (2010).
28. Bar graph: Organization for Economic Co-operation and Development, Health at a Glance 2011 (2011): 91. Mexico: Ban-Hayashi and others, "Interventional Cardiology" (1995). India: Padmavati, "Interventional Cardiology" (1995); Association of Physicians of India, "Expert Consensus" (2006); Hiremath, "Future of Thrombolytic Therapy" (2011). China: Zhang and Huo, "Early Reperfusion" (2011). Nigeria: Muanya, "Nigerian Scores First" (2009).
29. Vortex: Reddy, Foreword (2004): vi. 1993 report: World Bank, Investing in Health (1993): 225. 1999 report: Chockalingam and others, "World Heart Federation's White Book" (2000): 227. 2002 data: "Heart Attack Deaths (2002)," Worldmapper. UN summit: Fink and Rabinowitz, "UN's Battle" (2011).
30. Consensus: Bradley and others, "Strategies" (2006). European concerns: de Jaegere and Simoons, "Immediate Angioplasty" (1995).
31. World Bank 1992: Phillips and others, "Emerging Agenda" (1992): 273. World Bank 1993: World Bank, Investing in Health (1993): 10. IOM 1998: Howso and others, Control of Cardiovascular Diseases (1998): 32. Cost effectiveness: Gaziano, "Reducing the Growing Burden" (2007): 18.

UN summit: General Assembly, "Political Declaration" (2011).

32. Disillusionment: Smith, "Technological Determinism" (1994); Marx, "Technology" (2010). Navajo health care: McDermott and others, "Health Care Experiment" (1972); Jones, "Health Care Experiments" (2002). Advocates: Long and Oleson, Appropriate Technology (1980).
33. Cost-effective prevention: Marseille and others, "HIV Prevention before HAART" (2002). Critique of cost-effectiveness analysis: Farmer, "Listening for Prophetic Voices" (1997). HIV treatment: Cohen, "New World of Global Health" (2006); Kim and Farmer, "AIDS in 2006" (2006).
34. Limited funding: Fink and Rabinowitz, "UN's Battle" (2011). Neglect of cardiovascular disease: Yach, Foreword (2004): iii; Leeder and others, Race Against Time (2004): 14 [sympathy].
35. Bukhman and Kidder, "Cardiovascular Disease " (2008); Narayan and others, "Global Noncommunicable Diseases—Lessons" (2011).
36. McDougall to Clinton (2004).
37. Pregnancy: Rapp, Testing Women (1999). Cancer: Barry and others, "Watchful Waiting" (1988); Sepucha and Mulley, "Perspective on the Patient's Role" (2009).
38. Kolata, "Considering" (2011).
39. Feder, "Stent vs. Scalpel" (2005); Davis and Donnan, "Carotid-Artery Stenting" (2010); Broderick, "Challenges" (2011); Broderick and Meyers, "Acute Stroke Therapy" (2011).
40. Barry and others, "Patient Reactions" (1995); Morgan and others, "Randomized, Controlled Trial" (2000); Fowler and others, "Medical-Decision Process" (2012).
41. Explaining the decline: Jones and Greene, "Contributions of Prevention and Treatment" (2012). Potential for more decline: Bjorck and others, "Increasing Evidence-Based" (2011); Ford and Capewell, "Proportion of the Decline" (2011). However, early signs warn that the decline may soon stop or even reverse: Jones and Greene, "Fall and Rise" (in preparation).
42. Frenk and others, "Health Transition" (1989).

Bibliography

Bibliography

Archival Collections

- Brigham and Women's Hospital Archives. Countway Library, Center for the History of Medicine, Boston, Massachusetts. [BWH Archives]
- Bruch, Hilde, Papers. John P. McGovern Historical Collections and Research Center, Houston, Texas. Manuscript Collection 7. [HB Papers]
- Cleveland Clinic Foundation Archives. Cleveland Clinic, Cleveland, Ohio. [CCF Archives]
- Cooley, Denton A., Papers. John P. McGovern Historical Collections and Research Center, Houston, Texas. Manuscript Collection 43. [DC Papers]
- Fonds, Arthur Vineberg. Osler Library Archive Collections, McGill University, Montreal, Quebec. Collection P126. [AV Fonds]
- Harken, Dwight E., Papers. Countway Library, Center for the History of Medicine, Boston, Massachusetts. HC 48 BR. [DH Papers]
- Leary, Timothy, Papers. Countway Library, Center for the History of Medicine, Boston, Massachusetts. B MS c40. [TL Papers]
- Seybold, William, Papers. John P. McGovern Historical Collection and Research Center, Houston, Texas. Manuscript Collection 4. [WS Papers]
- Texas Heart Institute Papers. John P. McGovern Historical Collections and Research Center, Houston, Texas. Institutional Collection 43. [THI Papers]

Primary and Secondary Sources

- "1988 Midyear Health Care Advertising Review: Pharmacy." Medical Marketing and Media 23 (20 Sept. 1988): 40-46.
- "1992 Midyear Health Care Advertising Review: Pharmacy." Medical Marketing and Media 27 (Oct.

1992): 80-83.
- "2000 Calendar, Department of Thoracic and Cardiovascular Surgery." CCF Archives, box 1152, 21-PT, "Thoracic & CV Surgery Publications."
- Abelson, Reed. "Heart Procedure Is off the Charts in an Ohio City." New York Times, 18 Aug. 2006.
- Aberg, Torkel. "Effect of Open Heart Surgery on Intellectual Function." Scandinavian Journal of Thoracic and Cardiovascular Surgery suppl. 15 (1974): 1-63.
- Aberg, Torkel, and Margareta Kihlgren. "Cerebral Protection during Open-Heart Surgery." Thorax 32 (1977): 525-33.
- Alberti, Fay Bound. "Bodies, Hearts, and Minds: Why Emotions Matter to Historians of Science and Medicine." Isis 100 (2009): 798-810.
- ———. Matters of the Heart: History, Medicine, and Emotion. New York: Oxford University Press, 2010.
- Alfano, Joseph E., Ruth E. Fabritius, and Marvin A. Garland. "Visual Loss Following Mitral Commissurotomy for Mitral Stenosis." American Journal of Ophthalmology 44 (1957): 213-16.
- Alfidi, Ralph J. "Informed Consent: A Study of Patient Reaction." JAMA 216 (1971): 1325-29.
- Allam, Adel H., Randall C. Thompson, L. Samuel Wann, Michael I. Miyamoto, Abd el-Halim Nur el-Din, Gomaa Abd el-Maksoud, Muhammad Al-Tohamy Soliman, Ibrahem Badr, Hany Abd el-Rahman Amer, M. Linda Sutherland, James D. Sutherland, Gregory S. Thomas. "Atherosclerosis in Ancient Egyptian Mummies." JACC: Cardiovascular Imaging 4 (2011): 315-27.
- Ambrose, John A., Mark A. Tannenbaum, Dimitrios Alexopoulos, Craig E. Hjemdahl-Monsen, Jeffrey Leavy, Melvin Weiss, Susan Borrico, Richard Gorlin, and Valentin Fuster. "Angiographic Progression of Coronary Artery Disease and the Development of Myocardial Infarction." Journal of the American College of Cardiology 12 (July 1988): 56-62.
- Ambrose, John A., Stephen L. Winters, Audrey Stern, Angie Eng, Louis E. Teichholz, Richard Gorlin, and Valentin Fuster. "Angiographic Morphology and the Pathogenesis of Unstable Angina Pectoris." Journal of the American College of Cardiology 5 (March 1985): 609-16.
- American Heart Association. "Report of the Committee on the Effect of Strain and Trauma on the Heart and Great Vessels." Circulation 26 (Oct. 1962): 612-22.
- Anderson, Geoffrey M., Kevin Grumbach, Harold S. Luft, Leslie L. Roos, Cameron Mustard, and Robert Brook. "Use of Coronary Artery Bypass Surgery in the United States and Canada." JAMA 269 (7 April 1993): 1661-66.
- Archer, Robert, David A. Ott, Robert Parravicini, Denton A. Cooley, George J. Reul, Howard Frazier, J. Michael Duncan, James J. Livesay, and William E. Walker. "Coronary Artery Revascularization without Cardiopulmonary Bypass." Texas Heart Institute Journal 11 (March 1984): 52-57.
- Aronowitz, Robert A. "The Converged Experience of Risk and Disease." Milbank Quarterly 87 (2009): 417-42.
- ———. Making Sense of Illness: Science, Society, and Disease. Cambridge: Cambridge University Press, 1998.

- ———. Unnatural History: Breast Cancer and American Society. Cambridge: Cambridge University Press, 2007.
- Ashton, Carol M., Nancy J. Petersen, Julianne Souchek, Terri J. Menke, Hong-Jen Yu, Kenneth Pietz, Marsha L. Eigenbrodt, Galen Barbour, Kenneth W. Kizer, and Nelda P. Wray. "Geographic Variations in Utilization Rates in Veterans Affairs Hospitals and Clinics." New England Journal of Medicine 340 (7 Jan. 1999): 32-39.
- Ashton, Carol M., Julianne Souchek, Nancy J. Petersen, Terri J. Menke, Tracie C. Collins, Kenneth W. Kizer, Steven M. Wright, and Nelda P. Wray. "Hospital Use and Survival among Veterans Affairs Beneficiaries." New England Journal of Medicine 349 (23 Oct. 2003): 1637-46.
- Aspirin Myocardial Infarction Study Research Group. "A Randomized Controlled Trial of Aspirin in Persons Recovered from Myocardial Infarction." JAMA 243 (15 Feb. 1980): 661-69.
- Association of Physicians of India. "API Expert Consensus Document on Management of Ischemic Heart Disease." Journal of the Association of Physicians of India 54 (2006): 469-80.
- Atwater, Edward C. "Touching the Patient: The Teaching of Internal Medicine in America." In Sickness and Health in America: Readings in the History of Medicine and Public Health, 2nd ed., ed. Judith Walzer Leavitt and Ronald L. Numbers, 129-47. Madison: University of Wisconsin Press, 1985.
- Avorn, Jerry. "Dangerous Deception—Hiding the Evidence of Adverse Drug Effects." New England Journal of Medicine 355 (23 Nov. 2006): 2169-71.
- ———. Introduction to the Updated Vintage Books Edition. Powerful Medicine: The Benefits, Risks, and Costs of Prescription Drugs. New York: Vintage Books, 2005.
- Ayanian, John Z., I. Steven Udvarhelyi, Constantine A. Gatsonis, Chris L. Pashos, and Arnold M. Epstein. "Racial Differences in the Use of Revsacularization Procedures after Coronary Angiography." JAMA 269 (26 May 1993): 2642-46.
- Baake, Ken. Metaphor and Knowledge: The Challenges of Science Writing. Albany: State University of New York Press, 2003.
- Bach, Peter B. "A Map to Bad Policy—Hospital Efficiency Measures in the Dartmouth Atlas." New England Journal of Medicine 362 (18 Feb. 2010): 569-73.
- Bailey, Charles P., R. P. Glover, and T. J. O'Neill. "Exploratory Surgery of the Heart." Diseases of the Chest 22 (Dec. 1952): 640-70.
- Bailey, Charles P., and William Likoff. "The Surgical Treatment of Coronary Insufficiency." Chest 27 (1955): 477-514.
- Bailey, Charles P., Angelo May, and William M. Lemmon. "Survival after Coronary Endarterectomy in Man." JAMA 164 (8 June 1957): 641-46.
- Bailey, Charles P., Axel K. Olsen, Kenneth K. Keown, and Henry T. Nichols. "Commissurotomy for Mitral Stenosis: Technique for Prevention of Cerebral Complications." JAMA 149 (1952): 1085-91.
- Baker, Peter, and Angela Macropoulos. "Bill Clinton Released from Hospital." New York Times, 11 Feb. 2010.

- Baldry, P. E. The Battle Against Heart Disease. Cambridge: Cambridge University Press, 1971.
- Ban-Hayashi, Ernesto, Jorge Gaspar, Ramón Villavicencio, Manuel Gil, and Marco A. Martinez-Rios. "Interventional Cardiology in Mexico: A Perspective from the Instituto Nacional de Cardiologia Ignacio Chavez." Journal of Interventional Cardiology 8 (1995): 23-27.
- Banting, F. G., to Timothy Leary, 4 April 1934. TL Papers, box 2.
- Barbut, Denise, and Jeffrey P. Gold. "Aortic Atheromatosis and Risks of Cerebral Embolization." Journal of Cardiothoracic and Vascular Anesthesia 10 (Jan. 1996): 24-30.
- Barnes, Benjamin A., Elizabeth O'Brien, Catherine Comstock, Deborah G. D'Arpa, Charles L. Donahue. "Report on Variation in Rates of Utilization of Surgical Services in the Commonwealth of Massachusetts." JAMA 254 (19 July 1985): 371-75.
- Barnes, David S. The Great Stink of Paris and the Nineteenth-Century Struggle against Filth and Germs. Baltimore, MD: Johns Hopkins University Press, 2006.
- Baroldi, Giorgio. "Lack of Correlation between Coronary Thrombosis and Myocardial Infarction or Sudden 'Coronary' Heart Death." Annals of the New York Academy of Science 156 (Jan. 1969): 504-25
- ———. "Reply." American Heart Journal 94 (Sept. 1977): 392-93.
- Barry, Michael J., Floyd J. Fowler, Albert G. Mulley, Joseph V. Henderson, and John E. Wennberg. "Patient Reactions to a Program Designed to Facilitate Patient Participation in Treatment Decisions for Benign Prostatic Hyperplasia." Medical Care 33 (Aug. 1995): 771-82.
- Barry, Michael J., Albert G. Mulley, Floyd J. Fowler, and John W. Wennberg. "Watchful Waiting vs. Immediate Transurethral Resection for Symptomatic Prostatism." JAMA 259 (27 May 1988): 3010-17.
- Beck, Ulrich. Risk Society: Towards a New Modernity. Trans. M. Ritter. London: Sage, 1992.
- Bendszus, Martin, and Guido Stoll. "Silent Cerebral Ischaemia: Hidden Fingerprints of Invasive Medical Procedures." Lancet Neurology 5 (April 2006): 364-72.
- Berg, Marc. Rationalizing Medical Work: Decision-Support Techniques and Medical Practices. Cambridge, MA: MIT Press, 1997.
- Berry, Jarett D., Alan Dyer, Xuan Cai, Daniel B. Garside, Hongyan Ning, Avis Thomas, Phillip Greenland, Linda Van Horn, Russell P. Tracy, and Donald M. Lloyd-Jones. "Lifetime Risks of Cardiovascular Disease." New England Journal of Medicine 366 (26 Jan. 2012): 321-29.
- Biagioli, Mario. Galileo, Courtier: The Practice of Science in the Culture of Absolutism. Chicago: University of Chicago Press, 1994.
- Bjorck, L., S. Capewell, K. Bennett, G. Lappas, and A. Rosengren. "Increasing Evidence-Based Treatments to Reduce Coronary Heart Disease Mortality in Sweden: Quantifying the Potential Gains." Journal of Internal Medicine 269 (2011): 452-67.
- Blair, Kirstie. Victorian Poetry and the Culture of the Heart. New York: Oxford University Press, 2006.
- Blatchford, James W. "Ludwig Rehn: The First Successful Cardiorrhaphy." Annals of Throacic Surgery 39 (1985): 492-95.

- Blauth, C., J. Arnold, E. M. Kohner, and K. M. Taylor. "Retinal Microembolism during Cardiopulmonary Bypass Demonstrated by Fluorescein Angiography." Lancet 328 (11 Oct. 1986): 837-39.
- Blauth, Christopher I., John V. Arnold, W. Edmund Schulenberg, Alison C. McCartney, and Kenneth M. Taylor, sponsored by Floyd D. Loop. "Cerebral Microembolism during Cardiopulmonary Bypass: Retinal Microvascular Studies in vivo with Fluorsceine Angiography." Journal of Thoracic and Cardiovascular Surgery 95 (April 1988): 668-76.
- Blumenthal, David. "The Variation Phenomenon in 1994." New England Journal of Medicine 331 (13 Oct. 1994): 1017-18.
- Blumgart, Herrman L., Monroe J. Schlesinger, and David Davis. "Studies on the Relation of the Clinical Manifestations of Angina Pectoris, Coronary Thrombosis, and Myocardial Infarction to the Pathologic Findings, with Particular Reference to the Significance of the Collateral Circulation." American Heart Journal 19 (Jan. 1940): 1-91.
- Blumgart, Herrman L., Monroe J. Schlesinger, and Paul M. Zoll. "Angina Pectoris, Coronary Failure and Acute Myocardial Infarction: The Role of Coronary Occlusions and Collateral Circulation." JAMA 116 (11 Jan. 1941): 91-96.
- Blumgart, Herrman L., Paul M. Zoll, and George S. Kurland. "Discussion of Direct Relief of Coronary Occlusion." Archives of Internal Medicine 104 (1959): 862-69.
- Boden, William E., Robert A. O'Rourke, Koon K. Teo, Pamela M. Hartigan, David J. Maron, William J. Kostuk, Merril Knudtson, Marcin Dada, Paul Casperson, Crystal L. Harris, Bernard R. Chaitman, Leslee Shaw, Gilbert Gosselin, Shah Nawaz, Lawrence M. Title, Gerald Gau, Alvin S. Blaustein, David C. Booth, Eric R. Bates, John A. Spertus, Daniel S. Berman, John Mancini, and William S. Weintraub, for the COURAGE Trial Research Group. "Optimal Medical Therapy with or without PCI for Stable Coronary Disease." New England Journal of Medicine 356 (12 April 2007): 1503-16.
- Boden, William E., Koon K. Teo, and William S. Weintraub, for the COURAGE Trial Research Group. "The Authors Reply." New England Journal of Medicine 357 (26 July 2007): 417-18.
- Bodewitz, Henk J. H. W., Henk Buurma, and Gerard H. de Vries. "Regulatory Science and the Social Management of Trust in Medicine." In The Social Construction of Technological Systems, ed. Wiebe E. Bijker, Thomas P. Hughes, and Trevor J. Pinch, 243-59. Cambridge, MA: MIT Press, 1987.
- Bolduan, Charles F., and Nils W. Bolduan. "Is the 'Appalling Increase' in Heart Disease Real?" Journal of Preventive Medicine 6 (1932): 321-33.
- Bonow, Robert O., Gerald Maurer, Kerry L. Lee, Thomas A. Holly, Philip F. Binkley, Patrice Desvigne-Nickens, Jaroslaw Drozdz, Pedro S. Farsky, Arthur M. Feldman, Torsten Doenst, Robert E. Michler, Daniel S. Berman, Jose C. Nicolau, Patricia A. Pellikka, Krzysztof Wrobel, Nasri Alotti, Federico M. Asch, Liliana E. Favaloro, Lilin She, Eric J. Velazquez, Robert H. Jones, and Julio A. Panza, for the STICH Trial Investigators. "Myocardial Viability and Survival in Ischemic Left Ventricular Dysfunction." New England Journal of Medicine 364 (2011): 1617-25.
- Bosk, Charles L. Forgive and Remember: Managing Medical Failure. Chicago: University of Chicago Press, 1979.

- Bouch, D. C., and G. L. Montgomery. "Cardiac Lesions in Fatal Cases if Recent Myocardial Ischemia from a Coronary Care Unit." British Heart Journal 32 (1970): 795-803.
- Bounds, James V., Burton A. Sandok, and Donald A. Barnhorst. "Fatal Cerebral Embolism Following Aorto-Coronary Bypass Graft Surgery." Stroke 7 (Nov.-Dec. 1976): 611-14.
- Boutwell, Robert C., and Janet B. Mitchell. "Diffusion of New Technologies in the Treatment of the Medicare Population." International Journal of Technology Assessment in Health Care 9 (1993): 62-75.
- Bowker, Geoffrey C., and Susan Leigh Star. Sorting Things Out: Classification and Its Consequences. Cambridge, MA: MIT Press, 2000.
- Boyd, Adam. "An Inflammatory Basis for Coronary Thrombosis." American Journal of Pathology 4 (1928): 159-66.
- Bradley, Elizabeth H., Jeph Herrin, Yongfei Wang, Barbara A. Barton, Tashonna R. Webster, Jennifer A. Mattera, Sarah A. Roumanis, Jeptha P. Curtis, Brahmajee K. Nallamothu, David J. Magid, Robert L. McNamara, Janet Parkosewich, Jerod M. Loeb, and Harlan M. Krumholz. "Strategies for Reducing the Door-to-Balloon Time in Acute Myocardial Infarction." New England Journal of Medicine 355 (30 Nov. 2006): 2308-20.
- "Brain Damage after Open-Heart Surgery." Lancet 306 (30 Aug. 1975): 399-400.
- Brain, Robert M. "Representation on the Line: The Graphic Method and the Instruments of Scientific Modernism." In From Energy to Information: Representation in Science, Art, and Literature, ed. Bruce Clark and Linda D. Henderson, 155-78. Stanford, CA: Stanford University Press, 2002.
- Brandt, Allan M. The Cigarette Century: The Rise, Fall, and Deadly Persistence of the Product that Defined America. New York: Basic Books, 2007.
- ———. "The Cigarette, Risk, and American Culture." Daedalus 119 (Fall 1990): 155-76.
- ———. No Magic Bullet: A Social History of Venereal Disease in the United States since 1880. Expanded ed. New York: Oxford University Press, 1987.
- Brandt, Allan M., and Martha Gardner. "The Golden Age of Medicine?" In Medicine in the Twentieth Century, ed. Roger Cooter and John Pickstone, 21-37. Amsterdam: Harwood Academic Publishers, 2000.
- Branthwaite, M. A. "Detection of Neurological Damage during Open-Heart Surgery." Thorax 28 (1973): 464-72.
- ———. "Prevention of Neurological Damage during Open-Heart Surgery." Thorax 30 (1975): 258-61.
- Branwood, A. Whitley, and George L. Montgomery. "Observations on the Morbid Anatomy of Coronary Artery Disease." Scottish Medical Journal 1 (Dec. 1956): 367-75.
- Braunwald, Eugene. "Coronary-Artery Surgery at the Crossroads." New England Journal of Medicine 297 (22 Sept. 1977): 661-63.
- ———. "Direct Coronary Revascularization . . . A Plea Not to Let the Genie Escape from the Bottle." Hospital Practice 6 (May 1971): 9-10.

- ———. "Heart." Annual Review of Physiology 28 (1966): 227-66.
- ———. "Unstable Angina: A Classification." Circulation 80 (Aug. 1989): 410-14.
- Braunwald, Eugene, and Peter F. Cohn. "Ischemic Heart Disease." In Harrison's Principle's of Internal Medicine, 10th ed,. ed. Robert G. Petersdorf, Raymond D. Adams, Eugene Braunwald, Kurt J. Isselbacher, Joseph B. Martin, and Jean D. Wilson, 1423-32. New York: McGraw-Hill, 1983.
- Bravata, Dean M., Allison L. Gienger, Kathryn M. McDonald, Vandana Sundaram, Marco V. Perez, Robin Varghese, John R. Kapoor, Reza Ardehali, Douglas K. Owens, and Mark A. Hlatky. "Systematic Review: The Comparative Effectiveness of Percutaneous Coronary Interventions and Coronary Artery Bypass Graft Surgery." Annals of Internal Medicine 147 (20 Nov. 2007): 703-16.
- Breuer, Anthony C., Anthony J. Furlan, Maurice R. Hanson, Richard J. Lederman, Floyd D. Loop, Delos M. Cosgrove, Edwin G. Beven, Norman R. Hertzer, and F. George Estafanous. "Neurology of Open Heart Surgery," Cleveland Clinic Foundation, Feb. 1979. CCF Archives, 3-PR10, "Breuer, Anthony."
- Breuer, A. C., A. J. Furlan, M. R. Hanson, R. J. Lederman, F. D. Loop, D. M. Cosgrove, and F. G. Estafanous. "Brain and Nerve Injury Associated with Coronary Artery Bypass Graft Surgery: A Prospective Analysis of 421 Cases." Circulation 62 suppl. 3 (Oct. 1980): 42.
- Breuer, Anthony C., Anthony J. Furlan, Maurice R. Hanson, Richard J. Lederman, Floyd D. Loop, Delos M. Cosgrove, Michel A. M. Ghattas, F. George Estafanous. "Neurologic Complications of Open-Heart Surgery: Computer Assisted Analysis of 531 Patients." Paper presented at Anesthesia and the Heart Patient: An International Symposium, 30 May-1 June 1980. CCF Archives, "Continuing Medical Education Office (May 1980-Oct. 1979)," folder "Syllabus" (#4884).
- Breuer, Anthony C., Anthony J. Furlan, Maurice R. Hanson, Richard J. Lederman, Floyd D. Loop, Delos M. Cosgrove, Michel A. Ghattas, and Fawzy G. Estafanous. "Neurologic Complications of Open Heart Surgery: Computer-Assisted Analysis of 531 Patients." Cleveland Clinic Quarterly 48 (Spring 1981): 205-6.
- Breuer, A. C., A. J. Furlan, M. R. Hanson, R. J. Lederman, F. D. Loop, D. M. Cosgrove, R. L. Greenstreet, and F. G. Estafanous. "Central Nervous System Complications of Coronary Artery Bypass Graft Surgery: Prospective Analysis of 421 Patients." Stroke 14 (Sept.-Oct. 1983): 682-87.
- Brierly, James B. "Brain Damage Complicating Open-Heart Surgery: A Neuropathological Study of 46 Patients." Proceedings of the Royal Society of Medicine 60 (Sept. 1967): 858-59.
- Brock, Cornelius. "Recording the Brain at Work: The Visible, the Readable, and the Invisible in Electroencephalography." Journal of the History of the Neurosciences 17 (2008): 367-79.
- Broderick, Joseph P. "The Challenges of Intracranial Revascularization for Stroke Prevention." New England Journal of Medicine 365 (15 Sept. 2011): 1054-55.
- Broderick, Joseph P., and Philip M. Meyers. "Acute Stroke Therapy at the Crossroads." JAMA 306 (9 Nov. 2011): 2026-28.
- Brown, B. Greg, Edward Bolson, Morris Frimer, and Harold T. Dodge. "Quantitative Coronary Arteriography: Estimation of Dimensions, Hemodynamic Resistance, and Atheroma Mass of

Coronary Artery Lesions Using the Arteriogram and Digital Computation." Circulation 55 (Feb. 1977): 329-37.

- Brown, B. Greg, Xue-Qiao Zhao, Dianne E. Sacco, and John J. Albers. "Lipid Lowering and Plaque Regression: New Insights Into Prevention of Plaque Disruption and Clinical Events in Coronary Disease." Circulation 87 (June 1993): 1781-91.
- Brown, Greg, John J. Albers, Lloyd D. Fisher, Susan M. Schaefer, Jiin-Tarng Lin, Cheryl Kaplan, Xue-Qiao Zhao, Brad D. Bisson, Virginia F. Fitzpatrick, and Harold T. Dodge. "Regression of Coronary Artery Disease as a Result of Intensive Lipid-Lowering Therapy in Men with High Levels of Apolipoprotein B." New England Journal of Medicine 323 (8 Nov. 1990): 1289-98.
- Browne, Janet. Charles Darwin: The Power of Place. Princeton, NJ: Princeton University Press, 2002.
- Brownell, Kelly D., Roger Kersh, David S. Ludwig, Robert C. Post, Rebecca M. Puhl, Marlene B. Schwartz, and Walter C. Willett. "Personal Responsibility and Obesity: A Constructive Approach to a Controversial Issue." Health Affairs 29 (March 2010): 379-87.
- Brownlee, Shannon. Overtreated: Why Too Much Medicine Is Making Us Sicker and Poorer. New York: Bloomsbury, 2008.
- Bruch, Hilde, to Michael DeBakey, 11 Nov. 1969. HB Papers, series V, box 6.
- Bruch, Hilde, to Franz J. Ingelfinger, 25 Aug. 1970. HB Papers, series V, box 6.
- Bruch, Hilde, to Ronald Malt, 22 Dec. 1970. HB Papers, series V, box 6.
- Bruch, Hilde, to Stuart Yudofsky, 15 Oct. 1970. HB Papers, series V, box 6.
- Bruschke, Albert V. G., John R. Kramer, Egbert T. Bal, Ihsan Ul Haque, Robert C. Detrano, and Marlene Goormastic. "The Dynamics of Progression of Coronary Atherosclerosis Studied in 168 Medically Treated Patients Who Underwent Coronary Arteriography Three Times." American Heart Journal 117 (Feb. 1989): 296-305.
- Buffolo, E., J. C. S. Andrade, J. N. R. Branco, L. F. Aguiar, E. E. Ribeiro, and A. D. Jatene. "Myocardial Revascularization without Extracorporeal Circulation: Seven-Year Experience in 593 Cases." European Journal of Cardio-thoracic Surgery 4 (1990): 504-8.
- Buffolo, Enio, José Carlos S. Andrade, José Ernesto Succi, Luiz Eduardo V. Leão, Claudio Cueva, Joaõ Nelson Branco, Antonio Carlos C. Carvalho, and Costabile Galluci. "Direct Myocardial Revascularization without Extracorporeal Circulation: Technique and Initial Results." Texas Heart Institute Journal 12 (March 1985): 33-41.
- Buffon, Antonino, Luigi M. Biasucci, Giovanna Liuzzo, Giuseppe D'Onofrio, Filippo Crea, and Attilio Maseri. "Widespread Coronary Inflammation in Unstable Angina." New England Journal of Medicine 347 (4 July 2002): 5-12.
- Bukhman, Gene, and Alice Kidder. "Cardiovascular Disease and Global Health Equity: Lessons from Tuberculosis Control Then and Now." American Journal of Public Health 98 (Jan. 2008): 44-54.
- Bunker, John P. "Surgical Manpower: A Comparison of Operations and Surgeons in the United States and in England and Wales." New England Journal of Medicine 282 (15 Jan. 1970): 135-44.

- Burton, Thomas. "Merck Takes Author's Name Off Vioxx Study." Wall Street Journal, 18 May 2004, B1.
- Bypass Angioplasty Revascularization Investigation (BARI) Investigators. "Comparison of Coronary Bypass Surgery with Angioplasty in Patients with Multivessel Disease." New England Journal of Medicine 335 (25 July 1996): 217-25.
- Caplan, Louis R. "Translating What Is Known about Neurological Complications of Coronary Artery Bypass Graft Surgery into Action." Archives of Neurology 66 (Sept. 2009): 1062-64.
- CAPRIE Steering Committee. "A Randomized, Blinded Trial of Clopidogrel versus Aspirin in Patients at Risk of Ischaemic Events (CAPRIE)." Lancet 348 (16 Nov. 1996): 1329-39.
- Carlat, Daniel. Unhinged: The Trouble with Psychiatry: A Doctor's Revelations about a Profession in Crisis. New York: Free Press, 2010.
- Carlson, Robert G., Arnold J. Landé, Louis W. Ivey, Peter J. Starek, J. Richard Rees, V. A. Subramanian, Joseph Twichell, James Baxter, Jack H. Bloch, and C. Walton Lillehei. "Total Cardiopulmonary Support with Disposable Membrane Oxygenator during Aortocoronary Artery-Vein Graft Operations." Chest 62 (Oct. 1972): 424-32.
- Carlson, Robert G., Arnold J. Landé, Bernard Landis, Barbara Rogoz, James Baxter, Russell H. Patterson, Kurt Stenzel, and C. W. Lillehei. "The Landé-Edwards Membrane Oxygenator during Heart Surgery: Oxygen Transfer, Microemboli Counts, and Bender-Gestalt Visual Motor Test Scores." Journal of Thoracic and Cardiovascular Surgery 66 (Dec. 1973): 894-905.
- Carpenter, Daniel. Reputation and Power: Organization Image and Pharmaceutical Regulation at the FDA. Princeton, NJ: Princeton University Press, 2010.
- Casalino, Lawrence P., Kelly J. Devers, and Linda R. Brewster. "Focused Factories? Physician-Owned Specialty Facilities." Health Affairs 22 (Nov./Dec. 2003): 56-67.
- Casscells, Ward, Bryan Hathorn, Tim Krabach, William K. Vaughn, Hugh A. McAllister, Greg Bearman, and James T. Willerson. "Thermal Detection of Cellular Infiltrates in Living Atherosclerotic Plaques: Possible Implications for Plaque Rupture and Thrombosis." Lancet 347 (25 May 1996): 1447-49.
- Casscells, Ward, Morteza Naghavi, and James T. Willerson. "Vulnerable Atherosclerotic Plaque: A Multifocal Disease." Circulation 107 (29 April 2003): 2072-75.
- CASS Principal Investigators and Their Associates. "Coronary Artery Surgery Study (CASS): A Randomized Trial of Coronary Artery Bypass Surgery: Quality of Life in Patients Randomly Assigned to Treatment Groups." Circulation 68 (Nov. 1983): 951-60.
- CASS Principal Investigators and Their Associates. "Coronary Artery Surgery Study (CASS): A Randomized Trial of Coronary Artery Bypass Surgery: Survival Data." Circulation 68 (Nov. 1983): 939-50.
- Centers for Disease Control and Prevention. "Leading Causes of Death, 1900-1998." Last updated 12 Nov. 2009, www.cdc.gov/nchs/nvss/mortality_historical_data.htm.
- "Cerebral Injury Following Cardiac Operations." Lancet 283 (11 Jan. 1964): 89-90.

- Chan, Paul S., Manesh R. Patel, Lloyd W. Klein, Ronald J. Krone, Gregory J. Dehmer, Kevin Kennedy, Brahmajee K. Nallamothu, W. Douglas Weaver, Frederick A. Masoudi, John S. Rumsfeld, Ralph G. Brindis, and John A. Spertus. "Appropriateness of Percutaneous Coronary Intervention." JAMA 306 (2011): 53-61.
- Chapman, Irving. "Morphogenesis of Occluding Coronary Artery Thrombosis." Archives of Pathology 80 (Sept. 1965): 256-61.
- Chassin, Mark R., Robert H. Brook, R. E. Park, Joan Kessey, Arlene Fink, Jacqueline Kosecoff, Katherine Kahn, Nancy Merrick, and David H. Solomon. "Variations in the Use of Medical and Surgical Services by the Medicare Population." New England Journal of Medicine 314 (30 Jan. 1986): 285-90.
- Chassin, Mark R., Jacqueline Kosecoff, R. E. Park, Constance M. Winslow, Katherine L. Kahn, Nancy J. Merrick, Joan Keesey, Arlene Fink, David H. Solomon, and Robert H. Brook. "Does Inappropriate Use Explain Geographic Variations in the Use of Health Care Services? A Study of Three Procedures." JAMA 258 (13 Nov. 1987): 2533-37.
- Chassin, Mark R., Jacqueline Kosecoff, David H. Solomon, and Robert H. Brook. "How Coronary Angiography Is Used: Clinical Determinants of Appropriateness." JAMA 258 (13 Nov. 1987): 2543-47.
- Chernew, Michael E., Lindsay M. Sabik, Amitabh Chandra, Teresa B. Gibson, and Joseph P. Newhouse. "Geographic Correlation between Large-Firm Commercial Spending and Medicare Spending." American Journal of Managed Care 16 (2010): 131-38.
- Cheruvu, Pavan K., Aloke V. Finn, Craig Gardner, Jay Caplan, James Goldstein, Gregg W. Stone, Renu Virmani, and James E. Muller. "Frequency and Distribution of Thin-Cap Fibroatheroma and Ruptured Plaques in Human Coronary Arteries." Journal of the American College of Cardiology 50 (2007): 940-49.
- Chockalingam, Arum, Ignasi Balaguer-Vintro, Aloysio Achutti, Antoni Bayes de Luna, John Chalmers, Eduardo Farinaro, Richard Lauzon, Ingrid Martin, Julius Gy Papp, Aldredo Postiglione, K. Srinath Reddy, and Tak-Fu Tse. "The World Heart Federation's White Book: Impending Global Pandemic of Cardiovascular Diseases: Challenges and Opportunities for the Prevention and Control of Cardiovascular Diseases in Developing Countries and Economies in Transition." Canadian Journal of Cardiolology 16 (Feb. 2000): 227-29
- Clark, Eugene, Irving Graef, and Herbert Chasis. "Thrombosis of the Aorta and Coronary Arteries. With Special Reference to 'Fibrinoid' Lesions." Archives of Pathology 22 (Aug. 1936): 183-212.
- Cleveland Clinic Foundation. Challenge (Winter 1986), CCF Archives.
- Clough, John D., ed. To Act as a Unit: The Story of the Cleveland Clinic. 4th ed. Cleveland, OH: Cleveland Clinic Foundation, 2004.
- Clowes, George H. A., William E. Neville, Amos Hopkins, Jorge Anzola, and F. A. Simeone. "Factors Contributing to Success or Failure in the Use of a Pump Oxygenator for Complete By-pass of the Heart and Lung, Experimental and Clinical." Surgery 36 (Sept. 1954): 557-79.

- Cohen, David J., Ben Van Hout, Patrick W. Serruys, Friedrich W. Mohr, Carlos Macaya, Peter den Heijer, M. M. Vrakking, Kaijun Wang, Elizabeth M. Mahoney, Salma Audi, Katrin Leadley, Keith D. Dawkins, and A. Pieter Kappetein, for the Synergy between PCI with Taxus and Cardiac Surgery (SYNTAX) Investigators. "Quality of Life after PCI with Drug-Eluting Stents or Coronary-Artery Bypass Surgery." New England Journal of Medicine 364 (2011): 1016-26.
- Cohen, Jon. "The New World of Global Health." Science 311 (13 Jan. 2006): 162-67.
- Cohen, Samuel I. "Neurological and Psychiatric Aspects of Open-Heart Surgery." Thorax 19 (1964): 575-78.
- Cohn, Lawrence H. "Surgical Treatment of Coronary Artery Disease." In Cecil Textbook of Medicine, 20th ed., ed. J. Claude Bennett and Fred Plum, 316-19. Philadelphia, PA: W. B. Saunders, 1996.
- Cohn, Lawrence H., Richard Gorlin, Michael V. Herman, and John J. Collins. "Aorto-coronary Bypass for Acute Coronary Occlusion." Journal of Thoracic and Cardiovascular Surgery 64 (Oct. 1972): 503-13.
- Collins, Harry. Changing Order: Replication and Induction in Scientific Practice. London and Beverly Hills, CA: Sage Publications, 1985; Chicago: The University of Chicago Press, 1992.
- Collins, Harry, and Trevor Pinch. The Golem: What You Should Know about Science. 2nd ed. Cambridge: Cambridge University Press, 1998.
- Committee for Clinical Investigation Involving Human Beings, The Methodist Hospital, "Memo," 18 Nov. 1968. WS Papers, series V, box 7, folder 116, "Research Involving Human Beings."
- Conniff, Richard, and John Dominis. "Profiles: Denton A. Cooley." Architectural Digest (May 1987): 194-201, 246.
- Constantinides, Paris. "Atherosclerosis—A General Survey and Synthesis." Survey and Synthesis of Pathology Research 3 (1984): 477-98.
- ———. "Cause of Thrombosis in Human Atherosclerotic Arteries." American Journal of Cardiology 66 (6 Nov. 1990): 37G-40G.
- ———. Experimental Atherosclerosis. New York: Elsevier, 1965.
- ———. "Experimental Atherosclerosis in the Rabbit." In Comparative Atherosclerosis: The Morphology of Spontaneous and Induced Atherosclerotic Lesions in Animals and Humans in Relation to Disease, ed. James C. Roberts, Reuben Strauss, and Miriam S. Cooper, 276-90. New York: Harper and Row, 1965.
- ———. "Plaque Fissures in Coronary Thrombosis." Journal of Atherosclerosis Research 6 (1966): 1-17.
- ———. "Plaque Fissures in Human Coronary Thrombosis." Federation Proceedings 23 (1964): 443.
- Constantinides, Paris, J. Booth, and G. Carlson. "Production of Advanced Cholesterol Atherosclerosis in the Rabbit." Archives of Pathology 70 (1960): 712-24.
- Constantinides, Paris, and John Lawder. "Experimental Thrombosis and Hemorrhage in Atherosclerotic Arteries." Federation Proceedings 22 (1963): 251.
- Conway, Erik M., and Naomi Oreskes. Merchants of Doubt: How a Handful of Scientists Obscured

the Truth on Issues from Tobacco Smoke to Global Warming. New York: Bloomsbury, 2011.

- "Cooley Criticizes Medical 'Rigidity, Caution.'" Houston Chronicle, 19 May 1970, sec. 1, p. 2.
- Cooley, Denton A. "Oral History" (4 May 1997). In Pioneers of Cardiac Surgery, ed. William S. Stoney, 244-55. Nashville, TN: Vanderbilt University Press, 2008.
- Cornfield, Jerome. "Approaches to Assessment of the Efficacy of Surgical Revascularization." Bulletin of the New York Academy of Medicine 48 (Oct. 1972): 1126-34.
- "Coronary Thrombosis Linked to Fissure in Atherosclerotic Vessel Wall." JAMA 188 (11 May 1964): 35-37.
- Cosgrove, Delos M., Floyd D. Loop, Craig L. Saunders, Bruce W. Lytle, and John R. Kramer. "Should Coronary Arteries with Less than Fifty Percent Stenosis Be Bypassed?" Journal of Thoracic and Cardiovascular Surgery 82 (Oct. 1981): 520-30.
- Council on Ethical and Judicial Affairs, American Medical Association. "Black-White Disparities in Health Care." JAMA 263 (2 May 1990): 2344-46.
- Council on Foods and Nutrition, American Medical Association. "Diet and the Possible Prevention of Coronary Atheroma." JAMA 194 (6 Dec. 1965): 1149-50.
- Crawford, Sybil L., Sarah A. McGraw, Kevin W. Smith, John B. McKinlay, and Judith E. Pierson. "Do Blacks and Whites Differ in Their Use of Health Care for Symptoms of Coronary Heart Disease?" American Journal of Public Health 84 (June 1994): 957-64.
- Crawford, T. "Morphological Aspects in the Pathogenesis of Atherosclerosis." Journal of Atherosclerosis Research 1 (1961): 3-25.
- Crawford, T., D. Dexter, and R. D. Teare. "Coronary-Artery Pathology in Sudden Death from Myocardial Ischaemia." Lancet 277, no. 1 (28 Jan. 1961): 181-85.
- Cutler, Elliott C., and Samuel A. Levine. "Cardiotomy and Valvulotomy for Mitral Stenosis: Experimental Observations and Clinical Notes Concerning and Operated Case with Recovery." Boston Medical and Surgical Journal 188 (28 June 1923): 1023-27.
- Cutter, Gary R., Albert Oberman, Nicholas Kouchoukos, and William Rogers. "Epidemiologic Study of Candidates for Coronary Artery Bypass Surgery." Circulation 66, suppl. 3 (Nov. 1982): 6-15.
- D., G. H. R. "Therapeutic Enthusiasm." BMJ 1 (18 Feb. 1911): 402
- Daly, Jeanne. Evidence-Based Medicine and the Search for a Science of Clinical Care. Berkeley: University of California Press, 2005.
- Danilowicz, Delores A., and H. Paul Gabriel. "Postcardiotomy Psychosis in Non-English-Speaking Patients." Psychiatry in Medicine 2 (1971): 314-20.
- Dartmouth Atlas of Cardiovascular Care. Center for the Evaluative Clinical Sciences, Dartmouth Medical School, and the Center for Outcomes Research and Evaluation, Maine Medical Center. Chicago: AHA Press, 1999.
- Dartmouth Atlas of Health Care. Center for the Evaluative Clinical Sciences, Dartmouth Medical School. Chicago: American Hospital Publishing, 1996.
- Dartmouth Atlas of Health Care 1998. Center for the Evaluative Clinical Sciences, Dartmouth

Medical School. Chicago: AHA Press, 1998.

- "Dartmouth Atlas of Health Care: Studies of Surgical Variation—Cardiac Surgery." Center for the Evaluative Clinical Sciences, Dartmouth Medical School, 2005. www.dartmouthatlas.org/downloads/reports/Cardiac_report_2005.pdf
- Daston, Lorraine. "The Coming into Being of Scientific Objects." In Biographies of Scientific Objects, ed. Lorraine Daston, 1-14. Chicago: University of Chicago Press, 2000.
- Daston, Lorraine, and Peter Galison. Objectivity. Cambridge, MA: Zone Books, 2007.
- Davenport, Harold T., G. Arfel, and F. R. Sanchez. "The Electroencephalogram in Patients Undergoing Open Heart Surgery with Heart-Lung Bypass." Anesthesiology 20 (Sept.-Oct. 1959): 674-84.
- Davies, Michael J., and Anthony Thomas. "Thrombosis and Acute Coronary-Artery Lesions in Sudden Cardiac Ischemic Death." New England Journal of Medicine 310 (3 May 1984): 1137-40.
- Davies, Michael J., N. Woolf, and W. B. Robertson. "Pathology of Acute Myocardial Infarction with Particular Reference to Occlusive Coronary Thrombi." British Heart Journal 38 (1976): 659-64.
- Davis, N. A. "Incidence of Thrombosis in Myocardial Infarction." Australian Annals of Medicine 19 suppl. 1 (1970): 60-62.
- Davis, R. Duane, and David C. Sabiston. "The Coronary Circulation." In Textbook of Surgery: The Biological Basis of Modern Surgical Practice, 15th ed., ed. David S. Sabiston and H. Kim Lyerly, 2082-3018. Philadelphia, PA: W. B. Saunders, 1997.
- Davis, Stephen M., and Geoffrey A. Donnan. "Carotid-Artery Stenting in Stroke Prevention." New England Journal of Medicine 363 (1 July 2010): 80-82.
- DeBakey, Michael. "Albert Lasker Clinical Medical Research Award," 11 Nov. 1983. CCF Archives, box 121, folder 3-PR10, "Sones, Mason F."
- ———. "Oral History" (1998). In Pioneers of Cardiac Surgery, ed. William S. Stoney, 148-58. Nashville, TN: Vanderbilt University Press, 2008.
- DeBakey, Michael, to Hilde Bruch, 26 March 1970. HB Papers, series V, box 6.
- DeBakey, Michael E., to Denton A. Cooley, 11 Sept. 1969. WS Papers, series V, box 7, folder 116, "Research Involving Human Beings."
- de Boer, Onno J., Allard C. van der Wal, Peter Teeling, and Anton E. Becker. "Leucocyte Recruitment in Rupture-Prone Regions of Lipid-Rich Plaques: A Prominent Role for Neovascularization." Cardiovascular Research 41 (1 Feb. 1999): 443-49.
- de Jaegere, Peter P., and Maartin L. Simoons. "Immediate Angioplasty: A Conservative View from Europe—Cost Effectiveness Needs to be Considered." British Heart Journal 73 (May 1995): 407-8.
- Dencker, Sven J., and Arne Sandahl. "Mental Disease after Operations for Mitral Stenosis." Lancet 277 (3 June 1961): 1230-31.
- Dennis, Clarence, Dwight S. Spreng, George E. Nelson, Karl E. Karlson, Russell M. Nelson, John V. Thomas, Walter Phillip Eder, and Richard L. Varco. "Development of a Pump-Oxygenator to Replace the Heart and Lungs; An Apparatus Applicable to Human Patients, and Application in One Case."

Annals of Surgery 134 (Oct. 1951): 709-21.

- Department of Cardiology. "1976 Annual Report," 1 April 1977. CCF Archives, A08-27/1, "Cardiology Annual Reports, 1975-1985" (#1554).
- Department of Neurology. "1980 Annual Report." CCF Archives, 20-PN Neurology, folder "Annual Reports, 1980-1985" (#1559).
- Department of Thoracic and Cardiovascular Surgery, Cleveland Clinic Foundation. "1995 Calendar." CCF Archives, 21-PT, "Thoracic and CV Surgery Publications."
- Derrick, H. Fred. "How Open Heart Surgery Feels." American Journal of Nursing 79 (Feb. 1979): 276-85.
- Derrida, Jacques. "Plato's Pharmacy." In Dissemination, trans. B. Johnson, 61-171. Chicago: University of Chicago Press, 1981.
- Desai, Nimesh D., Eric A. Cohen, C. David Naylor, and Stephen E. Fremes, for the Radial Artery Patency Study Investigators. "A Randomized Comparison of Radial-Artery and Saphenous-Vein Coronary Bypass Grafts." New England Journal of Medicine 351 (25 Nov. 2004): 2302-9.
- Deslauriers, Roxanne, John K. Saunders, and Michael C. McIntyre. "Magnetic Resonance Studies of the Effects of Cardiovascular Surgery on Brain Metabolism and Function." Journal of Cardiothoracic and Vascular Anesthesia 10 (Jan. 1996): 127-38.
- Desmon, Stephanie, and Robert Little. "St. Joe's, Cardiology Group Probed: Hospital, Midatlantic Involved in Business, Legal Disputes." Baltimore Sun, 24 March 2009.
- DeVries, William C. "Oral History" (3 June 1999). In Pioneers of Cardiac Surgery, ed. William S. Stoney, 469-76. Nashville, TN: Vanderbilt University Press, 2008.
- DeWall, Richard A. "Oral History" (3 May 2003). In Pioneers of Cardiac Surgery, ed. William S. Stoney, 100-108. Nashville, TN: Vanderbilt University Press, 2008.
- DeWood, Marcus A., Julie Spores, Robert Notske, Lowell T. Mouser, Robert Burroughs, Michael S. Golden, and Henry T. Lang. "Prevalence of Total Coronary Occlusion during the Early Hours of Transmural Myocardial Infarction." New England Journal of Medicine 303 (16 Oct. 1980): 897-902.
- Dexter, Lewis. "Surgery in Heart Disease." Disease-a-Month 9 (1956): 1-58.
- Diegeler, Anno, Robert Hirsch, Felix Schneider, Lars-Oliver Schilling, Volkmar Falk, Thomas Rauch, and Friedrich W. Mohr. "Neuromonitoring and Neurocognitive Outcome in Off-Pump Versus Conventional Coronary Bypass Operation." Annals of Thoracic Surgery 69 (April 2000): 1162-66.
- Diegeler, Anno, Holger Thiele, Volkmar Falk, Rainer Hambrecht, Niki Spyrantis, Peter Sick, Klaus W. Diederich, Friedrich W. Mohr, and Gerhard Schuler. "Comparison of Stenting with Minimally Invasive Bypass Surgery for Stenosis of the Left Anterior Descending Coronary Artery." New England Journal of Medicine 347 (22 Aug. 2002): 561-66.
- "Doctor-Owned Specialty Hospitals Spur Investor Interest, Capital Hill Worries," BNA's Health Care Policy Report 11 (2003): 532-33.
- Dodrill, Forest D., Edward Hill, and Robert A. Gerisch. "Temporary Mechanical Substitute for the Left Ventricle in Man." JAMA 150 (18 Oct. 1952): 642-44.

- Dorros, G., M. J. Cowley, J. Simpson, L. G. Bentivoglio, P. C. Block, M. Bourassa, K. Detre, A. J. Gosselin, A. R. Gruntzig, S. F. Kelsey, K. M. Kent, M. B. Mock, S. M. Mullin, R. K. Myler, E. R. Passamani, S. H. Stertzer, and D. O. Williams. "Percutaneous Transluminal Coronary Angioplasty: Report of Complications from the National Heart, Lung, and Blood Institute PTCA Registry." Circulation 67 (April 1983): 723-30.
- Dublin, Louis I., and Mortimer Spiegelman. "The Longevity and Mortality of American Physicians, 1938-1942." JAMA 134 (9 Aug. 1947): 1211-15.
- Duffin, Jacalyn. "The Disease Game: An Introduction to the Concepts and Construction of Disease." In Lovers and Lives: Disease Concepts in History, 1-36. Toronto: University of Toronto Press, 2005.
- Duffin, Jacalyn, and Barbara G. Campling. "Therapy and Disease Concepts: The History (and Future?) of Antimony in Cancer." Journal of the History of Medicine and Allied Sciences 57 (2002): 61-78.
- Dumit, Joseph. "Pharmaceutical Witnessing: Drugs for Life in an Era of Direct-to-Consumer Advertising." In Technologized Images, Technologized Bodies, ed. Jeanette Edwards, Penny Harvey, and Peter Wade, 37-63. New York: Berghahn Books, 2010.
- ———. Picturing Personhood: Brain Scans and Biomedical Identity. Princeton, NJ: Princeton University Press, 2004.
- ———. "Prescription Maximization and the Accumulation of Surplus Health in the Pharmaceutical Industry: The_Biomarx_Experiment." In Lively Capital, ed. Kaushik Sunder Rajan. Durham, NC: Duke University Press, 2012.
- Dutton, Robert C., L. Henry Edmunds, John C. Hutchinson, and Benson B. Roe. "Platelet Aggregate Emboli Produced in Patients during Cardiopulmonary Bypass with Membrane and Bubble Oxygenators and Blood Filters." Journal of Thoracic and Cardiovascular Surgery 67 (Feb. 1974): 258-67.
- Eagle, Kim A., and Robert A. Guyton, co-chairs. "ACC/AHA 2004 Guideline Update for Coronary Artery Bypass Graft Surgery." Journal of the American College of Cardiology 44 (2004): e213-310.
- "Early Tricks on the Comstock: Tales of the Days When Miners Played Rough Games." New York Times, 4 Nov. 1895, 7.
- Eddy, David M. "Variations in Physician Practice: The Role of Uncertainty." Health Affairs 6 (1984): 74-89.
- Effler, Donald B. "A New Era of Coronary Artery Surgery." Surgery, Gynecology and Obstetrics 123 (1966): 1310-11.
- ———. "Operative Report," 19 Oct. 1962. AV Fonds, P126/C8, folder 78, "Effler."
- ———. "The Role of Surgery in the Treatment of Coronary Artery Disease." Annals of Thoracic Surgery 8 (Oct. 1969): 376-79.
- ———. "Surgery for Coronary Disease." Scientific American 210 (Oct. 1968): 36-43.
- ———. "Surgical Treatment of Myocardial Ischemia." Clinical Symposia 21 (1969): 3-17.
- Effler, Donald B., René Favaloro, and Laurence K. Groves. "Heart Valve Replacement: Clinical

Experience." Annals of Thoracic Surgery 1 (Jan. 1965): 4-24.

- Effler, Donald B., Laurence K. Groves, and René Favaloro. "Surgical Repair of Ventricular Aneurysm." Chest 48 (July 1965): 37-43.
- Effler, Donald B., Laurence K. Groves, F. Mason Sones, Harold F. Knight, and Willem J. Kolff. "Elective Cardiac Arrest—An Adjunct to Open-Heart Surgery." Journal of Thoracic Surgery 34 (Oct. 1957): 500-508.
- Effler, Donald, to Clarence B. Hewitt, 24 Feb. 1966. CCF Archives, 21-TA, "Surgical Committee Minutes, 1966-1969," folder 1/19-6/14/66 (#2203).
- Effler, Donald B., to S. O. Hoerr, 7 July 1969. CCF Archives, 21-TA, "Surgical Committee Minutes, 1966-1969," folder 8/5-12/16/69 (#2303).
- Effler, Donald B., to Martha Hoffman, 17 April 1970. CCF Archives, 21-TA, "Surgical Committee Minutes, 1970-1971," folder 1/13-6/16/1970 (#2304).
- Effler, Donald, to Fay LeFevre, R. A. Gottron, and J. G. Harding, 28 Jan. 1966. CCF Archives, 3-PR20, "Cardiology/Thoracic Surgery Administrative Items."
- Effler, Donald, to Arthur Vineberg, 25 April 1960. AV Fonds, P126/C8, folder 78, "Effler."
- Effler, Donald, to Arthur Vineberg, 13 Dec. 1960. AV Fonds, P126/C8, folder 78, "Effler."
- Eggleston, Cary. "Diseases of the Myocardium." In A Text-Book of Medicine by American Authors, ed. Russell L. Cecil and Foster Kennedy, 1006-24. Philadelphia, PA: W. B. Saunders, 1928.
- Ehrenhaft, J. L., and M. A. Claman. "Cerebral Complications of Open-Heart Surgery." Journal of Thoracic and Cardiovascular Surgery 41 (April 1961): 503-8.
- Elkins, Jacob S., and S. Claiborne Johnston. "Twinning Hearts and Minds." Neurology 63 (Dec. 2004): 2211-12.
- Ellis, Laurence B., and Dwight E. Harken. "Arterial Embolization in Relation to Mitral Valvuloplasty." American Heart Journal 62 (Nov. 1961): 611-20.
- ———. "The Clinical Results in the First Five Hundred Patients with Mitral Stenosis Undergoing Valvuloplasty." Circulation 11 (April 1955): 637-46.
- Emerson, Edward Waldo. "William Palmer Bolles." Boston Medical and Surgical Journal 176 (8 March 1917): 362-63.
- English, T. A. H., A. D. Bailey, J. F. Dark, and W. G. Williams. "The UK Cardiac Surgical Register, 1977-82." BMJ 289 (3 Nov. 1984): 1205-8.
- Epstein, Arnold M. "Geographic Variation in Medicare Spending." New England Journal of Medicine 363 (1 July 2010): 85-86.
- ———. "Use of Diagnostic Tests and Therapeutic Procedures in a Changing Health Care Environment." JAMA 275 (17 April 1996): 1197-98.
- Epstein, Steven. Impure Science: AIDS, Activism, and the Politics of Knowledge. Berkeley: University of California Press, 1996.
- Erhardt, L. R., T. Lundman, and H. Mellstedt. "Incorporation of 125I-Labelled Fibrinogen into Coronary Arterial Thrombi in Acute Myocardial Infarction in Man." Lancet 301 (24 Feb. 1973): 387-

90.

- Erickson, Robert A. The Language of the Heart, 1600-1750. Philadelphia: University of Pennsylvania Press, 1997.
- Eusterman, Joseph H., Richard W. P. Achor, Owings W. Kincaid, and Arnold L. Brown. "Atherosclerotic Disease of the Coronary Arteries: A Pathologic-Radiologic Correlative Study." Circulation 26 (Dec. 1962): 1288-95.
- Evans, Hughes. "Losing Touch: The Controversy over the Introduction of Blood Pressure Instruments into Medicine." Technology and Culture 34 (Oct. 1993): 784-807.
- Every, Nathan R., Eric B. Larson, Paul E. Litwin, Charles Maynard, Stephan D. Fihn, Mickey S. Eisenberg, Alfred P. Hallstrom, Jenny S. Martin, and W. Douglas Weaver, for the Myocardial Infarction Triage and Intervention Project Investigators. "The Association between On-Site Cardiac Catheterization Facilities and the Use of Coronary Angiography after Acute Myocardial Infarction." New England Journal of Medicine 329 (19 Aug. 1993): 546-51.
- Faden, Ruth R., and Tom L. Beauchamp. A History and Theory of Informed Consent. New York: Oxford University Press, 1986.
- Falk, Erling. "Plaque Rupture with Severe Pre-existing Stenosis Precipitating Coronary Thrombosis: Characteristics of Coronary Atherosclerotic Plaques Underlying Fatal Occlusive Thrombi." British Heart Journal 50 (1983): 127-34.
- ———. "Unstable Angina with Fatal Outcome: Dynamic Coronary Thrombosis Leading to Infarction and/or Sudden Death." Circulation 71 (April 1985): 699-708.
- ———. "Why Do Plaques Rupture?" Circulation 86 suppl. (1992): III-30-III-42.
- Falk, Erling, Prediman K. Shah, and Valentin Fuster. "Coronary Plaque Disruption." Circulation 92 (1995): 657-71.
- Farmer, Paul. "Listening for Prophetic Voices in Medicine." America 177 (5-12 July 1997): 8-13.
- ———. "Social Scientists and the New Tuberculosis." Social Science and Medicine 44 (1997): 347-58.
- Favaloro, René G. "Oral History" (3 March 1997). In Pioneers of Cardiac Surgery, ed. William S. Stoney, 357-68. Nashville, TN: Vanderbilt University Press, 2008.
- ———. "Saphenous Vein Autograft Replacement of Severe Segmental Coronary Artery Occlusion." Annals of Thoracic Surgery 5 (1968): 334-39.
- ———. "Saphenous Vein Graft in the Surgical Treatment of Coronary Artery Disease." Journal of Thoracic and Cardiovascular Surgery 58 (Aug. 1969): 178-85.
- ———. "Surgical Treatment of Coronary Arteriosclerosis by the Saphenous Vein Graft Technique." American Journal of Cardiology 28 (Oct. 1971): 493-95.
- Favaloro, René G., Donald B. Effler, Chalit Cheanvechai, Robert A. Quint, and F. Mason Sones. "Acute Coronary Insufficiency (Impending Myocardial Infarction and Myocardial Infarction): Surgical Treatment by the Saphenous Vein Graft Technique." American Journal of Cardiology 28 (1971): 598-607.

- Favaloro, René G., Donald B. Effler, Laurence K. Groves, Mehdi Razavi, and Yair Lieberman. "Combined Simultaneous Procedures in the Surgical Treatment of Coronary Artery Disease." Annals of Thoracic Surgery 8 (July 1969): 20-29.
- Favaloro, René G., Donald B. Effler, Laurence K. Groves, William C. Sheldon, and Mohammed Riahi. "Direct Myocardial Revascularization with Saphenous Vein Autograft: Clinical Experience in 100 Cases." Diseases of the Chest 56 (1969): 279-83.
- Favaloro, René G., Donald B. Effler, Laurence K. Groves, William C. Sheldon, and F. Mason Sones. "Direct Myocardial Revascularization by Saphenous Vein Graft: Present Operative Technique and Indications." Annals of Thoracic Surgery 10 (Aug. 1970): 97-111.
- Favaloro, René G., Donald B. Effler, Laurence K. Groves, F. Mason Sones, David J. G. Ferguson. "Myocardial Revascularization by Internal Mammary Artery Implant Procedures: Clinical Experience." Journal of Thoracic and Cardiovascular Surgery 54 (1967): 359-70.
- Feder, Barnaby J. "In Quest to Improve Heart Therapies, Plaque Gets a Fresh Look." New York Times, 27 Nov. 2006.
- ———. "Stent vs. Scalpel." New York Times, 29 Nov. 2005.
- Feldman, Dmitriy N., Christopher L. Gade, Alexander J. Slotwiner, Manish Parikh, Geoffrey Bergman, S. Chiu Wong, and Robert M. Minutello. "Comparison of Outcomes of Percutaneous Coronary Interventions in Patients of Three Age Groups (60, 60 to 80, and >80 Years) from the New York State Angioplasty Registry." American Journal of Cardiology 98 (2006): 1334-39.
- Fink, Sheri, and Rebecca Rabinowitz. "The UN's Battle with NCDs: How Politics, Commerce, and Science Complicated the Fight Against an 'Invisible Epidemic.'" Foreign Affairs, 20 Sept. 2011.
- Fisher, Elliott S., David E. Wennberg, Thérèse A. Stukel, Daniel J. Gottlieb, F. L. Lucas, and Étoile L. Pinder. "The Implications of Regional Variations in Medicare Spending. Part 1: The Content, Quality, and Accessibility of Care." Annals of Internal Medicine 138 (18 Feb. 2003): 273-87.
- ———. "The Implications of Regional Variations in Medicare Spending. Part 2: Health Outcomes and Satisfaction with Care." Annals of Internal Medicine 138 (18 Feb. 2003): 288-98.
- FitzGerald, Garret A. "Ticlopidine in Unstable Angina: A More Expensive Aspirin?" Circulation 82 (July 1990): 296-98.
- Fitzhugh, Greene, and Burton E. Hamilton. "Coronary Occlusion and Fatal Angina Pectoris: Study of the Immediate Causes and their Prevention." JAMA 100 (18 Feb. 1933): 475-80.
- Fleck, Ludwig. Genesis and Development of a Scientific Fact (1935). Chicago: University of Chicago Press, 1981.
- Fletcher, Anthony P., Sol Sherry, Norma Alkjaersig, Fotios E. Smyrniotis, and Sidney Jick. "The Maintenance of a Sustained Thrombolytic State in Man. II. Clinical Observations on Patients with Myocardial Infarction and Other Thromboembolic Disorders." Journal of Clinical Investigation 38 (1959): 1111-19.
- Flory, Curtis M. "Arterial Occlusions Produced by Emboli from Eroded Aortic Atheromatous Plaques." American Journal of Pathology 21 (1945): 549-65.

- Ford, Earl S., Umed A. Ajani, Janet B. Croft, Julia A. Critchley, Darwin L. Labarthe, Thomas E. Kottke, Wayne H. Giles, and Simon Capewell. "Explaining the Decrease in U.S. Deaths from Coronary Disease, 1980-2000." New England Journal of Medicine 356 (7 June 2007): 2388-98.
- Ford, Earl S., and S. Capewell. "Proportion of the Decline in Cardiovascular Mortality Disease Due to Prevention versus Treatment: Public Health versus Clinical Care." Annual Review of Public Health 32 (2011): 5-22.
- Foreman, Judy. "Heart Patients' Mental Decline Baffles Doctors." Boston Globe, 21 Sept. 2004.
- Forrester, James S. "Prevention of Plaque Rupture: A New Paradigm of Therapy." Annals of Internal Medicine 137 (19 Nov. 2002): 823-33.
- Forrester, James S., Frank Litvack, Warren Grundfest, and Ann Hickey. "A Perspective of Coronary Disease Seen through the Arteries of Living Man." Circulation 75 (March 1987): 505-13.
- Forrester, James S., and Pradiman K. Shah. "Lipid Lowering versus Revascularization: An Idea Whose Time (For Testing) Has Come." Circulation 96 (19 Aug. 1997): 1360-62.
- Fortun, Michael. "Mediated Speculations in the Genomics Futures Markets." New Genetics and Society 20 (2001): 139-56.
- ———. Promising Genomics: Iceland and deCode Genetics in a World of Speculation. Berkeley: University of California Press, 2008.
- Foucault, Michel. The Birth of the Clinic: An Archaeology of Medical Perception (1963). New York: Pantheon Books, 1973.
- ———. The Order of Things: An Archaeology of the Human Sciences (1966). New York: Random House, 1970.
- Fowler, Floyd J., Patricia M. Gallagher, Julie P. W. Bynum, Michael J. Barry, F. Leslie Lucas, and Jonathan S. Skinner. "Decision-Making Process Reported by Medicare Patients Who Had Coronary Artery Stenting or Surgery for Prostate Cancer." Journal of General Internal Medicine 27 (2012) 911-16.
- Fox, Henry M., Nicholas D. Rizzo, and Sanford Gifford. "Psychological Observations of Patients Undergoing Mitral Surgery." Psychosomatic Medicine 16 (1954): 186-208.
- Fox, Renée C., and Judith P. Swazey. The Courage to Fail: A Social View of Organ Transplants and Dialysis (1974). New Brunswick, NJ: Transaction Publishers, 2002.
- Fraser, Joeann Guthrey Taylor. "Retrospective on Dr. Gibbon and His Heart-Lung Machine." Annals of Thoracic Surgery 76 (2003): S2197-S2198.
- Freedman, David H. "Lies, Damned Lies, and Medical Science." Atlantic Monthly (Nov. 2010), www.theatlantic.com/magazine/archive/2010/11/lies-damned-lies-and-medical-science/8269.
- Frenk, Julio, José L. Bobadilla, Jaime Sepúlveda, and Malaquias López Cervantes. "Health Transition in Middle-Income Countries: New Challenges for Health Care." Health Policy and Planning 4 (1989): 29-39.
- Freyhan, F. A., S. Giannelli, R. A. O'Connell, and J. A. Mayo. "Psychiatric Complications Following

Open Heart Surgery." Comprehensive Psychiatry 12 (May 1971): 181-95.
- Friedberg, Charles K. "Symposium: Myocardial Infarction 1972 (Part 1): Introduction." Circulation 45 (Jan. 1972): 179-88.
- Friedberg, Charles K., and Henry Horn. "Acute Myocardial Infarction Not Due to Coronary Artery Occlusion." JAMA 112 (29 April 1939): 1675-79.
- Friedman, Meyer. "The Coronary Thrombus: Its Origin and Fate." Human Pathology 2 (March 1971): 81-128.
- ———. Pathogenesis of Coronary Artery Disease. New York: McGraw-Hill, 1969.
- ———. "The Pathogenesis of Coronary Plaques, Thromboses, and Hemorrhages: An Evaluative Review." Circulation 51-52 suppl. III (Dec. 1975): 34-40.
- Friedman, Meyer, and G. van den Bovenkamp. "The Pathogenesis of Coronary Intramural Hemorrhages." British Journal of Experimental Pathology 47 (1966): 347-55.
- Friedman, Meyer, and G. van den Bovenkamp. "The Pathogenesis of a Coronary Thrombus." American Journal of Pathology 48 (Jan. 1966): 19-44.
- Frye, Robert L., Richard Kronmal, Hartzell V. Schaff, William O. Myers, Bernard J. Gersh, and the Participants in the Coronary Artery Surgery Study. "Stroke in Coronary Artery Bypass Graft Surgery: An Analysis of the CASS Experience." International Journal of Cardiology 36 (Aug. 1992): 213-21.
- Fuller, Steve. Thomas Kuhn: A Philosophical History for Our Times. Chicago: University of Chicago Press, 2000.
- Fulton, William F. M. The Coronary Arteries: Arteriography, Microanatomy, and Pathogenesis of Obliterative Coronary Artery Disease. Springfield, IL: Charles C Thomas, 1965.
- Furlan, Anthony J., and Anthony C. Breuer. "Central Nervous System Complications of Open Heart Surgery." Stroke 15 (Sept.-Oct. 1984): 912-15.
- Fuster, Valentin. "Atherosclerosis-Thrombosis and Vascular Biology." In Cecil: Textbook of Medicine, 21st ed., ed. Lee Goldman and J. Claude Bennett, 291-96. Philadelphia, PA: W. B. Saunders, 2000.
- Fuster, Valentin, Lina Badimon, Juan J. Badimon, and James H. Chesebro. "The Pathogenesis of Coronary Artery Disease and the Acute Coronary Syndromes (First of Two Parts)." New England Journal of Medicine 326 (23 Jan. 1992): 242-50.
- ———. "The Pathogenesis of Coronary Artery Disease and the Acute Coronary Syndromes (Second of Two Parts)." New England Journal of Medicine 326 (30 Jan. 1992): 310-18.
- Fuster, Valentin, Mark L. Dyken, Pantel S. Vokonas, and Charles Hennekens. "Aspirin as a Therapeutic Agent in Cardiovascular Disease." Circulation 87 (Feb. 1993): 659-75.
- Fuster, Valentin, Bernardo Stein, John A. Ambrose, Lina Badimon, Juan Jose Badimon, and James H. Chesebro. "Atherosclerotic Plaque Rupture and Thrombosis: Evolving Concepts." Circulation 82 suppl. 2 (Sept. 1990): 47-59.
- Fye, W. Bruce. American Cardiology: The History of a Specialty and Its College. Baltimore, MD: John Hopkins University Press, 1996.
- ———. "Coronary Arteriography—It Took a Long Time!" Circulation 70 (Nov. 1984): 781-87.

- ———. "A History of the Origin, Evolution, and Impact of Electrocardiography." American Journal of Cardiology 73 (15 May 1994): 937-49.
- Galbreath, Christopher, Efrain D. Salgado, Anthony J. Furlan, and Jay Hollman. "Central Nervous System Complications of Percutaneous Transluminal Coronary Angioplasty." Stroke 17 (July-Aug. 1986): 616-19.
- Galdston, Richard. "Psychotic Reaction to the Success of Cardiac Valvotomy: A Case Report." Psychiatry in Medicine 1 (1970): 367-73.
- Galison, Peter. How Experiments End. Chicago: University of Chicago Press, 1987.
- ———. Image and Logic: A Material Culture of Microphysics. Chicago: University of Chicago Press, 1997.
- ———. "Image of the Self." In Things That Talk: Object Lessons from Art and Science, ed. Lorraine Daston, 257-94. New York: Zone Books, 2004.
- ———. "Trading Zone: Coordinating Action and Belief." In The Science Studies Reader, ed. M. Biagioli, 137-60. London: Routledge, 1999.
- Galloway, Aubrey C., Stephen B. Colvin, Eugene A. Grossi, and Frank C. Spencer. "Acquired Heart Disease." In Principles of Surgery, 6th ed., ed. Seymour I. Schwartz, G. Tom Shires, Frank C. Spencer, and Wendy Cowles Husser, 845-902. New York: McGraw-Hill, 1994.
- Ganz, William, Neil Buchbinder, Harold Marcus, Avinash Mondkar, Jamshid Maddahi, Yzhar Charuzi, Lawrence O'Connor, William Shell, Michael C. Fishbein, Robert Kass, Alfonso Miyamoto, and H. J. C. Swan. "Intracoronary Thrombolysis in Evolving Myocardial Infarction." American Heart Journal 101 (Jan. 1981): 4-13.
- Gardner, Timothy J., Peter J. Horneffer, Teri A. Manolio, Thomas A. Pearson, Vincent L. Gott, William A. Baumgartner, A. Michael Borkon, Levi Watkins, and Bruce A. Reitz. "Stroke Following Coronary Artery Bypass Grafting: A Ten-Year Study." Annals of Thoracic Surgery 40 (Dec. 1985): 574-81.
- Gawande, Atul. The Checklist Manifesto: How to Get Things Right. New York: Metropolitan Books, 2010.
- ———. Complications: A Surgeon's Notes on an Imperfect Science. New York: Metropolitan Books, 2002.
- ———. "The Cost Conundrum: What a Texas Town Can Teach Us about Health Care." New Yorker, 1 June 2009, 36-44.
- Gaziano, Thomas A. "Reducing the Growing Burden of Cardiovascular Disease in the Developing World." Health Affairs 26 (Jan.-Feb. 2007): 13-24.
- "Gene Austin Undergoes THI's First Coronary Artery Bypass." THI Today (Summer 1987). THI Papers, box 3, folder "Texas Heart Institute: 25th Anniversary."
- General Assembly of the United Nations. "Political Declaration of the High-Level Meeting of the General Assembly on the Prevention and Control of Non-communicable Diseases." Draft Resolution, 16 Sept. 2011. Accessed 30 Oct. 2011. www.un.org/en/ga/ncdmeeting2011.

- Gilberstadt, Harold, and Yoshio Sako. "Intellectual and Personality Changes Following Open-Heart Surgery." Archives of General Psychiatry 16 (Feb. 1967): 210-14.
- Gillum, Richard F. "Coronary Artery Bypass Surgery and Coronary Angiography in the United States, 1979-1983." American Heart Journal 113 (1987): 1255-60.
- Gillum, Richard F. "Coronary Heart Disease in Black Populations. I. Mortality and Morbidity." American Heart Journal 104 (Oct. 1982): 839-51.
- Gilman, Sid. "Cerebral Disorders after Open-Heart Operations." New England Journal of Medicine 272 (11 March 1965): 489-98.
- Gilston, Alan. "Brain Damage after Cardiac Surgery." Lancet 327 (7 June 1986): 1323.
- Glagov, Seymour. Preface to Pathobiology of the Human Atherosclerotic Plaque, ed. Seymour Glagov, William P. Newman, and Sheldon A. Schaffer, ix-xiv. New York: Springer-Verlag, 1990.
- Glover, J. Alison. "The Incidence of Tonsillectomy in School Children." Proceedings of the Royal Society of Medicine 31 (1938): 1219-36.
- Glover, Robert P., Thomas J. E. O'Neill, and Charles P. Bailey. "Commissurotomy for Mitral Stenosis." Circulation 1 (March 1950): 329-42.
- Gofman, John W., Frank Lindgren, Harold Elliott, William Mantz, John Hewitt, Beverly Strisower, Virgil Herring, and Thomas P. Lyon. "The Role of Lipids and Lipoproteins in Atherosclerosis." Science 111 (17 Feb. 1950): 166-71, 186.
- Goldberg, Kenneth C., Arthur J. Hartz, Steven J. Jacobsen, Henry Krakauer, and Alfred A. Rimm. "Racial and Community Factors Influencing Coronary Artery Bypass Graft Surgery Rates for All 1986 Medical Patients." JAMA 267 (18 March 1992): 1473-77.
- Goldstein, James A., Demetris Demetriou, Cindy L. Grines, Mark Pica, Mazen Shoukfeh, and William W. O'Neill. "Multiple Complex Coronary Plaques in Patients with Acute Myocardial Infarction." New England Journal of Medicine 343 (28 Sept. 2000): 915-22.
- Good, Bryon J. "How Medicine Constructs Its Objects." In Medicine, Rationality, and Experience: An Anthropological Perspective, 65-87. Cambridge: Cambridge University Press, 1994.
- Gorlin, Richard, Valentin Fuster, and John A. Ambrose. "Anatomic-Physiologic Links between Acute Coronary Syndromes." Circulation 74 (July 1986): 6-9
- Gorman, Christine. "Hearts and Minds." Time, 19 Feb. 2001, 58-59.
- Gornick, Marian. "Medical Patients: Regional Differences in Length of Hospital Stays, 1969-71." Social Security Bulletin 38 (July 1975): 16-33.
- Gott, Vincent L. "Oral History" (26 Aug. 1997). In Pioneers of Cardiac Surgery, ed. William S. Stoney, 332-40. Nashville, TN: Vanderbilt University Press, 2008.
- Gottesman, Rebecca F., Maura A. Grega, Maryanne M. Bailey, Luu D. Pham, Scott L. Zeger, William A. Baumgartner, Ola A. Selnes, and Guy M. McKhann. "Delirium after Coronary Artery Bypass Graft Surgery and Late Mortality." Annals of Neurology 67 (2010): 338-44.
- Goy, Jean-Jacques, and Eric Eeckhout. "Intracoronary Stenting." Lancet 351 (27 June 1998): 1943-49.

- Graves, E. J., and M. F. Owings. 1996 Summary: National Hospital Discharge Survey. Advance Data from Vital and Health Statistics, no. 301. Hyattsville, MD: National Center for Health Statistics, 1998.
- Green, George E. "Microvascular Technique in Coronary Artery Surgery." American Heart Journal 79 (Feb. 1970): 276-79.
- Green, George E., Simon H. Stertzer, Richard B. Gordon, and David A. Tice. "Anastomosis of the Internal Mammary Artery to the Distal Left Anterior Descending Coronary Artery." Circulation 41 suppl. 2 (May 1970): 79-84.
- Greene, Jeremy. "The Abnormal and the Pathological: Cholesterol, Statins, and the Threshold of Disease." In Medicating Modern America: Pharmaceutical Drugs in History, ed. Andrea Tone and Elizabeth Watkins, 183-228. New York: New York University Press, 2007.
- ———. Prescribing by Numbers: Drugs and the Definition of Disease. Baltimore, MD: Johns Hopkins University Press, 2007.
- ———. "Releasing the Flood Waters: Diuril and the Transformation of Hypertension." Bulletin of the History of Medicine 79 (Winter 2005): 749-94.
- Greene, Jeremy A., and Scott H. Podolsky. "Keeping Modern in Medicine: Pharmaceutical Promotion and Physician Education in Postwar America." Bulletin of the History of Medicine 83 (2009): 331-77.
- Gregory, Elisha A. "Cell Antagonism." JAMA 8 (11 June 1887): 645-49.
- Groopman, Jerome. "Heart Surgery, Unplugged." New Yorker, 11 Jan. 1999, 43-51.
- ———. How Doctors Think. Boston: Houghton Mifflin, 2007.
- Groopman, Jerome, and Pamela Hartzband. Your Medical Mind: How to Decide What Is Right for You. New York: Penguin Press, 2011.
- Grüntzig, Andreas. "Transluminal Dilatation of Coronary-Artery Stenosis." Lancet 311 (4 Feb. 1978): 263.
- Grüntzig, Andreas R., Åke Senning, and Walter E. Siegenthaler. "Nonoperative Dilatation of Coronary-Artery Stenosis." New England Journal of Medicine 301 (12 July 1979): 61-68.
- Gruppo Italiano per lo Studio della Streptochinasi nell'Infarto Miocardio (GISSI). "Effectiveness of Intravenous Thrombolytic Treatment in Acute Myocardial Infarction." Lancet 327 (22 Feb. 1986): 397-402.
- Hacking, Ian. Mad Travelers: Reflections on the Reality of Transient Mental Illness. Cambridge, MA: Harvard University Press, 1998.
- Hacking, Ian. The Social Construction of What? Cambridge, MA: Harvard University Press, 2000.
- Hadler, Nortin M. Worried Sick: A Prescription for Health in an Overtreated America. Durham: University of North Carolina Press, 2008.
- Haggerty, Robert J. "Effectiveness of Medical Care." New England Journal of Medicine 289 (16 Aug. 1973): 372-73.
- Hale, Nathan G. The Rise and Crisis of Psychoanalysis in the United States: Freud and the Americans, 1917-1985. New York: Oxford University Press, 1995.
- Hall, M. J., C. J. DeFrances, S. N. Williams, A. Golosinskiy, and A. Schwarzmann. National Hospital

Discharge Survey: 2007 Summary. National Health Statistics Reports No 29. Hyattsville, MD: National Center for Health Statistics, 2010.

- Hallin, Roger W., U. Scott Page, John C. Bigelow, and William R. Sweetman. "Revascularization of the Heart: AortocoronaryBypass in Sixty-three Patients." American Journal of Surgery 122 (Aug. 1971): 164-68.
- Hamm, Christian W., Jacobus Reimers, Thomas Ischinger, Hans-Jürgen Rupprecht, Jürgen Berger, and Walter Bleifeld, for the Germany Angioplasty Bypass Surgery Investigation. "A Randomized Study of Coronary Angioplasty Compared with Bypass Surgery in Patients with Symptomatic Multivessel Coronary Disease." New England Journal of Medicine 331 (20 Oct. 1994): 1037-43.
- Hamman, Louis. "The Symptoms of Coronary Occlusion." Bulletin of the Johns Hopkins Hospital 38 (1926): 273-319.
- Hanlon, C. Rollins. "Oral History" (26 Oct. 2000). In Pioneers of Cardiac Surgery, ed. William S. Stoney, 159-72. Nashville, TN: Vanderbilt University Press, 2008.
- Hannan, Edward L., Harold Kilburn, Joseph F. O'Donnell, Gary Lukacik, and Eileen P. Shields. "Interracial Access to Selected Cardiac Procedures for Patients Hospitalized with Coronary Artery Disease in New York State." Medical Care 29 (May 1991): 430-41.
- Hannan, Edward L., Michael J. Racz, Gary Walford, Robert H. Jones, Thomas J. Ryan, Edward Bennett, Alfred T. Culliford, O. Wayne Isom, Jeffrey P. Gold, and Eric A. Rose. "Long-Term Outcomes of Coronary-Artery Bypass Grafting versus Stent Implantation." New England Journal of Medicine 352 (26 May 2005): 2174-83.
- Hannan, Edward L., Chuntao Wu, Gary Walford, Alfred T. Culliford, Jeffrey P. Gold, Craig R. Smith, Robert S. D. Higgins, Russell E. Carlson, and Robert H. Jones. "Drug-Eluting Stents vs. Coronary-Artery Bypass Grafting in Multivessel Disease." New England Journal of Medicine 358 (24 Jan. 2008): 331-41.
- Harken, Alden H. "Oral History" (5 July 2001). In Pioneers of Cardiac Surgery, ed. William S. Stoney, 341-53. Nashville, TN: Vanderbilt University Press, 2008.
- Harken, Dwight E., and Harrison Black. "Improved Valvuloplasty for Mitral Stenosis." New England Journal of Medicine 253 (20 Oct. 1955): 669-78.
- Harken, Dwight E., and Lon E. Curtis. "Heart Surgery—Legend and a Long Look." American Journal of Cardiology 19 (March 1967): 393-400.
- Harken, Dwight E., Lewis Dexter, Laurence B. Ellis, Robert E. Farrand, and James F. Dickson. "The Surgery of Mitral Stenosis. III. Finger-Fracture Valvuloplasty." Annals of Surgery 134 (Oct. 1951): 722-42.
- Harken, Dwight E., Laurence B. Ellis, Paul F. Ware, and Leona R. Norman. "The Surgical Treatment of Mitral Stenosis. I. Valvuloplasty." New England Journal of Medicine 239 (25 Nov. 1948): 801-9.
- Harken, Dwight E., and Paul M. Zoll. "Foreign Bodies in and in Relation to the Thoracic Blood Vessels and Heart." American Heart Journal 32 (July 1946): 1-16.
- Harris, Gardiner. "Doctor Faces Suits Over Cardiac Stents." New York Times, 5 Dec. 2010.

- Harrison, Donald C., and Norman Shumway. "Evaluation and Surgery for Impending Myocardial Infarction." Hospital Practice 9 (Dec. 1972): 49-58.
- Harrison, T. R., and William H. Resnick. "Etiologic Aspects of Heart Disease (Including Treatment of the Different Etiologic Types)." In Principles of Internal Medicine, ed. T. R. Harrison, Paul B. Beeson, William H. Resnick, George W. Thorn, and M. M. Wintrobe, 1274-1311. Philadelphia, PA: Blakiston, 1950.
- Havlik, Richard, and Manning Feinleib, eds. Proceedings of the Conference on the Decline in Coronary Heart Disease Mortality. National Heart, Lung, and Blood Institute, NIH Publication No. 79-1610. Bethesda: National Institutes of Health, 1979.
- Healy, David. The Antidepressant Era. Cambridge, MA: Harvard University Press, 1997.
- ———. The Creation of Psychopharmacology. Cambridge, MA: Harvard, University Press, 2002.
- "Heart Attack Deaths (2002)." Worldmapper: The World As You've Never Seen It. Map 454. Accessed 14 Feb. 2012. www.worldmapper.org/.
- Heberden, William. "Some Account of a Disorder of the Breast." Medical Transactions 2 (1772): 59-67.
- Hedgecoe, Adam M. "Terminology and the Construction of Scientific Disciplines: The Case of Pharmacogenomics." Science, Technology and Human Values 28 (2003): 513-37.
- Heller, S., D. S. Kornfeld, K. A. Frank, and J. Barsa. "Delirium after Coronary Artery Bypass Surgery." In Psychic and Neurological Dysfunctions after Open-Heart Surgery, ed. Hubert Speidel and Georg Rodewald, 156-61. Stuttgart: Georg Thieme Verlag, 1980.
- Hennekens, Charles H., Julie E. Buring, Peter Sandercock, Rory Collins, and Richard Peto. "Aspirin and Other Antiplatelet Agents in the Secondary and Primary Prevention of Cardiovascular Disease." Circulation 80 (1989): 749-56.
- Herper, Matthew, and Robert Langreth. "Dangerous Devices." Forbes.com, 27 Nov. 2006. Accessed 28 Dec. 2011. www.forbes.com/forbes/2006/1127/094.html.
- Herrick, James B. "Clinical Features of Sudden Obstruction of the Coronary Arteries." JAMA 49 (7 Dec. 1912): 2015-22.
- ———. "Thrombosis of the Coronary Arteries." JAMA 72 (8 Feb. 1919): 387-90.
- Hiatt, Howard H. "Protecting the Medical Commons: Who Is Responsible?" New England Journal of Medicine 293 (31 July 1975): 235-41.
- Hill, J. Donald, Mary Jane Aguilar, Arnold Baranco, Primal de Lanerolle, and Frank Gerbode. "Neuropathological Manifestations of Cardiac Surgery." Annals of Thoracic Surgery 7 (May 1969): 409-19.
- Hiremath, J. S. "Future of Thrombolytic Therapy—An Indian Context." Journal of the Association of Physicians of India suppl. 59 (Dec. 2011): 49-50.
- "His Joy Killed Him: Supposed Leper on Being Released from Infected Colony in San Juan Has Fatal Heart Attack." New York Times, 2 Sept. 1903, 1.
- Hlatky, Mark A., Constance Bacon, Derek Boothroyd, Elizabeth Mahanna, J. G. Reves, Mark F.

Newman, Iain Johnstone, Carla Winston, Maria Mori Brooks, Allan D. Roses, Daniel B. Mark, Bertram Pitt, William Rogers, Thomas Ryan, Robert Wiens, and James A. Blumenthal. "Cognitive Function 5 Years After Randomization to Coronary Angioplasty or Coronary Artery Bypass Graft Surgery." Circulation 96, suppl. 2 (4 Nov. 1997): 11-14.

- Hoerr, S. O., to Members of the Division of Surgery, 9 July 1969. CCF Archives, 21-TA, "Surgical Committee Minutes, 1966-1969," folder 1/8-6/16/69 (#2303).
- Holahan, John, Robert A. Berenson, Peter G. Kachavos. "Area Variations in Selected Medicare Procedures." Health Affairs 9 (Winter 1990): 166-75.
- Howell, Joel. Heart Attack: A Biography. Baltimore, MD: Johns Hopkins University Press, forthcoming.
- ———. Technology in the Hospital: Transforming Patient Care in the Early Twentieth Century. Baltimore, MD: Johns Hopkins University Press, 1995.
- Howso, Christopher P., K. Srinath Reddy, Thomas J. Ryan, and Judith R. Bale, eds., for the Institute of Medicine. Control of Cardiovascular Diseases in Developing Countries: Research, Development, and Institutional Strengthening. Washington, DC: National Academies Press, 1998.
- Hultgren, Herbert N., Timothy Takaro, and Katherine Detre. "Medical versus Surgical Treatment of Stable Angina Pectoris: Progress Report of a Large Scale Study." Postgraduate Medical Journal 52 (Dec. 1976): 757-64.
- Iglehart, John K. "From the Editor." Health Affairs 3 (Summer 1984).
- Ingelfinger, Julie R. "Bariatric Surgery in Adolescents." New England Journal of Medicine 365 (2011): 1365-67.
- In re: Denton A. Cooley, d/b/a Cardiovascular Associations, d/b/a Southwest Apartment Homes, d/b/a/ Point of Southwest, d/b/a Southwestern Plaza, d/b/a Texas American Bank Bldg., and d/b/a Cool Acres Ranch, debtor. Case No. 88-00154-H5-11 (Chapter 11). United States Bankruptcy Court for the Southern District of Texas, Houston Division. "First Amended Disclosure Statement." 28 March 1988. DC Papers, box "Chapter 11 Court Records."
- International Study of Comparative Health Effectiveness with Medical and Invasive Approaches [ISCHEMIA Trial]. Accessed 1 Feb. 2012. www.ischemiatrial.org/ischemiatrial.html
- Isaacs, David, and Dominic Fitzgerald. "Seven Alternatives to Evidence Based Medicine." BMJ 319 (1999): 618.
- Ischinger, Thomas, Andreas R. Gruentzig, Jay Hollman, Spencer King III, John Douglas, Bernhard Meier, James Bradford, and Rose Tankersley. "Should Coronary Arteries with Less Than 60% Diameter Stenosis Be Treated by Angioplasty?" Circulation 68 (July 1983): 148-54.
- Iskowitz, Marc. "Cardiovascular—Therapeutic Focus." Medical Marketing and Media 46 (Feb. 2011): 38-39.
- Ivert, Torbjörn. "Coronary Bypass Surgery—a Five-Year Follow-Up." Scandinavian Journal of Thoracic and Cardiovascular Surgery suppl. 28 (1981): 5-24.

- Jasanoff, Sheila. "The Songlines of Risk." Environmental Values 8 (1999): 135-52.
- Jauhar, Sandeep. "Saving the Heart Can Sometimes Mean Losing the Memory." New York Times, 19 Sept. 2000, F1, F4.
- Javid, Hushang, Henry M. Tufo, Hassan Najafi, William S. Dye, James A. Hunter, and Ormand C. Julian. "Neurological Abnormalities Following Open-Heart Surgery." Journal of Thoracic and Cardiovascular Surgery 58 (Oct. 1969): 502-9.
- Jeffrey, Kirk. Machines in Our Hearts: The Cardiac Pacemaker, the Implantable Defibrillator, and American Health Care. Baltimore, MD: Johns Hopkins University Press, 2001.
- Johnson, W. Dudley, Robert J. Flemma, and Derward Lepley. "Direct Coronary Surgery Utilizing Multiple-Vein Bypass Grafts." Annals of Thoracic Surgery 5 (May 1970): 436-44.
- Johnson, W. Dudley, and Kenneth L. Kayser. "An Expanded Indication for Coronary Surgery." Annals of Thoracic Surgery 16 (July 1973): 1-6.
- Jones, David S. "The Health Care Experiments at Many Farms: The Navajo, Tuberculosis, and the Limits of Modern Medicine, 1952-1962." Bulletin of the History of Medicine 76 (Winter 2002): 749-90.
- ———. On the Origins of Therapies. In preparation.
- ———. "The Persistence of American Indian Health Disparities." American Journal of Public Health 96 (Dec. 2006): 2122-34.
- ———. Rationalizing Epidemics: Meanings and Uses of American Indian Mortality since 1600. Cambridge, MA: Harvard University Press, 2004.
- ———. "Virgin Soils Revisited." William and Mary Quarterly 60 (Oct. 2003): 703-42.
- ———. "Visions of a Cure: Visualization, Clinical Trials, and Controversies in Cardiac Therapeutics, 1968-1998." Isis 91 (Sept. 2000): 504-41.
- Jones, David S., and Jeremy A. Greene. "The Fall and Rise of Heart Disease: A Study in Public Health Millennialism." In preparation.
- ———. "The Contributions of Prevention and Treatment to the Decline in Cardiovascular Mortality: Lessons from a Forty-Year Debate." Health Affairs 31 (2012): forthcoming.
- Jones, David S., Scott H. Podolsky, and Jeremy A. Greene. "The Burden of Disease and the Changing Task of Medicine." New England Journal of Medicine 366 (21 June 2012): 2333-38.
- Jones, Robert H., Eric J. Velazquez, Robert E. Michler, George Sopko, Jae K. Oh, Christopher M. O'Connor, James A. Hill, Lorenzo Menicanti, Zygmunt Sadowski, Patrice Desvigne-Nickens, Jean-Lucien Rouleau, and Kerry L. Lee, Ph.D., for the STICH Hypothesis 2 Investigators. "Coronary Bypass Surgery with or without Surgical Ventricular Reconstruction." New England Journal of Medicine 360 (23 April 2009): 1705-17.
- Julian, Desmond G. "Myocardial Infarction." In Cecil: Textbook of Medicine, 15th ed., ed. Paul B. Beeson, Walsh McDermott, and James B. Wyngaarden, 1229-37. Philadelphia, PA: W. B. Saunders, 1979.
- Kaiser, David. "Stick-Figure Realism: Conventions, Reification, and the Persistence of Feynman

Diagrams, 1948-1964." Representations 70 (2000): 49-86.

- Kaplan, Norman M. "The Support of Continuing Medical Education by Pharmaceutical Companies." New England Journal of Medicine (25 Jan. 1979): 194-96.
- Kaplan, Stanley M. "Psychological Aspects of Cardiac Disease." Psychosomatic Medicine 18 (1956): 221-33.
- Karagoz, Haldun, Murat Kurtoglu, Beyhan Bakkaloglu, Beril Somnez, Taner Cetintas, and Kemal Bayazit. "Coronary Artery Bypass Grafting in the Awake Patient: Three Years' Experience in 137 Patients." Journal of Thoracic and Cardiovascular Surgery 125 (June 2003): 1401-4.
- Karagoz, Haldun Y., Beril Sönmez, Beyhan Bakkaloglu, Murat Kortoglu, Melih Erdinc, Aylin Türkeli, and Kemal Bayazit. "Coronary Artery Bypass Grafting in the Conscious Patient without Endotracheal General Anesthesia." Annals of Thoracic Surgery 70 (July 2000): 91-96.
- Kattus, Albert A. "Physiologic Management of Coronary Artery Disease." In Proceedings of the 4th Annual Texas Heart Institute Symposium: Physiological Approach to Clinical Cardiology, 31 May-2 June 1973, THI Papers, box 1.
- Kawachi, Ichiro, and Peter Conrad. "Medicalization and the Pharmacological Treatment of Blood Pressure." In Contested Ground: Public Purpose and Private Interest in the Regulation of Prescription Drugs, ed. Peter Davis, 26-41. New York: Oxford University Press, 1996.
- Kee, Frank, Penny McDonald, and Brian Gaffney. "Risks and Benefits of Coronary Angioplasty: The Patient's Perspective: A Preliminary Study." Quality in Health Care 6 (1997): 131-39.
- Kennedy, Janet A., and Hyman Bakst. "The Influence of Emotions on the Outcome of Cardiac Surgery: A Predictive Study." Bulletin of the New York Academy of Medicine 42 (Oct. 1966): 811-45.
- Khan, A. Hafrez, and Julian Haywood. "Myocardial Infarction in Nine Patients with Radiologically Patent Coronary Arteries." New England Journal of Medicine 291 (29 Aug. 1974): 427-31.
- Khan, Natasha E., Anthony De Souza, Rebecca Mister, Marcus Flather, Jonathan Clague, Simon Davies, Peter Collins, Duolao Wang, Ulrich Sigwart, and John Pepper. "A Randomized Comparison of Off-Pump and On-Pump Multivessel Coronary-Artery Bypass Surgery." New England Journal of Medicine 350 (1 Jan. 2004): 21-28.
- Killip, Thomas. "Angina Pectoris." In Cecil-Loeb Textbook of Medicine, 14th ed., ed. Paul B. Beeson and Walsh McDermott, 994-1006. Philadelphia, PA: W. B. Saunders, 1975.
- Kim, Jim Yong, and Paul Farmer. "AIDS in 2006—Moving Toward One World, One Hope?" New England Journal of Medicine 355 (17 Aug. 2006): 645-47.
- King, Spencer B. "The Development of Interventional Cardiology." Journal of the American College of Cardiology 31 suppl. (15 March 1998): 64B-88B
- King, Spencer B., Nicholas J. Lembo, William S. Weintraub, Andrzej S. Kosinski, Huiman X. Barnhart, Michael H. Kutner, Naomi P. Alazraki, Robert A. Guyton, and Xue-Qiao Zhao, for the Emory Angioplasty versus Surgery Trial (EAST). "A Randomized Trial Comparing Coronary Angioplasty with Coronary Bypass Surgery." New England Journal of Medicine 331 (20 Oct. 1994): 1044-50.

- Kirklin, John W., chair. "ACC/AHA Guidelines and Indications for Coronary Artery Bypass Graft Surgery. A Report of the American College of Cardiology/American Heart Association Task Force on Assessment of Diagnostic and Therapeutic Cardiovascular Procedures (Subcommittee on Coronary Artery Bypass Graft Surgery)." Circulation 83 (March 1991): 1125-73.
- Klaidman, Stephen. Coronary: A True Story of Medicine Gone Awry. New York: Scribner, 2007.
- Kleinman, Arthur. What Really Matters: Living a Moral Life amidst Uncertainty and Danger. New York: Oxford University Press, 2006.
- ———. Writing at the Margin: Discourse Between Anthropology and Medicine. Berkeley: University of California Press, 1995.
- Knowles, John H. "The Responsibility of the Individual." Daedalus 106 (1977): 57-80.
- Kolata, Gina. "Considering When It Might Be Best Not to Know about Cancer." New York Times, 29 Oct. 2011.
- ———. "How It Happens: It's Not a 'Plumbing Problem.'" New York Times, 8 April 2007.
- ———. "New Heart Studies Question the Value of Opening Arteries." New York Times, 21 March 2004, 1.
- Konnagan, Robert D., Memo to Russell J. Blattner and William D. Seybold, "Patient Consent to Anesthesia and Consent to Surgery Forms," 6 March 1970. WS Papers, series V, box 3, folder 35, "Operating Room Committee, 1956-1966."
- Konstantinov, Igor E., Nicolai Mejevoi, and Nikolai M. Anichkov. "Nikolai N. Anichkov and His Theory of Atherosclerosis." Texas Heart Institute Journal 33 (2006): 417-23.
- Kornfeld, Donald S. "The Influence of Emotions on the Outcome of Cardiac Surgery." Bulletin of the New York Academy of Medicine 42 (Oct. 1966): 846-49.
- Kornfeld, Donald S., Stanley S. Heller, Kenneth A. Frank, and Reed Moskowitz. "Personality and Psychological Factors in Postcardiotomy Delirium." Archives of General Psychiatry 31 (Aug. 1974): 249-53.
- Kornfeld, Donald S., Sheldon Zimberg, and James R. Malm. "Psychiatric Complications of Open-Heart Surgery." New England Journal of Medicine 273 (5 Aug. 1965): 287-92.
- Kramer, John R., Hidemasa Kitazume, William L. Proudfit, Yasuo Matsuda, Marlene Goormastic, George W. Williams, and F. Mason Sones. "Segmental Analysis of the Rate of Progression in Patients with Progressive Coronary Atherosclerosis." American Heart Journal 106 (Dec. 1983): 1427-31.
- Kuhn, Evelyn M., Arthur J. Hartz, and Mario Baras. "Correlation of Rates of Coronary Artery Bypass Surgery, Angioplasty, and Cardiac Catheterization in 305 Large Communities for Persons Age 65 and Older." Health Services Research 30 (Aug. 1995): 425-36.
- Kuhn, Thomas. The Structure of Scientific Revolutions. Chicago: University of Chicago Press, 1962.
- Kulik, Alexander, William H. Shrank, Raisa Levin, and Niteesh K. Choudry. "Adherence to Statin Therapy in Elderly Patients after Hospitalization for Coronary Revascularization." American Journal of Cardiology 107 (2011): 1409-14.

• Kuroda, Yasuhiro, Ryogo Uchimoto, Reiji Kaieda, Reiko Shinkura, Kouichi Shinohara, Shigeru Miyamoto, Shuzo Oshita, and Hiroshi Takeshita. "Central Nervous System Complications after Cardiac Surgery: A Comparison between Coronary Artery Bypass Grafting and Valve Surgery." Anesthesia and Analgesia 76 (1993): 222-27.

• Kurusz, M., C. W. Shaffer, E. W. Christman, and G. F Tyers. "Runaway Pump Head: New Cause of Gas Embolism during Cardiopulmonary Bypass." Journal of Thoracic and Cardiovascular Surgery 77 (May 1979): 792-95.

• Lange, Ramon L., Michael S. Reid, Donald D. Tresch, Michael H. Keelan, Victor M. Bernhard, and George Coolidge. "Nonatheromatous Ischemic Heart Disease Following Withdrawal from Chronic Industrial Nitroglycerin Exposure." Circulation 46 (Oct. 1972): 666-78.

• Lasby, Clarence G. Eisenhower's Heart Attack: How Ike Beat Heart Disease and Held on to the Presidency. Lawrence: University of Kansas Press, 1997.

• Latour, Bruno. "Drawing Things Together." In Representation in Scientific Practice, ed. Michael Lynch and Steve Woolgar, 19-68. Cambridge, MA: MIT Press, 1990.

• ——— The Pastourization of France. Cambridge, MA: Harvard University Press, 1988.

• ———. Reassembling the Social: An Introduction to Actor-Network-Theory. Oxford: Oxford University Press, 2007.

• ———. What Is the Style of Matters of Concern?: Two Lectures on Empirical Philosophy. Amsterdam: Vangorcum, 2005.

• ———. "Why Has Critique Run Out of Steam? From Matters of Fact to Matters of Concern." Critical Inquiry 30 (Winter 2004): 225-48.

• Latour, Bruno, and Steve Woolgar. Laboratory Life: The Construction of Scientific Facts. Beverly Hills, CA: Sage Publications, 1979; Princeton, NJ: Princeton University Press, 1986.

• Lawrence, L., and M. J. Hall. 1997 Summary: National Hospital Discharge Survey. Advance Data from Vital and Health Statistics, no. 308. Hyattsville, MD: National Center for Health Statistics, 1999.

• Layne, Ottis L., and Stuart Yudofsky. "Postoperative Psychosis in Cardiotomy Patients: The Role of Organic and Psychiatric Factors." New England Journal of Medicine 294 (11 March 1971): 518-20.

• Lazarus, Herbert R., and Herome H. Hagens. "Prevention of Psychosis Following Open-Heart Surgery." American Journal of Psychiatry 124 (March 1968): 1190-95.

• Leary, Timothy. "Cocoanut Grove Club," no date. TL Papers, box 4.

• ———. "Coronary Spasm as a Possible Factor in Producing Sudden Death." American Heart Journal 10 (Feb. 1935): 338-44.

• ———. "Disasters," no date. TL Papers, box 4.

• ———. "Experimental Atherosclerosis in the Rabbit Compared with Human (Coronary) Atherosclerosis." Archives of Pathology 17 (April 1934): 453-92.

• ———. "Mallory Instituto Dedication," 13 Dec. 1933. TP Papers, box 4.

• ———. "Pathology of Coronary Sclerosis." American Heart Journal 10 (Feb. 1935): 328-37.

• ———. "Research in the Hospital," Feb. 1939. TL Papers, box 4.

- ———. "Vascularization of Atherosclerotic Lesions." American Heart Journal 16 (Nov. 1938): 549-54.
- Lederer, Susan. Subjected to Science: Human Experimentation in America before the Second World War. Baltimore, MD: Johns Hopkins University Press, 1995.
- Lee, William H., Mary P. Brady, Junius M. Rowe, and William C. Miller. "Effects of Extracorporeal Circulation upon Behavior, Personality, and Brain Function: Part II, Hemodynamic, Metabolic, and Psychometric Correlations." Annals of Surgery 173 (June 1971): 1013-23.
- Lee, William H., W. Miller, J. Rowe, P. Hairston, and M. P. Brady. "Effects of Extracorporeal Circulation on Personality and Cerebration." Annals of Thoracic Surgery 7 (June 1969): 562-70.
- Leeder, Stephen, Susan Raymond, and Henry Greenberg. Race Against Time: The Challenge of Cardiovascular Disease in Developing Countries. New York: Trustees of Columbia University, 2004.
- Leinbach, Robert C., and Herman K. Gold. "Coronary Angiography during Acute Myocardial Infarction: A Search for Spasm." American Heart Journal 103 (April 1982): 769-72.
- Lembcke, Paul A. "Measuring the Quality of Medical Care through Vital Statistics Based on Hospital Service Areas: 1. Comparative Study of Appendectomy Rates." American Journal of Public Health 42 (March 1952): 276-86.
- Lemmon, William M., J. Stauffer Lehman, and Randal A. Boyer. "Suprasternal Transaortic Coronary Arteriography." Circulation 19 (Jan. 1959): 47-54.
- Lendon, Corinne L., M. J. Davies, G. V. R. Born, and P. D. Richardson. "Atherosclerotic Plaque Caps Are Locally Weakened When Macrophages Density Is Increased." Atherosclerosis 87 (1991): 87-90.
- Lenzer, Jeanne, and Shannon Brownlee. "Reckless Medicine." Discover (Nov. 2010): 65-70, 76.
- Lerner, Barron H. The Breast Cancer Wars: Hope, Fear, and the Pursuit of a Cure in Twentieth-Century America. New York: Oxford University Press, 2001.
- ———. "The Perils of 'X-Ray Vision': How Radiographic Images Have Historically Influenced Perception." Perspectives in Biology and Medicine 35 (1992): 382-97.
- "Letters to the Editors: Houston Doctors' Feud." Life, 1 May 1970.
- Levine, Samuel A. Clinical Heart Disease. Philadelphia, PA: W. B. Saunders, 1937.
- Lewis, Charles E. "Variations in the Incidence of Surgery." New England Journal of Medicine 281 (16 Oct. 1969): 880-84.
- Lewis, H. Daniel, James W. Davis, Donald G. Archibald, William E. Steinke, Thomas C. Smitherman, James E. Doherty, Harold W. Schnaper, Martin M. LeWinter, Esteban Linares, J. Maurice Pouget, Subhash C. Sabharwal, Elliot Chesler, and Henry DeMots. "Protective Effects of Aspirin against Acute Myocardial Infarction and Death in Men with Unstable Angina: Results of a Veterans Administration Cooperative Study." New England Journal of Medicine 309 (18 Aug. 1983): 396-403.
- Li, Jie Jack. Triumph of the Heart: The Story of Statins. New York: Oxford University Press, 2009.
- Libby, Peter. "Atherosclerosis." In Harrison's Principles of Internal Medicine, 14th edition, ed. Anthony S. Fauci, Eugene Braunwald, Kurt J. Isselbacher, Jean D. Wilson, Joseph B. Martin, Dennis L. Kasper, Stephen L. Hauser, and Dan L. Longo, 1345-52. New York: McGraw-Hill, 1998.

- ———. "Current Concepts of the Pathogenesis of the Acute Coronary Syndromes." Circulation 104 (21 July 2001): 365-72.
- ———. "Inflammation in Atherosclerosis." Nature 420 (19-26 Dec. 2002): 868-74.
- ———. "Molecular Bases of the Acute Coronary Syndromes." Circulation 91 (1995): 2844-50.
- Libby, Peter, Paul M. Ridker, and Attilio Maseri. "Inflammation and Atherosclerosis." Circulation (5 March 2002): 1135-43.
- Libby, Peter, Uwe Schoenbeck, Francois Mach, Andrew P. Selwyn, and Peter Ganz. "Current Concepts in Cardiovascular Pathology: The Role of LDL Cholesterol in Plaque Rupture and Stabilization." American Journal of Cardiology 104 suppl. 2A (Feb. 1998): 14S-18S.
- Libby, Peter, and Pierre Theroux. "Pathophysiology of Coronary Artery Disease." Circulation 111 (28 June 2005): 3481-88.
- Liddicoat, John E., Szabolcs Bekassy, Arthur C. Beall, Donald H. Glaeser, and Michael E. DeBakey. "Membrane vs. Bubble Oxygenator: Clinical Comparison." Annals of Surgery 181 (May 1975): 747-52.
- Liebman, Milton. "DTC's Role in the Statin Bonanza." Medical Marketing and Media 36 (Nov. 2001): 86-92.
- Likoff, William, Bernard L. Segal, and Hratch Kasparian. "Paradox of Normal Selective Coronary Arteriograms in Patients Considered to Have Unmistakable Coronary Heart Disease." New England Journal of Medicine 276 (11 May 1967): 1063-66.
- Likosky, Donald S., Charles A. S. Marrin, Louis R. Caplan, Yvon R. Baribeau, Jeremy R. Morton, Ronald M. Weintraub, Gregg S. Hartman, Felix Fernandez, Stephen P. Braff, David C. Charlesworth, David J. Malenka, Cathy S. Ross, and Gerald T. O'Connor, for the Northern New England Cardiovascular Disease Study Group. "Determination of Etiologic Mechanisms of Strokes Secondary to Coronary Artery Bypass Graft Surgery." Stroke 34 (Dec. 2003): 2830-34.
- Lillehei, C. Walton. "Oral History" (4 May 1998). In Pioneers of Cardiac Surgery, ed. William S. Stoney, 83-99. Nashville, TN: Vanderbilt University Press, 2008.
- Lillehei, C. Walton, Morley Cohen, Herbert E. Warden, Newell R. Ziegler, and Richard L. Varco. "The Results of Direct Vision Closure of Ventricular Septal Defects in Eight Patients by Means of Controlled Cross Circulation." Surgery, Gynecology and Obstetrics 101 (Oct. 1955): 446-66.
- Lin, Grace A., R. Adams Dudley, and Rita F. Redberg. "Cardiologists' Use of Percutaneous Coronary Interventions for Stable Coronary Artery Disease." Archives of Internal Medicine 167 (Aug. 13-27 2007): 1604-9.
- ———. "Why Physicians Favor Use of Percutaneous Coronary Intervention to Medical Therapy: A Focus Group Study." Journal of General Internal Medicine 23 (2008): 1458-63.
- Little, William C., Martin Constantinescu, Robert J. Applegate, Michael A. Kutcher, Mark T. Burrows, Frederic R. Kahl, and William P. Santamore. "Can Coronary Angiography Predict the Site of a Subsequent Myocardial Infarction in Patients with Mild-to-Moderate Coronary Artery Disease?" Circulation 78 (Nov. 1988): 1157-66.

- Little, William C., Nelson S. Gwinn, Mark T. Burrows, Michael A. Kutchner, Frederic R. Kahl, and Robert J. Applegate. "Cause of Acute Myocardial Infarction Late After Successful Coronary Artery Bypass Grafting." American Journal of Cardiology 65 (15 March 1990): 808-10.
- Littmann, David. "The Second Eugene C. Eppinger Lecture." 24 March 1972. Fifty-Eighth Annual Report, 1970-1971, Peter Bent Brigham Hospital (1971), 90-103, BWH Archives.
- Lock, Margaret. Twice Dead: Organ Transplants and the Reinvention of Death. Berkeley: University of California Press, 2002.
- Long, Franklin A., and Alexandra Oleson, eds. Appropriate Technology and Social Values—A Critical Appraisal. Cambridge, MA: Ballinger, 1980.
- Loop, Floyd D., Delos M. Cosgrove, Bruce W. Lytle, Robert L. Thurer, Conrad Simpfendorfer, Paul C. Taylor, and William L. Proudfit. "An 11-Year Evolution of Coronary Arterial Surgery." Annals of Surgery 190 (Oct. 1979): 444-54.
- Loop, Floyd D., James Szabo, Richard D. Rowlinson, and Kenneth Urbanek. "Events Related to Microembolism during Extra-corporeal Perfusion in Man: Effectiveness of In-line Filtration Recorded by Ultrasound." Annals of Thoracic Surgery 21 (May 1976): 412-20.
- Loscalzo, Joseph. "Regression of Coronary Atherosclerosis." New England Journal of Medicine 323 (8 Nov. 1990): 1337-39.
- "Louisiana Cardiologist Sentenced in Federal Court for Performing Unnecessary Medical Procedures." United States Attorney's Office, Western District of Louisiana, press release, 4 June 2009.
- Lunbeck, Elizabeth. The Psychiatric Persuasion: Knowledge, Gender, and Power in Modern America. Princeton, NJ: Princeton University Press, 1994.
- Lynch, Michael. "Discipline and the Material Form of Images: An Analysis of Scientific Visibility." Social Studies of Science 15 (1985): 37-66.
- ———. "The Externalized Retina: Selection and Mathematization in the Visual Documentation of Objects in the Life Sciences." Human Studies 11 (April-June 1988): 201-34.
- ———. "Science in the Age of Mechanical Reproduction: Moral and Epistemic Relations between Diagrams and Photographs." Biology and Philosophy 6 (April 1991): 205-26.
- Lynn, Geoffrey M., Karen Stefanko, James F. Reed, William Gee, and Gary Nicholas. "Risk Factors for Stroke after Coronary Artery Bypass." Journal of Thoracic and Cardiovascular Surgery 104 (Dec. 1992): 1518-23.
- Lytle, Bruce W. "Surgical Treatment of Coronary Artery Disease." In Cecil Textbook of Medicine, 22nd ed., ed. Lee Goldman and Dennis Ausiello, 428-31. Philadelphia, PA: W. B. Saunders, 2004.
- MacKenzie, Rachel. "Risk." New Yorker, 21 Nov. 1970, 56-101.
- ———. Risk. New York: Viking Press, 1971.
- Madden, Terri, Kathy Blankenhorn, and Nancy Duckwitz. "Business Watch 2000 in Review: Growth Slows, But Goes On." Medical Marketing and Media 36 (May 2001): 74-90.

- Magovern, George J. "Oral History" (4 Sept. 1997). In Pioneers of Cardiac Surgery, ed. William S. Stoney, 297–307. Nashville, TN: Vanderbilt University Press, 2008.
- Mangano, Dennis T. "Cardiovascular Morbidity and CABG Surgery—A Perspective." Journal of Cardiac Surgery 10, suppl 4 (1995): 366–68.
- Mark, Daniel B., C. David Naylor, Mark A. Hlatky, Robert M. Califf, Eric J. Topol, Christopher B. Granger, J. David Knight, Charlotte L. Nelson, Kerry L. Lee, Nancy E. Clapp-Channing, Wanda Sutherland, Louise Pilote, and Paul W. Armstrong. "Use of Medical Resources and Quality of Life after Acute Myocardial Infarction in Canada and the United States." New England Journal of Medicine 331 (27 Oct. 1994): 1130–35.
- Marks, Harry. The Progress of Experiment: Science and Therapeutic Reform in the United States, 1900–1990. Cambridge: Cambridge University Press, 1997.
- ———. "What Does Evidence Do? Histories of Therapeutic Research." In Harmonizing Drugs: Standards in 20th-Century Pharmaceutical History, edited by Christian Bonah, Christophe Masutti, Anne Rasmussen, and Jonathan Simon, 81–100. Paris: Editions Glyphe, 2009.
- Marseille, Elliot, Paul B. Hofmann, and James G. Kahn. "HIV Prevention before HAART in sub-Saharan Africa." Lancet 359 (25 May 2002): 1851–56.
- Martin, David S. "From Omnivore to Vegan: The Dietary Education of Bill Clinton." CNN, 18 Aug. 2011. Accessed 30 Sept. 2011. www.cnn.com/2011/HEALTH/08/18/bill.clinton.diet.vegan/index.html.
- Marx, Leo. "Technology: The Emergence of a Hazardous Concept." Technology and Culture 51 (July 2010): 561–77.
- Maseri, Attilio, and Valentin Fuster. "Is There a Vulnerable Plaque?" Circulation 107 (29 April 2003): 2068–71.
- Mason, George A. "Myocardial Ischemia and Its Surgical Relief." Lancet 257 (17 Feb. 1951): 359–67.
- Master, Arthur M. "The Role of Effort and Occupation (Including Physicians) in Coronary Occlusion." JAMA 174 (22 Oct. 1960): 942–48.
- Master, Arthur M., Simon Dack, and Harry L. Jaffe. "Activities Associated with the Onset of Acute Coronary Artery Occlusion." American Heart Journal 18 (1939): 434–43.
- Master, Arthur M., Harry L. Jaffe, Simon Dack, and Arthur Grishman. "Coronary Occlusion, Coronary Insufficiency, and Angina Pectoris." American Heart Journal 27 (June 1944): 803–16.
- Mateen, Farrah J., Rajanandini Muralidharan, Russell T. Shinohara, Joseph E. Parisi, Gregory J. Schears, Eelco F. M. Wijdicks. "Neurological Injury in Adults Treated with Extracorporeal Membrane Oxygenation." Archives of Neurology 68 (2011): 1543–49.
- Mathers, Colin D., and Dejan Loncar. "Projections of Global Mortality and Burden of Disease from 2002 to 2030." PLoS Medicine 3 (Nov. 2006): 2011–30.
- May, Angelo M., William F. Neville, and William Rumel, for the American College of Chest Physicians. "1971 Reflection of 1970 Statistics." Chest 6 (May 1972): 475–77.
- Maynard, Charles, Lloyd D. Fisher, Eugene R. Passamani, and Thomas Pullum. "Blacks in the

Coronary Artery Surgery Study (CASS): Race and Clinical Decision Making." American Journal of Public Health 76 (Dec. 1986): 1446-48.
- McDermott, Walsh, Kurt W. Deuschle, and Clifford R. Barnett. "Health Care Experiment at Many Farms." Science 175 (7 Jan. 1972): 23-31.
- McDougall, John. "Bill Clinton's Madness: A Consequence of Heart-Bypass Surgery Brain Damage." Accessed 12 June 2008. www.drmcdougall.com/misc/2008other/080412 clinton.htm.
- McDougall, John, to William Jefferson Clinton, ca. 6 Sept. 2004. Accessed 14 Feb. 2012. www.nealhendrickson.com/mcdougall/20041bn/040904pfnews.htm
- McFadden, Robert D. "Clinton Suffers Pains in Chest; Bypass Surgery Is Scheduled." New York Times, 4 Sept. 2004.
- McFadden, Robert D., and Lawrence K. Altman. "Clinton Is Given Bypass Surgery for 4 Arteries." New York Times, 7 Sept. 2004.
- McGlynn, Elizabeth A., Steven M. Asch, John Adams, Joan Keesey, Jennifer Hicks, Alison DeCristofaro, and Eve A. Kerr. "The Quality of Health Care Delivered to Adults in the United States." New England Journal of Medicine 348 (26 June 2003): 2635-45.
- McGlynn, Elizabeth A., C. David Naylor, Geoffrey M. Anderson, Lucian L. Leape, Rolla Edward Park, Lee H. Hilborne, Steven J. Bernstein, Bernard S. Goldman, Paul W. Armstrong, Joan W. Keesey; Laurie McDonald, S. Patricia Pinfold, Cheryl Damberg, Marjorie J. Sherwood, Robert H. Brook. "Comparison of Appropriateness of Coronary Angiography and Coronary Artery Bypass Graft Surgery between Canada and New York State." JAMA 272 (28 Sept. 1994): 934-40.
- McGoon, Dwight C., Thomas H. Allen, and Emerson A. Moffitt. "Decreased Mortality Rate in Open-Heart Surgery." Archives of Surgery 88 (April 1964): 681-88.
- McIntosh, Henry D., and Jorge A. Garcia. "The First Decade of Aortocoronary Bypass Grafting, 1967-1977: A Review." Circulation 57 (1978): 405-31.
- McKhann, Guy M., Maura A. Goldsborough, Louis M. Borowicz, E. David Mellits, Ronald Brookmeyer, Shirley A. Quaskey, William A. Baumgartner, Duke E. Cameron, R. Scott Stuart, and Timothy J. Gardner. "Predictors of Stroke Risk in Coronary Artery Bypass Patients." Annals of Thoracic Surgery 63 (Feb. 1997): 516-21.
- McKhann, Guy M., Maura A. Goldsborough, Louis M. Borowicz, Ola A. Selnes, E. David Mellits, Cheryl Enger, Shirley A. Quaskey, William A. Baumgartner, Duke E. Cameron, R. Scott Stuart, and Timothy J. Gardner. "Cognitive Outcome after Coronary Artery Bypass: A One-Year Prospective Study." Annals of Thoracic Surgery 63 (Feb. 1997): 510-15.
- McKhann, Guy M., Maura A. Grega, Louis M. Borowicz, William A. Baumgartner, and Ola A. Selnes. "Stroke and Encephalopathy after Cardiac Surgery: An Update." Stroke 37 (Feb. 2006): 562-71.
- McKinlay, John B. "From 'Promising Report' to 'Standard Procedure': Seven Stages in the Career of a Medical Innovation." Milbank Quarterly 59 (1981): 374-411.
- McPherson, David D., Loren F. Hiratzka, Wade C. Lamberth, Berkeley Brandt, Michelle Hunt,

Robert A. Kieso, Melvin L. Marcus, and Richard E. Kerber. "Delineation of the Extent of Coronary Atherosclerosis by High-Frequency Epicardial Echocardiography." New England Journal of Medicine 316 (5 Feb. 1987): 304-9.

- McPherson, Klim, P. M. Strong, Arnold Epstein, and Lesley Jones. "Regional Variations in the Use of Common Surgical Procedures: Within and Between England and Wales, Canada, and the United States of America." Social Science & Medicine 15A (1981): 273-88.
- Mearns, John G. "Effler and Sones and the Boys at Cleveland Clinic Have Taken the You-Bet-Your-Life Out of Heart Surgery." Cleveland Magazine (Nov. 1973): 2-10.
- Merwin, Susan L., and Harry S. Abram. "Psychologic Responses to Coronary Artery Bypass." Southern Medical Journal 70 (Feb. 1977): 153-55.
- Meyendorf, R. "The Causes of Pre-operative Psychopathology in Cardiac Surgery Patients." In Cerebral Damage before and after Cardiac Surgery, ed. Allen Willner, 3-14. Dordrecht: Kluwer Academic Publishers, 1993.
- Michaels, Leon. The Eighteenth-Century Origins of Angina Pectoris: Predisposing Causes, Recognition, and Aftermath. London: Wellcome Trust, 2002.
- Miller, Donald W., Eugene A. Hessel, Loren C. Winterscheid, K. Alvin Merendino, and David H. Dillard. "Current Practice of Coronary Artery Bypass Surgery: Results of a National Survey." Journal of Thoracic and Cardiovascular Surgery 73 (Jan. 1977): 75-83.
- Miller, G. Wayne. King of Hearts: The True Story of the Maverick Who Pioneered Open Heart Surgery. New York: Random House, 2000.
- Miller, Henry. "Some Neurological Complications of Surgical Treatment." Proceedings of the Royal Society of Medicine 57 (Feb. 1964): 143-46.
- Miller, Judith. "Anti-Arms Groups Rebut Plans for MX." New York Times, 24 Nov. 1982.
- Miller, R. Drew, Howard B. Burchell, and Jesse E. Edwards. "Myocardial Infarction with and without Coronary Occlusion." Archives of Internal Medicine 88 (1951): 597-604.
- Millman, Joyce. "The Top 10 Reasons David Letterman's Heart Bypass Operation Was a Good Thing." Salon.com, 20 March 2000. Accessed 1 Feb. 2012. www.salon.com/entertainment/col/mill/2000/03/20/letterman
- Millman, Marcia. The Unkindest Cut: Life in the Backrooms of Medicine. New York: Morrow, 1977.
- Minard, Eliza. "Pathological Anteflexion of the Uterus." JAMA 16 (13 June 1891): 846-48.
- Mitchell, J. R. A., and C. J. Schwartz. "The Relation between Myocardial Lesions and Coronary Artery Disease. II. A Selected Group of Patients with Massive Cardiac Necrosis or Scarring." British Heart Journal 25 (1963): 1-24.
- Mol, Anne-Marie. The Body Multiple: Ontology in Medical Practice. Durham, NC: Duke University Press, 2002.
- Monagan, David. "American Cardiac Surgeons, Yesterday's Idols, Watch Jobs Go Begging." theheart.org, 5 Dec. 2002. Accessed 3 Jan. 2011. www.theheart.org/article/131813.do.
- Monagan, David, with David O. Williams. Journey into the Heart: A Tale of Pioneering Doctors and

Their Race to Transform Cardiovascular Medicine. New York: Gotham Books, 2007.

- Moody, D. M., M. A. Bell, V. R. Challa, W. E. Johnston, and D. S. Prough. "Brain Microemboli during Cardiac Surgery or Aortography." Annals of Neurology 28 (Oct. 1990): 477-86.
- Moore, Francis D. "What Puts the Surge in Surgery?" New England Journal of Medicine 282 (15 Jan. 1970): 162-64.
- Moore, Norman. "Rheumatic Fever and Valvular Disease." Lancet 173 (24 April 1909): 1159-64.
- Mora Mangano, Christina T. "Risky Business." Journal of Thoracic and Cardiovascular Surgery 125 (June 2003): 1204-7.
- Moreno, Pedro R., Erling Falk, Igor F. Palacios, John B. Newell, Valentin Fuster, and John T. Fallon. "Macrophage Infiltration in Acute Coronary Syndromes." Circulation 90 (Aug. 1994): 775-78.
- Morgan, Matthew W., Raisa B. Deber, Hilary A. Llewellyn-Thomas, Peter Gladstone, R. J. Cusimano, Keith O'Rourke, George Tomlinson, and Allan S. Detsky. "Randomized, Controlled Trial of an Interactive Videodisc Decision Aid for Patients with Ischemic Heart Disease." Journal of General Internal Medicine 15 (Oct. 2000): 752-54.
- Mount Sinai Hospital. "Ironic that a Plumber Came to Us to Help Him Remove a Clog." New York Times Magazine, 17 April 2011, back cover. [Advertisement]
- Muanya, Chukwuma. "Nigerian Scores First in Cardiac Angioplasty, Stenting Surgery." Online Nigeria, 8 July 2009. http://news.onlinenigeria.com/templates/?a=5714&z=12.
- Mueller, Richard L., Todd K. Rosengart, and O. Wayne Isom. "The History of Surgery for Ischemic Heart Disease." Annals of Thoracic Surgery 63 (1997): 869-78.
- Muller, James E. "Diagnosis of Myocardial Infarction: Historical Notes from the Soviet Union and the United States." American Journal of Cardiology 40 (1977): 269-71.
- Muller, James E., George S. Abela, Richard W. Nesto, and Geoffrey H. Tofler. "Triggers, Acute Risk Factors and Vulnerable Plaques: The Lexicon of a New Frontier." Journal of the American College of Cardiology 23 (1 March 1994): 809-13.
- Muller, James E., Peter H. Stone, Zoltan G. Turi, John D. Rutherford, Charles A. Czeisler, Corette Parker, W. Kenneth Poole, Eugene Passamani, Robert Roberts, Thomas Robertson, Burton E. Sobel, James T. Willerson, Eugene Braunwald, and the MILIS Study Group. "Circadian Variations in the Frequency of Onset of Acute Myocardial Infarction." New England Journal of Medicine 313 (21 Nov. 1985): 1315-22.
- Muller, James E., Ahmed Tawakol, Sekar Kathiresan, and Jagat Narula. "New Opportunities for Identification and Reduction of Coronary Risk: Treatment of Vulnerable Patients, Arteries, and Plaques." Journal of the American College of Cardiology 47 suppl. C (18 April 2006): C2-C6.
- Muller, James E., and Geoffrey H. Tofler. "Triggering and Hourly Variation of Onset of Arterial Thrombosis." Annals of Epidemiology 2 (July 1992): 393-405.
- Muller, James E., Geoffrey H. Tofler, and Peter H. Stone. "Circadian Variation and Triggers of Onset of Acute Cardiovascular Disease." Circulation 79 (1989): 733-43.
- Mulley, Albert G. "The Need to Confront Variation in Practice." BMJ 339 (31 Oct. 2009): 1007-9.

- Mulley, Albert G., and Kim A. Eagle. "What Is Inappropriate Care?" JAMA 260 (22-29 July 1988): 540-41.
- Müllges, Wolfgang, Jörg Babin-Ebell, Wiklo Reents, and Klaus V. Tokya. "Cognitive Performance after Coronary Artery Bypass Grafting: A Follow-up Study." Neurology 59 (Sept. 2002): 741-43.
- Murkin, John M. "Introduction: Protecting the Brain during Cardiac Surgery." Journal of Cardiothoracic and Vascular Anesthesia 10 (Jan. 1996): 2.
- Murkin, John M., W. Douglas Boyd, Suganthan Ganapathy, Sandra J. Adams, and Rhonda C. Peterson. "Beating Heart Surgery: Why Expect Less Central Nervous System Morbidity?" Annals of Thoracic Surgery 68 (Oct. 1999): 1498-1501.
- Murphy, Marvin L., Herbert N. Hultgren, Katherine Detre, James Thomsen, Timothy Takaro, and Participants of the Veterans Administration Cooperative Study. "Treatment of Chronic Stable Angina: A Preliminary Report of Survival Data of the Randomized Veterans Administration Cooperative Study." New England Journal of Medicine 297 (22 Sept. 1977): 621-27.
- Mustard, J. Fraser. "Platelets and Thrombosis in Acute Myocardial Infarction." Hospital Practice 7 (Jan. 1972): 115-28.
- Naghavi, Morteza, Peter Libby, Erling Falk, S. Ward Casscells, Silvio Litovsky, John Rumberger, Juan Jose Badimon, Christodoulos Stefanadis, Pedro Moreno, Gerard Pasterkamp, Zahi Fayad, Peter H. Stone, Sergio Waxman, Paolo Raggi, Mohammad Madjid, Alireza Zarrabi, Allen Burke, Chun Yuan, Peter J. Fitzgerald, David S. Siscovick, Chris L. de Korte, Masanori Aikawa, K. E. Juhani Airaksinen, Gerd Assmann, Christoph R. Becker, James H. Chesebro, Andrew Farb, Zorina S. Galis, Chris Jackson, Ik-Kyung Jang, Wolfgang Koenig, Robert A. Lodder, Keith March, Jasenka Demirovic, Mohamad Navab, Silvia G. Priori, Mark D. Rekhter, Raymond Bahr, Scott M. Grundy, Roxana Mehran, Antonio Colombo, Eric Boerwinkle, Christie Ballantyne, William Insull, Jr, Robert S. Schwartz, Robert Vogel, Patrick W. Serruys, Goran K. Hansson, David P. Faxon, Sanjay Kaul, Helmut Drexler, Philip Greenland, James E. Muller, Renu Virmani, Paul M Ridker, Douglas P. Zipes, Prediman K. Shah, and James T. Willerson. "From Vulnerable Plaque to Vulnerable Patient: A Call for New Definitions and Risk Assessment Strategies: Part 1." Circulation 108 (7 Oct. 2003): 1664-72.
- Naghavi, Morteza, Peter Libby, Erling Falk, S. Ward Casscells, Silvio Litovsky, John Rumberger, Juan Jose Badimon, Christodoulos Stefanadis, Pedro Moreno, Gerard Pasterkamp, Zahi Fayad, Peter H. Stone, Sergio Waxman, Paolo Raggi, Mohammad Madjid, Alireza Zarrabi, Allen Burke, Chun Yuan, Peter J. Fitzgerald, David S. Siscovick, Chris L. de Korte, Masanori Aikawa, K. E. Juhani Airaksinen, Gerd Assmann, Christoph R. Becker, James H. Chesebro, Andrew Farb, Zorina S. Galis, Chris Jackson, Ik-Kyung Jang, Wolfgang Koenig, Robert A. Lodder, Keith March, Jasenka Demirovic, Mohamad Navab, Silvia G. Priori, Mark D. Rekhter, Raymond Bahr, Scott M. Grundy, Roxana Mehran, Antonio Colombo, Eric Boerwinkle, Christie Ballantyne, William Insull, Jr, Robert S. Schwartz, Robert Vogel, Patrick W. Serruys, Goran K. Hansson, David P. Faxon, Sanjay Kaul, Helmut Drexler, Philip Greenland, James E. Muller, Renu Virmani, Paul M Ridker, Douglas P. Zipes, Prediman K. Shah, and James T. Willerson. "From Vulnerable Plaque to Vulnerable Patient: A Call for New Definitions and

Risk Assessment Strategies: Part II." Circulation 108 (14 Oct. 2003): 1772-78.

- Narayan, K. M. Venkat, Mohammed K. Ali, and Jeffrey P. Koplan. "Global Noncommunicable Diseases—Where Worlds Meet." New England Journal of Medicine 363 (23 Sept. 2010): 1196-98.
- Narayan, K. M. Venkat, Mohammed K. Ali, Carlos del Rio, Jeffrey P. Koplan, and James Curran. "Global Noncommunicable Diseases—Lessons from the HIV-AIDS Experience." New England Journal of Medicine 365 (8 Sept. 2011): 876-78.
- Nathoe, Hendrik M., Diederik van Dijk, Erik W. L. Jansen, Willem J. L. Suyker, Jan C. Diephuis, Wim-Jan van Boven, Aart Brutel de la Rivière, Cornelius Borst, Cor J. Kalkman, Diederick E. Grobbee, Erik Buskens, and Peter P. T. de Jaegere, for the Study Group. "A Comparison of On-Pump and Off-Pump Coronary Bypass Surgery in Low-Risk Patients." New England Journal of Medicine 348 (30 Jan. 2003): 394-402.
- Neema, Praveen Kumar, Sameet Pathak, Praveen Kerala Verma, Sethuraman Manikandan, Ramesh Chandra Rathod, Deepak K. Tempe, and Avery Tung. "Systemic Air Embolization after Termination of Cardiopulmonary Bypass." Journal of Thoracic and Cardiovascular Anesthesia 21 (April 2007): 288-97.
- Nelkin, Dorothy, and M. Susan Lindee. The DNA Mystique: The Gene as a Cultural Icon. 2nd ed. Ann Arbor: University of Michigan Press, 2004.
- Newman, Mark F., Jerry L. Kirchner, Barbara Phillips-Bute, Vincent Gaver, Hilary Grocott, Robert H. Jones, Daniel B. Mark, Joseph G. Reves, James A. Blumenthal, for The Neurological Outcome Research Group and the Cardiothoracic Anesthesiology Research Endeavors Investigators. "Longitudinal Assessment of Neurocognitive Function after Coronary-Artery Bypass Grafting." New England Journal of Medicine 344 (8 Feb. 2001): 395-402.
- Newman, Stanton P., and Michael J. G. Harrison, with David A. Stump, Peter Smith, and Key Taylor, eds. The Brain and Cardiac Surgery: Causes of Neurological Complications and Their Prevention. Amsterdam: Harwood Academic Publishers, 2000.
- Newman, Stanton, Louise Klinger, Graham Venn, Peter Smith, Michael Harrison, and Tom Treasure. "Subjective Reports of Cognition in Relation to Assessed Cognitive Performance Following Coronary Artery Bypass Surgery." Journal of Psychosomatic Research 33 (1989): 227-33.
- Nissen, Steven E., Cindy L. Grines, John C. Gurley, Kevin Sublett, David Haynie, Cheryl Diaz, David C. Booth, and Anthony N. DeMaria. "Application of a New Phased-Array Ultrasound Imaging Catheter in the Assessment of Vascular Dimensions: In Vivo Comparison to Cineangiography." Circulation 81 (Feb. 1990): 660-66.
- [Note, no identifiers], 29 Dec. 1970. HB Papers, series V, box 6.
- Nutton, Vivian. "From Medical Certainty to Medical Amulets: Three Aspects of Ancient Therapeutics." Clio Medica 22 (1991): 13-22.
- "Obama's Health Cost Illusion: The President's Main Case for Reform Is Rooted in False Claims and Little Evidence." Wall Street Journal, 8 June 2009.
- Oberman, Albert, and Gary Cutter. "Issues in the Natural History and Treatment of Coronary Heart

Disease in Black Populations: Surgical Treatment." American Heart Journal 108 (Sept. 1984): 688-94.

- Ochsner, John L. "Oral History" (1 May 2000). In Pioneers of Cardiac Surgery, ed. William S. Stoney, 391-404. Nashville, TN: Vanderbilt University Press, 2008.
- Ochsner, John L., and Noel L. Mills. Coronary Artery Surgery. Philadelphia, PA: Lea and Febiger, 1978.
- O'Connor, Christopher M., Michael W. Dunne, Marc A. Pfeffer, Joseph B. Muhlestein, Louis Yao, Sandeep Gupta, Rebecca J. Benner, Marian R. Fisher, Thomas D. Cook, for the Investigators in the WIZARD Study. "Azithromycin for the Secondary Prevention of Coronary Heart Disease Events. The WIZARD Study: A Randomized Controlled Trial." JAMA 290 (17 Sept. 2003): 1459-66.
- Oliva, Philip B., and John C. Breckinridge. "Arteriographic Evidence of Coronary Arterial Spasm in Acute Myocardial Infarction." Circulation 56 (Sept. 1977): 366-74.
- Oliva, Philip B., Daniel E. Potts, and Richard G. Pluss. "Coronary Arterial Spasm in Prinzmetal Angina: Documentation by Coronary Arteriography." New England Journal of Medicine 288 (12 April 1973): 745-51.
- Olsen, Axel K., Charles P. Bailey, and Kenneth Keown. "Cerebral Embolization in Intra-Cardiac Surgery Prevention and Treatment." Transactions of the American Neurological Association 77 (1952): 171-74.
- O'Neill, William, Gerald C. Timmis, Patrick D. Bourdillon, Peter Lai, V. Ganghadarhan, Joseph Walton, Renato Ramos, Nathan Laufer, Seymor Gordon, Anthony Schork, and Bertram Pitt. "A Prospective Randomized Clinical Trial of Intracoronary Streptokinase versus Coronary Angioplasty for Acute Myocardial Infarction." New England Journal of Medicine 314 (27 March 1986): 812-18.
- Oppenheimer, Gerald M. "Becoming the Framingham Study, 1947-1950." American Journal of Public Health 95 (April 2005): 602-10.
- Orenstein, Jan Marc, Noriko Sato, Benjamin Aaron, Bryan Buckholz, and Sherman Bloom. "Microemboli Observed in Deaths Following Cardiopulmonary Bypass Surgery: Silicone Antifoam Agents and Polyvinyl Chloride Tubing as Sources of Emboli." Human Pathology 13 (Dec. 1982): 1082-90.
- Organization for Economic Co-operation and Development. Health at a Glance 2011: OECD Indicators. OECD Publishing, 2011. www.oecd.org/dataoecd/6/28/49105858.pdf.
- O'Shaughnessy, Laurence. "Future of Cardiac Surgery." Lancet 234 (4 Nov. 1939): 969-71.
- Osler, William. "Angina Pectoris." Lancet 175 (12 March 1910): 697-702.
- ———. Principles and Practice of Medicine. New York: D. Appleton and Company, 1892.
- Ozner, Michael. The Great American Heart Hoax: Lifesaving Advice Your Doctor Should Tell You About Heart Disease Prevention (But Probably Never Will). Dallas, TX: BenBella Books, 2008.
- Padmavati, S. "Interventional Cardiology: An Indian Perspective." Journal of Interventional Cardiology 8 (1995): 39-42.

- Parisi, Alfred F., Peter Peduzzi, Katherine Detre, Gerald Shugoll, Herbert N. Hultgren, and Timothy Takaro. "Characteristics and Outcomes of Medical Nonadherers in the Veterans Administration Cooperative Study of Coronary Artery Surgery." American Journal of Cardiology 53 (Jan. 1984): 23-28.
- Park, Rolla Edward, Arlene Fink, Robert H. Brook, Mark R. Chassin, Katherine L. Kahn, Nancy J. Merrick, Jacqueline Kosecoff, and David H. Solomon. "Physician Ratings of Appropriate Indications for Six Medical and Surgical Procedures." American Journal of Public Health 76 (July 1986): 766-72.
- Park, Seung-Jung, Young-Hak Kim, Duk-Woo Park, Sung-Cheol Yun, Jung-Min Ahn, Hae Geun Song, Jong-Young Lee, Won-Jang Kim, Soo-Jin Kang, Seung-Whan Lee, Cheol Whan Lee, Seong-Wook Park, Cheol-Hyun Chung, Jae-Won Lee, Do-Sun Lim, Seung-Woon Rha, Sang-Gon Lee, Hyeon-Cheol Gwon, Hyo-Soo Kim, In-Ho Chae, Yangsoo Jang, Myung-Ho Jeong, Seung-Jea Tahk, and Ki Bae Seung. "Randomized Trial of Stents versus Bypass Surgery for Left Main Coronary Artery Disease." New England Journal of Medicine 364 (2011): 1718-27.
- Paterson, J. C. "Capillary Rupture with Intimal Haemorrhage as a Causative Factor in Coronary Thrombosis." Archives of Pathology 25 (1938): 474-87.
- ———. "Capillary Rupture with Intimal Hemorrhage as a Cause of Pulmonary Thrombosis." American Heart Journal 18 (1939): 451-57.
- ———. "Vascularization and Hemorrhage of the Intima of Arteriosclerotic Coronary Arteries." Archives of Pathology 22 (Sept. 1936): 313-24.
- Patrick, Robert T., John W. Kirklin, and Richard A. Theye. "The Effects of Extracorporeal Circulation on the Brain." In Extracorporeal Circulation, ed. J. Garrott Allen, Francis D. Moore, Andrew G. Morrow, and Henry Swan, 272-78. Springfield, IL: Charles C Thomas, 1958.
- Patterson, Russel H., Jeffry S. Wasser, and Robert S. Porro. "The Effect of Various Filters on Microembolic Cerebrovascular Blockage Following Cardiopulmonary Bypass." Annals of Thoracic Surgery 17 (May 1974): 464-73.
- Paul, Charlotte. "The Relentless Therapeutic Imperative." BMJ 329 (18-25 Dec. 2004): 1457-59.
- Paul-Shaheen, Pamela, Jane Deane Clark, and Daniel Williams. "Small Area Analysis: A Review and Analysis of the North American Literature." Journal of Health Politics, Policy, and Law 12 (Winter 1987): 741-809.
- Pear, Robert. "Health Care Spending Disparities Stir a Fight." New York Times, 9 June 2009.
- Pearson, R. John C., Björn Smedby, Ragnar Berfenstam, Robert F. L. Logan, Alex Burgess, and Osler L. Peterson. "Hospital Caseloads in Liverpool, New England and Uppsala. An International Comparison." Lancet 292 (7 Sept. 1968): 559-66.
- Pellegrino, Edmund D. "The Sociocultural Impact of Twentieth-Century Therapeutics." In The Therapeutic Revolution, ed. Morris Vogel and Charles E. Rosenberg, 245-66. Philadelphia: University of Pennsylvania Press, 1979.
- Penry, J. Kiffin, A. Robert Cordell, Frank R. Johnston, and Martin G. Netsky. "Cerebral Embolism by Antifoam in a Bubble Oxygenator System: An Experimental and Clinical Study." Surgery 47 (May

1960): 784-94.

- Pernick, Martin S. A Calculus of Suffering: Pain, Professionalism, and Anesthesia in Nineteenth-Century America. New York: Columbia University Press, 1985.
- Petryna, Adriana. Life Exposed: Biological Citizens after Chernobyl. Princeton, NJ: Princeton University Press, 2002.
- Phibbs, Brendan. "The Abuse of Coronary Arteriography." New England Journal of Medicine 301 (20 Dec. 1979): 1394-96.
- Phillips, Margaret A., Richard G. A. Feachem, and Jeffrey P. Koplan. "The Emerging Agenda for Adult Health." In The Health of Adults in the Developing World, ed. Richard G. A. Feachem, Tord Kjellstrom, Christopher J. L. Murray, Mead Over, and Margaret A. Phillips, 261-94. Washington, DC: World Bank, 1992.
- Pillsbury, R. Cree, Richard R. Lower, Edward J. Hurle, Eugene Dong, and Norman E. Shumway. "Four Hundred and Fifty Consecutive Open Heart Operations." California Medicine 102 (March 1965): 181-84.
- Pilote, Louise, Robert M. Califf, Shelly Sapp, Dave P. Miller, Daniel B. Mark, W. Douglas Weaver, Joel M. Gore, Paul W. Armstrong, E. Magnus Ohman, and Eric J. Topol, for the GUSTO-1 Investigators. "Regional Variation Across the United States in the Management of Acute Myocardial Infarction." New England Journal of Medicine 333 (31 Aug. 1995): 565-72.
- Pokar, H. "A Study of Equipment for and Performance of Extracorporeal Circulation." In Impact of Cardiac Surgery on the Quality of Life, ed. Allen E. Willner and Georg Rodewald, 247-54. New York: Plenun Press, 1990.
- Pollock, Anne. "The Internal Cardiac Defibrillator." In The Inner History of Devices, ed. Sherry Turkle, 98-111. Cambridge, MA: MIT Press, 2008.
- Porter, Theodore M. "Life Insurance, Medical Testing, and the Management of Mortality." In Biographies of Scientific Objects, ed. Lorraine Daston, 226-46. Chicago: University of Chicago Press, 2000.
- Potter, G. G., B. L. Plassman, M. J. Helms, D. C. Steffens, and K. A. Welsh-Bohmer. "Age Effects of Coronary Artery Bypass Graft on Cognitive Status Change among Elderly Male Twins." Neurology 63 (Dec. 2004): 2245-49
- Pressman, Jack. Last Resort: Psychosurgery and the Limits of Medicine. Cambridge: Cambridge University Press, 1998.
- Preston, Thomas A. "The Hazards of Poorly Controlled Studies in the Evaluation of Coronary Artery Surgery." Chest 73 (April 1978): 441-42.
- ———. "Marketing an Operation." Atlantic Monthly 254 (Dec. 1984): 32-40.
- Priest, Walter S., Misha S. Zaks, George K. Yacorzynski, and Benjamin Boshes. "The Neurologic, Psychiatric, and Psychologic Aspects of Cardiac Surgery." Medical Clinics of North America 41 (1957): 155-69.
- Prinzmetal, Myron, Rexford Kennamer, Rueben Merliss, Takashi Wada, and Naci Bor. "Angina

Pectoris: I. A Variant Form of Angina Pectoris, Preliminary Report." American Journal of Medicine 27 (Sept. 1959): 375-88.

- Prioreschi, Plinio. "Myocardial Infarction, Experimental Cardiac Necroses, and Potassium." Perspectives in Biology and Medicine 9 (Spring 1966): 369-75.
- Proctor, Robert. "Agnotology: A Missing Term to Describe the Cultural Production of Ignorance (and Its Study)." In Agnotology: The Making and Unmaking of Ignorance, ed. Robert Proctor and Londa Schiebinger, 1-33. Stanford, CA: Stanford University Press, 2008.
- Proctor, Robert, and Londa Schiebinger, eds. Agnotology: The Making and Unmaking of Ignorance. Stanford, CA: Stanford University Press, 2008.
- Proudfit, William L. "John Hunter: On Heart Disease." British Heart Journal 56 (1986): 109-14.
- ———. "Origin of Concept of Ischaemic Heart Disease." British Heart Journal 50 (1983): 209-12.
- Proudfit, William L., to the Board of Governors, 6 Jan. 1971. CCF Archives, A08-27/1, "Cardiology Annual Reports, 1975-1985" (#1554).
- Purdum, Todd S. "Bubba Trouble: The Comeback Id." Vanity Fair, July 2008.
- Rabbani, Ramin, and Eric J. Topol. "Strategies to Achieve Coronary Arterial Plaque Stabilization." Cardiovascular Research 41 (1 Feb. 1999): 402-17.
- Rabiner, Charles J., Allen E. Willner, and Jirina Fishman. "Psychiatric Complications Following Coronary Bypass Surgery." Journal of Nervous and Mental Disease 160 (1975): 342-48.
- Radner, Stig. "An Attempt at the Roentgenologic Visualization of Coronary Blood Vessels in Man." Acta Radiologica 26 (1945): 497-502.
- Rafflenbeul, Wolf, Lloyd R. Smith, William J. Rogers, John A. Mantle, Charles E. Rackley, and Richard O. Russell. "Quantitative Coronary Arteriography: Coronary Anatomy of Patients with Unstable Angina Pectoris Reexamined 1 Year After Optimal Medical Therapy." American Journal of Cardiology 43 (April 1979): 699-707.
- Ramlawi, Basel, Hasan Out, James L. Rudolph, Shigetoshi Mieno, Isaac S. Kohane, Handan Can, Towia A. Libermann, Edward R. Marcantonio, Cesario Bianchi, and Frank W. Sellke. "Genomic Expression Pathways Associated with Brain Injury after Cardiopulmonary Bypass." Journal of Thoracic and Cardiovascular Surgery 134 (Oct. 2007): 996-1005.
- Ramlawi, Basel, James L. Rudolph, Shigetoshi Mieno, Jun Feng, Munir Boodhwani, Kamal Khabbaz, Sue E. Levkoff, Edward R. Marcantonio, Cesario Bianchi, and Frank W. Sellke. "C-Reactive Protein and Inflammatory Response Associated to Neurocogntive Decline following Cardiac Surgery." Surgery 221 (Aug. 2006): 221-26.
- "Randomised Trial of Intravenous Streptokinase, Oral Aspirin, Both, or Neither among 17,187 Cases of Suspected Acute Myocardial Infarction: ISIS-2." Lancet 332 (1988): 349-60.
- Rapp, Rayna. Testing Women, Testing the Fetus: The Social Impact of Amniocentesis in America. New York: Routledge, 1999.
- Rasmussen, Nicolas. Picture Control: The Electron Microscope and the Transformation of Biology in America, 1940-1960. Stanford, CA: Stanford University Press, 1997.

- Ratcliff, J. D. "The 'Stopped Heart' Operation: New Era in Surgery?" Reader's Digest (Aug. 1956): 29-33.
- Reddy, K. Srinath. Foreword to Race Against Time: The Challenge of Cardiovascular Disease in Developing Countries, by Stephen Leeder, Susan Raymond, and Henry Greenberg, vi-vii. New York: Trustees of Columbia University, 2004.
- Reiser, Stanley Joel. "The Intensive Care Unit: The Unfolding Ambiguities of Survival Therapy." International Journal of Technology Assessment in Health Care 8 (1992): 382-94.
- Rentrop, K. P., H. Blanke, K. R. Karsch, H. Kaiser, H. Köstering, and K. Leitz. "Selective Intracoronary Thrombolysis in Acute Myocardial Infarction and Unstable Angina Pectoris." Circulation 63 (Feb. 1981): 307-17.
- Rentrop, K. P., H. Blanke, K. R. Karsch, and H. Kreuzer. "Initial Experience with Transluminal Recanalization of the Recently Occluded Infarct-Related Coronary Artery in Acute Myocardial Infarction—Comparison with Conventionally Treated Patients." Clinical Cardiology 2 (April 1979): 92-105.
- Restrepo, Lucas, Robert J. Wityk, Maura A. Grega, Lou Borowicz, Peter B. Barker, Michael A. Jacobs, Norman J. Beauchamp, Argye E. Hillis, and Guy M. McKhann. "Diffusion- and Perfusion-Weighted Magnetic Resonance Imaging of the Brain Before and After Coronary Artery Bypass Grafting Surgery." Stroke 33 (Dec. 2002): 2909-15.
- Reul, George J., Denton A. Cooley, Don C. Wukasch, E. Ross Kyger, Frank M. Sandiford, Grady L. Hallman, and John C. Norman. "Long-Term Survival Following Coronary Artery Bypass: Analysis of 4,522 Consecutive Patients." Archives of Surgery 110 (1975): 1419-24.
- Richards, Evelleen. Vitamin C and Cancer: Medicine or Politics? London: Macmillan, 1991.
- Richards, Norman V. Heart to Heart: A Cleveland Clinic Guide to Understanding Heart Disease and Open Heart Surgery. New York: Atheneum, 1987.
- Ridker, Paul M. "A Tale of Three Labels: Translating the JUPITER Trial Data into Regulatory Claims." Clinical Trials 8 (2011): 417-22.
- Ridker, P. M., J. E. Manson, J. M. Gaziano, J. E. Buring, and C. H. Hennekens. "Low-Dose Aspirin Therapy for Chronic Stable Angina: A Randomized, Placebo-Controlled Clinical Trial." Annals of Internal Medicine 114 (1991): 835-39.
- Rief, Winfried, Jerry Avorn, and Arthur J. Barsky. "Medication-Attributed Adverse Effects in Placebo Groups." Archives of Internal Medicine 166 (23 Jan. 2006): 155-60.
- Rief, Winfried, Yvonne Nestorius, Anna von Lilienfeld-Toal, Imis Dogan, Franziska Schreiber, Stefan G. Hofmann, Arthur J. Barsky, and Jerry Avorn. "Differences in Adverse Effect Reporting in Placebo Groups in SSRI and Tricyclic Antidepressant Trials: A Systematic Review and Meta-Analysis." Drug Safety 32 (Nov. 2009): 1041-56.
- Roach, Gary W., Marc Kanchuger, Christina Mora Mangano, Mark Newman, Nancy Nussmeier, Richard Wolman, Anil Aggarwal, Katherine Marschall, Steven H. Graham, Catherine Ley, Gerard Ozanne, Dennis T. Mangano, Ahvie Herskowitz, Vera Katseva, Rita Sears, for The Multicenter Study

of Perioperative Ischemia Research Group and the Ischemia Research and Education Foundation Investigators. “Adverse Cerebral Outcomes after Coronary Bypass Surgery.” New England Journal of Medicine 335 (19 Dec. 1996): 1857-63.

- Robbins, Stanley L. “Cardiac Pathology—A Look at the Last Five Years.” Human Pathology 5 (Jan. 1974): 9-24.
- ———. “Heart.” In Pathology, 3rd ed., 511-66. Philadelphia, PA: W. B. Saunders, 1967.
- Robbins, Stanley L., and Ramzi S. Cotran. “The Heart.” In Pathologic Basis of Disease, 2nd ed., 643-711. Philadelphia, PA: W. B. Saunders, 1979.
- Roberts, James C., Robert C. Boice, Robert L. Brownell, and David H. Brown. “Spontaneous Atherosclerosis in Pacific Toothed and Baleen Whales.” In Comparative Atherosclerosis: The Morphology of Spontaneous and Induced Atherosclerotic Lesions in Animals and Humans in Relation to Disease, ed. James C. Roberts, Reuben Straus, and Miriam S. Cooper, 151-55. New York: Harper and Row, 1965.
- Roberts, James C., Reuben Strauss, and Miriam S. Cooper, eds. Comparative Atherosclerosis: The Morphology of Spontaneous and Induced Atherosclerotic Lesions in Animals and Humans in Relation to Disease. New York: Harper and Row, 1965.
- Roberts, William C. “Coronary Arteries in Fatal Acute Myocardial Infarction.” Circulation 45 (Jan. 1972): 215-30.
- Roberts, William C., and L. Maximilian Buja. “The Frequency and Significance of Coronary Arterial Thrombi and Other Observations in Fatal Acute Myocardial Infarction: A Study of 107 Necropsy Patients.” American Journal of Medicine 52 (April 1972): 425-43.
- Robinson, George, and Avraham Merav. “Informed Consent: Recall by Patients Tested Postoperatively.” Annals of Thoracic Surgery 22 (Sept. 1976): 209-12.
- Romaine-Davis, Ada. John Gibbon and His Heart-Lung Machine. Philadelphia: University of Pennsylvania Press, 1991.
- Roos, Noralou P. “Hysterectomy: Variations in Rates Across Small Areas and Across Physicians' Practices.” American Journal of Public Health 74 (April 1984): 327-35.
- Rosenberg, Charles E. “Disease and Social Order in America: Perceptions and Expectations.” Milbank Quarterly 64, suppl. 1 (1986): 34-55.
- ———. Our Present Complaint: American Medicine, Then and Now. Baltimore, MD: Johns Hopkins University Press, 2007.
- ———. “Pathologies of Progress: The Idea of Civilization as Risk.” Bulletin of the History of Medicine 72 (1998): 714-30.
- ———. “The Therapeutic Revolution: Medicine, Meaning, and Social Change in Nineteenth-Century America.” Perspectives in Biology and Medicine 20 (1977): 485-506.
- ———. “The Tyranny of Diagnosis: Specific Entities and Individual Experience.” Milbank Quarterly 80 (2002): 237-60.
- Ross, Richard S. “Ischemic Heart Disease.” In Harrison's Principle's of Internal Medicine, 7th ed.,

ed. Maxwell M. Wintrobe, George W. Thorn, Raymond D. Adams, Eugene Braunwald, Kurt J. Isselbacher, and Robert G. Petersdorf, 1194-1210. New York: McGraw-Hill, 1974.

- Rothberg, Michael B., Senthil K. Sivalingam, Javed Ashraf, Paul Visintainer, John Joelson, Reva Kleppel, Neelima Vallurupalli, and Marc J. Schweiger. "Patients' and Cardiologists' Perceptions of the Benefits of Percutaneous Coronary Intervention for Stable Coronary Disease." Annals of Internal Medicine 153 (2010): 307-13.
- Rothstein, William J. Public Health and the Risk Factor: A History of an Uneven Medical Revolution. Rochester, NY: University of Rochester Press, 2003.
- Rouleau, Jean L., Lemuel A. Moye, Marc A. Pfeffer, J. Malcolm O. Arnold, Victoria Bernstein, Thomas E. Cuddy, Gilles R. Dagenais, Edward M. Geltman, Steven Goldman, David Gordon, Peggy Hamm, Marc Klein, Gervasio A. Lamas, John McCans, Patricia McEwan, Francis J. Menapace, John O. Parker, Francois Sestier, Bruce Sussex, and Eugene Braunwald, for the SAVE Investigators. "A Comparison of Management Patterns after Acute Myocardial Infarction in Canada and the United States." New England Journal of Medicine 328 (18 March 1993): 779-84.
- "Roundtable Discussion." American Journal of Cardiology 75 suppl. 1 (23 Feb. 1995): 93B-97B.
- Rozhon, Tracie. "Pfizer to Buy Maker of Promising Cholesterol Drug." New York Times, 22 Dec. 2003, C2.
- Rubens, Fraser D., and Howard Nathan. "Lessons Learned on the Path to a Healthier Brain: Dispelling the Myths and Challenging the Hypotheses." Perfusion 22 (May 2007): 153-60.
- Rutkow, Ira M., Alan M. Gittelsohn, and George D. Zuidema. "Surgical Decision Making: The Reliability of Clinical Judgment." Annals of Surgery 190 (Sept. 1970): 409-19.
- Sabiston, David C. "The Coronary Circulation." In Davis-Christopher Textbook of Surgery: The Biological Basis of Modern Surgical Practice, 10th ed., ed. David C. Sabiston, 2025-41. Philadelphia, PA: W. B. Saunders, 1972.
- ———. "The Coronary Circulation." Johns Hopkins Medical Journal 134 (June 1974): 314-29.
- Sanders, Kenneth. "The Inner World of Some Patients with Coronary Thrombosis." Proceedings of the Royal Society of Medicine 55 (1962): 691-93.
- Sanghavi, Darshak. "Plumber's Butt? The Right and Wrong Way to Think about Heart Attacks." Slate, 8 May 2007.
- Saunders, Barry F. CT Suite: The Work of Diagnosis in the Age of Noninvasive Cutting. Durham, NC: Duke University Press, 2008.
- Schaar, Johannes A., James E Muller, Erling Falk, Renu Virmani, Valentin Fuster, Patrick W Serruys, Antonio Colombo, Christodoulos Stefanadis, S. Ward Casscells, Pedro R Moreno, Attilio Maseri and Anton F. W. van der Steen. "Terminology for High-Risk and Vulnerable Coronary Plaques." European Heart Journal 25 (June 2004): 1077-82.
- Schlich, Thomas. "The Emergence of Modern Surgery." In Medicine Transformed: Health, Disease and Society in Europe, 1800-1930, ed. Deborah Brunton, 61-91. Manchester: Manchester University Press, 2004.

- Schoen, Frederick J. "The Heart." In Robbins Pathologic Basis of Disease, 6th ed., ed. Ramzi S. Cotran, Vinay Kumar, and Tucker Collins, 543-600. Philadelphia, PA: W. B. Saunders, 1999.
- ———. "The Heart." In Robbins and Cotran Pathologic Basis of Disease, 7th ed., ed. Vinay Kumar, Abul K. Abbas, and Nelson Fausto, 555-618. Philadelphia, PA: Elsevier Saunders, 2005.
- Schoen, Frederick J., and Ramzi S. Contran. "Blood Vessels." In Robbins Pathologic Basis of Disease, 6th ed., ed. Ramzi S. Cotran, Vinay Kumar, and Tucker Collins, 493-541. Philadelphia, PA: W. B. Saunders, 1999.
- Schön, Donald A. The Reflective Practitioner: How Professionals Think in Action. New York: Basic Books, 1983.
- Schulman, Kevin A., Jesse A. Berlin, William Harless, Jon F. Kerner, Shyrl Sistrunk, Bernard J. Gersh, Ross Dubé, Christopher K. Taleghani, Jennifer E. Burke, Sankey Williams, John M. Eisenberg, and José J. Escarce. "The Effect of Race and Sex on Physicians' Recommendations for Cardiac Catheterization." New England Journal of Medicine 340 (25 Feb. 1999): 618-26.
- Schwartz, Lisa M., Steven Woloshin, and H. Gilbert Welch. "Misunderstandings about the Effects of Race and Sex on Physicians' Referrals for Cardiac Catheterization." New England Journal of Medicine 341 (22 July 1999): 279-83.
- Scull, Andrew T. Madhouse: A Tragic Tale of Megalomania and Modern Medicine. New Haven, CT: Yale University Press, 2005.
- Secord, James. Victorian Sensation: The Extraordinary Publication, Reception, and Secret Authorship of Vestiges of the Natural History of Creation. Chicago: University of Chicago Press, 2000.
- Selby, Joe V., Bruce H. Fireman, Robert J. Lundstrom, Bix E. Swain, Alison F. Truman, Candice C. Wong, Erika S. Froelicher, Hal V. Barron, and Mark A. Hlatky. "Variation among Hospitals in Coronary-Angiography Practices and Outcomes after Myocardial Infarction in a Large Health Maintenance Organization." New England Journal of Medicine 335 (19 Dec. 1996): 1888-96.
- Selnes, Ola A., Maura A. Goldsborough, Louis M. Borowicz, Cheryl Enger, Shirley A. Quaskey, and Guy M. McKhann. "Determinants of Cognitive Change after Coronary Artery Bypass Surgery: A Multifactorial Problem." Annals of Thoracic Surgery 67 (June 1999): 1669-76.
- Selnes, Ola A., Rebecca F. Gottesman, Maura A. Grega, William A. Baumgartner, Scott L. Zeger, and Guy M. McKhann. "Cognitive and Neurologic Outcomes after Coronary-Artery Bypass Surgery." New England Journal of Medicine 366 (2012): 250-57.
- Selnes, Ola A., Maura A. Grega, Maryanne M. Bailey, Luu D. Pham, Scott L. Zeger, William A. Baumgartner, and Guy M. McKhann. "Cognition 6 Years after Surgical or Medical Therapy for Coronary Artery Disease." Annals of Neurology 63 (May 2008): 581-90.
- ———. "Do Management Strategies for Coronary Artery Disease Influence 6-Year Cognitive Outcomes?" Annals of Thoracic Surgery 88 (2009): 445-54.
- Selnes, Ola A., and Guy M. McKhann. "Neurocognitive Complications after Coronary Artery Bypass Surgery." Annals of Neurology 57 (May 2005): 615-21.
- Selwyn, Andrew P., and Eugene Braunwald. "Ischemic Heart Disease." In Harrison's Principles of

Internal Medicine, 14th ed., ed. Anthony S. Fauci, Eugene Braunwald, Kurt J. Isselbacher, Jean D. Wilson, Joseph B. Martin, Dennis L. Kasper, Stephen L. Hauser, and Dan L. Longo, 1365-75. New York: McGraw-Hill, 1998.

- Sepucha, Karen, and Albert G. Mulley. "A Perspective on the Patient's Role in Treatment Decisions." Medical Care Research and Review 66 suppl. (Feb. 2009): 53S-74S.
- Serruys, Patrick W., Hector M. Garcia-Garcia, and Evelyn Regar. "From Postmortem Characterization to the In Vivo Detection of Thin-Capped Fibroatheromas: The Missing Link Toward Percutaneous Treatment." Journal of the American College of Cardiology 50 (2007): 950-52.
- Serruys, Patrick W., Marie-Claude Morice, A. Pieter Kappetein, Antonio Colombo, David R. Holmes, Michael J. Mack, Elisabeth Ståhle, Ted E. Feldman, Marcel van den Brand, Eric J. Bass, Nic Van Dyck, Katrin Leadley, Keith D. Dawkins, and Friedrich W. Mohr, for the SYNTAX Investigators. "Percutaneous Coronary Intervention versus Coronary-Artery Bypass Grafting for Severe Coronary Artery Disease." New England of Medicine 360 (5 March 2009): 961-72.
- Serruys, Patrick W., Felix Unger, J. Eduardo Sousa, Adib Jatene, Hans J. R. M. Bonnier, Jacques P. A. M. Schönberger, Nigel Buller, Robert Bonser, Marcel J. B. van sen Brand, Lex A. Van Herwerden, Marie-Angèle M. Morel, and Ben A. van Hout, for the Arterial Revascularization Therapies Study Group. "Comparison of Coronary-Artery Bypass Surgery and Stenting for the Treatment of Multivessel Disease." New England Journal of Medicine 344 (12 April 2001): 1117-24.
- Seung, Ki Bae, Duk-Woo Park, Young-Hak Kim, Seung-Whan Lee, Cheol Whan Lee, Myeong-Ki Hong, Seong-Wook Park, Sung-Cheol Yun, Hyeon-Cheol Gwon, Myung-Ho Jeong, Yangsoo Jang, Hyo-Soo Kim, Pum Joon Kim, In-Whan Seong, Hun Sik Park, Taehoon Ahn, In-Ho Chae, Seung-Jea Tahk, Wook-Sung Chung, and Seung-Jung Park. "Stents versus Coronary-Artery Bypass Grafting for Left Main Coronary Artery Disease." New England Journal of Medicine 358 (24 April 2008): 1781-92.
- Sewell, William H. "Coronary Spasm as a Primary Cause of Myocardial Infarction: A Preliminary Report." Angiology 17 (Jan. 1966): 1-8.
- Shahian, David M., Fred H. Edwards, Victor A. Ferraris, Constance K. Haan, Jeffrey B. Rich, Sharon-Lise T. Normand, Elizabeth R. DeLong, Sean M. O'Brien, Cynthia M. Shewan, Rachel S. Dokholyan, and Eric D. Peterson. "Quality Measurement in Adult Cardiac Surgery: Part 1—Conceptual Framework and Measure Selection." Annals of Thoracic Surgery 83 (2007): S3-S12.
- Shapin, Steven. A Social History of Truth: Civility and Science in Seventeenth-Century England. Chicago: University of Chicago Press, 1995.
- Shapin, Steven, and Simon Schaeffer. Leviathan and the Air-Pump: Hobbes, Boyle, and the Experimental Life. Princeton, NJ: Princeton University Press, 1985.
- Shapiro, Barbara. A Culture of Fact: England, 1550-1720. Cornell, NY: Cornell University Press, 2000.
- Shaw, Pamela J., David Bates, Niall E. F. Cartlidge, Joyce M. French, David Heaviside, Desmond G. Julian, and David A. Shaw. "Early Intellectual Dysfunction Following Coronary Bypass Surgery."

Quarterly Journal of Medicine 58 (Jan. 1986): 59-68.
- ———. "Neurologic and Neuropsychological Morbidity Following Major Surgery: Comparison of Coronary Artery Bypass and Peripheral Vascular Surgery." Stroke 18 (July-Aug. 1987): 700-707.
- Shaw, Pamela J., David Bates, Niall E. F. Cartlidge, David Heaviside, Joyce M. French, Desmond G. Julian, and David A. Shaw. "Neurological Complications of Coronary Artery Bypass Graft Surgery: Six-Month Follow-up Study." BMJ 293 (19 July 1986): 165-67.
- Shaw, Pamela J., David Bates, Niall E. F. Cartlidge, David Heaviside, Desmond G. Julian, and David A. Shaw. "Early Neurological Complications of Coronary Artery Bypass Surgery." BMJ 291 (16 Nov. 1985): 1384-87.
- Sheldon, William. "1977 Annual Report, Department of Cardiology," 1 April 1978. CCF Archives, A08-27/1, "Cardiology Annual Reports, 1975-1985" (#1554).
- ———. "1979 Annual Report, Department of Cardiology," 17 April 1980. CCF Archives, A08-27/1, "Cardiology Annual Reports, 1975-1985" (#1554).
- ———. Pathfinders of the Heart: The History of Cardiology at the Cleveland Clinic. Bloomington, IN: Xlibris: 2008.
- Sheldon, William, to Richard G. Farmer, 19 Nov. 1979. CCF Archives, 3-PR10, "Grüntzig, Andreas R."
- Sheps, Mindel C., and Alvin P. Shapiro. "The Physician's Responsibility in the Age of Therapeutic Plenty." Circulation 25 (Feb. 1962): 399-407.
- Shirey, Earl K. "1978 Annual Report, Department of Cardiology," 26 Feb. 1979. CCF Archives, A08-27/1, "Cardiology Annual Reports, 1975-1985" (#1554).
- Shroyer, A. Laurie, Frederick L. Grover, Brack Hattler, Joseph F. Collins, Gerald O. McDonald, Elizabeth Kozora, John C. Lucke, Janet H. Baltz, and Dimitri Novitzky, for the Veterans Affairs Randomized On/Off Bypass (ROOBY) Study Group. "On-Pump versus Off-Pump Coronary-Artery Bypass Surgery." New England Journal of Medicine 361 (5 Nov. 2009): 1827-37.
- Shub, Clarence, Ronald E. Vlietstra, Hugh C. Smith, Richard E. Fulton, and Lila R. Elveback. "The Unpredictable Progression of Symptomatic Coronary Artery Disease." Mayo Clinic Proceedings 56 (March 1981): 155-60.
- Shumacker, Harris B. A Dream of the Heart: The Life of John H. Gibbon, Jr., Father of the Heart-Lung Machine. Santa Barbara: Fithian Press, 1999.
- ———. The Evolution of Cardiac Surgery. Bloomington: Indiana University Press, 1992.
- Sicherman, Barbara. "The Uses of a Diagnosis: Doctors, Patients, and Neurasthenia." Journal of the History of Medicine and Allied Sciences 32 (1977): 33-54.
- Sikri, Nikhil, and Amit Bardia. "A History of Streptokinase Use in Acute Myocardial Infarction." Texas Heart Institute Journal 34 (2007): 318-27.
- Silverstein, Allen, and Howard P. Krieger. "Neurologic Complications of Cardiac Surgery." Transactions of the American Neurological Association 85 (1960): 151-54.
- Skinner, Jonathan, and Elliott Fisher. "Regional Disparities in Medicare Expenditures: An Opportunity

for Reform." National Tax Journal 1 (1997): 413-25.

- Sloan, Herbert, Joe D. Morris, James Mackenzie, and Aaron Stern. "Open Heart Surgery: Results in 600 Cases." Thorax 17 (1962): 128-38.
- Smedley, Brian D., Adrienne Y. Stith, and Alan R. Nelson, ed., for the Institute of Medicine. Unequal Treatment: Confronting Racial and Ethnic Disparities in Health Care. Washington, DC: National Academies Press, 2003.
- Smith, Ben. "Clinton Attacks Vanity Fair." Politico.com, 1 June 2008. Accessed 12 June 2008. www.politico.com/blogs/bensmith/0608/Clinton_attacks_Vanity_Fair.html.
- Smith, Merritt Roe. "Technological Determinism in American Culture." In Does Technology Drive History? The Dilemma of Technological Determinism, ed. Merritt Roe Smith and Leo Marx, 1-35. Cambridge, MA: MIT Press, 1994.
- Smith, Peter L. C. "Cerebral Dysfunction after Cardiac Surgery: Closing Address." Annals of Thoracic Surgery 59 (May 1995): 1359-62.
- Smith, Sidney C. "Risk-Reduction Therapy: The Challenge to Change." Circulation 93 (15 June 1996): 2205-11.
- Sobel, Burton E. "Acute Myocardial Infarction." In Cecil: Textbook of Medicine, 19th ed., ed. James B. Wyngaarden, Lloyd H. Smith, and J. Claude Bennett, 304-18, Philadelphia, PA: W. B. Saunders, 1992.
- Solomon, Daniel H., Sebastian Schneeweiss, Robert J. Glynn, Yuka Kiyota, Raisa Levin, Helen Mogun, and Jerry Avorn. "Relationship Between Selective Cyclooxygenase-2 Inhibitors and Acute Myocardial Infarction in Older Adults." Circulation 109 (2004): 2068-73.
- Sones, F. Mason. "1963 Annual Report, Department of Pediatric Cardiology and the Cardiac Laboratory" (no date). CCF Archives, A08-27/1, "Cardiology Annual Reports, 1975-1985" (#1554).
- Sones, F. Mason, to E. P. Roy, 12 Dec. 1963. CCF Archives, A08-27/1, "Cardiology Annual Reports, 1975-1985" (#1554).
- Sones, F. Mason, and Earl K. Shirey. "Cine Coronary Angiography." Modern Concepts of Cardiovascular Disease 31 (July 1962): 735-38.
- Sotaniemi, Kyösti. "Cerebral Outcome after Extracorporeal Circulation: Comparison Between Prospective and Retrospective Evaluations." Archives of Neurology 40 (Feb. 1983): 75-77.
- Souttar, Henry, to Dwight E. Harken, 22 Sept. 1961. DH Papers, box 63, folder 6.
- Souttar, H. S. "The Surgical Treatment of Mitral Stenosis." BMJ 3 (3 Oct. 1925): 603-6.
- Spain, David M., and Victoria A. Bradess. "The Relationship of Coronary Thrombosis to Coronary Atherosclerosis and Ischemic Heart Disease: A Necropsy Study Covering a Period of 25 Years." Amercan Journal of Medical Science 240 (Dec. 1960): 701-10
- ———. "Sudden Death from Coronary Heart Disease: Survival Time, Frequency of Thrombi, and Cigarette Smoking." Chest 58 (Aug. 1970): 107-10.
- Spencer, Merrill P., G. Hugh Lawrence, George I. Thomas, and Lester R. Sauvage. "The Use of Ultrasonics in the Determination of Arterial Aeroembolism During Open-Heart Surgery." Annals of

Thoracic Surgery 8 (Dec. 1969): 489-97.

- Spodick, David H. "Percutaneous Transluminal Coronary Angioplasty: Opportunity Fleeting." JAMA 242 (12 Oct. 1979): 1658-59.
- ———. "Revascularization of the Heart—Numerators in Search of Denominators." American Heart Journal 81 (Feb. 1971): 149-57.
- Sprague, Howard B. "'Heart Attacks.'" Boston Medical and Surgical Journal 1967 (24 March 1927): 472-76.
- Stallones, Reuel A. "The Rise and Fall of Ischemic Heart Disease." Scientific American 243 (Nov. 1980): 53-59.
- Stammers, Alfred H. "Historical Aspects of Cardiopulmonary Bypass: From Antiquity to Acceptance." Journal of Cardiothoracic and Vascular Anesthesia 11 (May 1997): 266-74.
- ———. "Trends in Extracorporeal Circulation for the 1990s: Renewed Interest and Advancing Technologies." Journal of Thoracic and Cardiovascular Anesthesia 6 (April 1992): 226-37.
- Starr, Paul. The Social Transformation of American Medicine: The Rise of a Sovereign Profession and the Making of a Vast Industry. New York: Basic Books, 1982.
- Steinberg, Daniel. "An Interpretive History of the Cholesterol Controversy, Part I." Journal of Lipid Research 45 (2004): 1583-93.
- ———. "An Interpretive History of the Cholesterol Controversy, Part V: The Discovery of the Statins and the End of the Controversy." Journal of Lipid Research 47 (2006): 1339-51.
- Stone, Gregg W., Akiko Maehara, Alexandra J. Lansky, Bernard de Bruyne, Ecaterina Cristea, Gary S. Mintz, Roxana Mehran, John McPherson, Naim Farhat, Steven P. Marso, Helen Parise, Barry Templin, Roseann White, Zhen Zhang, and Patrick W. Serruys, for the PROSPECT Investigators. "A Prospective Natural-History Study of Coronary Atherosclerosis." New England Journal of Medicine 364 (20 Jan. 2011): 226-35.
- Stoney, William S., ed. Pioneers of Cardiac Surgery. Nashville, TN: Vanderbilt University Press, 2008.
- Strauss, Reuben, Harry Sobel, S. K. Abul-Haj, and Robert J. Kositchek. "Spontaneous Myocardial Infarcts in Treated and Nontreated Animals." In Comparative Atherosclerosis: The Morphology of Spontaneous and Induced Atherosclerotic Lesions in Animals and Humans in Relation to Disease, ed. James C. Roberts, Reuben Strauss, and Miriam S. Cooper, 186-95. New York: Harper and Row, 1965.
- Stump, David A. "Selection and Clinical Significance of Neuropsychologic Tests." Annals of Thoracic Surgery 59 (May 1995): 1340-44.
- Stutz, Bruce. "Pump Head." Scientific American 289 (July 2003): 76-81.
- Stygall, Jan, Stanton P. Newman, Geraldine Fitzgerald, Liz Steed, Kathleen Mulligan, Joseph E. Arrowsmith, Wilfred Pugsley, Steve Humphries, and Michael J. Harrison. "Cognitive Change 5 Years after Coronary Artery Bypass Surgery." Health Psychology 22 (Nov. 2003): 579-86.
- Sullivan, Robert B. "Sanguine Practices: A Historical and Historiographic Reconsideration of Heroic Therapy in the Age of Rush." Bulletin of the History of Medicine 68 (Summer 1994): 211-34.

- "Surgery in the Heart." Time, 30 April 1956.
- "Surgery: The Texas Tornado." Time, 28 May 1965.
- Surgical Committee, "Minutes," 16 June 1969. CCF Archives, 21-TA, "Surgical Committee Minutes, 1966-1969," folder 1/8-6/16/69 (#2303).
- Swank, Roy L., and Raymond F. Hain. "The Effect of Different Sized Emboli on the Vascular System and Parenchyma of the Brain." Journal of Neuropathology and Experimental Neurology 11 (1952): 280-99.
- Sweeney, Patrick J., and Frederick Lautzenheiser. Neuroscience at the Cleveland Clinic: The Early Years, a Short History. Cleveland, OH: Cleveland Clinic Foundation Press, 2006.
- Szilagyi, D., Emerick, Richard T. McDonald, and Lloyd C. France. "The Applicability of Angioplastic Procedures in Coronary Atherosclerosis: An Estimate through Postmortem Injection Studies." Annals of Surgery 148 (Sept. 1958): 447-59.
- Taggart, David P., Stuart M. Browne, Peter W. Halligan, and Derick T. Wade. "Is Cardiopulmonary Bypass Still the Cause of Cognitive Dysfunction after Cardiac Operations?" Journal of Thoracic and Cardiovascular Surgery 118 (Sept. 1999): 414-21.
- Taggart, David P., and Stephen Westaby. "Neurological and Cognitive Disorders after Coronary Artery Bypass Grafting." Current Opinion in Cardiology 16 (Sept. 2001): 271-76.
- Takaro, Timothy, Herbert N. Hultgren, Martin J. Lipton, and Katherine M. Detre. "The VA Cooperative Randomized Study of Surgery for Coronary Arterial Occlusive Disease. II. Subgroup with Significant Left Main Lesions." Circulation 54 suppl. 3 (Dec. 1976): 107-17.
- Takaro, Timothy, Herbert N. Hultgren, David Littmann, and Elizabeth C. Wright. "An Analysis of Deaths Occurring in Association with Coronary Arteriography." American Heart Journal 86 (Nov. 1973): 587-97.
- Tardiff, Barbara E., Mark F. Newman, Ann M. Saunders, Warren J. Strittmatter, James A. Blumenthal, William D. White, Narda D. Croughwell, R. Duane Davis, Allen D. Roses, Joseph G. Reves, and the Neurologic Outcome Research Group of the Duke Heart Center. "Preliminary Report of a Genetic Basis for Cognitive Decline after Cardiac Operations." Annals of Thoracic Surgery 64 (Sept. 1997): 715-20.
- Taubes, Gary. Good Calories, Bad Calories: Challenging the Conventional Wisdom on Diet, Weight Control, and Disease. New York: Anchor Books, 2007.
- Taussig, Michael T. "Reification and the Consciousness of the Patient." Social Science and Medicine 148 (1980): 3-13.
- Taylor, C. Bruce. "Experimentally Induced Arteriosclerosis in Nonhuman Primates." In Comparative Atherosclerosis: The Morphology of Spontaneous and Induced Atherosclerotic Lesions in Animals and Humans in Relation to Disease, ed. James C. Roberts, Reuben Straus, and Miriam S. Cooper, 215-43. New York: Harper and Row, 1065.
- Taylor, C. Bruce, George E. Cox, Marjorie Counts, and Nelson Yogi. "Fatal Myocardial Infarction in the Rhesus Monkey with Drug-Induced Hypercholesterolemia." American Journal of Pathology 35

(May-June 1959): 674.
- Taylor, C. Bruce, George E. Cox, Pacita Manalo-Estrella, and Jane Southworth. "Atherosclerosis in Rhesus Monkeys. II. Arterial Lesions Associated with Hypercholesterolemia Induced by Dietary Fat and Cholesterol." Archives of Pathology 64 (July 1962): 16-34.
- Taylor, K. M. "Cardiac Surgery and the Brain: An Introduction." In Cardiac Surgery and the Brain, ed. Peter L. Smith and K. M. Taylor, 1-14. London: Edward Arnold, 1993.
- "Tenet Physicians Settle Case Over Unnecessary Heart Procedures at Redding Medical Center." Medical News Today, 17 Nov. 2005. www.medicalnewstoday.com/articles/33643.php.
- "Therapeutics: Disturbances of the Heart." JAMA (14 Dec. 1912): 2151-53.
- "Therapeutics: Disturbances of the Heart." JAMA (21 Dec. 1912): 2255-57.
- Theye, Richard A., Robert T. Patrick, and John W. Kirklin. "The Electro-encephalogram in Patients Undergoing Open Intracardiac Operations with the Aid of Extracorporeal Circulation." Journal of Thoracic Surgery 34 (Dcember 1957): 709-17.
- Thomas, Lewis. The Youngest Science: Notes of a Medicine-Watcher. New York: Viking Press, 1983.
- Thompson, Charis. Making Parents: The Ontological Choreography of Reproductive Technologies. Cambridge, MA: MIT Press, 2005.
- Thompson, Samuel A., and Aaron Plachta. "Experiences with Cardiopericardiopexy in the Treatment of Coronary Disease." JAMA (20 June 1953): 678-81.
- Thompson, Thomas. "The Texas Tornado vs. Doctor Wonderful." Life, 10 April 1970, 62B-74.
- Thorn, George A. "Report of the Physician in Chief." Fifty-Fourth Annual Report, 1966-1967, Peter Bent Brigham Hospital (1967), BWH Archives.
- ———"Report of the Physician in Chief." Fifty-Sixth Annual Report, 1968-1969, Peter Bent Brigham Hospital (1969), BWH Archives.
- ——— "Report of the Physician in Chief." Fifty-Seventh Annual Report, 1969-1970, Peter Bent Brigham Hospital (1970), BWH Archives.
- Timmermans, Stefan, and Marc Berg. The Gold Standard: The Challenge of Evidence-Based Medicine. Philadelphia, PA: Temple University Press, 2003.
- Timmins, Edward Francis, to Timothy Leary, 26 July 1934. TL Papers, box 2.
- Tomes, Nancy. The Gospel of Germs: Men, Women, and the Microbe in American Life. Cambridge, MA: Harvard University Press, 1998.
- Topol, Eric J. "Coronary Angioplasty for Acute Myocardial Infarction." Annals of Internal Medicine 109 (1988): 970-80.
- Topol, Eric J., and Steven E. Nissen. "Our Preoccupation with Coronary Luminology: The Dissociation between Clinical and Angiographic Findings in Ischemic Heart Disease." Circulation 92 (Oct. 1995): 2333-42.
- Torch, Suzanne M., Jay S. Greenspan, Michael S. Kornhauser, John P. O'Connor, David B. Nash,

and Alan R. Spitzer. "The Timing of Neonatal Discharge: An Example of Unwarranted Variation?" Pediatrics 107 (Jan. 2001): 73-77.

- Tu, Jack V., Chris L. Pashos, C. David Naylor, Erluo Chen, Sharon-Lise Normand, Joseph P Newhouse, and Barbara J. McNeil. "Use of Cardiac Procedures and Outcomes in Elderly Patients with Myocardial Infarction in the United States and Canada." New England Journal of Medicine 336 (22 May 1997): 1500-1505.
- Urschel, Harold C., Maruf A. Razzuk, Martin J. Nathan, Ervin R. Miller, Donald M. Nicholson, and Donald L. Paulson. "Combined Gas (CO2) Endarterectomy and Vein Bypass Graft for Patients with Coronary Artery Disease." Annals of Thoracic Surgery 10 (Aug. 1970): 119-31.
- van den Brand, M., and the European Angioplasty Survey Group. "Utilization of Coronary Angioplasty and Cost of Angioplasty Disposables in 14 Western European Countries." European Heart Journal 14 (1993): 391-97.
- van der Mast, Rose C., and Frits H. J. Roest. "Delirium after Cardiac Surgery: A Critical Review." Journal of Psychosomatic Research 41 (July 1996): 13-30.
- van Schaik, Katherine D. "'Taking' a History." JAMA 304 (15 Sept. 2010): 1159-60.
- Vedantam, Shankar. "Clinton's Heart Bypass Surgery Called a Success." Washington Post, 7 Sept. 2004, A1.
- Velazquez, Eric J., Kerry L. Lee, Marek A. Deja, Anil Jain, George Sopko, Andrey Marchenko, Imtiaz S. Ali, Gerald Pohost, Sinisa Gradinac, William T. Abraham, Michael Yii, Dorairaj Prabhakaran, Hanna Szwed, Paolo Ferrazzi, Mark C. Petrie, Christopher M. O'Connor, Pradit Panchavinnin, Lilin She, Robert O. Bonow, Gena Roush Rankin, Robert H. Jones, and Jean-Lucien Rouleau, for the STICH Investigators. "Coronary-Artery Bypass Surgery in Patients with Left Ventricular Dysfunction." New England Journal of Medicine 364 (2011): 1607-16.
- Vineberg, Arthur, to Donald Effler, 21 Dec. 1960. AV Fonds, P126/C8, folder 78, "Effler."
- Vlodaver, Zeev, Robert Frech, Robert A. Van Tassel, and Jesse E. Edwards. "Correlation of the Antemortem Coronary Arteriogram and the Postmortem Specimen." Circulation 47 (Jan. 1973): 162-69.
- Vontz, Frederick K., Sam E. Myrick, John R. Ibach, and Larry H. Birch. "One Hundred Consecutive Cases of Aorto-coronary Bypass Surgery." Journal of the Florida Medical Association 5 (May 1972): 29-35.
- Wailoo, Keith. Dying in the City of Blues: Sickle Cell Anemia and the Politics of Race and Health. Chapel Hill: University of North Carolina Press, 2000.
- "Warfare, Medicine Converge in Naming Heart Condition." Kerrville Daily Times (Texas), 11 Jan. 1999, 6A.
- Warner, John Harley. The Therapeutic Perspective: Medical Practice, Knowledge, and Identity in America, 1820-1885. Cambridge, MA: Harvard University Press, 1986.
- Watkins, Elizabeth S. The Estrogen Elixir: A History of Hormone Replacement Therapy in America. Baltimore, MD: Johns Hopkins University Press, 2007.

- Waxman, Sergio, Fumiyuki Ishibashi, and James E. Muller. "Detection and Treatment of Vulnerable Plaques and Vulnerable Patients: Novel Approaches to Prevention of Coronary Events." Circulation 114 (2006): 2390-2411.
- Weindling, Paul. "Origins of Informed Consent: The International Scientific Commission on Medical War Crimes and the Nuremberg Code." Bulletin of the History of Medicine 75 (Spring 2001): 37-71.
- Weisse, Allen B., ed. Heart to Heart: The Twentieth Century Battle Against Cardiac Disease. New Brunswick: Rutgers University Press, 2002.
- Weisz, George. "The Origins of Medical Ethics in France: The International Congress of Morale Médicale of 1955." In Social Science Perspectives on Medical Ethics, ed. George Weisz, 145-61. Dordrecht: Kluwer Academic Publishers, 1990.
- Weisz, George, Alberto Cambrosio, Peter Keating, Loes Knaapen, Thomas Schlich, and Virginie J. Tournay. "The Emergence of Clinical Practice Guidelines." Milbank Quarterly 85 (Dec. 2007): 691-727.
- Wennberg, David, John Dickens, David Soule, Mirle Kellett, David Malenka, John Robb, Thomas Ryan, William Bradley, Paul Vaitkus, Michael Hearne, Gerald O'Connor, and Robert Hillman. "The Relationship between the Supply of Cardiac Catheterization Laboratories, Cardiologists and the Use of Invasive Cardiac Procedures in Northern New England." Journal of Health Services Research and Policy 2 (April 1997): 75-80.
- Wennberg, David E., Merle A. Kellett, John D. Dickens, David J. Malenka, Leonard M. Keilson, and Robert B. Keller. "The Association between Local Diagnostic Testing Intensity and Invasive Cardiac Procedures." JAMA 275 (17 April 1996): 1161-64.
- Wennberg, John E. Tracking Medicine: A Researcher's Quest to Understand Health Care. New York: Oxford University Press, 2010.
- ———. "Unwarranted Variations in Healthcare Delivery: Implications for Academic Medical Centres." BMJ 325 (26 Oct. 2002): 961-64.
- ———. "Which Rate Is Right?" New England Journal of Medicine 314 (30 Jan. 1986): 310-11.
- Wennberg, John E., Benjamin A. Barnes, and Michael Zubkoff. "Professional Uncertainty and the Problem of Supplier-Induced Demand." Social Science & Medicine 16 (1982): 811-24.
- Wennberg, John, and Alan Gittelsohn. "Health Care Delivery in Maine. I. Patterns of Use of Common Surgical Procedures." Journal of the Maine Medical Association 66 (May 1975): 123-30, 149.
- ———. "Small Area Variations in Health Care Delivery." Science 182 (14 Dec. 1973) 1102-8.
- Wenneker, Mark B., and Arnold M. Epstein. "Racial Inequalities in the Use of Procedures for Patients with Ischemic Heart Disease in Massachusetts." JAMA 261 (13 Jan. 1989): 253-57.
- Wharton, Thomas P., Victor A. Umans, and Hans O. Peels. "PCI for Stable Coronary Disease." New England Journal of Medicine 357 (26 July 2007): 415.
- White, Carl W., Creighton B. Wright, Donald B. Doty, Loren F. Hiratza, Charles L. Eastham, David G. Harrison, and Melvin L. Marcus. "Does Visual Interpretation of the Coronary Arteriogram Predict the Physiologic Importance of a Coronary Stenosis?" New England Journal of Medicine 310 (29 March

1984): 819-24.

- Whittle, Jeff, Joseph Conigliaro, C. B. Good, and Monica Joswiak. "Do Patient Preferences Contribute to Racial Differences in Cardiovascular Procedure Use?" Journal of General Internal Medicine 12 (May 1997): 267-73.
- Whittle, Jeff, Joseph Conigliaro, Chester B. Good, Mary E. Kelley, and Melissa Skanderson. "Understanding of the Benefits of Coronary Revascularization Procedures among Patients who Are Offered Such Procedures." American Heart Journal 154 (Oct. 2007): 662-68.
- Wi, Stephenson L. "History of Cardiac Surgery." In Cardiac Surgery in the Adult, ed. L. H. Cohn and L. H. Edmunds, 3-29. New York: McGraw-Hill, 2003.
- Widimsky, Petr, William Wijns, Jean Fajadet, Mark de Belder, Jiri Knot, Lars Aaberge, George Andrikopoulos, Jose Antonio Baz, Amadeo Betriu, Marc Claeys, Nicholas Danchin, Slaveyko Djambazov, Paul Erne, Juha Hartikainen, Kurt Huber, Petr Kala, Milka Klinc ˇ eva, Steen Dalby Kristensen, Peter Ludman, Josephina Mauri Ferre, Bela Merkely, Davor Milic ˇ ic´, Joao Morais, Marko Noc´, Grzegorz Opolski, Miodrag Ostojic´, Dragana Radovanovic´, Stefano De Servi, Ulf Stenestrand, Martin Studenc ˇ an, Marco Tubaro, Zorana Vasiljevic´, Franz Weidinger, Adam Witkowski, and Uwe Zeymer on behalf of the European Association for Percutaneous Cardiovascular Interventions. "Reperfusion Therapy for ST Elevation Acute Myocardial Infarction in Europe: Description of the Current Situation in 30 Countries." European Heart Journal 31 (2010): 943-57.
- Wilde, Sally. "Truth, Trust, and Confidence in Surgery, 1890-1910: Patient Autonomy, Communication, and Consent." Bulletin of the History of Medicine 83 (Summer 2009): 302-30.
- Williams, Guy H., to the Board of Governors, 5 Feb. 1971. CCF Archives, A93-11/55, folder "1970, Annual Reports—Acknowledged, Div. of Med." (#2301).
- Williams, Isla M. "Intravascular Changes in the Retina during Open-Heart Surgery." Lancet 298 (25 Sept. 1971): 688-91.
- Willner, Allen E. "The Use of Neuropsychological Tests as Criteria of Brain Dysfunction in Cardiac Surgery Research." In Cerebral Damage before and after Cardiac Surgery, ed. Allen E. Willner, 195-202. Dordrecht: Kluwer Academic Publishers, 1993.
- Wilson, Duff. "Side Effects May Include Lawsuits." New York Times, 2 Oct. 2010
- Wilson, Hugh E., Martin L. Dalton, Rildon J. Kiphart, and Walter M. Allison. "Increased Safety of Aorto-coronary Artery Bypass Surgery with Induced Ventricular Fibrillation to Avoid Anoxia." Journal of Thoracic and Cardiovascular Surgery 64 (Aug. 1972): 193-202.
- Winslow, C.-E. A. "An Outbreak of Tonsillitis or Septic Sore Throat in Eastern Massachusetts and Its Relation to an Infected Milk Supply." Boston Medical and Surgical Journal 165 (14 Dec. 1911): 899-904.
- Winslow, Constance Monroe, Jacqueline B. Kosecoff, Mark Chassin, David E. Kanouse, and Robert H. Brook. "The Appropriateness of Performing Coronary Artery Bypass Surgery." JAMA 260 (22-29 July 1988): 505-9.
- Winter, Alison. Mesmerized: Powers of Mind in Victorian Britain. Chicago: University of Chicago

Press, 2000.

- Woods, Hiram. "Use of Diaphoresis and Diaphoretic Agents in Ophthalmic Therapeutics." JAMA 43 (24 Dec. 1904): 1957-60.
- Wooler, Geoffrey. "Oral History" (10 June 1997). In Pioneers of Cardiac Surgery, ed. William S. Stoney, 138-47. Nashville, TN: Vanderbilt University Press, 2008.
- World Bank. Investing in Health: World Development Report 1993. New York: Oxford University Press, 1993.
- Yach, Derek. Foreword to Race Against Time: The Challenge of Cardiovascular Disease in Developing Countries, by Stephen Leeder, Susan Raymond, and Henry Greenberg, iii-v. New York: Trustees of Columbia University, 2004.
- Yudofsky, Stuart. "Hilde, the Teacher." JAMA 257 (20 Feb. 1987): 975.
- Zaks, Misha S., Jordan Lachman, George K. Yacorzynski, and Benjamin Boshes. "The Neuropsychiatric and Psychologic Significance of Cerebrovascular Damage (Strokes) Following Rheumatic Heart Surgery." American Journal of Cardiology 5 (June 1960): 768-76.
- Zhang, Yan, and Yong Huo. "Early Reperfusion Strategy for Acute Myocardial Infarction: A Need for Clinical Implementation." Journal of Zhejiang University—Science B (Biomedicine and Biotechnology) 12 (2011): 629-32.
- Zimmerman, Henry A., and Martial A. Demany. "Coronary Artery Visualization and Coronary Surgery —A Word of Caution." American Heart Journal 71 (June 1966): 725-26.
- Zuckerman, Stephen, Timothy Waidmann, Robert Berenson, and Jack Hadley. "Clarifying Sources of Geographic Differences in Medicare Spending." New England Journal of Medicine 363 (2010): 54-62.

Index

Index

F

H

I

J

K

L

M

N

O

P

상심(傷心)

우여곡절, 심장치료의 역사

첫째판 1쇄 인쇄 | 2025년 08월 05일
첫째판 1쇄 발행 | 2025년 08월 20일

지 은 이 데이비드 S. 존스
옮 긴 이 이호준
교　　정 안지현
발 행 인 장주연
출 판 기 획 김도성
책 임 편 집 이민지, 김형준
편집디자인 김영준
표지디자인 군자출판사
마 케 팅 박예진
발 행 처 군자출판사(주)
등록 제4-139호(1991. 6. 24)
본사 (10881) 파주출판단지 경기도 파주시 회동길 338(서패동 474-1)
전화 (031) 943-1888　팩스 (031) 955-9545
홈페이지 | www.koonja.co.kr

ISBN 979-11-7068-287-5
정가 20,000원